Aufbau: Klare Ordnung nach Krankheitsbildern und Themen

Einleitung: Kurzeinführung in das jeweilige Thema

Sonographie: Kerninhalte farblich hervorgehoben und immer rasch auffindbar

Inhaltliche Struktur: Klare Gliederung durch alle Kapitel

Tabellen: Schnellübersicht über die wichtigsten Fakten

Kongenitale zystisch adenomatoide Lungenmalformation

Als angeborene zystische Lungenmalformation ("congenital cystic adenomatoid malformation of the lung"/CCAML) bezeichnet man ein adenomatoides Hamartom, bei dem statt der Sacculi die terminalen Bronchiolen aufgeweitet sind.

Epidemiologie

Diese Form der Lungenanomalie ist für etwa ein Viertel aller kongenitalen Lungenfehlbildungen verantwortlich. Die Inzidenz beträgt 1:25.000-35.000 Lebendgeborene.

Ätiologie

Die luftleitenden und die zum Gasaustausch notwendigen anatomischen Strukturen haben ihren embryologischen Ursprung in 2 unterschiedlichen Keimblättern. Fusionsstörungen des endodermalen Bronchialsystems mit den mesodermalen distalen Lungenstrukturen vor der 7. SSW führen zu überproportionalem tumorartigen Wachstum (Aufweitung) der terminalen Bronchiolen.

Formen (nach Stocker)

Formen Zystengröße	Typ I Groß (wenige) < 20 mm	Typ II Klein (viele) 5-20 mm	Typ III Mikrozystisch (multizystisch < 5 mm)
Prognose	Gut	Ungünstig (hohe Letalität, 50% Anomalien	Ungünstig (hohe Letalität)

Assoziierte Anomalien

Vor allem beim Typ Stocker II sind Begleitanomalien zu erwarten: Herzfehler (Truncus arteriosus communis, Fallot-Tetralogie), beidseitige Nierenagenesie, Jejunoatresie, Hydrozephalus, Zwerchfellhernie, Deformitäten der Wirbelsäule und Prune-belly-Syndrom.

Differenzialdiagnose

Von einer CCAML sind differenzialdiagnostisch ein zystisches Mediastinalteratom, ein Rhabdomyom, ein neurogener Tumor oder ein Thymustumor, Des weiteren ist bzw. bronchogene Zysten abzugrenzen. Des weiteren ist eine Zwerchfellhernie (Peristaltik!) pränatal mitunter schwierig zu unterscheiden.

Sonographie

Der sonographische Lungenbefund imponiert beim Typ I und II als große bzw. mittelgroße, echoleere, zystische, nichtpulsatile Veränderung im Thorax. Typ III wird als echoreiche intrathorakale Masse sichtbar. Die CCAML ist in aller Regel einseitig ausgeprägt und betrifft einen Lungenlappen. Der Tumor kann je nach Größe zu einer Mitellinienverschiebung mit Kompression des Mediastinums und der kontralateralen Lunge führen. Ein Polyhydramnion und/oder Hydrops fetalis sind fakultative Komplikationen infolge der Schluckbehinderung bzw. Einflussstauung durch den thorakalen Tumor.

Weiterführende Diagnostik

Mit der 3D-Sonographie kann das Volumen der Läsion und vor allem das prognostisch entscheidende Lungenrestvolumen eingeschätzt werden. Die Kernspintomographie (fakultativ) ermöglicht eine gute Darstellung der Weichteilveränderungen.

Geburtshilfliches Vorgehen

Die Notwendigkeit der Betreuung am Zentrum ergibt sich aus dem Risiko der plötzlichen Dekompensation der Symptomatik, die eine vorzeitige Entbindung notwendig machen kann. Wird die Diagnose der CCAML vor der Lebensfähigkeit gestellt, kann bei einer schwereren Form oder weiteren schweren Begleitanomalien mit den Eltern die Option des Schwangerschaftsabbruchs diskutiert werden. Bei Diagnose in der Lebensfähigkeit ohne Hydrops fetalis ist das Ziel, eine möglichst große Reife des Kindes zu erreichen. Ein Ultraschallmonitoring in engen Abständen hilft bei der Einschätzung des Verlaufes, wobei in 10-20% der Fälle auch eine Verkleinerung des Befundes beschrieben wird. Das Auftreten eines Hydrops fetalis als Zeichen der Dekompensation des fetalen Kreislaufes ist mit einer drastischen Verschlechterung der Prognose assoziiert. Bei Hydropszeichen muss damit die pränatale Zystenpunktion und ggf. die Anlage eines dauerhaften thorakoamnialen Shunts erwogen werden. Die Versuche einer fetalen Chirurgie müssen derzeit noch als experimentell angesehen werden.

Der Autor

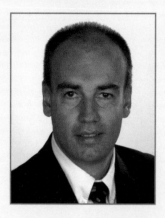

Priv. Doz. Dr. med. univ. Alexander Strauss

- 1981-1993 Medizinstudium und Promotion in Innsbruck und Wien (alternativ Studium der Humanmedizin)
- 1993-1999 Ausbildung zum Facharzt für Gynäkologie und Geburtshilfe am Klinikum Großhadern
- Seit 1995 Leiter des Arbeitsbereiches Ultraschall und Pränatale Medizin
- Seit 2001 Oberarzt der Klinik und Poliklinik für Frauenheilkunde und Geburtshilfe – Großhadern, Klinikum der Universität München
- 2002 Habilitation

Die Mitarbeiter

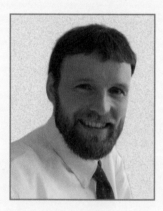

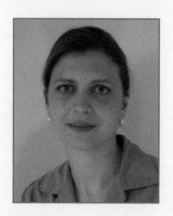

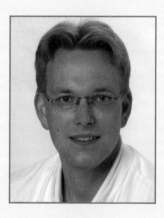

Dr. Ivo Markus Heer **Dr. Susanne Müller-Egloff** **Dr. Alexander Burges**

Das Buchkonzept

Dieses Buch geht auf eine seit Jahren erfolgreiche wöchentliche Ultraschallfortbildungsveranstaltung der Klinik und Poliklinik für Frauenheilkunde und Geburtshilfe – Großhadern, Klinikum der Universität München – namens "Sound&Semmel" zurück. "Sound" meint dabei die präsentierten sonographischen Inhalte, wogegen die "bayerische Semmel" für eine kleine kulinarische Unterstützung der mittäglichen Fortbildung steht. Die jeweils dargebotenen Informationen werden den Teilnehmern darüber hinaus als übersichtlich gefasstes einseitiges "Handout" zusammengestellt.

Dieses Konzept der Einheit von Bild- und Textinformation nimmt das vorliegende Buch auf und präsentiert die einzelnen Themenbereiche kompakt gefasst auf jeweils zwei Doppelseiten. Sie finden dabei jeweils links großformatig die typischen Ultraschallabbildungen und rechts das zur schnellen Befundung und Beratung der Patientin relevante Wissen. Ziel war ein für die Praxis geeigneter, knapp gefasster und klar strukturierter Leitfaden. So werden auffällige Befunde rasch identifizierbar und die Zuordnung wird erleichtert.

Idealerweise sollte dieses Ultraschallbuch seine Anwendung direkt an Ihrem Arbeitsplatz finden, so dass es im Bedarfsfall stets zur Hand ist. Das abgehandelte Themenspektrum umfasst neben den klassischen Themen der geburtshilflichen und gynäkologischen Sonographie auch die aktuellen Entwicklungen aus den Bereichen der invasiven Pränataldiagnostik und -therapie sowie der Ultraschalluntersuchung von Brust und Axilla, der Anwendung der Sonographie in der Kindergynäkologie, aber auch im Bereich der Reproduktionsmedizin und Inkontinenzdiagnostik.

A. Strauss

Ultraschallpraxis

Geburtshilfe und Gynäkologie

Springer

Berlin
Heidelberg
New York
Hongkong
London
Mailand
Paris
Tokio

A. Strauss

Ultraschallpraxis
Geburtshilfe
und Gynäkologie

Unter Mitarbeit von
Ivo Markus Heer, Susanne Müller-Egloff, Alexander Burges

Mit 506 teils farbigen Abbildungen

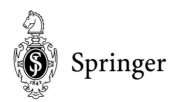

Springer

Priv.-Doz. Dr. med. univ. Alexander Strauss
Klinik und Poliklinik für Frauenheilkunde und Geburtshilfe – Großhadern
Klinikum der Universität München
Marchioninistraße 15
81377 München

ISBN 3-540-43950-1 Springer-Verlag Berlin Heidelberg New York

Bibliographische Information der Deutschen Bibliothek
Die Deutsche Bibliothek verzeichnet diese Publikation in der Deutschen Nationalbibliographie; detaillierte biblio-graphische Daten sind im internet über *http://www.dnb.ddb.de* abrufbar.

Springer-Verlag Berlin Heidelberg New York
ist ein Unternehmen von Springer Science+Business Media
springer.de

© Springer-Verlag Berlin Heidelberg 2004
Printed in Italy

Planung: E. Narciß, Heidelberg
Desk Editing: L. Weber, Heidelberg
Copy Editing: S. Hofmann, Heidelberg
Herstellung: W. Bischoff, Heidelberg
Umschlaggestaltung: deblik, Berlin
Layout: deblik, Berlin; W. Bischoff, Heidelberg
Reproduktion der Abbildungen: Orthographie, Heidelberg
Satz: Fotosatz-Service Köhler GmbH, Würzburg
Druck- und Bindearbeiten: Printer, Trento srl
Gedruckt auf säurefreiem Papier   106/3160/wb – 5 4 3 2 1 0

Geleitwort

Die Möglichkeit, den diagnostischen Blick in das Innere des menschlichen Körpers zu richten, war nicht nur ein lang gehegter Menschheitstraum, sondern eine der Voraussetzungen medizinischen Fortschrittes, wie wir ihn seit dem Beginn des 20. Jahrhunderts erleben. Bis heute hat sich eine Vielzahl von bildgebenden Verfahren etabliert, die neben Anamnese mit Untersuchung und den laborchemischen Befunden zur dritten Säule der modernen Diagnostik geworden sind. In der Frauenheilkunde und Geburtshilfe ist die Sonographie die Standardbildgebung, die nicht mehr aus unserem Fach wegzudenken ist. Dabei handelt es sich um eine relativ junge Entwicklung, die in den letzten beiden Jahrzehnten durch den rasanten technischen Fortschritt der Schallköpfe und der Software zur Bildbearbeitung möglich wurde. Sie erlaubt uns heute die Darstellung der Organe des weiblichen kleinen Beckens und die Beurteilung des Brustdrüsengewebes mit Axilla sowie die Überwachung von Schwangerschaften.

Die Anwendung sonographischer Bildgebung sollte jedoch nicht davon ablenken, dass sich durch diese, wie bei jeder anderen neuen medizinischen Methode auch, Fragen ergeben, zu deren Diskussion wir aufgerufen sind. In der Pränatalmedizin ermöglicht uns die Sonographie, intrauterines Leben zu beurteilen. Die Kompetenz und die Urteilskraft des Untersuchers können so schicksalhaft für das ungeborene Leben werden. Der verständliche Wunsch nach einem gesunden Kind auf der einen, und die Ablehnung gesellschaftlich definierter Normabweichungen auf der anderen Seite markieren ein Dilemma moderner Pränatalmedizin, mit dem wir uns auseinander setzen müssen. Aber nicht nur im auch öffentlich vieldiskutierten Bereich der Pränatalmedizin, sondern auch in der Sonographie der Frauenheilkunde sind wichtige Fragen weiter ungeklärt. So ist die Problematik einer suffizienten Früherkennung maligner Veränderungen, nicht zuletzt vor dem Hintergrund des wachsenden Kostendruckes, nur ansatzweise gelöst.

Zwei Voraussetzung sind für den verantwortungsvollen Umgang mit der Sonographie wesentlich: zum einen der Erwerb der Fähigkeit, Indikation und Anwendung zu beherrschen und zum anderen der Wille, den uns anvertrauten Patientinnen als Ärzte partnerschaftlich zur Seite zu stehen. Das vorliegende Buch ist eine Grundlage, sich Wissen über die Sonographie in Geburtshilfe und Gynäkologie anzueignen.

In diesem Sinne wünsche ich diesem Werk Erfolg, eine weite Verbreitung und eine aufmerksame Leserschaft.

Prof. Dr. med. Hermann Hepp

Vorwort

Der grundlegende Wandel, dem Geburtshilfe und Gynäkologie in den letzten Jahren unterworfen waren, brachte neben medizinischem Wissenszuwachs auch die verstärkt eingeforderte Selbstbestimmung von Patientinneninteressen mit sich. Diese Entwicklung wirkt sich in besonderem Maße auch auf den Bereich der sonographischen Bildgebung aus. Seit der Einführung des Ultraschalls in die Geburtshilfe und Gynäkologie hat der Arbeitsbereich Sonographie seine Bedeutung für den Frauenarzt beständig erweitert. Mittlerweile ermöglicht die fortschreitende Entwicklung der Gerätetechnologie und der Zuwachs an Kenntnissen auf Seiten der Untersucher eine Detailgenauigkeit der Diagnostik, die noch vor wenigen Jahren undenkbar erschien. Sowohl die Pränataldiagnostik als auch das Einsatzgebiet des Ultraschalls im Bereich der Gynäkologie, der Mamma- und Inkontinenzdiagnostik wurden über den zu Beginn ihrer Entwicklung vorwiegend diagnostischen Charakter hinaus schrittweise in Richtung der Therapie bzw. einer beratenden Begleitung und/oder Prophylaxe erweitert. Die Sonographie konnte so nachhaltig zu einem integralen Bestandteil unseres Faches und damit der Weiterbildung werden.

Die sich verändernden Ansprüche verlangen nach ihrer Entsprechung in der Fachliteratur. Das wissenschaftliche Detailstudium von Fragen zur geburtshilflich-gynäkologischen Ultraschalldiagnostik ist Domäne des Lehrbuches. Allerdings kann damit dem Wunsch nach befundorientierter Übersichtlichkeit häufig nur teilweise Rechnung getragen werden. Richtschnur bei der Konzeption von *Ultraschallpraxis – Geburtshilfe und Gynäkologie* waren daher für uns Fragestellungen aus der täglichen Beschäftigung mit dem Sonographiegerät. Eine an der praktischen Benutzung orientierte Systematik zum raschen Zugriff auf die theoretischen Wissensinhalte wird dabei von aktueller Bildinformation in einem ausgewogenen Verhältnis ergänzt. Sowohl für den in der Ultraschalldiagnostik bereits Erfahrenen wie auch für den weniger Geübten werden alle klinisch relevanten sonographischen Fragestellungen kompakt aufgearbeitet.

Die Erarbeitung eines für die Praxis konzipierten Leitfadens zur pränatalen Medizin und gynäkologischen Ultraschalldiagnostik lebt von einem einheitlichen Konzept und der engen Kooperation aller Autoren. Aus der wöchentlichen Ultraschall-Fortbildungsreihe Sound & Semmel der Klinik und Poliklinik für Frauenheilkunde und Geburtshilfe – Großhadern hervorgegangen, entwickelten sich die einzelnen Themen des Buches aus den dort eingebracht und intensiv interdisziplinär diskutierten praktischen Beiträgen von Mitarbeitern der Klinik. Mein besonderer Dank gilt hierbei Dr. med. Ivo Markus Heer, Dr. med. Susanne Müller-Egloff und Dr. med. Alexander Burges. Zur Abrundung des Bildmaterials haben dankenswerterweise Prof. Dr. med. Franziskus Kainer und Dr. med. Thomas Müller wesentlich beigetragen. Wesentlichen Anteil an der Planung wie auch der Realisierung dieses Buches haben die Mitarbeiter des Springer-Verlags, Heidelberg. Die redaktionelle Mitarbeit von Elisabeth Narciß war mir diesbezüglich stets die Quelle wertvoller Hilfe. Die Planung und Ausarbeitung eines Buchprojekts neben der täglichen klinischen wie auch wissenschaftlichen Beschäftigung bedeutet erheblichen Zeitbedarf an Abenden und Wochenenden. Meiner Familie – Lisa, Leopold, Alice und Marie – bin ich daher für ihr Verständnis und ihre bewundernswerte Geduld zu besonderem Dank verpflichtet.

Den individuellen Befund zu erkennen, seine prognostische Einschätzung zu erleichtern und eine klinische Entscheidungshilfe bei der Beratung und/oder Behandlung unserer Patientinnen zu leisten, ist Anspruch aller Autoren. Ich wünsche unserem für die Praxis verfassten Buch den ihm zugedachten festen Platz direkt neben dem Ultraschallgerät.

Priv.-Doz. Dr. med. univ. Alexander Strauss

Inhaltsverzeichnis

III.   Invasive Pränataldiagnostik

IV.   Pränatale Therapie

Gynäkologie

V.   Gynäkologische Sonographie im kleinen Becken

VI. Mammasonographie

VII. Urogynäkologie

VIII. Reproduktionsmedizin

     medizin 451
124 Hysterohydrokontrastsonographie 455

     Anhang 457

     Sachregister 465

Autorenverzeichnis

Dr. med. Sabine Anthuber
Klinik und Poliklinik für
Frauenheilkunde und Geburtshilfe
– Großhadern
Klinikum der Universität München,
Marchioninistraße 15
81377 München

Dr. med. Tina Buchholz
Lachnerstraße 20
80639 München

Dr. med. Alexander Burges
Klinik und Poliklinik für
Frauenheilkunde und Geburtshilfe
– Großhadern
Klinikum der Universität München
Marchioninistraße 15
81377 München

Dr. med. Christian Dannecker
Klinik und Poliklinik für
Frauenheilkunde und Geburtshilfe
– Großhadern
Klinikum der Universität München
Marchioninistraße 15
81377 München

Dr. med. Mareike Hasler
Bülowstraße 13
32756 Detmold

Dr. med. Ivo Markus Heer
Klinik und Poliklinik für
Frauenheilkunde und Geburtshilfe
– Großhadern
Klinikum der Universität München
Marchioninistraße 15
81377 München

Dr. med. Ariadne Kritikos
Klinik und Poliklinik für
Frauenheilkunde und Geburtshilfe
– Großhadern
Klinikum der Universität München
Marchioninistraße 15
81377 München

Dr. med. Susanne Müller-Egloff
Klinik und Poliklinik für
Frauenheilkunde und Geburtshilfe
– Großhadern
Klinikum der Universität München
Marchioninistraße 15
81377 München

Dr. med. Nikolaus von Obernitz
Frauenklinik vom Roten Kreuz
Taxistraße 3
80637 München

**Priv.-Doz. Dr. med. univ.
Alexander Strauss**
Klinik und Poliklinik für
Frauenheilkunde und Geburtshilfe
– Großhadern
Klinikum der Universität München
Marchioninistraße 15
81377 München

Dr. med. Bettina Toth
Klinik und Poliklinik für
Frauenheilkunde und Geburtshilfe
– Großhadern
Klinikum der Universität München
Marchioninistraße 15
81377 München

**Dr. med. Marion Wimbauer-
Müller**
Wasserburger Landstraße 225
81827 München

Teil I Allgemeiner Teil

◘ Abb. 1.1.
A-Mode: Darstellung von
Grenzflächen über Amplituden,
deren Abstand skaliert den
realen Abstand der Grenz-
flächen im Körper wiedergibt

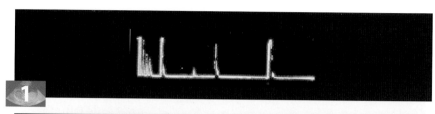

◘ Abb. 1.2.
Real-time B-Bild eines Feten
im 2. Trimenon

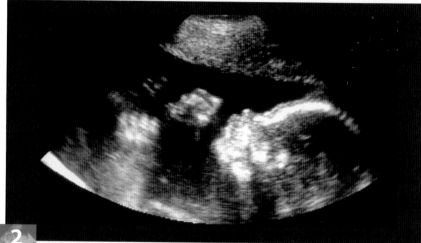

◘ Abb. 1.3.
M-Mode-Darstellung der
fetalen Herzwandexkursion
über die horizontale Zeitachse,
wie sie in der fetalen Arrhyth-
miediagnostik eingesetzt wird

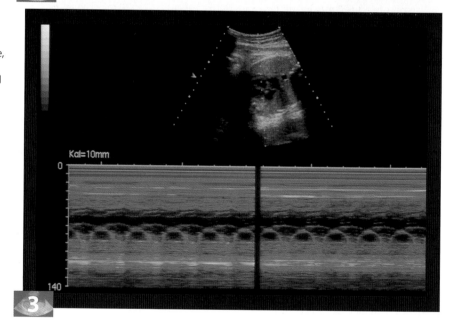

1   Physikalische Grundlagen

Die Erzeugung von Ultraschallwellen gelingt mit Hilfe des piezoelektrischen Effektes: Wird an einen Kristall eine elektrische Spannung angelegt, so gerät dieser in Schwingungen, welche in das Gewebe abgestrahlt werden können. Die aus dem Gewebe zurückkommenden Schallwellen führen umgekehrt zu einer Druckänderung (Schwingung) im Kristallgitter, die als elektrische Spannungsänderung ableitbar wird.

Die vom Schallkopf ausgesendeten Druckimpulse (Schallwellen) unterliegen im biologischen Gewebe den physikalischen Phänomenen der Brechung, Beugung, Reflexion und Absorption. Je nach Gewebsdichte breiten sich die Schallwellen mit unterschiedlicher Geschwindigkeit aus. Im Knochen liegt die Ausbreitungsgeschwindigkeit bei etwa 3.600 m/s, in Luft bei etwa 340 m/s und in Weichteilgewebe bei etwa 1.540 m/s. Um die daraus resultierenden unterschiedlichen Laufzeiten der Schallwellen je nach Gewebetextur zu berücksichtigen, wird bei der Bilddarstellung von einer gleichmäßigen Schallgeschwindigkeit im Gewebe von 1.540 m/s ausgegangen.

Ultraschallverfahren

A-Mode (Amplituden-Mode)

Das vom Schallkopf empfangene Signal wird in eine elektrische Spannung umgewandelt, deren Amplitude proportional der Echotiefe ist, und deren Abstand maßstabsgetreu die Lage der detektierten Grenzfläche wiedergibt.

B-Mode (»brightness mode«)

Neben den im A-Mode abgegriffenen Informationen werden im B-Mode die Schallkopfposition und die Schallwellenrichtung zum Bildaufbau herangezogen. So kann die Spannungsamplitude der empfangenen Echos auf einer geraden Reihe von Bildpunkten dargestellt werden, wobei die Helligkeit proportional der Amplitude der elektrischen Signale ist. Je stärker die Reflexion des Gewebes, desto heller werden die jeweiligen Bildpunkte dargestellt.

M-Mode (»motion mode«)

Wird im A-Mode eine Bildpunktkette konstant dargestellt, so ändert sich im M-Mode die Darstellung der Amplituden der abgebildeten Bildpunkte dort, wo sich Grenzflächen in Relation zum Schallkopf bewegen. Diese Bewegungen können so in ihrem zeitlichen Verlauf aufgetragen und dargestellt werden.

Dopplersonographie

Der Dopplereffekt beschreibt die Frequenzänderung von beweglichen Schallquellen gegenüber einem stationären Betrachter. Die Darstellung von sich bewegendem Gewebe (Herzklappen) oder von Blutströmen (Erythrozyten) gelingt mit Hilfe der Dopplersonographie. Hierbei wird die bewegungsinduzierte Frequenzänderung der einfallenden Schallwellen farblich bzw. akustisch wahrnehmbar.

Continuous-wave(CW)-Verfahren

Hierbei werden Schallwellen von einem Schallkopf kontinuierlich empfangen und abgestrahlt. Jeweils eine Kristallreihe des Schallkopfes dient zum Senden und eine zum Empfang der Signale. Die bewegten Gewebsteile werden je nach ihrer Geschwindigkeit und der Häufigkeit ihres Auftretens auf dem Monitor als Frequenzgemisch angezeigt. Häufig vorkommende Geschwindigkeiten werden dabei heller dargestellt als seltene. Eine gleichzeitige B-Bilddarstellung zur visuellen Lokalisation des untersuchten Gefäßes erfolgt nicht. Wenn sich mehrere Gefäße entlang des Schallwellenverlaufs befinden, versagt die Analyse des CW-Verfahrens, da ein Frequenzgewirr empfangen wird.

▣ Abb. 1.4.
Pulsed-wave-Darstellung
des Blutflusses in der Nabelschnur

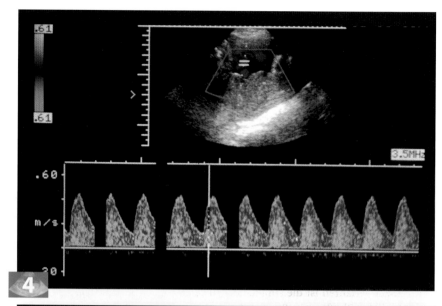

▣ Abb. 1.5.
Farbige Darstellung von
Blutflüssen im B-Bild mithilfe
des Color flow mapping
(Plazenta praevia increta)

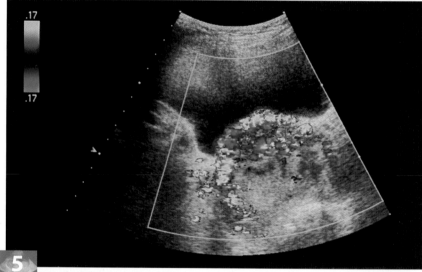

▣ Abb. 1.6.
Darstellung der Schallköpfe:
Vaginalsonde 7 MHz zur
gynäkologischen Sonographie,
Curved-array-Schallkopf mit
5 MHz zur geburtshilflichen
Sonographie und Linearschallkopf mit 15 MHz zur Mammasonographie

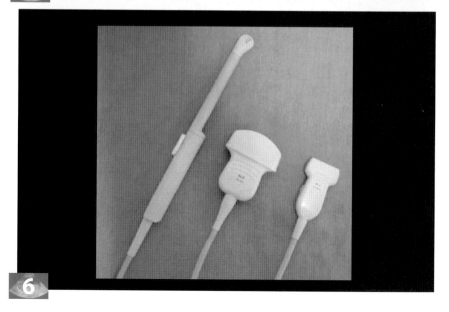

Pulsed-wave(PW)-Verfahren

Die Lösung dieses Problems liegt in der Verwendung ein und desselben piezoelektrischen Elements alternierend als Sender und Empfänger. Eine Weiche (Zeitfenster) trennt die Signale. Sie lässt nur jene Schallwellen aus dem Gewebe passieren, die bei einer idealisierten Ausbreitungsgeschwindigkeit des Schallstrahls von 1.540 m/s aus der vom Anwender vorgewählten Tiefe (sample volume) stammen. Durch die gleichzeitige Darstellung des B-Bilds und der Flussparameter wird die Detailanalyse einzelner Gefäße unter Sicht möglich.

»Color flow mapping«

Mit diesem Verfahren ist die simultane farbige Darstellung sämtlicher Blutflüsse im Bereich eines B-Bildes möglich. Alle möglichen Farbsignale aus den einzelnen »sample volumes« werden direkt in das B-Bild eingeblendet. Blutflüsse, die auf den Schallkopf zu laufen, werden rot kodiert, die in Gegenrichtung verlaufenden Flüsse werden blau dargestellt. Neben der Darstellung der Strömungsrichtung erkennt man die Strömungsgeschwindigkeit durch verschiedene Helligkeitsstufen der Bildpunkte. Als akustisches Diagnostikum steigt die vom Ultraschallgerät generierte Tonfrequenz mit der Flussgeschwindigkeit. Problematisch wird die farbige Darstellung von Blutflüssen dann, wenn die Flussgeschwindigkeiten die Grenzen des Einstellungsbereichs überschreiten. Dies ist der Fall bei eng gewählter Voreinstellung (langsame Flussdarstellung) oder wenn insgesamt sehr hohe Flussgeschwindigkeiten herrschen (z.B. an den Herzklappen). In diesem Fall kommt es zur Farbumkehr von (hell-)blau zu gelb/grün bis rot bzw. umgekehrt, so dass mitten in einem gut visualisierbaren blauen Fluss (weg vom Schallkopf) turbulente rote Einschüsse (hohe Flussgeschwindigkeit) sichtbar werden, ohne dass sich die Flussrichtung ändert.

Schallköpfe

Linear-array-Schallkopf (»parallel scan«)

Der parallele Zeilenaufbau führt zu einem rechteckigen Schnittbild mit einer gleichmäßigen Auflösung bis in die Tiefe. Häufigste Anwendung findet der Linearschallkopf in der Mammasonographie und zur Beurteilung oberflächlicher Bauchdeckenprozesse. Linear-array-Schallköpfe weisen meist einen Frequenzgang zwischen 7 und 16 MHz auf.

Curved-array-Schallkopf (»sector scan«, »convex scan«)

Bei dieser Schallkopfvariante sind die Kristalle auf einem Halbbogensegment angeordnet. Beim »sector scan« gehen die Schallstrahlen von einem sehr kleinen, stark gekrümmten (Radius <20 mm) Feld aus und durchstrahlen das untersuchte Gewebe fächerförmig. Seine Hauptanwendung findet das Sector-scan-Verfahren in der Transvaginalsonographie. Kommen die Kristalle aus einer gekrümmten Kontaktfläche mit einem Radius von mehr als 20 mm, spricht man vom Convex-scan-Verfahren, welches in der Transabdominalsonographie die bevorzugte Methode der Darstellung ist. Die Verzeichnung aufgrund der Fächerförmigkeit der Schallstrahlen ist geringer als bei Sector-scan-Schallköpfen und größer als bei Schallköpfen mit Linear-array-Technik. Auch in geringen Gewebstiefen wird die Darstellung eines Bildausschnitts von mehreren Zentimetern Breite möglich, was die Darstellung oberflächlicher Strukturen bei gleichzeitig großer Eindringtiefe ermöglicht. Curved-array-Schallköpfe werden mit einem Frequenzgang zwischen 2,5 und 8 MHz angeboten und sind somit universell für den Abdominalultraschall in Geburtshilfe und Gynäkologie geeignet. Für abdominelle Untersuchungssonden und transvaginale Ultraschallköpfe findet der »sector scanner« seine Anwendung.

Mechanische Schallköpfe

Durch einen mechanischen Schallkopf, ausgestattet mit einem Wobbler-Schallkopf oder mehreren piezoelektrischen Elementen (Rotationssystem), wird das Untersuchungsgebiet durch eine interne Bewegung der Kristalle überstrichen. Diese Schallköpfe haben einen werksseitig fest eingestellten Fokus. Dies beeinträchtigt allerdings die B-Bildqualität. Der »annular array scanner« ist ein mechanischer Sektorschallkopf, dessen Kristalle ringförmig ineinander liegen. Die einzelnen Ringe werden beim Senden und Empfangen einzeln angesteuert. Dies hat den Vorteil, dass der Fokus verschoben werden kann. Die für die Sektorschallköpfe typischen Schichtdickenartefakte können durch die Annular-array-Technik deutlich reduziert werden. Allerdings sind bei dem verwendeten mechanischen Antrieb Verschleiß und Wartungsaufwand höher als bei elektronischen Schallköpfen. Der Frequenzgang moderner mechanischer Schallköpfe orientiert sich an jenem der »curved array scanner«. Anwendungsmöglichkeiten bestehen sowohl transabdominal wie auch transvaginal.

◘ Abb. 2.1.
Rauschen: farbcodiertes, überstrahltes Bild. Eine Gefäßstruktur ist bei Überstrahlung nicht mehr suffizient auszumachen

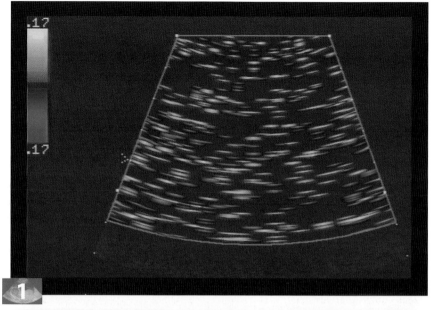

◘ Abb. 2.2.
Septierte Ovarialzyste mit deutlicher dorsaler Echoverstärkung

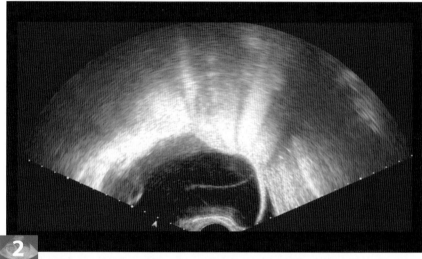

◘ Abb. 2.3.
Fetaler Femur in der 20. SSW: Dorsal des Knochens deutliche Schallauslöschung. *Links im Bild* fetaler Steiß. In der *Bildmitte* fetaler Fuß

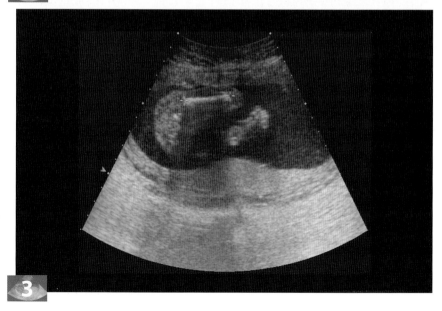

2   Sonographische Artefakte

Beim diagnostischen Ultraschall ist die Kenntnis der Ursachen artifizieller Phänomene wichtig. Sie hilft, reale von virtuellen Objekten zu unterscheiden und ist daher die Voraussetzung zur korrekten Interpretation der Untersuchungsergebnisse.

Rauschen

Jedes elektrische Gerät, welches Bildsignale produziert, erzeugt auch unerwünschte, weniger intensive Nebensignale, die in ihrer Gesamtheit als Rauschen bezeichnet werden. Bei zunehmender Verstärkung nimmt daher das Rauschen zu. Dies betrifft vor allem Signale aus größeren Untersuchungstiefen, da diese kräftiger verstärkt werden müssen. Die Güte des Gerätes lässt sich an der Tiefe ablesen, in welcher das Rauschen das reale Bildsignal überblendet (»maximale Eindringtiefe«).

Dorsale Echoverstärkung

Sichtbar ist dieses Phänomen hinter Zysten. In Flüssigkeit wird das Signal im Gegensatz zum umgebenden Gewebe nicht abgeschwächt, daher ist die Signalintensität dorsal der Flüssigkeit deutlich höher als in gleicher Tiefe ohne flüssigkeitsgefüllte Vorlaufstrecke. Die Strukturen hinter der Zyste erscheinen deutlich echoreicher als das benachbarte Gewebe.

Dorsale Echoabschwächung, -auslöschung

In Umkehrung des Effekts der dorsalen Echoverstärkung kommt es zum Signalintensitätsverlust hinter (schall)dichten Gewebeformationen (Kalk, Knochen, Luft).

Wiederholungsechos (Reverberation)

Die gleiche anatomische Struktur kommt mehrfach zur Darstellung. Bei der gefüllten Harnblase beispielsweise entsteht sonographisch eine Grenzfläche mit ausgeprägtem Signalintensitätsunterschied. Der auf die schallkopfnahe Blasenwand auftreffende Ultraschallstrahl wird dabei teilweise reflektiert, trifft auf den Schallkopf auf, wird dort als Signal abgebildet und gleichzeitig passiv wieder ins Gewebe reflektiert, von der Blasenwand neuerlich zurückgeworfen und als Signal dargestellt usw. Die Helligkeit dieser parallel angeordneten Wiederholungssignale nimmt durch Absorptionsverlust ab. Liegen zwei Grenzflächen sehr eng beieinander (z.B. zwei parallel liegende Gefäße), so liegen die zur Darstellung kommenden Wiederholungssignale so nahe aneinander, dass das ursprüngliche Signal nicht vom Wiederholungssignal erkannt werden kann.

Schichtdickenartefakt

Dieses Phänomen kommt als Schärfeverlust bei der Darstellung stark gekrümmter Grenzflächen (z.B. Gefäße) zum Tragen. Ursache ist die Dicke des Schallstrahls (bei modernen Geräten um 1 mm), der unterschiedliche Signale produziert, wenn er auf eine Konvexität auftrifft. Das Signal aus der Mitte des Strahlenbündels trifft dabei auf einen anderen Teil der Konvexität als Signale aus seinem Randbereich. Dies führt zu einem Konturverlust bei der Darstellung derartiger Konvexitäten mit engem Radius.

Nebenkeulenartefakt (Sidelobe-Artefakt)

Die laterale Verzeichnung besonders bei echoreichen Signalen wird durch die von jedem piezoelektrischen Element abgestrahlten Nebenkeulen (Sidelobes) bedingt. Diese sind kreisförmig um die eigentliche Schallkeule angeordnet. Wenn eine solche Nebenschallkeule auf ein stark reflektierendes Objekt trifft, kommt es zur Abbildung eines lateral des eigentlichen Signals liegenden Artefaktes. Je nach relativer Lage des Objektes zum Schallkopf kann die durch Seitenkeulen entstehende Verzeichnung eine symmetrische oder asymmetrische Form ein- oder beidseits des realen Objektes annehmen. Technisch wird die-

◘ Abb. 2.4.
Dorsale Schallauslöschung 21. Schwangerschafts-woche: Vierherzkammerblick. Wirbelsäule links oben im Bild. Von dieser geht senkrecht eine echoarme Auslöschungszone nach unten, die die Beurteilung des Herzens einschränkt. Nebenbefund: Golfballphänomen im linken Ventrikel (»White spot«)

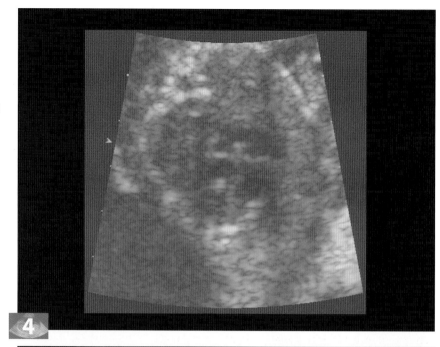

◘ Abb. 2.5.
Ovarialzyste mit schallkopf-nahen Reverberationsechos an der Grenzfläche zwischen solidem Gewebe und flüssig-keitsgefülltem Hohlraum

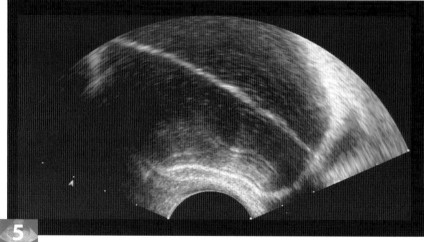

ser Art der Artefaktbildung durch die Zusammenschaltung mehrerer piezoelektrischer Elemente in Gruppen begegnet. Hierbei werden die jeweils gleich weit vom Zentralelement liegenden Empfangssignale miteinander verglichen. Nebenkeulensignale treffen im Gegensatz zu den Signalen der Hauptkeulen zeitversetzt auf den paarigen Elementen ein, werden dort übereinandergelegt und kommen dadurch abgeschwächt zur Darstellung.

Spiegelartefakt

Das reale, echoreiche Objekt wird tiefer im Gewebe nochmals spiegelbildlich abgebildet. An Grenzflächen, welche in einem Winkel von 40–50° durch das Schnittbild laufen, wird der Schallstrahl reflektiert und läuft von dort auf das reale Objekt zu. Auf diese Art gelangen Schallwellen unterschiedlicher Herkunft zum Objekt und zurück zum abbildenden piezoelektrischen Element des Schallkopfes. Da die Laufzeit des Signals allerdings länger ist als jene, die direkt vom realen Objekt stammt, kommt es zur Darstellung eines virtuellen Objektes tiefer im Gewebe.

Geometrische Verzeichnung

Bei der Bildpunktberechnung wird von einer konstanten Ausbreitungsgeschwindigkeit des Signals von 1540 m/s ausgegangen. Aufgrund der physikalischen Gegebenheiten (unterschiedliche Gewebsdichte) ist die Ausbreitungsgeschwindigkeit durchaus unterschiedlich. Diese Unterschiede können jedoch beim Bildaufbau nicht berücksichtigt werden und führen daher zu geringen (wenige mm) Abweichungen bei der Darstellung. Klinisch relevant können diese Verzeichnungen bei invasiven Eingriffen mit kleinem Zielvolumen (Nabelschnurpunktion) werden.

Randschatten

Sichtbar als Schattenbildung ein- oder beidseits flüssigkeitsgefüllter Räume. Eine suffiziente Erklärung für das Phänomen ist bisher nicht gegeben. Möglicherweise handelt es sich um eine Ablenkung des im spitzen Winkel auf die Grenzfläche auftreffenden Signals, welches durch die starke Richtungsänderung zu dem Phänomen des Randschattens führt.

3   Sicherheitsaspekte

Die Ultraschalluntersuchung ist zur wichtigsten Methode der Bildgebung in der Gynäkologie und Geburtshilfe geworden. Auch wenn Ultraschall als sicher gilt, sind potenzielle Gefahren der Untersuchung in Erwägung zu ziehen. Neben einem allgemeinen Überblick über die Wirkung von Ultraschall im Gewebe soll auf die Richtlinien zu seiner sicheren Anwendung eingegangen werden.

Ultraschallwellen treten bei jeder Untersuchung mit dem Gewebe in Wechselwirkung und entfalten dort je nach Dauer und Intensität der Einwirkung unterschiedliche physikalische und chemische Wirkungen.

Thermische Wirkung

Durch die Absorption von Schallenergie im Gewebe wird diese, abhängig von der verwendeten Leistung und Absorptionsdauer, aber auch von der Gewebedichte, in thermische Energie umgewandelt. Theoretisch wurden mit für die Praxis unrealistisch hohen Einwirkzeiten der Schallwellen Temperaturerhöhungen von bis zu 30°C in Knochen erreicht. Dies erklärt die Empfehlung des American Institute of Ultrasound in Medicine (AIUM), ausschließlich Energien von weniger als 100 mW/cm² einzusetzen und keine gepulste Dopplersonographie zu verwenden, wenn Knochen im Schallstrahl liegt.

Kavitation

Die vom Schallkopf ausgesendeten Schallwellen versetzen die beschallten Gewebe in Schwingung. Hierbei entstehen in der Unterdruckphase Hohlräume, die in der Überdruckphase wieder kollabieren. Abhängig von der verwendeten Schallenergie und der Expositionszeit sind dadurch Gewebszerreißungen möglich, wobei ein negativer Spitzendruck von 1 MPa als Grenzwert angesehen wird. Bei den zu diagnostischen Zwecken verwendeten Energien kommt es in menschlichem Gewebe allerdings nicht zu derartigen Kavitationsblasen.

Chemische Wirkung

Durch die Einwirkung von Ultraschallwellen ist eine Oxidation mit Bildung von Wasser und eine Reduktion des zellulären Nitrits zu Nitrat denkbar. Ob diese chemischen Reaktionen eine unter In-vitro-Bedingungen nachgewiesene polymerisierende Wirkung auf die DNS auch in vivo haben, konnte bisher nicht bestätigt werden.

A-Mode

Diese Untersuchungsmethode spielt in der gynäkologischen und geburtshilflichen Diagnostik keine Rolle. Auch bei langer Expositionszeit gilt sie als sicher.

B-Mode

Die am häufigsten und mit der längsten Expositionszeit angewandte Methode der Ultraschalluntersuchung war besonders wegen der rasanten Verbesserung der Bildqualität immer wieder Gegenstand kritischer Untersuchungen zur Sicherheit der Methode. Bisher gibt es für den diagnostischen Einsatz keine Bestätigung einer schädigenden physikalischen oder chemischen Wirkung. Der heute empfohlene Intensitätsbereich liegt bei 100 mW/cm². Fetale Messungen sollten prinzipiell in möglichst kurzer Zeit mit möglichst geringer Leistung durchgeführt werden (ALARA-Prinzip: »As low as reasonable achievable«).

M-Mode

Die hier verwendete Energie liegt entlang des Schallstrahls deutlich höher als bei konventionellen B-Bild-Untersuchungen. Obwohl es keine Beweise für schädigende Wirkungen bei längerem Einsatz gibt, sollte der M-Mode nicht für längere Zeit und mit Zurückhaltung in der Frühschwangerschaft eingesetzt werden.

Dopplersonographie

Bei der Ultraschalluntersuchung unter Ausnützung der Dopplermöglichkeit kann es zur Applikation eines Vielfachen der Energie einer normalen B-Mode-Untersuchung kommen. Zudem sind oft längere Expositionszeiten notwendig, um das gesuchte Gefäß suffizient darzustellen. Dennoch wurden auch bei dieser Methode keinerlei schädigende Wirkungen nachgewiesen. Die Empfehlungen zum zurückhaltenden Einsatz beruhen daher nur auf theoretischen Annahmen und haben präventiven Charakter. Das Untersuchungsfenster zur farbkodierten Flussdarstellung sollte nicht zu klein gewählt werden, da sich sonst die applizierte Energie auf engem Raum fokussiert. Moderne Geräte verfügen über Leistungsbegrenzungen, die optisch angezeigt werden, so dass der Untersucher Risiko und Nutzen der Untersuchung situationsadaptiert abschätzen kann. Die Spektraldopplerfunktion (»triplex mode«) ist erst nach Identifizierung und optimaler Darstellung des Untersuchungsvolumens zuzuschalten (ALARA-Prinzip).

◘ **Abb. 4.1.**
Harmonic imaging (Acuson):
Links mit Harmonic imaging
dargestellter fetaler Kopf im
Transversalschnitt, *rechts* die
gleiche Untersuchung ohne
Harmonic imaging

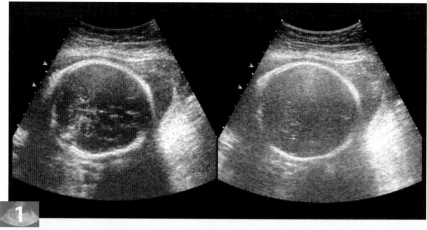

◘ **Abb. 4.2.**
Übersichtsaufnahme eines
Feten mit SieScape-Technik
(1307elbq, Siemens)

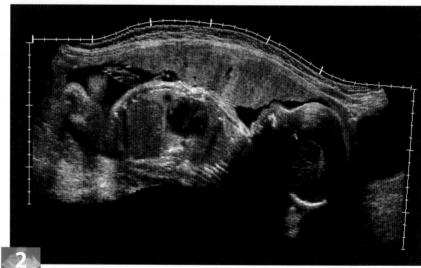

◘ **Abb. 4.3.**
Sono-CT (ATL): Gegenüber-
stellung der parallelen Feld-
struktur bei konventioneller
Ultraschalltechnik und des
sich fächerförmig überlappen-
den Ultraschallfeldes durch
die Sono-CT-Technik (mehrere
Blickwinkel)

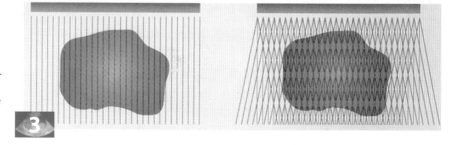

4   Aktuelle technische Entwicklungen

Die entscheidende Erweiterung des diagnostischen Spektrums der Sonographie in Gynäkologie und Geburtshilfe in den letzten 10 Jahren ist durch die Einführung der dreidimensionalen Darstellungsmodalität gelungen (s. Kap. 5). Parallel dazu hat die Ultraschalltechnologie auch eine Fülle von Verbesserungen in der Darstellung des B-Bildes und in der Farbdopplersonographie erfahren.

»Native™ harmonic tissue imaging«

Bei der Anwendung von Ultraschall verhalten sich die applizierten Wellen im Gewebe nach den Gesetzen der Reflexion, Streuung und Absorption. Daneben entstehen im Gewebe Resonanzphänomene, sog. harmonische Schwingungen, welche im akustischen Sinne Obertöne darstellen. Eine Sendefrequenz von 2 MHz führt so beispielsweise zu einer Empfangsfrequenz von 2 *und* 4 MHz.

Moderne Schallköpfe senden nicht nur eine Frequenz, sondern ein Frequenzband. Der Vorteil dieser Technik liegt in einem gleichmäßigen Auflösungsvermögen in allen Gewebstiefen. Empfangen werden jedoch sich überlappende Bänder der Grundschwingung und der harmonischen Oberschwingung. Diese Überlappung führt zu Unschärfen in der B-Bilddarstellung. Die Lösung dieses Problems liegt darin, keine Sendeenergie im zu erwartenden harmonischen Band zu senden. Zudem löscht ein Empfangsfilter erstens das Grundfrequenzband und zweitens potentielle Überlappungen zwischen Grundfrequenz und harmonischem Band. Das alleine dargestellte harmonische Band hat eine deutlich bessere Schallqualität als das gesendete Grundband, da es durch seine geringere Energie weniger Schallphänomene im Gewebe erzeugt, und daher wie jenseits der problematischen Grenzflächen erzeugt aussieht. Die Indikation dieser Darstellung ist besonders bei Untersuchungen unter schwierigen Bedingungen (Adipositas, schalldichte Bauchdecken, verminderte Fruchtwassermenge, abdominelle gynäkologische Sonographie) zu sehen.

SieScape

Die SieScape-Technik dient der Erzeugung eines großen Bildfeldes in konventioneller Freihand-Echtzeit-Untersuchungstechnik. Es bedarf hierbei im Gegensatz zur Freihand-3D-Technik (s. Kap. 5, 3D-Sonographie) keiner Positionssensoren am Schallkopf. Bei dieser Technik werden zwei sequentielle Bilder in einen Datenpuffer abgelegt und miteinander verglichen. Dabei werden beide Bilder in kleine Abschnitte zerlegt. Bei der Analyse der einzelnen Abschnitte werden diese so gegeneinander verschoben, dass die jeweils benachbarten Abschnitte am besten zueinander passen (Minimalsummen-Absolutdifferenzberechnung). Das System ermittelt einen Bewegungsvektor, der die Richtung des Transportes eines Bildabschnittes in den passenden benachbarten Bildteil angibt. Eine gewichtete Zuordnung von Bildqualitätsmerkmalen (Bildpunkthelligkeit, Artefakte) sorgt für eine korrekte Adaptation der jeweils benachbarten Abschnitte. Als Indikation dient die flächenhafte Untersuchung von Gewebe, wie es insbesondere bei der Mammasonographie wünschenswert ist, um eine komplette Darstellung des Drüsenkörpers, ähnlich einer Mammographie, zu erreichen. Auf diese Weise können auch größere Wirbelsäulensegmente beim Feten in ihrer Abfolge dargestellt werden. Die Methode stößt jedoch bei sich bewegenden Bildpunkten und zu starker Rotation des Schallkopfes an ihre Grenzen.

SonoCT

Bei der konventionellen B-Bildsonographie verlaufen die Schallwellen im Gewebe parallel. Bei der SonoCT-Technologie kommt es durch kleine Verkippungen jedes Schallstrahles gegen den benachbarten Schallstrahl im Gewebe zu Vielfachkreuzungen der Ultraschallwellen und damit zur Darstellung einer gesteigerten Bildpunktnähe. Der Vorteil dieser Technologie liegt in der Differenzierung von Strukturen in der Nähe kritischer Grenzflächen durch eine Verminderung der Reflexion und Brechung, wie sie bei der konventionellen Ultraschalldarstellung zu erwarten ist. Vorteilhaft ist die Anwendung dieser Technologie u. a. zur exakteren Darstellung bei invasiven Prozeduren, wenn eine präzise Lokalisation der Nadelspitze im Gewebe notwendig ist.

◘ Abb. 5.1.
**Kretz-Schallkopf/
Kretz-Technologie:**
Wobbler-Schallkopf

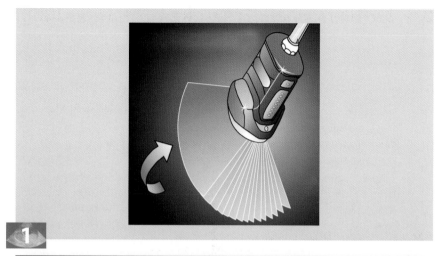

◘ Abb. 5.2.
Freihandtechnik: Schematisierte Darstellung der Aufnahmetechnik eines dreidimensionalen Voxelquaders

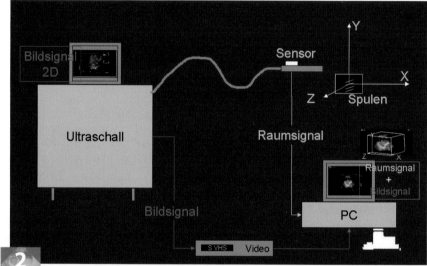

◘ Abb. 5.3.
Oberflächendarstellung eines fetalen Gesichtes: Die physiologisch vor dem Gesicht liegenden Gewebestrukturen sind in der elektronischen Nachbearbeitung entfernt worden

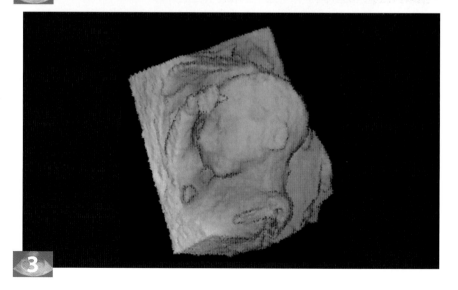

5   3D-Ultraschall: Technik und Anwendungsmöglichkeiten

Dreidimensionaler Ultraschall scheint die logische Fortentwicklung der bisher eingesetzten zweidimensionalen Untersuchungstechnik zu sein. Trotz einer Vielzahl von Studien wird die 3D-Sonographie wegen Problemen der Technik und der Orientierung noch nicht im klinischen Alltag eingesetzt.

Akquisition von 3D-Datensätzen

1

— *An den Ultraschallkopf gebundene Methode*: Dazu wird ein spezieller Schallkopf benötigt, der durch mechanische Drehung der Sende- und Empfangseinheit mit bis zu 25-mal/s das Volumen unter dem Schallkopf abgreift.

2

— *Freihandtechnik*: Zusammenführung von Bewegungsinformation (Sensor) und Bildinformation (Videosignal) in einen Datenquader. Jeder Bildebene kann eine bestimmte Schallkopfhaltung räumlich zugeordnet werden. Die Methode ist damit unabhängig vom eingesetzten Ultraschallgerät.

Einsatzmöglichkeiten

— *Klinik*: Multiplanare Sicht der untersuchten Organe und Oberflächendarstellung,
— *Lehre*: Ausbildung an vorhandenen Datensätzen mit der Möglichkeit, virtuelle Patienten aktiv zu untersuchen,
— *Telemedizin*: Versendung der Datensätze und Nachbeurteilung andernorts.

Klinische Anwendung

3–4

— Oberflächendarstellung bei fetalen Anomalien, heute durch schnelle Bildabfolge der abgegriffenen Volumina in Echtzeit möglich,

5

— Uterusanomalien,
— Volumenberechnungen von Tumoren,
— Gefäßbaumdarstellung in der präoperativen Planung.

Anwendung in der Lehre

6

Der in Freihandtechnik gewonnene 3D-Datensatz lässt sich auch rückwärts abspielen, da jeder Bildebene auch die zugehörige Schallkopfhaltung als Information innewohnt. Daher wird mit jeder individuellen Schallkopfhaltung die dazugehörige B-Bildebene aufrufbar. Jeder mit der Freihandmethode aufgenommene Datensatz kann so orts- und zeitunabhängig zu Schulungszwecken am Modell nachuntersucht werden.

Anwendung in der Telemedizin

Die mit 3D-Ultraschall gewonnenen und gespeicherten Datensätze lassen sich elektronisch verschicken und können vom Empfänger per Mausnavigation oder durch einen virtuellen Untersuchungsgang aktiv (s. oben) offline nachuntersucht werden.

◻ Abb. 5.4.
3D-Darstellung eines Fetus
im Profil mit pathologischer
Veränderung des Handskeletts
im Sinne einer Spalthand

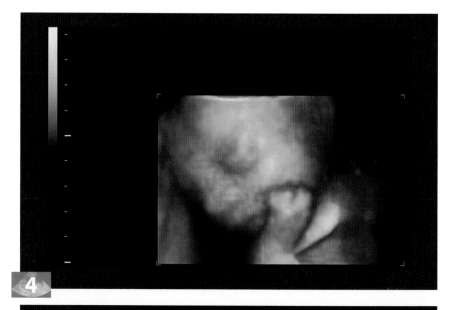

◻ Abb. 5.5.
Darstellung eines Uterus
bicornis in der Aufsicht
mithilfe dreidimensionaler
Ultraschalltechnik

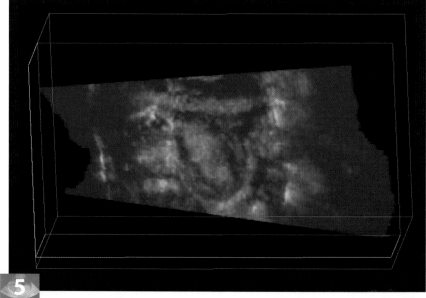

◻ Abb. 5.6.
Verwendung des in Frei-
handtechnik gewonnenen
Voxelquaders zur Simulation
eines gynäkologischen Ultraschalls (Lehr- und Prüfungs-
möglichkeit)

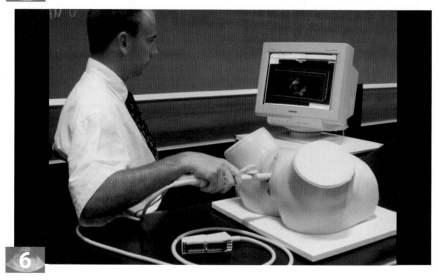

Vorteile

- Darstellung aller Raumebenen,
- zeit- und ortsunabhängige Nachbearbeitung des Datensatzes mit Strecken- und Volumenberechnung,
- bei Spezialfragestellungen Ersatz aufwendigerer Untersuchungstechniken (CT, MRT) möglich,
- Datensatz telemedizinisch und ausbildungstechnisch verwendbar.

Nachteile

- Schwierige Orientierung im isolierten Datensatz,
- Bewegungsartefakte bei der Darstellung kindlicher Strukturen,
- im 2. und 3. Trimenon ausreichende Wasservorlaufstrecke nicht immer vorhanden,
- relativ hohe Speichervolumina erforderlich (5–50 MB) mit daraus resultierenden hohen Kosten für Speicherung und Verwaltung der Datensätze.

◨ Abb. 6.1.
**Unauffälliger Fetus im
3. Trimenon** mit detailgetreuer
Darstellung der inneren Organe
(Zwerchfell, Darm, Niere) und
der Vorderwandplazenta bei
normaler Fruchtwassermenge

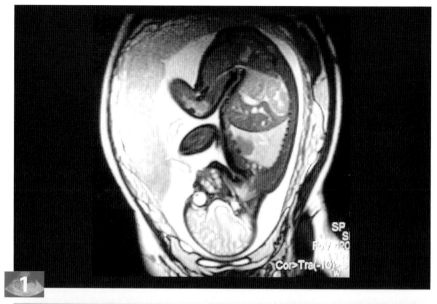

◨ Abb. 6.2.
**Unauffälliger Fetus im
3. Trimenon** mit detailgetreuer
Darstellung der Wirbelsäule
und des ZNS (Gyrierung)

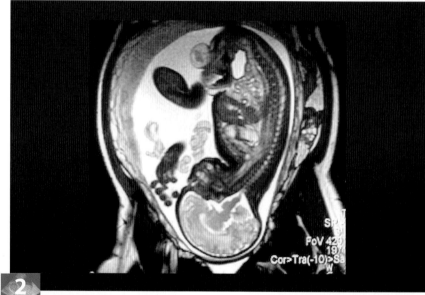

◨ Abb. 6.3.
Intrazerebrales Lipom:
Kindlicher Schädel mit echo-
reicher, frontal gelegener,
zentraler, unscharf begrenzter
Raumforderung. Nebenbefund-
lich Erweiterung der inneren
Liquorräume mit Betonung im
Hinterhornbereich

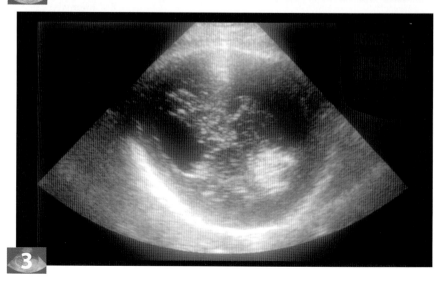

6   Pränatale Kernspindiagnostik

Die Kernspintomographie (Magnetresonanztomographie/MRT) ist postnatal die Methode der Wahl, kongenitale Anomalien zu visualisieren. Auch pränatal können wichtige Zusatzinformationen gewonnen werden.

Das Bedürfnis nach befundadaptierten Darstellungsmodalitäten ist in utero besonders bei schwierig beurteilbaren Ultraschallbefunden gegeben. Die Kernspintomographie kann hier einen wichtigen Beitrag leisten. Spezielle Probleme der MRT-Diagnostik in der Fetalzeit sind das Auflösungsvermögen und Bewegungsartefakte, die durch die Dauer der Aufnahmesequenzen bedingt sind. Diese können eine fetale/maternale Sedierung erforderlich machen.

Technik

Die Akquisitionszeit pro Schnittbild beträgt etwa 430 ms. Einsekundenintervalle zwischen den Bildakquisitionen minimieren die Rate an absorbierter Energie. Die erzielbare Dicke der Schichtbilder ist in Abhängigkeit der verwendeten Technik deutlich kleiner als 5 mm. Die T2-Gewichtung der Bilder erlaubt eine gute Kontrastierung der fetalen Gewebe. Eine T1-Gewichtung wird zur Darstellung von Blut und seinen Abbauprodukten und Fettgewebe verwendet. Aufgrund der Plazentagängigkeit und der Anreicherung im Fetus ist die Kontrastmittelanwendung (Gadolinium) in der Schwangerschaft kontraindiziert.

Darstellung fetaler Strukturen

Die Fortentwicklung der MRT-Aufnahmetechnik (Siemens, Harmony) ermöglicht neben hochauflösender Abbildungsqualität auch die rasche Bildakquisition. Eine Sedierung von Mutter und/oder Kind ist daher nicht mehr erforderlich. Die Kernspintomographie ist in der Schwangerschaft zur Beurteilung fast aller fetalen Organstrukturen (ZNS, Respirations-, Gastrointestinal-, Urogenitaltrakt, Skelettsystem) einsetzbar. Nur das sich rhythmisch bewegende Herz entzieht sich der MRT-Diagnostik. Aufgrund der Uniformität der Ultraschalldarstellung zerebraler Anomalien (Ventrikelerweiterung, Hydrozephalus) stellen diese eine besondere Anwendungsindikation für eine vorgeburtliche Kernspindiagnostik dar. Zudem sind Aufnahmen von guter Abbildungsqualität (Kindsbewegungen) bei Feten in Schädellage sehr selten. In der Hälfte der Fälle ist die Information aus der MRT-Untersuchung der sonographischen Beurteilung überlegen und ermöglicht die Spezifizierung der Diagnose der vorliegenden morphologischen Anomalie. In 25% der Fälle führt diese Zusatzinformation zu einer Modifikation der vorgeburtlichen Beratung und des geburtshilflichen Vorgehens. Sowohl die multiplanare Darstellbarkeit als auch der einer pränatalen Sonographie überlegene Weichteilkontrast sind für den diagnostischen Zugewinn verantwortlich. Ungünstige sonographische Untersuchungsbedingungen (Adipositas, echodichte Bauchdecken, verminderte Fruchtwassermenge, ungünstige fetale Position) stellen kein Hindernis für die MRT-Diagnostik dar.

Indikationen

Die pränatale Kernspintomographie kann neben der Bestimmung der mütterlichen Beckenmaße zur Diagnostik von Fehlbildungen verschiedener fetaler Organsysteme herangezogen werden.

- Pelvimetrie,
- ZNS (Ventrikelerweiterung, Ursachen eines Hydrozephalus, Agenesie des Corpus callosum, Beurteilung der hinteren Schädelgrube),
- Thorax (kongenitale Lungenanomalien),
- Gastrointestinaltrakt (Zwerchfellhernie, Darmveränderungen, retroperitoneale Raumforderungen, Bauchwandlücken),
- Urogenitaltrakt (Hydronephrose, zystisch dysplastische Nierenerkrankungen, Nierenagenesie),
- Extremitäten-/Skelettfehlbildungen,
- Plazentaanomalien.

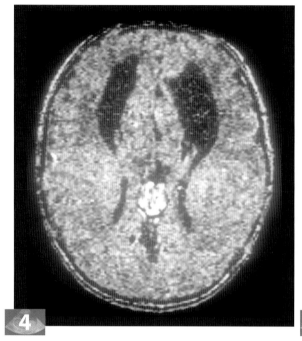

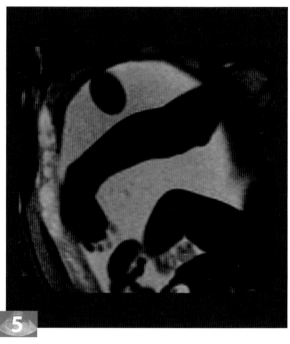

☐ Abb. 6.4.
Intrazerebrales Balkenlipom: kernspintomographische Darstellung des frontal-zentral gelegenen scharf begrenzten Balkentumors. Seine Beziehung zum umgebenden Hirngewebe ist aufgrund des guten Weichteilkontrastes der MRT exakter als in der Sonographie zu beurteilen (vgl. Abb. 6.3)

☐ Abb. 6.5.
Klumpfußstellung: kernspintomographische Darstellung einer isolierten Extremitätenfehlstellung im III. Trimenon

☐ Abb. 6.6.
Mechanisches Geburtshindernis: großes zervikales Myom im 2. Trimenon mit darüber liegendem unauffälligem Fetus

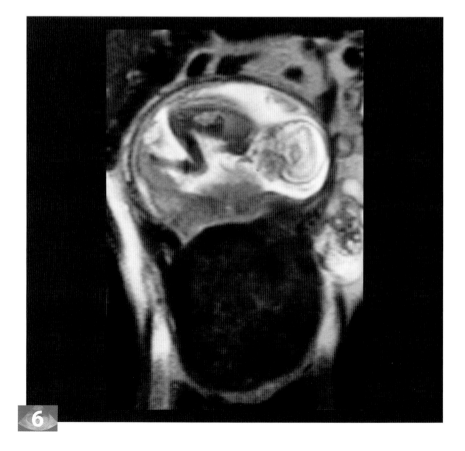

Geburtshilfliches Vorgehen

Die vorgeburtliche MRT-Diagnostik trägt zur Optimierung der peripartalen Logistik (Ort, Zeit und Art der Entbindung) bei und erweitert damit die Möglichkeiten einer pränatalen oder unmittelbar postnatalen Therapie.

Anwendungsmöglichkeiten

Schon seit Jahren wird die Kernspintomographie zur Bestimmung der Beckenmaße mit Erfolg angewendet. Geburtsmechanische Fragen (Beckenanomalien, Geburtsmodus bei BEL) können damit geklärt werden.

Die pränatale Fehlbildungsultraschalldiagnostik stellt in der Schwangerschaft nach wie vor die Screeningmethode der Wahl dar. Vorgeburtliche MRT-Untersuchungen können durch zusätzliche Informationen die Diagnosestellung und/oder Prognoseabschätzung besonders komplexer kongenitaler Anomalien ergänzen und verfeinern. Auf diese Weise könnten postnatale Kernspinuntersuchungen, bei denen eine Sedierung des Neugeborenen erforderlich ist, eingespart und durch vorgeburtliche Diagnostik ersetzt werden.

Darüber hinaus ist auch eine postmortale MRT-Anwendung bei intrauterin oder kurz nach der Geburt verstorbenen Kindern als eine nichtinvasive Alternative zur Autopsie denkbar.

◘ Abb. 7.1.
Früher Ultraschall-Linear-scanner: Sehr breite und ge-bogene Schallkopföffnung, um den Scanner besser am Ab-domen anzukoppeln. Das Auf-lösungsvermögen dieser Gene-ration von Ultraschallköpfen (Mitte der 1970er-Jahre) ist in Abb. 7.3 wiedergegeben

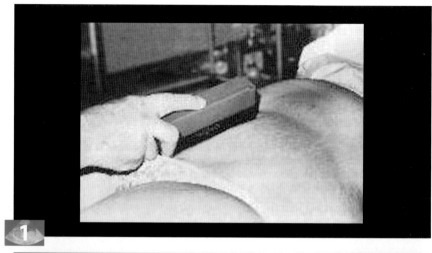

◘ Abb. 7.2.
Darstellung eines fetalen Schädels im B-mode mit Grauwertzuordnung (1977)

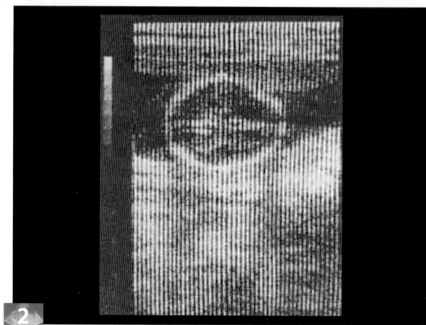

◘ Abb. 7.3.
Darstellung von Zwillings-köpfen im Schwarz-Weiß-Modus (1966)

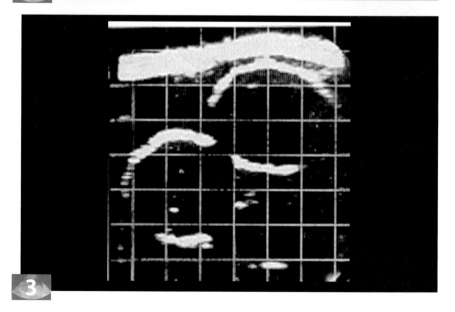

7 Historische Entwicklung der Pränatalmedizin

Die Verwendung von Ultraschallwellen zur Ortung von Objekten im Raum ist keine Erfindung des Menschen. Verschiedene Tierspezies, allen voran die Fledermaus, nutzen die Aussendung von Schallwellen und die Analyse ihrer Frequenzverschiebung zur Orientierung im Dunklen und damit zur Beutejagd.

Der piezoelektrische Effekt bildet die technische Grundlage der modernen Ultraschallanwendung in der Medizin. Er wird 1880 erstmalig vom Ehepaar Curie beschrieben. Dieses physikalische Prinzip findet 1920 seine erste konkrete Anwendung in der Nautik. Nach dem 1. Weltkrieg erfolgt der Einsatz von Ultraschall auch in der Materialprüfung. Zu Beginn der 40er-Jahre wird der Ultraschall in der Medizin angewandt. 1942 entwickelt Dusik (österreichischer Neurologe) die Anwendung der Sonographie (damals »Hyperphonographie« genannt) weiter.

1–5

	B-mode-Sonographie	Dopplerultraschall	Invasive Pränataldiagnostik
50er-Jahre: »… but our findings are still of more academic interest than practical importance, and we do not feel that our clinical judgement should be influenced by our ultrasonic findings« (I. Donald)	Ian Donald (Glasgow) »Vater der gynäkologisch-geburtshilflichen Ultraschalldiagnostik« *Methode*: A-mode- und frühe B-mode-Geräte *1955*: Uterusmyome und Adnexzysten in vitro *1957*: Kindslagenbestimmung *1958*: erste Publikation mit Bericht über 100 Untersuchungen (Myome, Adnexzysten, Aszites, Schwangerschaftsaufnahmen)		
60er-Jahre: »This diagnostic science is still in its infancy … The plea is made to judge it not by present and past achievements, which are trivial enough, but by what it may yield in the future in the hands of others more expert than ourselves« (I. Donald)	*1964*: fetale Strukturen in der 8. SSW, Anenzephalie (Suden) *1965*: Fruchthöhle in der 7. SSW, erste publizierte folgen schwere »Fehldiagnose«: Missinterpretation einer EUG als IUG (Suden) *1965*: erstes schnelles zweidimensionales B-mode-Schnittbildgerät (Krause und Soldner) *1967*: Herzaktionen in der 7. SSW (Kratochwil) *Ende der 60er-Jahre*: Etablierung von BIP und Rumpfumfang zur Gewichtsbestimmung (Thompson)	Amniozentese	*1966*: erste Kultivierung fetaler Zellen aus Fruchtwasser (Steele und Berg) *1968*: erste pränatale Diagnose einer Trisomie 21 (Valenti) und einer Galaktosämie (Nadler)

◙ Abb. 7.4.
Linearschallkopf zur Real-time-darstellung fetaler Strukturen: Ultraschallgerät und Scanner sind durch ein Kabel verbunden und ermöglichen so einen flexibleren Untersuchungsgang (1965)

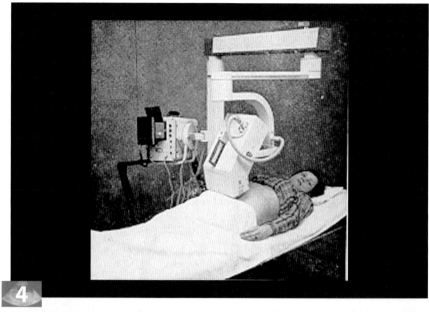

◙ Abb. 7.5.
Erste klinisch angewandte Vaginalsonde aus dem Jahr 1968

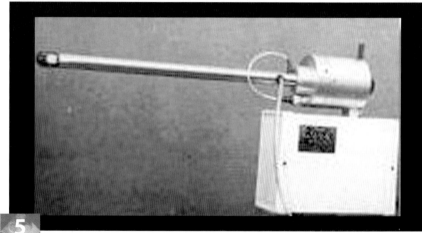

	B-mode-Sonographie	Dopplerultraschall	Invasive Pränataldiagnostik
70er-Jahre	1973: Einführung der SSL-Messung (Robinson)	1977: Erste Duplex-Untersuchung der Umbilikalarterie (FitzGerald und Drumm)	Anfang der 70er-Jahre: Entwicklung der Fetoskopie und erste NS-Punktionen
		1979: Duplex-Untersuchungen der Umbilikalvene (Gill)	1972: Entdeckung der diagnostischen Relevanz des α-Fetoproteins im Fruchtwasser (Brock und Sutcliffe)
	Einführung des Multielement-Scanners, führt zum Durchbruch des Realtime-Verfahrens weltweit, Etablierung des Fehlbildungsscreening		1974–78: Ultraschallgesteuerte Amniozentese
80er-Jahre	1980: Einführung von Ultraschallscreening in der Schwangerschaft in Deutschland	1983: Duplex-Untersuchungen des uteroplazentaren Flusses als Ausdruck fetaler Anoxie (Campbell)	1984: Amniozentese-Urteil des BGH: Haftpflicht des Arztes bei unzureichender Aufklärung
	1985: Erstbeschreibung der fetalen Nackenfaltenmessung im 2. Trimenon als Trisomie-Marker in Feten 15.–20. SSW (Benacerraf)	1985: Duplex-Untersuchung des fetalen Herzens (Maulik)	1984: erste sonographisch gesteuerte Nabelschnurpunktion (Daffos)
		1986: Duplex-Untersuchungen der A. cerebri media als Prädiktor fetaler Kreislaufzentralisierung (Arbeille, Wladimiroff)	Seit Mitte der 80er-Jahre: Fetalchirurgische Maßnahmen wie Aszites oder Pleuraergusspunktionen, Blasen-Shunts
		1987: »Color flow mapping« zum Screening in der Herzdiagnostik (Devore)	
90er-Jahre	1992: Erstbeschreibung der fetalen Nackentransparenz im 1. Trimenon als Trisomie-Marker in Feten 11.–14. SSW (Nicolaides)	1991: Duplex-Untersuchung des Ductus venosus als Prädiktor fetaler kardialer Dekompensation (Kiserud)	Weiterentwicklung fetalchirurgischer Maßnahmen: fetoskopische Operationen, Laserungen (Harrsion)

Geburtshilfe

Teil II Pränataldiagnostik

8 Beratung bei pränataler Diagnostik

Pränataldiagnostik findet in einem Spannungsfeld statt, in dem sich das Lebensrecht des Ungeborenen (BVerfG vom 28.5.1993, AZ: 2 BvF 4/92), das allgemeine Persönlichkeitsrecht der Mutter (GG Art. 2, Abs. 2) und potenzielle Haftungsansprüche gegenüber den betreuenden Ärzten gegenüberstehen.

Ziel der Pränataldiagnostik ist nicht nur die frühzeitige Entdeckung von evtl. nicht heilbaren Fehlbildungen und dem folgenden Angebot der Schwangerschaftsbeendigung. Neben den im Idealfall vorhandenen intrauterinen Therapiemöglichkeiten kann der Wert einer pränatalen Diagnose auch in der psychologischen Vorbereitung der Eltern auf ein erkranktes Kind und der Planung dessen postpartaler Versorgung liegen. Ebenso zählt die Überwachung der kindlichen Entwicklung (pränatale Identifizierung von Versorgungsstörungen) zu einem wichtigen Fokus der sonographischen Schwangerschaftsüberwachung, die nicht auf ein Fehlbildungsscreening abzielt.

Eine Beratung vor der Pränataldiagnostik soll die Schwangere in die Lage versetzen, den Inhalt, aber auch die Grenzen des Untersuchungsangebots abschätzen zu können und sich nach Aufklärung für oder gegen die Untersuchung oder Untersuchungsteile zu entscheiden.

Gesetzliche Vorgaben bzw. Richtlinien zur ärztlichen Betreuung und Beratung werden in den »Richtlinien des Bundesausschusses der Ärzte und Krankenkassen über die ärztliche Betreuung während der Schwangerschaft und nach der Entbindung« (Mutterschaftsrichtlinien) in der Fassung vom 10. Dezember 1985 (veröffentlicht im Bundesanzeiger Nr. 60a vom 27. März 1986), zuletzt geändert am 14. Dezember 1995 (veröffentlicht im Bundesanzeiger Nr. 37 vom 22. Februar 1996) und in den »Richtlinien zur pränatalen Diagnostik von Krankheiten und Krankheitsdispositionen« der Bundesärztekammer vom 11.12.1998 (Deutsches Ärzteblatt 95, Heft 50) definiert. Jede Schwangere hat zudem nach §3 des Schwangerschaftskonfliktgesetzes den Rechtsanspruch auf eine medizinisch unabhängige Schwangerschaftsberatung.

Mutterschaftsrichtlinien

Die ärztliche Beratung wird in den Mutterschaftsrichtlinien deutlich weniger stark berücksichtigt als die Indika-

tionsstellung und Ausführung von pränataler Diagnostik (Abschn. A, Nr. 3: »Ergeben sich im Rahmen der Mutterschaftsvorsorge Anhaltspunkte für ein genetisch bedingtes Risiko, so ist der Arzt gehalten, die Schwangere über die Möglichkeiten einer humangenetischen Beratung und/oder humangenetischen Untersuchung aufzuklären«). Die Ziele speziell der 3 allgemein vorgeschriebenen Ultraschallscreeninguntersuchungen (9. bis 12., 19. bis 22., 29. bis 32. SSW) sind dagegen in Abschnitt A, Nr. 5 wie folgt definiert:

Dieses Ultraschallscreening dient der Überwachung einer normal verlaufenden Schwangerschaft insbesondere mit dem Ziel der genauen Bestimmung des Gestationsalters, der Kontrolle der somatischen Entwicklung des Feten, der Suche nach auffälligen fetalen Merkmalen und dem frühzeitigen Erkennen von Mehrlingsschwangerschaften.

Richtlinien der Bundesärztekammer

Die Bundesärztekammer äußert sich zum ärztlichen Beratungsauftrag bei pränataler Diagnostik gezielter als die Mutterschaftsrichtlinien. Die Schwangere muss _vor_ Durchführung einer gezielten pränatalen Diagnostik ausführlich beraten werden über

- den Anlass, das Ziel und das Risiko der Untersuchung,
- die Grenzen der diagnostischen Möglichkeiten,
- pränatal nicht erfassbare Störungen,
- die Sicherheit des Untersuchungsergebnisses,
- die Art und den Schweregrad möglicher oder vermuteter Störungen,
- die Möglichkeiten des weiteren Vorgehens bei einem pathologischen Befund,
- das psychologische und ethische Konfliktpotenzial bei Vorliegen eines pathologischen Befundes,
- die Alternativen zur Nicht-Inanspruchnahme der invasiven pränatalen Diagnostik.

Als mögliche Gründe für eine gezielte, insbesondere invasive pränatale Diagnostik werden von der Bundesärztekammer aufgelistet:

- erhöhtes Alter der Schwangeren,
- auffällige Serummarker,
- verdächtige sonographische Befunde (z. B. dorsonuchales Ödem),
- pränatal diagnostizierbare Erkrankungen in der Familie,
- strukturelle oder numerische chromosomale Aberrationen bei einem Elternteil,

Informationen zur Ultraschalluntersuchung in der Schwangerschaft

Ultraschalluntersuchungen werden in der Schwangerschaft aus verschiedenen Gründen durchgeführt. In den Mutterschaftsrichtlinien sind in einer unkomplizierten Schwangerschaft drei Ultraschalluntersuchungen vorgeschrieben. Weitere Untersuchungen können notwendig werden, wenn sich aus verschiedenen Gründen Unsicherheiten über die kindliche Entwicklung ergeben.

Obwohl wir Ihnen natürlich gerne versichern möchten, dass Ihr Kind gesund ist, kann jede Ultraschalluntersuchung auch ein unklares oder verunsicherndes Ergebnisse erbringen, das die weitere Schwangerschaft mit Sorge belastet. Deshalb möchten wir Sie noch vor der Untersuchung über die Möglichkeiten und Grenzen der Methode informieren. Wir laden Sie ein, mit zu entscheiden, ob und in welchem Ausmaß in Ihrer Schwangerschaft neben der Überwachung des kindlichen Gedeihens auch eine Suche nach kindlichen Fehlbildungen durchgeführt werden soll.

Ultraschall hat nach heutigem Wissensstand keine negativen Auswirkungen auf das Ungeborene oder Ihren eigenen Körper. Dies gilt auch für länger dauernde und wiederholte Ultraschalluntersuchungen.

Allgemeines zur Ultraschalldiagnostik in der Schwangerschaft

Je nach Anlass werden bei einer Ultraschalluntersuchung auf Kindsentwicklung und -versorgung und/oder Fehlbildungen geachtet. Wenn eine Fehlbildungsdiagnostik gewünscht ist, kann ein Großteil der möglichen angeborenen Entwicklungsstörungen bei Ihrem Kind erkannt werden. Es ist allerdings nicht möglich, zu jedem Zeitpunkt der Schwangerschaft alle denkbaren Fehlbildungen auszuschliessen. Ungünstige Untersuchungsbedingungen, verursacht durch ungünstige Kindslage oder kindliche Bewegungen, eine wenig schalldurchlässige mütterliche Bauchdecke, Narben oder eine verminderte Fruchtwassermenge können für eine unzureichende Beurteilung verantwortlich sein. Auch bei herausragender Gerätequalität, sorgfältiger Untersuchung und großer Erfahrung des Untersuchers ist es möglich, dass bestehende Defekte unentdeckt bleiben. Chromosomenstörungen, komplexe syndromale Krankheitsbilder und Stoffwechselstörungen sind im Ultraschall vielfach nicht zu erkennen. Dafür können gegebenenfalls andere Untersuchungen wie die Fruchtwasserpunktion (Amniozentese), die Mutterkuchenpunktion (Chorionzottenbiopsie) oder die Punktion der Nabelschnur (Chrodozentese) angeboten werden.

Bei unauffälligem Ultraschallbefund ist ein gesundes Kind sehr wahrscheinlich. Aufgrund der oben aufgeführten Einschränkungen bleibt jedoch ein Restrisiko für ein vorgeburtlich nicht erkanntes kindliche Gesundheitseinschränkung.

Möglichkeiten und Grenzen der Ultraschalluntersuchungen entsprechend den Mutterschaftsrichtlinien und weiterführender Diagnostik bei erhöhtem Risiko:

Erste Ultraschallscreeninguntersuchung (9.-12. Schwangerschaftswoche)

Bei dieser Untersuchung soll festgestellt werden, ob und wie sich die Schwangerschaft in der Gebärmutter eingenistet hat. Neben der Zahl der Kinder ist deren Vitalität und zeitgerechte Entwicklung zu beurteilen. Die sogenannte Nackentransparenzmessung, kann - wenn Sie es wünschen - ab der 12. Woche durchgeführt werden. Dabei wird die Dicke der Nackenhaut des Embryos gemessen. Ein erhöhter Messwert hat für sich alleine genommen keinen Krankheitswert und die Messung erlaubt keine Diagnose: ein unauffälliger Messwert vermindert lediglich das individuelle Risiko eines kindlichen Gesundheitsschadens, ein auffälliger Messwert erhöht dieses Risiko. Zusätzlich können Blutwerte bestimmt werden, die die Risikoeinschätzung bei grenzwertigen Ultraschallbefunden weiter optimieren. Als Konsequenz dieser Risikoeinschätzung kann eine genetische Untersuchung und/oder detaillierte Ultraschalluntersuchung ab der 14. SSW zum Fehlbildungsausschluss in Betracht gezogen werden.

Zweite Ultraschallscreeninguntersuchung (19.-22. Schwangerschaftswoche)

Diese Untersuchung wird nicht nur zur Wachstumsbeurteilung des Kindes, sondern auch zur genauen Beurteilung seiner Organanlagen (Fehlbildungsausschluss) vorgenommen. Bei optimalen Untersuchungsbedingungen können zum Beispiel 50% aller möglichen Herzfehler, ein beginnender Wasserkopf oder andere anatomische Störungen des Nervensystems, ein offener Rücken, eine offene Bauchwand oder Zwerchfelllücken, eine Lippenspalte, manche Fehlbildungen des Magen-Darm-Traktes oder der Nieren / Blase und der Extremitäten beurteilt werden. Es ist aber auch möglich, dass indirekte Zeichen entdeckt werden, die wie die Nackentransparenz keinen eigenen Krankheitswert haben, für das Kind aber ein erhöhtes Risiko einer Chromosomenstörung bedeuten. Als mögliche Konsequenz der genannten Befunde kann die Option einer genetische Untersuchung in der Schwangerschaft erneut diskutiert werden.

Dritte Ultraschallscreeninguntersuchung (29.-32. Schwangerschaftswoche)

Im Rahmen dieser Untersuchung soll neben einem orientierenden Überblick über die Organe vornehmlich das Gedeihen des Kindes kontrolliert werden. Eine genaue Untersuchung der inneren Organe und besonders der Extremitäten des Kindes wird bei zunehmend eingeschränkten Sichtverhältnissen immer schwieriger (aus Platzmangel verschränkt das Kind jetzt Arme und Beine, die wachsenden und dichter werdenden Knochen werfen „Schatten" im Ultraschallbild). Befunde wie z.B. eine verminderte Fruchtwassermenge oder ein geringes Kindswachstum können Hinweiszeichen auf eine Mutterkuchenschwäche sein. Vermehrtes Fruchtwasser oder zu schnelles Wachstum können Anzeichen einer Stoffwechselstörung der Mutter (z.B. Schwangerschaftsdiabetes) sein. Sehr selten finden sich erst jetzt Störungen, die auf das erhöhte Risiko einer Chromosomenstörung hinweisen. Eine genetische Untersuchung ist in diesem fortgeschrittenen Schwangerschaftsalter immer noch möglich, muss in ihrer Konsequenz bei jetzt erreichter potentieller Lebensfähigkeit des Kindes aber besonders gut überlegt sein.

Dopplerultraschall-Untersuchung

Eine Doppleruntersuchung ist eine Durchblutungsmessung bei Mutter und/oder Kind. Auch zur besseren Beurteilung des Herzens des Kindes kann ab dem zweiten Schwangerschaftsdrittel eine Farbdoppleruntersuchung erfolgen. Eine ausführliche Doppleruntersuchung des Kindes ist immer dann erforderlich, wenn die Gefahr eine Minderversorgung droht.

Genetische Untersuchungen:

Auch wenn sich aus der Ultraschalluntersuchung ein erhöhtes Risiko für eine genetische Störung des Kindes ergibt, muss daraufhin nicht zwingend eine Mutterkuchen- oder Fruchtwasserpunktion erfolgen. Jede Punktion beinhaltet ein geringes Risiko, einen Blasensprung oder vorzeitige Wehen und damit eine Fehl-/Frühgeburt auszulösen. Alternativ besteht die Möglichkeit einer individuellen Risikoeinschätzung über eine Blutdiagnostik ab der 16. Schwangerschaftswoche („Triple-Test"). Die Triple-Diagnostik bedient sich dreier Laborwerte im mütterlichen Blut, die eine Ultraschallunabhängige Risikokalkulation ermöglichen.

Das Ergebnis dieses Tests entspricht keiner sicheren „Diagnose" und kann Unklarheiten und Fragen aufwerfen. Der Triple-Test soll als Risikokalkulation die Entscheidung für oder gegen eine invasive Chromosomenuntersuchung erleichtert.

Wir möchten keine Untersuchungen durchführen, die Sie nach ausreichender Überlegung und Aufklärung für Ihr Kind nicht wünschen. Bitte teilen Sie uns vor Untersuchungsbeginn mit, welche Art von Diagnostik Sie nicht in Anspruch nehmen wollen. Sollten Sie vor der Untersuchung noch ungeklärte Fragen haben, hilft Ihnen ihr behandelnder Arzt / die Ärztin der Ultraschallabteilung gerne weiter.

Ich habe noch weitere Fragen:

❏   nein

❏   ja, welche? ....

❏   Bei der ultraschalldiagnostischen Überwachung meiner Schwangerschaft wünsche ich mir im Schwerpunkt eine Kontrolle von Wachstum und Gedeihen. Auf einen detaillierten Fehlbildungsausschluss möchte ich nach Aufklärung ausdrücklich verzichten.

München, den   Unterschrift der Patientin

◘ Abb. 8.1.
Schriftliche Unterlage zur Aufklärung vor pränataler Diagnostik an der Klinik und Poliklinik für Frauenheilkunde und Geburtshilfe Großhadern – Klinikum der Universität München

▬   Exposition prä- und perikonzeptionell der Frucht und postkonzeptionell der Mutter gegenüber potenziell mutagenen, teratogenen und embryo-/fetotoxischen Agenzien einschließlich ionisierender Strahlen,
▬   Infektionserkrankungen der Mutter in graviditate.

Auch die ungezielte pränatale Diagnostik im Low-risk-Kollektiv bedarf in vergleichbarer Weise der aufklärenden Beratung *vor* der Untersuchung.

Die schriftliche Fixierung der mütterlichen Einwilligung zur Untersuchung *nach* Aufklärung in der Patientinnenakte wird bei gezielter wie ungezielter Diagnostik – auch wenn die Patientinneninformation nur mündlich erfolgt – als unverzichtbar vorausgesetzt.

Zusammenfassung

Jede(r) pränataldiagnostisch tätige Arzt/Ärztin agiert im Netzwerk zwischen dem Screeningauftrag entsprechend den Richtlinien, dem mütterlichen Recht auf Mitgestaltung dieses Behandlungsauftrags und drohenden Haftungsansprüchen. Diesem Dilemma der Pränataldiagnostik kann nur durch gewissenhafte Aufklärung und sorgfältige Dokumentation begegnet werden. Der Tatsache, dass auch der Routineüberwachung einer Low-risk-Schwangerschaft ein durch die Patientin legitimierter ärztlicher Beratungsauftrag zugrunde liegt, spielt in den Richtlinien bisher nur eine nachgeordnete Rolle. Einer werdenden Mutter »guter Hoffnung« muss nach Aufklärung die Option offen stehen, die medizinisch möglichen – und laut Richtlinien angeratenen –Untersuchungsmethoden der Pränataldiagnostik nicht in Anspruch zu nehmen. Neben dem »Recht auf Wissen« ist der informierten Patientin auch ein »Recht auf Nicht-Wissen« zuzubilligen. Juristisch-ethisch muss daher jeder pränataldiagnostischen Maßnahme ein »informed consent« der Mutter vorausgehen. Dass eine solche Aufklärung beachtlichen Zeitaufwand bedeutet, steht außer Zweifel. Die Aushändigung von schriftlichem Informationsmaterial (s. Anhang) kann diesen Prozess unterstützen, das dokumentierte ärztliche Gespräch vor jeder Untersuchung aber nicht ersetzen.

Abb. 9.1.
Frühschwangerschaft in der
7. SSW: In der glatt begrenzten
echoleeren Fruchthöhle kreis-
runder Dottersack neben dem
2 mm messenden Embryo
(*echoreich*)

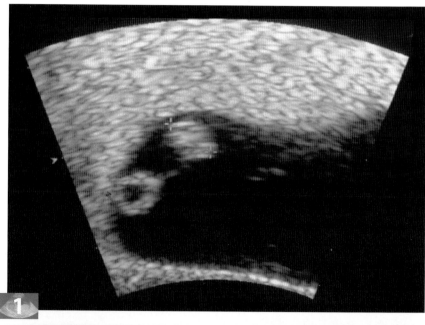

Abb. 9.2.
Pathologisch vergrößerter
Dottersack: In der 7. SSW ein
im Verhältnis zur Fruchthöhle
deutlich vergrößerter Dottersack (7 mm)

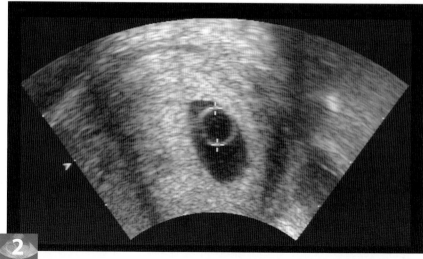

Abb. 9.3.
Unauffälliger Embryo
der 12. SSW: Scheitel-Steiß-
länge zwischen den Markierungen

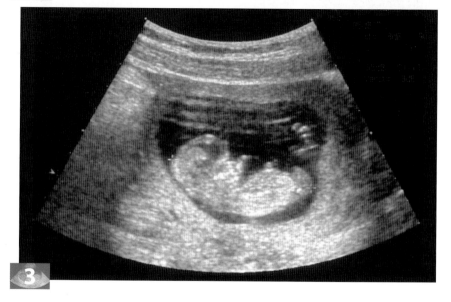

9   Normalbefunde und Störungen in der Frühschwangerschaft

Üblicherweise erfolgt bei der ersten Untersuchung einer Schwangeren auch die erste vaginale Ultraschalluntersuchung. Spätestens zwischen der 9. und 12. SSW wird diese Untersuchung von den Mutterschaftsrichtlinien im Sinne des »1. Screenings« vorgeschrieben.

Je nach Schwangerschaftsalter stehen bei Ultraschalluntersuchungen in der Frühschwangerschaft die Lokalisation der Fruchtanlage (Chorionhöhle, Amnionmembran), Anzahl und Vitalität embryonaler Strukturen (Dottersack, Scheitel-Steiß-Länge/SSL, Herzaktionen, Chorionizität bei Mehrlingen) sowie ein erstes Fehlbildungsscreening (Nackentransparenzmessung, Anenzephalus) im Vordergrund.

Lokalisation der Schwangerschaft – Chorionhöhle

Ab einem serologischen β-HCG-Wert um 800–1.000 IE/l bzw. ab der 5. SSW wird der intrauterine Sitz einer Schwangerschaft durch die Darstellung der Chorionhöhle sonographisch nachweisbar. Gelingt dies nicht, muss eine extrauterine Lokalisation der Schwangerschaft vermutet werden. Die Chorionhöhle stellt sich als echoleere Struktur mit echoreichem Randsaum, typischerweise exzentrisch im Cavum uteri gelegen, dar. Diese sollte nicht mit einem Pseudogestationssack (kleine Serometra, typischerweise zentral gelegen) bei EUG verwechselt werden. Als Richtmaß ist davon auszugehen, dass sich die Größe der Chorionhöhle bis zur 8. SSW wöchentlich verdoppelt.

Embryonalstruktur – Dottersack, Scheitel-Steiß-Länge und Herzaktionen

Als erstes Anzeichen der Embryonalstruktur wird wenige Tag nach dem ersten Nachweis der Chorionhöhle bzw. ab einem serologischen β-HCG-Wert von 2.000 IE/l der Dottersack als Ringstruktur sichtbar. Auch der Dottersack wächst bis zur 10. SSW kontinuierlich. Ein auffällig kleiner (<3 mm) oder großer (>7 mm) Dottersack ist mit einem erhöhten Fehlbildungs- bzw. Abortrisiko verbunden.

Frühestens in der 6. SSW lässt sich, meist dicht neben dem Dottersack, der Embryo erstmals darstellen. Dieser sollte, wenn sicher als längsovale, echoreiche Struktur abgrenzbar, im längsten Durchmesser (SSL) gemessen werden. Das Messergebnis ist mit dem anamnestischen, nach der letzten Menstruation errechneten Geburtstermin zu korrelieren. Bei einer Diskrepanz >7 Tage sollte eine Terminkorrektur zu Gunsten des sonographisch ermittel-

ten Wertes erfolgen. Die zunehmende Krümmung des Embryos führt jenseits der 12. SSW (bzw. SSL 45 mm) zu Messungenauigkeiten und sollte durch eine Bestimmung des biparietalen Durchmessers ergänzt werden.

Neben der Biometrie ist auch auf die ersten Herzaktionen zu achten, die ab serologischen β-HCG-Werten von 10.000 IE/l nachweisbar sein sollten. Initial beträgt die Frequenz ca. 100 Schläge pro Minute (»beats per minute«/bpm), steigt bis zur 12. SSW auf 170 bpm an und pendelt sich danach um 140 bpm ein. Eine signifikante Frequenzerhöhung um 180 bpm (bzw. 170 bpm ab SSL 68 mm) ist mit einer erhöhten Inzidenz an Chromosomenaberrationen (Trisomie 13, Monosomie X0) assoziiert.

Hinweise auf Mehrlingsanlagen

Das optimale Zeitfenster zur Beurteilung von Mehrlingsanlagen liegt zwischen der 6. und 10. SSW. Je nach Chorionizität kann dieser Nachweis früher (bei dichorialen Mehrlingen schon bei der Erstdarstellung der Chorionhöhlen auch ohne Embryonalstrukturen ab der 5. SSW) oder später (ab der 6. SSW; bei monoamnialen, monochorialen Gemini evtl. erst durch den Nachweis mehrerer Embryonen in einer Chorionhöhle) erbracht werden. Nur zwei Drittel aller Geminianlagen bleiben als solche erhalten; bei einem Drittel der Patientinnen entsteht durch Absterben einer Fruchtanlage im Verlauf des 1. Trimenons eine Einlingsschwangerschaft (»vanishing twin«).

Festlegung der Chorionizität

Die pränatale (sonographische) Festlegung der Chorionizität gelingt am sichersten in der Frühschwangerschaft. Bei dichorialen Geminianlagen finden sich 2 isolierte Chorionhöhlen mit jeweils einer Embryonalstruktur (Dottersack und Embryo). Monochoriale Gemini teilen eine Chorionhöhle. Bei diamnialen Gemini finden sich 2 Dottersäcke und 2 Embryos mit dünner Trennwand (Amnionmembran), bei monoamnialen Gemini lässt sich typischerweise nur ein Dottersack neben 2 Embryonen nachweisen. Zwischen der 14. und 16. SSW legt sich das Amnion dem Chorion (Obliteration des extraembryonalen Zöloms) eng an, und die Eihautverhältnisse sind sonographisch nur noch durch indirekte Zeichen voneinander zu unterscheiden.

Zwei Drittel aller Geminianlagen sind dizygot und ein Drittel monozygot. Die Eihautverhältnisse aller dizygoten und ein Drittel der monozygoten Geminianlagen verhalten sich dichorial/diamnial. Fast zwei Drittel der monozygoten sind monochorial/diamnial und 1% der monozygoten Geminianlagen sind monochorial/monoamnial. Noch

II

◘ Abb. 9.4.
Fetale Hand in der 7. SSW

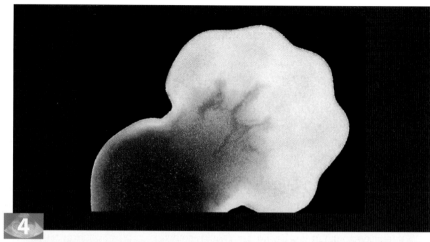

◘ Abb. 9.5.
Fetale Füße in der 13+4-SSW

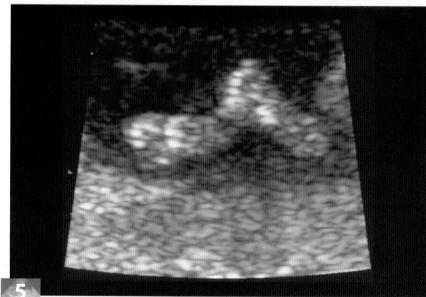

◘ Abb. 9.6.
B-Bild-Darstellung der Nabelschnur in der Früh-schwangerschaft: *Links im Bild* der embryonale Steiß

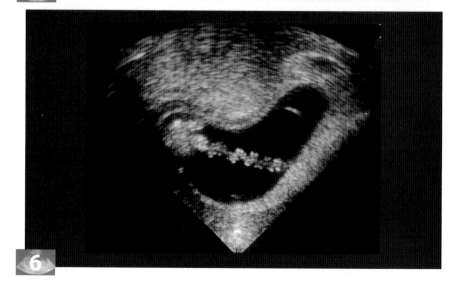

seltener finden sich siamesische Zwillinge (»conjoined twins«) bzw. pathologische Zirkulationsverhältnisse in Geminianlagen [»Twin reversed arterial perfusion(TRAP)-Sequenz« oder »acardiac twins«]. Die Chorionizität von Zwillingen wird durch den Zeitpunkt der Zellteilung festgelegt: Bei einer Teilung vor dem Morulastadium (bis Tag 3) entstehen 2 Blastozysten (dichoriale Gemini), bei einer Teilung ab dem Blastozystenstadium (ab Tag 4) 2 Embryoblasten (monochorial/diamniale Gemini) und ab dem 8. Tag, nach Ausbildung des Amnions, 2 Embryoblasten in einer Amnionhöhle (monochorial/monoamniale Gemini). Bei Teilungen nach dem 13. Tag unterbleibt die vollständige körperliche Trennung der beiden Embryoblasten (siamesische Zwillinge).

Da die Chorionizität das Risiko der Zwillingsschwangerschaft wesentlich determiniert, ist neben der Diagnose im 1. Trimenon die Dokumentation, möglichst auch mit Bild, im Mutterpass obligat.

Mutterschaftsrichtlinien bzw. Standards der DEGUM zum 1. Screening `4–6`

Die erste nach Mutterschaftsrichtlinien vorgeschriebene ultrasonographische Untersuchung sollte zwischen der 9. und 12. SSW erfolgen. Vorgeschrieben ist die Beurteilung der Schwangerschaftslokalisation, die Anzahl der Fruchthöhlen und Embryonalanlagen sowie deren Größe und Vitalität. Die biometrische Erfassung von Scheitel-Steiß-Länge oder biparietalem Durchmesser ist im Bild zu dokumentieren. Ganz allgemein gefasst ist die »zeitgerechte Entwicklung« zu beurteilen, und bei evtl. Auffälligkeiten muss eine weiterführende Diagnostik veranlasst werden. Die missverständlich formulierte Beurteilung eines »dorsonuchalen Ödems« entspricht dabei nicht der auf das Screening von Chromosomenstörungen (Down-Syndrom) ausgerichteten Nackentransparenzmessung (NT). Das dorsonuchale Ödem ist als sicher pathologischer Befund zu verstehen, das NT-Screening im Gegensatz dazu eine bei jedem Embryo durchführbare Messung ohne primär pathologische Bedeutung. Diese Messung ist nicht Teil der Mutterschaftsrichtlinien. Entsprechende Aufklärung über den Screeningcharakter hat der NT-Bestimmung vorauszugehen.

Konkreter als die Mutterschaftsrichtlinien sind die von der DEGUM empfohlenen Standards:

Neben der biometrischen Erfassung wird, wie oben genannt, eine Überprüfung des vermuteten Schwangerschaftsalters sowie eine Korrektur des Entbindungstermins ab einer Diskrepanz von 7 Tagen angeraten. Bezüglich der Beurteilung fetaler Auffälligkeiten soll der Nachweis von vier Gliedmaßenknospen, der Nachweis einer geschlossenen Schädelkalotte, der Ausschluss eines generalisierten Hydrops und der Ausschluss intraabdomineller zystischer Raumforderungen >2 cm erfol-

gen. Der physiologische Nabelbruch der Frühschwangerschaft verschwindet spätestens bis zur 13. SSW.

Stimmt die Schwangere nach Aufklärung einer NT-Messung zu, gibt die DEGUM einen Grenzwert von 3 mm an, ab dem von einem Risiko für eine Chromosomenaberration auszugehen ist, das das einer 35-Jährigen übersteigt. Mit diesen Patientinnen müssen altersunabhängig die Möglichkeiten und Risiken der Karyotypisierung erwogen werden. Daneben ist eine NT >3 mm mit Herzvitien, syndromalen Krankheitsbildern und Skelettdysplasien vergesellschaftet. Als Bilddokumente sollten die erste Biometrie sowie bei Mehrlingsanlagen die Chorionizitätsverhältnisse und alle weiteren sonographisch auffälligen Befunde im Mutterpass und/oder der Patientenakte abgelegt werden.

Gestörte Frühschwangerschaften

Windei

In 5% der intrauterinen Schwangerschaften entwickelt sich keine Embryonalstruktur. Die Diagnose ist allerdings erst nach sequenziellen Untersuchungen mit ausreichendem Zeitintervall zu stellen.

Abortus

Nur zwei Drittel aller intrauterinen Fruchtanlagen haben jenseits der 12. SSW als vitale Schwangerschaften Bestand. Der Nachweis einer Embryonalstruktur ohne Herzaktionen und ohne klinische Symptomatik (Blutung) gilt als verhaltene Fehlgeburt (»missed abortion«). Bei vaginaler Blutung und Schmerzen handelt es sich um einen Abortus incipiens. Bei Blutung und nicht mehr nachweisbarer intrauteriner Fruchtanlage ist ein Abortus completus (Hämatometra, trophoblastäres – echoarm, inhomogen – Material im Uterus) von einem Abortus incompletus (inhomogenes Echomuster im Cavum uteri) nicht sicher zu unterscheiden. Häufig ist eine Kürettage in jedem dieser Fälle ratsam.

Blutung

Eine vaginale Blutung in der Frühschwangerschaft ist in gut 25% der Fälle Zeichen eines einen Aborts, in knapp 25% der Fälle Zeichen einer Windei-Anlage nur in gut 1% der Fälle Zeichen einer extrauterinen Fruchtanlage. Bei ca. 50% der Patientinnen mit Blutung in der Frühschwangerschaft bleibt eine vitale intrauterine Schwangerschaft weiter bestehen. Entwickelt sich ein retrochoriales Hämatom, ist mit einem erhöhten Risiko von Schwangerschaftskomplikationen (Abort, vorzeitiger Blasensprung, Frühgeburtlichkeit) zu rechnen.

Molenschwangerschaft

Pathologische Chorionanlage mit oder ohne darstellbare Embryonalanlage (s. Kap. 17 Blasenmole).

◘ Abb. 10.1.
Fetales Profil in der 21. SSW:
Mediansagittalschnitt durch
Stirn, Nasenwurzel, Nase,
Lippen, Kinn, Hals und Thorax

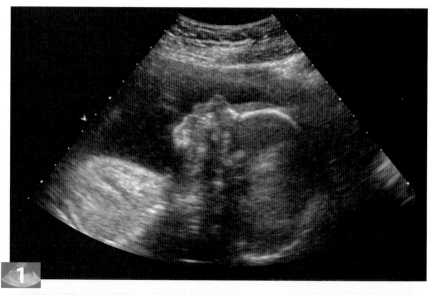

◘ Abb. 10.2.
Nierengefäße: Farbdopplersonographische Darstellung
des intrarenalen Verlaufs
der Nierengefäßversorgung

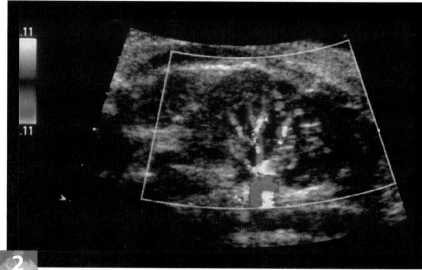

◘ Abb. 10.3.
Lippen und Nase: Frontalschnitt der unteren Gesichts-
partie. Die Ober- und Unter-
lippe kommen im Bild ebenso
wie die Nasenspitze mit beiden
Nasenlöchern zur Abbildung.
Kinn des Fetus *links*

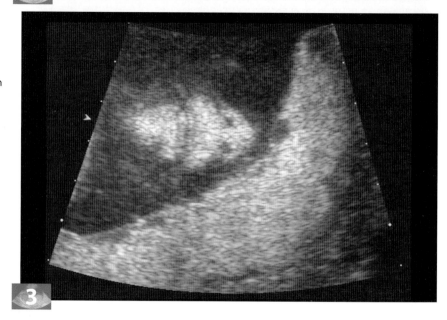

10 Normalbefunde im 2. und 3. Trimenon

Die Ultraschallscreeninguntersuchungen in der Schwangerschaft dienen nach den Mutterschaftsrichtlinien dem Ziel der genauen Bestimmung des Gestationsalters und der frühzeitigen Erkennung von Mehrlingsschwangerschaften (vor allem das 1. Screening) sowie der Kontrolle der somatischen Entwicklung des Embryos/Feten bzw. der Suche nach auffälligen körperlichen Merkmalen.

Jedem Screening hat eine adäquat dokumentierte Aufklärung der Patientin über Möglichkeiten und Ziele der jeweiligen Untersuchung vorauszugehen (»informed consent«). Die Patientin muss außerdem bei eingeschränkten Untersuchungsbedingungen über die nicht beurteilbaren Strukturen informiert werden.

Richtlinien zum 2. Ultraschallscreening nach den Mutterschaftsrichtlinien

Zum empfohlenen Zeitpunkt des 2. Screenings – 19. bis 22. SSW – bietet sich ein optimaler Überblick über das fetales Skelettsystem und die Organanlagen. Daher steht bei diesem Screening die Fehlbildungsdiagnostik im Vordergrund. Im Wortlaut der Richtlinien soll der Fetus bezüglich der Kindsentwicklung, Vitalität und Größe beurteilt und bilddokumentiert werden (biparietaler Kopfdurchmesser, frontookzipitaler Kopfdurchmesser oder Kopfumfang, Abdomenquerdurchmesser oder Abdomenumfang sowie Femur- oder Humeruslänge). Hinweise auf potenzielle Entwicklungsstörungen bezüglich der Fruchtwassermenge, körperlichen Entwicklung, des Körperumrisses, fetaler Strukturen, Herzaktionen, Bewegungen und der Plazenta sind zu untersuchen. Alle Auffälligkeiten müssen bilddokumentiert und Folgeuntersuchungen veranlasst werden.

Praktische Empfehlungen zur Durchführung des 2. Ultraschallscreenings

Es empfiehlt sich, einen systematischen Untersuchungsgang aus Transversal- und Longitudinalschnitten einzuhalten:

- Initial sollten im Überblick Kindslage, Anzahl und Proportion der Extremitäten, Plazenta und Fruchtwassermenge beurteilt werden.
- Dann werden im Longitudinalschnitt die Körperoberfläche (Rücken, Wirbelsäule, Abdomen, Profil) und das Zwerchfell inspiziert.
- Im Anschluss empfiehlt sich eine Serie von Transversalschnitten mit Aufsuchen und Messung der Standardebenen der Biometrie:
- Bei der Kopfeinstellung werden Schädelkalotte und Gehirnstrukturen (vor allem Kleinhirn und Ventrikelsystem) sowie Kiefer und Lippen eingesehen.
- Bei den Thorax- und Abdomeneinstellungen werden Rippen, Vierherzkammerblick mit Ausflusstrakten, Magenfüllung und Lokalisation, Nierenanlage und Blasenfüllung beurteilt.
- Mittels Farbdoppler lassen sich lateral der Blase die nach abdominal zulaufenden Nabelschnurarterien darstellen. Die Anzahl der Nabelschnurarterien ist alternativ auch im B-Bild an einer freien Nabelschnurschlinge im Querschnitt zu dokumentieren.
- Abschließend erfolgt die Messung der Femur- oder Humeruslänge und jeweils eines distalen Röhrenknochens der proximalen wie distalen Extremität mit besonderem Augenmerk auf Form und Mineralisationsgrad des Knochens.

Zervixlängenmessung

Die sonographische Zervixlängenmessung im 2. Trimenon wird durch aktuelle Studien zur Vorhersage von Frühgeburtlichkeit empfohlen. Neben der Länge wird auch die Form des Zervikalkanals beurteilt. Bei der vaginalen Zervixlängenmessung ist darauf zu achten, dass mit dem Schallkopf kein Druck auf die Portio ausgeübt wird. Eine dadurch verursachte »artifizielle Zervixverlängerung« oder die Kompression des evtl. trichterförmig eröffneten inneren Muttermundes wird so vermieden. Eine Eröffnung des inneren Muttermundes >10 mm bedeutet ebenso wie eine Zervixlänge <30 mm im 2. Trimenon ein sig-

■ Abb. 10.4.
**Sonographische Funktions-
darstellung »fetaler Atembewegungen«:** Durch die Na-
senlöcher wird die Flüssigkeit
aus dem Rachen und dem
Bronchialsystem hinein und
heraus bewegt. Der Flüssigkeitsstrom ist dabei farbdopplersonographisch kodiert

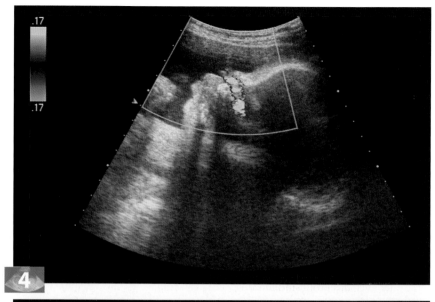

■ Abb. 10.5.
Zervixsonographie I:
Unauffälliger Zervixbefund
mit geschlossenem inneren
Muttermund und einer sonographischen Länge des Ge-
bärmutterhalses von 52 mm
(*Markierung*). Messung von
abdominal bei gefüllter Harnblase

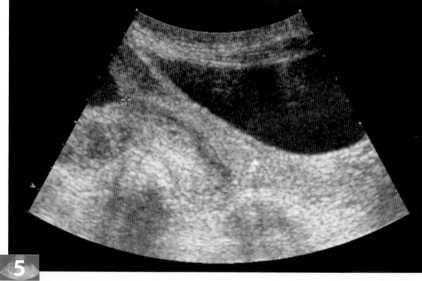

■ Abb. 10.6.
Zervixsonographie II:
Trichterförmige Eröffnung des
inneren Muttermundes und
des Zervikalkanals (echoleere
Harnblase *im Bild oben*).
Messung von abdominal bei
gefüllter Harnblase

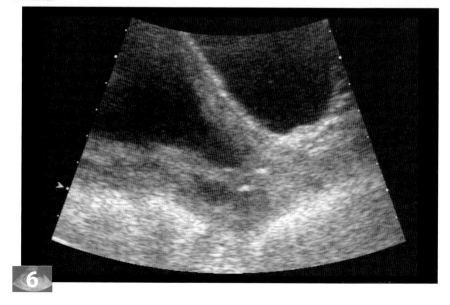

nifikant erhöhtes Frühgeburtsrisiko. Die Indikation zur Zervixlängenmessung ist im Risikokollektiv je nach klinischem Bild bzw. Palpationsbefund zu stellen. Als allgemeine Screeninguntersuchung ist sie derzeit nicht empfohlen.

Richtlinien zum 3. Ultraschallscreening nach den Mutterschaftsrichtlinien

Inhalt des 3. Ultraschallscreenings zwischen der 29. und 32. SSW sind neben der Biometrie alle Hinweiszeichen auf fetale Entwicklungsstörungen gemäß den Anforderungen des 2. Screenings. Allerdings ist im 3. Trimenon bei zunehmend eingeengten intrauterinen Lageverhältnissen ein Fehlbildungsscreening nur noch bedingt möglich. Vor allem die Extremitäten bzw. die kaudale Wirbelsäule oder auch das Profil sind unter Umständen schwer einzusehen. Plazentainsuffizienz, maternale Erkrankungen, Antikörperkonstellationen und Infektionen oder fetale Erkrankungen mit später Manifestation können im 3. Screening unerwartete pathologische Befunde ergeben: Insbesondere muss auf Abweichungen vom perzentilgerechten Wachstum, pathologische Fruchtwassermenge und intraabdominale bzw. zerebrale Auffälligkeiten geachtet werden. Alle biometrischen und pathologischen Befunde sind im Bild zu dokumentieren. Gegebenenfalls sind Folgeuntersuchungen (Dopplersonographie und/oder Vorstellung an einem Zentrum) zu veranlassen.

Praktische Empfehlungen zur Durchführung des 3. Ultraschallscreenings

Wenn die Kindslage und die Fruchtwassermenge es erlauben, ist ein ähnlich systematischer Untersuchungsablauf wie beim 2. Ultraschallscreening einzuhalten. Die Kindslage, die Lage und Struktur der Plazenta und die Fruchtwassermenge werden beurteilt. Der Anspruch, alle vier Extremitäten zu beurteilen, kann lagebedingt schwierig werden. Gleiches gilt für die Beurteilung der Körperoberfläche in der longitudinalen Darstellung des Kindes. Entsprechend dem 2. Screening ist die Serie von Transversalschnitten mit Aufsuchen der Standardebenen der fetalen Biometrie zu wiederholen. Bei der Kopfeinstellung werden wieder Schädelkalotte und Gehirnstrukturen (vor allem Ventrikelsystem) sowie nach Möglichkeit Kiefer und Lippen eingesehen. Bei den Thorax- und Abdomeneinstellungen wird neben den im 2. Screening beurteilten Organe auch auf Hydropszeichen geachtet. Daneben kann die Beurteilung der Extremitätenknochen zur differenzialdiagnostischen Unterscheidung von fetaler Mangelversorgung und Spätmanifestationen von Skelettdysplasien dienen. Häufigste pathologische Ultraschalldiagnose im 3. Trimenon ist die intrauterine Wachstumsretardierung.

Frühschwangerschaft

II

◘ Abb. 11.1.
Nackentransparenz
12+2 SSW: Unauffälliges kindliches Profil und Oberkörper:
Nackentransparenzmessung
(echoreiche Doppelkontur
im Nackenbereich) im Normbereich

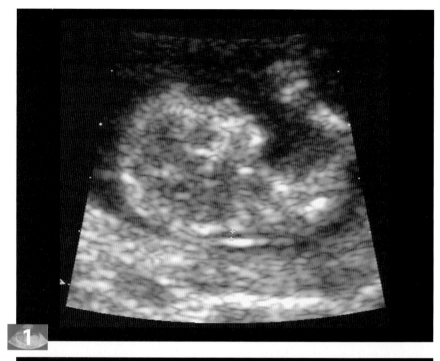

◘ Abb. 11.2.
Sagittalschnitt eines Em-
bryos mit pathologisch vergrößerter Nackentrans-
parenz: Echoleere Verdickung
(5 mm) des Subkutangewebes
im Nackenbereich

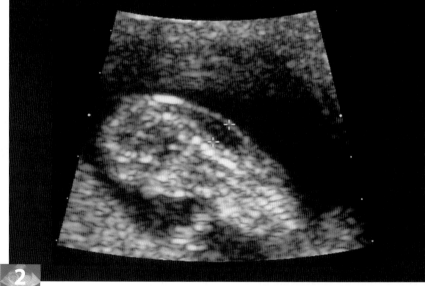

11 Nackentransparenzmessung und biochemisches Serummarkerscreening

Im Jahr 1985 wurde von Benacerraf erstmalig bei Feten zwischen der 15. und 20. SSW eine fetale Nackentransparenz (»nuchal translucency«/**NT**) als Trisomie-Marker beschrieben. Nicolaides gelang 1992 der Nachweis derselben Assoziation bei Feten im 1. Trimenon (11. bis 14. SSW).

Basierend auf der Arbeit der Fetal Medicine Foundation (FMF) wird seither eine frühe Fehlbildungsdiagnostik zwischen der 11. und 14. SSW angeboten. Sonographisch hat sich dabei die Messung der fetalen NT, serologisch die Bestimmung der maternalen b-HCG und PAPP-A (»pregnancy associated placental protein A«) Konzentrationen als zuverlässigste Prädiktoren fetaler Anomalien vor der 15. SSW erwiesen. Zertifizierte Zentren bieten nach dem Modell der FMF eine individuelle Risikokalkulation unter Berücksichtigung des mütterlichen Alters und der familiären Belastung (»Hintergrundrisiko«), der NT-Messung und der Serologie an. Eine qualitative Beurteilung der fetalen NT wurde inzwischen auch in den Anforderungskatalog der ersten Ultraschallscreeninguntersuchung entsprechend den Mutterschaftsrichtlinien aufgenommen.

Sonographische Nackentransparenzmessung

Eine zuverlässige NT-Messsung ist erst ab einer Scheitel-Steiß-Länge von 45 mm (bis maximal 84 mm) möglich. Technisch empfiehlt sich, ein maximal vergrößertes Bild des fetalen Nackens in der Profileinstellung aufzusuchen, wobei der Fetus mindestens zwei Drittel der Bildfläche einnehmen sollte. Dies gelingt je nach Gestationsalter und Lage evtl. nur im vaginalen Untersuchungsansatz. Die standardisierte Messung erfolgt durch genaue Platzierung der Messpunkte an die Innenseite des Übergangs zur echoarmen Transparenz. Fehlmessungen kommen in 5–10% vor, wenn die, zu diesem Gestationsalter noch physiologisch, vom Chorion abgehobene Amnionmembran oder eine dorsal des Embryos liegende Nabelschnur mit der NT verwechselt wird. Da die Normwerte in Abhängigkeit der fetalen Größe stehen, ist die Angabe eines universellen Grenzwerts schwierig. So liegt die 50. Perzentile bei SSL 45 mm um 1,2 mm, die 95. Perzentile um 2,1 mm. Bei SSL 84 mm beträgt die 50. Perzentile hingegen 1,9 mm und die 95. Perzentile 2,7 mm. Allgemein liegt ein Messwert von 3 mm unabhängig der SSL immer oberhalb der 95. und ab 3,5 mm stets oberhalb der 99. Perzentile. In der Beratung empfiehlt es sich, eine Patientin mit Messwerten über 2 mm ab der 11. und über 2,5 mm ab der 13. SSW zur genaueren Diagnostik an ein Zentrum zu überweisen.

Pathophysiologie der Nackentransparenz

Die NT beschreibt eine mehr oder weniger ausgeprägte dorsale subkutane Flüssigkeitsansammlung auf Höhe der fetalen HWS. Diese ist bis zu einem gewissen Ausmaß proportional der Scheitelsteißlänge physiologisch. Die Pathophysiologie einer vergrößerten NT ist bislang unklar, sicher ist nur die Assoziation dieser sonomorphologischen Auffälligkeit mit verschiedenen Fehlbildungen. Bei einem Drittel der auffälligen Kinder finden sich Chromosomenstörungen (75% Trisomie 21 oder 18), des weiteren Herzvitien, Lungen- oder Skelettdysplasien, kongenitale Infektionen und metabolische oder hämodynamische Störungen. 75% der Feten mit Nackenhygrom (massives Nackenödem, u. U. gekammert) weisen Chromosomenstörungen auf (95% Monosomie X0). Aus der Klinik dieser Erkrankungen wird versucht, Rückschlüsse auf die Pathophysiologie der NT zu ziehen, und deshalb eine Störung der fetalen Hämodynamik und/oder eine Veränderung der Bindegewebstextur diskutiert.

Serummarker

Die freie β-Gruppe des humanen Choriongonadotropins (freies β-HCG) steigt üblicherweise im Verlauf der Frühschwangerschaft steil an, fällt im 2. Trimenon steil ab und erreicht danach ein stabiles Plateau bis zur Geburt. Eine Erhöhung des β-HCG Werts (>2 Standardabweichungen entsprechend der gestationsaltersabhängigen Norm) wird signifikant häufiger bei Schwangerschaften mit Trisomie-21-Kindern beobachtet. Weniger geläufig ist das plazentare Glykoprotein PAPP-A, das im Verlauf der Schwangerschaft kontinuierlich ansteigt. Auch hier wird eine Erhöhung des Wertes um 2 Standardabweichungen häufiger bei Schwangerschaften mit chromosomal-erkrankten Feten beobachtet.

◘ Abb. 11.3.
Sagittalschnitt eines
Embryos in der 11. SSW:
Die Haut ist dorsal (*links im Bild*)
durch das Ödem bis zum Steiß
abgehoben

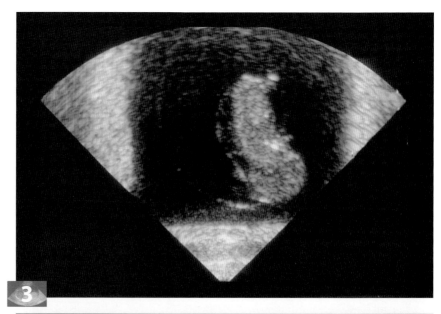

◘ Abb. 11.4.
Mehrfach gekammertes
Nackenhygrom 12. SSW
im Transversalschnitt

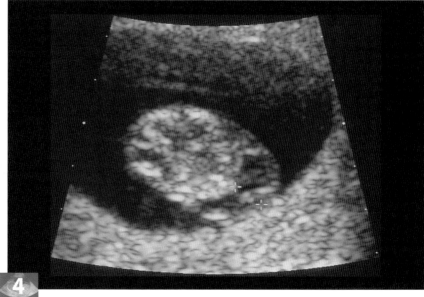

Vorhersagewerte

Die Vorhersagekraft des maternalen Hintergrundrisikos (Anamnese, Alter) alleine als Prädiktor einer fetalen Chromosomenstörung liegt bei 30%. Die β-HCG- und PAPP-A-Bestimmung erhöht diesen Vorhersagewert auf 60%. Die NT-Messung als Zusatzkriterium zum maternalen Hintergrundrisiko erreicht eine Vorhersagekraft von 80%. Für die Kombination aller Parameter im Logarithmus der FMF wird schließlich einen Vorhersagewert von 90% angegeben.

Weiterführende Diagnostik

Die Karyotypisierung kann, bei erhöhtem Risiko und Wunsch der Patientin, über Chorionzottenbiopsie oder Amniozentese erfolgen. Sollte die Karyotypisierung einen unauffälligen chromosomalen Befund des Kindes ergeben, besteht ab einer NT >3,5 mm weiterhin ein erhöhtes Risiko für ein fetales Herzvitium bzw. andere syndromale Erkrankungen. Genetisch kann bei Herzvitien eine Mikrodeletion auf Chromosom 22 vorliegen. In diesen Fällen empfiehlt sich ein differenziertes Fehlbildungsscreening unter besonderer Berücksichtigung einer detaillierten fetalen Echokardiographie (19. bis 22. SSW, ggf. früher).

Wachstums- und Versorgungsdiagnostik

◘ Abb. 12.1.
**Biparietaler Durchmesser
des kindlichen Köpfchens:**
Transversalschnitt durch den
kindlichen Schädel (frontal, *im
Bild links*). Neben dem durchgehend dargestellten Mittelecho
(Falx cerebri) unterbrochen
durch das Cavum septum pellucidi bildet sich der Seitenventrikel echoleer mit dem
echoreichen Plexus choroideus
im Inneren ab

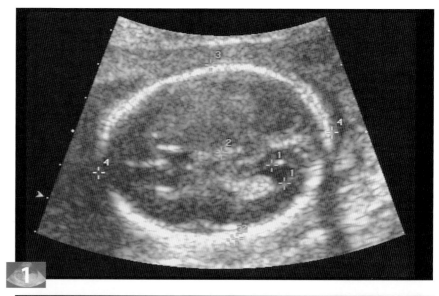

◘ Abb. 12.2.
**Korrekte Schnittebene zur
Biometrie der abdominellen
Maße (THQ, AU):** Runde
Schnittebene des Abdomens:
Rippen als echoreiche Echos,
Leber auf der rechten kindli-
chen Seite im Bild unten, Magen
links, Nabelvene als ovale echo-
leere Struktur angeschnitten,
Wirbelsäule echoreich im Bild
rechts

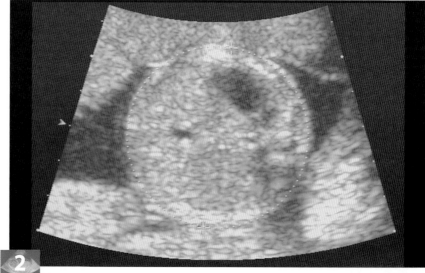

◘ Abb. 12.3.
**Salamischnitt des fetalen
Abdomens:** Abdomenquer-
maß zu schmal, Längsdurchmesser wird überschätzt.
Echoleere Nabelvene ist fälschlicherweise im schrägen
Verlauf durch das Abdomen
abgebildet

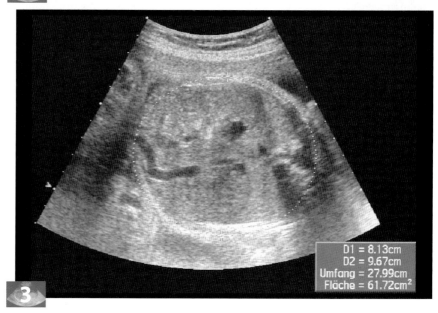

12 Embryonale und fetale Biometrie

Die Bestimmung und der Verlauf des Größenwachstums ergeben wichtige Hinweise auf nutritive Mangelzustände des Embryos bzw. des Feten. Daneben können auch genetische Schäden oder Fehlbildungen relevanten Einfluss auf die Kindsgröße nehmen.

1. Trimenon

Gestationssack und Chorionhöhle

Die Darstellung des Gestationssacks ist das erste sonographische Schwangerschaftszeichen etwa 32 Tage post menstruationem. Die Messung des größten Durchmessers in allen 3 Raumebenen dient als erster, noch relativ ungenauer sonographischer Hinweis auf das Schwangerschaftsalter.

Scheitel-Steiß-Länge (SSL)

Die Bedeutung der Bestimmung der SSL liegt in der sonographischen Beobachtung adäquaten kindlichen Wachstums im 1. Trimenon und dient gleichzeitig der exakten sonographischen Bestimmung des Schwangerschaftsalters. Am verlässlichsten erfolgt die Messung bis zu einer SSL von etwa 30 mm. *Reproduzierbarkeit*: gut.

2. und 3. Trimenon

Die Messungen der folgenden Biometrieparameter sind immer als »Außen-zu-außen-Beurteilung« der beschriebenen Strukturen zu verstehen.

Biparietaler Durchmesser (BIP), frontookzipitaler Durchmesser (FRO) und Kopfumfang (KU)

Die Bedeutung dieser Messparameter liegt in ihrer guten Reproduzierbarkeit im 2. und 3. Trimenon. Die Referenzebene zur Biometrie des Schädels erfordert einen symmetrischen, ovalen Schnitt mit durchgehenden Konturen. Dargestellt werden das Mittelecho, welches im vorderen Schädeldrittel durch das Cavum septi pellucidi unterbrochen wird, und die beiden in der Schädelmitte gelegenen echoarmen Thalamuskerne. Gemessen wird die größte Breiten- und Längenausdehnung. Zur korrekten Messung dürfen Zerebellum und Orbitae nicht angeschnitten sein. Bei Kind in Beckenendlage erscheint der Kopf im Verhältnis lang (FRO groß) und schmal (BIP klein): dolichozephale Kopfform. Die Beurteilung des Kopfumfanges ermöglicht in diesen Fällen eine korrekte biometrische Diagnostik. *Reproduzierbarkeit*: gut.

Abdomenquerdurchmesser (AQ) und Abdomenumfang (AU)

Diesen Biometrieparametern kommt besondere Bedeutung als erster und wichtigster Hinweis auf eine intrauterine Wachstumsretardierung zu. Die Referenzebene zur Messung des Abdomens erfordert einen symmetrischen runden Schnitt mit durchgehenden Konturen. Dargestellt werden dorsal 3 Ossifikationskerne der Wirbelsäule, 2 symmetrisch geschnittene Rippen, die Einmündungsstelle der V. umbilicalis in den Sinus venae portae innerhalb der Leber. Gemessen wird der größte Querdurchmesser (AQ) und der sich daraus ergebende kreisförmige AU. Durch Druck mit dem Schallkopf oder bei verminderter Fruchtwassermenge kommt das Abdomen komprimiert oval zur Darstellung. Dies führt ebenso wie eine inkorrekte schräge Schnittebene zu einer falschen Messung (Salamischnitt). Zur korrekten Messung des AQ und AU dürfen Herz und Nieren nicht dargestellt werden. *Reproduzierbarkeit*: wegen der erheblichen Messfehlermöglichkeiten insgesamt schlecht.

Femurlänge (FL)

Die Bedeutung der Femurlängenmessung liegt in der Möglichkeit, bei Größen- oder Formabweichungen frühzeitig Skelettdysplasien erkennen zu können. Die Referenzebene zur Biometrie des (schallkopfnahen) Femurs erfordert die längstmögliche Darstellung des Knochens quer zur Schallrichtung *Cave*: sonst Abbildungsverkürzung durch hohe Schallgeschwindigkeit im Knochen. Gemessen wird der ossifizierte Anteil ohne Berücksichtigung der Knochenkrümmung und des distalen Femurkerns. *Reproduzierbarkeit*: mäßig gut.

Berechnung des Schwangerschaftsalters

Die biometrische Bestimmung des Schwangerschaftsalters ist nur anhand einer SSL bis zu einer Länge von etwa 30 mm mit guter Reproduzierbarkeit möglich. Die Biometrie von Kopf, Abdomen und Femur helfen bei der Eingrenzung des Schwangerschaftsalters, dienen allerdings vorwiegend der Verlaufskontrolle. Eine Terminverschiebung aufgrund einer einzelnen von der Norm abweichenden Biometrie im 2. oder 3. Trimenon führt daher meist zur unzulässigen Fehlberechnung des Entbindungstermins und leistet so der diagnostischen Verschleierung einer nutritiven Pathologie Vorschub.

Gewichtsschätzung

Biometrieparameter werden verwendet, um mit Hilfe von Formeln das fetale Gewicht zu berechnen. Hierbei ist zu beachten, dass diese Berechnungen je nach verwendeter Formel variieren (±20% im 3. Trimenon) Die Patientin ist über die Unzulänglichkeit der Methode zu informieren. *Reproduzierbarkeit*: schlecht.

Allgemein gilt für die gesamte Schwangerschaft, dass jede biometrische Messung mit einem Bilddokument zu belegen ist.

■ Abb. 13.1.
Normalbefund: Farbdopplersonographische Darstellung
der normalen fetalen Zirkulation im Sagittalschnitt: Nabelvene, kindliches Herz, Aortenbogen und Aorta abdominalis
und Nabelarterie

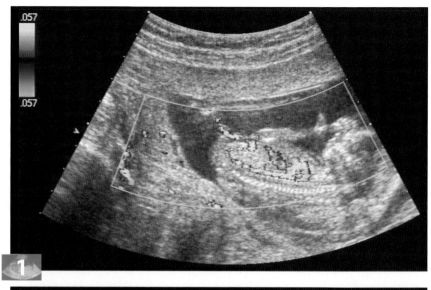

■ Abb. 13.2.
Spektraldopplersono-
graphischer Normalbefund
der A. umbilicalis im 2. und
3. Trimenon: pulsatiles arterielles Flussmuster mit hohem
antegraden diastolischen Flussanteil (Resistanceindex: 0,56)

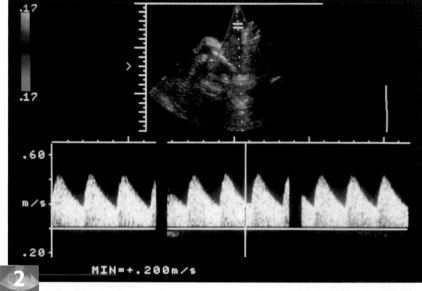

■ Abb. 13.3.
Hochpathologisches Fluss-
muster in der A. umbilicalis:
Aufgrund gesteigerter Wider-
standsverhältnisse resultiert
eine (holo-)diastolische Fluss-
umkehr (»reverse flow«) der
umbilikalen Blutströmung

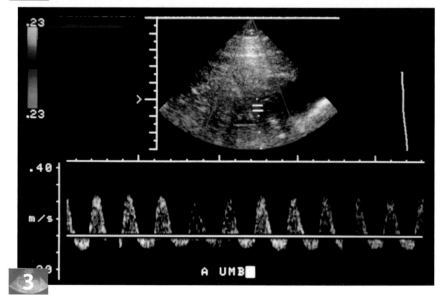

13 Dopplersonographie in der Geburtshilfe

Mit der Dopplersonographie wird die Beurteilung der maternofetoplazentaren Blutflüsse möglich. Die Funktionsdiagnostik ist dann indiziert, wenn eine fetale Versorgungsstörung ausgeschlossen werden soll.

Dies gilt bei
- Verdacht auf Plazentainsuffizienz mit kindlicher Wachstumsretardierung,
- pathologischer Fruchtwassermenge,
- schwangerschaftsinduzierter Hypertonie,
- Präeklampsie,
- HELLP-Syndrom,
- diabetischer Stoffwechsellage,
- CTG-Pathologie,
- fetaler Arrhythmie,
- Mehrlingsschwangerschaften,
- für die Anämiediagnostik im Risikokollektiv (Rhesusinkompatibilität, Parvovirus-B19-Infektion).

Pathophysiologie

1–6

Ein **erhöhter uteroplazentarer Widerstand** ist das erste dopplersonographische Zeichen einer kompromittierten intrauterinen Perfusion. Um möglichst lange eine ausreichende fetale Versorgung zu gewährleisten, kommt es zur Engstellung des plazentaren Gefäßbettes. Der Grad dieser Engstellung ist durch den **Gefäßwiderstandsindex (RI)** in der **A. umbilicalis** quantifizierbar. Bei zunehmender Minderperfusion reagiert der fetale Organismus mit einer Weitstellung der zentralen Gefäße (A. cerebri media) im Sinne eines Zentralisationseffekts. Die fetale Zentralisation, beschrieben als »**brain sparing**«, ist definiert durch eine Erhöhung des fetoplacentaren und eine gleichzeitige Erniedrigung des zentralen fetalen Gefäßwiderstandes (RI der A. umbilicalis >95. Perzentile, und RI der A. cerebri media <5. Perzentile). Eine zunehmende Widerstandserhöhung in der Peripherie führt über diastolischen Nullfluss zum diastolischen retrograden Fluss (»**reverse flow**«) in der A. umbilicalis. Daneben können die Flussverhältnisse des fetalen venösen Systems anhand von Widerstandsmessungen in den herznahen Kapazitätsgefäßen beurteilt werden (Ductus venosus, V. cava inferior, V. hepatica). Dabei kommt dem Flussmuster im Ductus venosus eine besondere Bedeutung zu. Als Ausdruck eines beginnenden Hirnödems (Erhöhung des intrakraniellen Drucks) kehren die zerebralen Widerstandsindizes scheinbar wieder in den Normbereich zurück. Dieses »aufgehobene Brain sparing« ist als Zeichen einer durch Hypoxie verursachten Dekompensation der vaskulären Autoregulation des zerebralen Gefäßbetts zu werten. Damit ist eine Situation höchster nutritiver Funktionseinschränkung gegeben.

Das Risiko der Entstehung einer Präeklampsie oder einer Plazentainsuffizienz mit all ihren Folgen (IUGR, IUFT) wird durch die Flussanalyse der die Gebärmutter versorgenden Gefäße einschätzbar. Zur Beurteilung der sekundären Throphoblastinvasion bzw. ihrer Störungen eignet sich die Doppleruntersuchung der Aa. uterinae.

Unabhängig von diesen Mechanismen führt eine fetale Anämie zu erhöhten Flussgeschwindigkeiten im arteriellen Flusssystem. Die systolische Maximalgeschwindigkeit der A. cerebri media bzw. der fetalen Aorta (Flussgeschwindigkeiten >95. Perzentile) korreliert eng mit dem kindlichen Hämoglobingehalt und stellt damit als nichtinvasive Methode den Standard pränataler Anämiediagnostik dar.

Praktische Durchführung

Zunächst wird das Gefäß mittels Farbdopplersonographie lokalisiert, und mittels Spektraldoppler abgegriffen, um den Blutfluss in seinem qualitativen und quantitativen Verlauf zu analysieren. Bei allen spektraldopplersonographischen Messungen ist darauf zu achten, dass die Hüllkurve klar konturiert ist und die Messung an Flussmustern von repräsentativer Signalqualität, mindestens 4–5 gleichförmige Signale, abgegriffen wird. Der Einfallswinkel des Ultraschalls beeinflusst die Berechnung der Maximalgeschwindigkeiten (Winkelkorrektur nötig); optimale Messungen werden bei möglichst kleinem Einfallswinkel erzielt.

- *Aa. uterinae:* Die uterinen Arterien werden durch die Orientierung an den externen Iliakalgefäßen oberhalb der Leistenregion an ihrer Überkreuzung aufgesucht. Von dort sind sie meist bis zum Myometrium zu verfolgen.
- *A./V. umbilicalis:* Es sollte eine freie Schlinge im Fruchtwasser ggf. mit Hilfe der Farbdopplersonographie dargestellt werden und mit möglichst kleinem

▼

□ Abb. 13.4.
Unauffälliges Flussmuster in der fetalen A. cerebri media: Hohe systolische Flussgeschwindigkeit bei niedrigem diastolischen Flussanteil

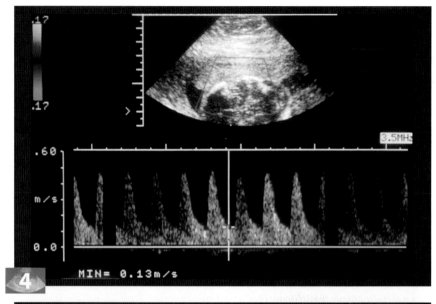

□ Abb. 13.5.
Pathologische Flussverhältnisse in der fetalen A. cerebri media: Der zerebrale Gefäßwiderstandsverlust und damit der Anstieg der diastolischen Flusskomponente ist Teil der fetalen Kreislaufzentralisierung. In Kombination mit einer pathologischen Widerstandserhöhung in der A. umbilicalis sind durch diesen Kompensationsmechanismus die dopplersonographischen Kriterien eines »Brain-sparing-Effekts« erfüllt

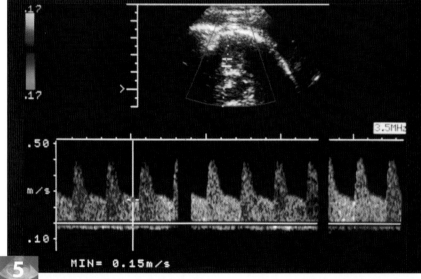

□ Abb. 13.6.
Unauffällige Dopplersonographie des Ductus venosus: In den herznahen Venen gewinnt der gleichförmige Blutfluss aus der V. umbilicalis durch den Sog des rechen Vorhofs ein zweigipfeliges pulsatiles Strömungsprofil

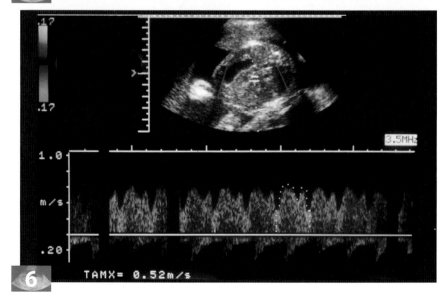

Einfallswinkel abgegriffen werden. Bei schwieriger Zuordnung der Nabelschnurgefäße (Mehrlinge) bietet der kindliche Nabelschnuransatz oder der intraabdominelle Verlauf der Umbilikalarterien beiderseits der fetalen Harnblase einen Alternativzugang zur Nabelschnur. Das Flusssignal der Arterie ist eingipfelig. Die Vene weist einen nicht-pulsatilen Vorwärtsfluss auf.

▬ A. cerebri media: Die A. cerebri media entspringt der A. carotis interna nahe dem Karotissiphon an der Schädelbasis. Der Verlauf des Gefäßes beginnt ventrolateral der Pedunculi cerebri und zieht entlang der Keilbeinkante in die jeweilige Hemisphäre. Die Messung mit kleinem Einfallswinkel bereitet selten Schwierigkeiten, weshalb sich dieses Gefäß auch zur Bestimmung der arteriellen maximalen Flussgeschwindigkeiten (Anämiediagnostik) besonders eignet. Das Flusssignal ist eingipfelig und weist einen hohen Widerstand (geringer diastolischer Flussanteil) auf.

▬ Ductus venosus: Der Ductus venosus leitet einen Großteil des Nabelvenenbluts an der Leber vorbei direkt in die V. cava inferior. Diese Kurzschlussverbindung des fetalen Kreislaufs ist im Koronar- wie auch Sagittalschnitt als dünne Verbindung (turbulente Störung, »aliasing«) zwischen dem intrahepatischen Nabelvenenanteil und der V. cava inferior zu identifizieren. Das Flusssignal ist pulsatil (zweigipfelig) mit kontinuierlichem Vorwärtsfluss.

Prognose

Perinatale Morbidität und Mortalität:

▬ »brain sparing«: etwa 3%,
▬ enddiastolischer Nullfluss: etwa 30%,
▬ »reverse flow«: etwa 40%.

Eine Prognoseverschlechterung ist durch eine zusätzliche Pathologie im venösen System (Erhöhung der Pulsatilität im Ductus venosus, venöse Pulsationen in der V. umbilicalis) bzw. die »Normalisierung« des RI im zentralen arteriellen Gefäßbett gegeben.

Geburtshilfliches Vorgehen

Bei pathologischem uteroplazentarem Widerstand empfehlen sich ambulante Kontrollen einmal, bei »brain sparing« 2- bis 3-mal pro Woche. Bei enddiastolichem Flussverlust/»reverse flow« und/oder pathologischem Flussmuster im Ductus venosus ist die engmaschige stationäre Kontrolle und in Abhängigkeit des Gestationsalters und ggf. weiterer auffälliger Überwachungsparameter (CTG, kindliches Wachstum, Fruchtwassermenge) die Entbindung indiziert.

Termineffekt

Die Spezifität der Dopplersonographie nimmt in den letzten 4 Wochen der Schwangerschaft deutlich ab. Dies liegt u. a. an der physiologischen Abnahme des zerebralen Gefäßwiderstandes um etwa 20%. Daraus resultiert der Termineffekt der Dopplersonographie: Ein unauffälliges Flussmuster (RI der A. umbilicalis <95. Perzentile bzw. RI der A. cerebri media >5. Perzentile) behält auch um den Entbindungstermin seine Validität. Bei auffälligem Durchblutungsmuster (RI der A. cerebri media <5. Perzentile mit oder ohne RI der A. umbilicalis >95. Perzentile) ist die prognostische Bewertung dieses Flussmusters nicht möglich. Die physiologische Verminderung des zerebralen Widerstandes ist nicht eindeutig vom Brain-sparing-Effekt zu unterscheiden.

II

◘ Abb. 14.1.
Zwillinge mit fetofetalem Transfusionssyndrom, das bei einem Zwilling zu einer deutlichen Wachstumsabflachung geführt hat. Die Abbildung zeigt das Abdomen der Zwillinge (*rechts oben und links unten*), wobei die deutliche Umfangsdifferenz deutlich sichtbar ist. Nebenbefund: Aszites beim Akzeptor *links unten* (s. auch Kap. 21 »Fetofetales Transfusionssyndrom«)

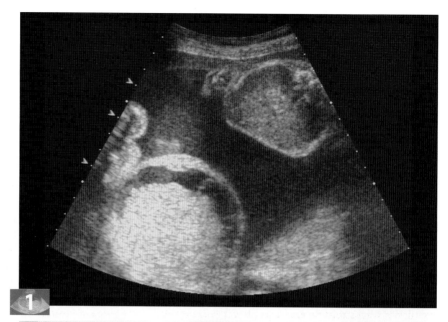

◘ Abb. 14.2.
Postnatale Aufnahme von Zwillingskindern mit Wachstumsdiskrepanz: Der Donorzwilling aus einer monochorialen Geminigravidität – kompliziert durch ein fetofetales Transfusionssyndrom – weist eine erhebliche Wachstumsretardierung im Vergleich zu seinem Zwilling wie auch zu den gestationsaltersabhängigen Normwerten auf

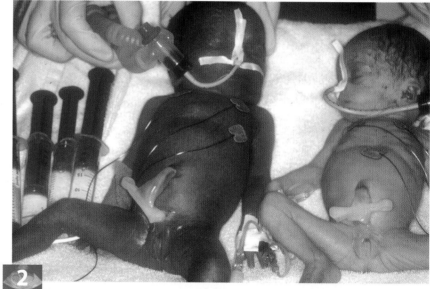

◘ Abb. 14.3.
Biometrieverlauf eines Fetus mit schwerer intrauteriner Wachstumsretardierung: Examplarisch an einer deutlichen Wachstumsabflachung des Abdomenumfangs dargestellt

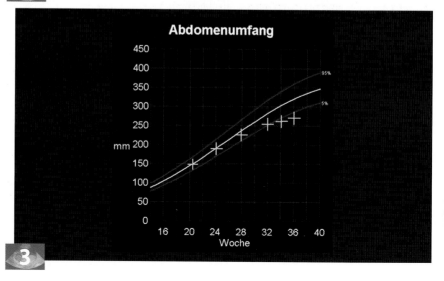

14 Kindliche Wachstumsretardierung

Von vermindertem fetalen Wachstum wird dann gesprochen, wenn das jeweils erreichte oder sonographisch geschätzte Geburtsgewicht unter der 10. Perzentile liegt.

Bei intrauterin vermindertem fetalen Wachstum wird zwischen Feten unterschieden, die zu klein für die erreichte Schwangerschaftswoche sind (»small for gestational age«/ **SGA**) und jenen, die ihre genetisch festgelegte Größe nicht erreichen (»intrauterine growth retardation«/**IUGR**). In der Gruppe der SGA-Feten sind diejenigen mit kleinen Eltern, welche genetisch determiniert unter der 10. Perzentile der Wachstumskurven liegen. IUGR-Feten werden durch einen intrauterinen pathologischen Prozesses (Malnutrition) daran gehindert, ihr genetisches Wachstumspotenzial auszuschöpfen.

Epidemiologie

IUGR kommt in etwa 5% aller Schwangerschaften in verschiedenen Schweregraden und Mischformen vor.

Ätiologie

Etwa 70% der betroffenen IUGR-Feten stammen aus Risikoschwangerschaften (Nikotinabusus, Mehrlinge, Zustand nach Wachstumsretardierung, mütterlicher Diabetes oder Hypertonus, Präeklampsie u. a.). Für etwa 30% der Wachstumsverzögerungen sind genetische oder infektiologische Ursachen verantwortlich.

Klinik

Die Mortalitäts- und Morbiditätsraten der wachstumsretardierten Kinder sind peripartal etwa 5-mal höher als bei Normalgewichtigen. Der Schweregrad der kindlichen Entwicklungsstörungen hängt in hohem Maße vom Beginn und der Ursache der Störung, vom Zeitpunkt der Diagnose und von der Möglichkeit des perinatalen Managements ab. Dabei sind die Entwicklungsstörungen umso schwerer, je früher sie in der Schwangerschaft beginnen und je später sie diagnostiziert und therapiert werden.

Sonographie

Entsprechend der Biometrie lassen sich 2 Formen der Wachstumsretardierung unterscheiden:

- **Symmetrische Wachstumsretardierung:** Feten mit normaler Zellgröße, aber verminderter Zellzahl (Hypoplasie). Die Häufigkeit liegt bei 20–30% aller Feten mit einer Wachstumsretardierung. Sie betrifft alle messbaren Parameter (BIP, KU, AU, FL) und beginnt schon im 2. Trimenon. Ursachen können genetische Disposition (kleine Eltern), Noxen (Nikotin, Alkohol, Strahlen), Infektionen (TORCH-Serologie), chromosomale oder syndromale Störungen sein. Die Fruchtwassermenge ist nicht vermindert. Die symmetrische Wachstumsretardierung ist irreversibel.
- **Asymmetrische Wachstumsretardierung:** Feten mit einer verminderten Zellgröße, aber normaler Zellzahl (Hypotrophie). Die Häufigkeit liegt bei 70–80% aller Feten mit einer Wachstumsretardierung. Sie betrifft bei normalem Kopf- und Extremitätenwachstum (Normwerte für BIP, KU, FL) primär vor allem den Rumpf (AU vermindert) und beginnt erst spät im 2. bzw. 3. Trimenon. Ursächlich können alle Erkrankungen werden, die zur Plazentainsuffizienz führen: Präeklampsie, Hypertonus, Noxen (Nikotin, Alkohol, Strahlen), Anämie u. a. Die Fruchtwassermenge ist vermindert. Die asymmetrische Wachstumsretardierung ist zumindest zum Teil reversibel.

Mischformen sind möglich.

Voraussetzung zur sicheren Diagnose einer Störung des fetalen Wachstums ist eine gründliche Anamnese (anamnestische Ursachen), eine präzise Terminbestimmung der Schwangerschaft sowie eine gründliche Ultraschalluntersuchung: Neben der Biometrie (BIP, FRO, KU, AQ, AU, FL, zusätzlich evtl. Vermessung weiterer Röhrenknochen zum Ausschluss einer Skelettdysplasie) ist die Beurteilung der Kindslage, der Fruchtwassermenge und des Plazentasitzes und -aussehens erforderlich. Zur Beurteilung des Ausmaßes und der Klassifizierung einer Retardierung ist der Wachstumsverlauf in 10- bis 14-tägigem Intervall von Bedeutung. Bei der Gewichtsschätzung handelt es sich dagegen um eine mit Unschärfen behaftete Methode. Neben einem detaillierten Fehlbildungsausschluss ist die sonographische Beurteilung der Plazentaperfusion mittels Doppleruntersuchung vorzunehmen (A. umbilicalis, A. cerebri media, Aa. uterinae und Ductus venosus).

Weiterführende Diagnostik

Hierbei steht zunächst die Abklärung infektiologischer Ursachen (TORCH-Serologie) im Vordergrund. Nach Ausschluss anderer Ursachen ist die Patientin auf eine potenziell vorliegende genetische Ursache des verminderten fetalen Wachstums hinzuweisen und ggf. eine Karyotypisierung vorzunehmen.

Therapie

Die Betreuung einer IUGR sollte an einem Perinatalzentrum in enger Rücksprache mit dem betreuenden Frauenarzt gemeinsam mit Pädiatern und Geburtshelfern und bei Bedarf mit Kollegen aus anderen Fachrichtungen (z. B. Innere Medizin bei Hypertonus und Diabetes, Humangenetik) erfolgen. Ursächliche Noxen sollten ausgeschaltet werden. Ob Bettruhe die Plazentaperfusion verbessert, ist derzeit umstritten. Eine Hospitalisierung ist deshalb nur in schweren Fällen, insbesondere mit hochgradigen Doppler- und CTG-Auffälligkeiten geboten. Der Entbindungsmodus und -zeitpunkt ist vom Ausmaß des nutritiven Mangels abhängig.

Fruchthöhle und Plazenta

Abb. 15.1.
Vorderwandplazenta:
echoarme, homogene Binnenstruktur der an der Vorderwand der Fruchthöhle befindlichen Plazenta mit dem Nabelschnuransatz in der linken
Bildecke. In der Fruchthöhle
Transversalansicht des kindlichen Abdomens

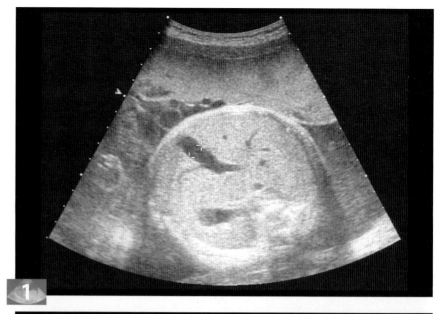

Abb. 15.2.
Placenta praevia marginalis:
Die echoreiche Hinterwandplazenta reicht an den Rand
des inneren Muttermundes
heran. Die Cervix uteri (echoarm) ist kaudal der gefüllten
Harnblase (*links oben*) dargestellt

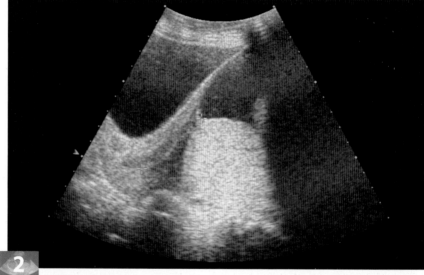

Abb. 15.3.
Placenta praevia totalis per-
creta: Die echoreiche Plazenta
füllt das gesamte untere Uterin-
segment aus. Ein Myometrium
ist nicht abgrenzbar. Farbdopplersonographisch lässt sich die
vollständige Durchwanderung
der Uteruswand durch die Pla-
zentagefäße darstellen. An
der Grenzfläche zur Harnblase
(*rechts oben*) sind alle Schichten durch den Mutterkuchen
durchwachsen

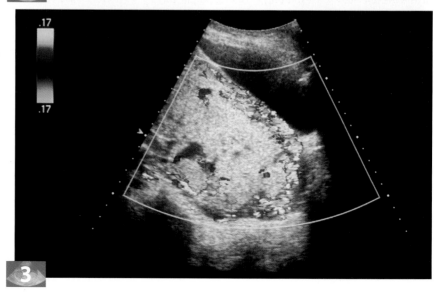

15 Plazenta

Die sonographische Beurteilung des Mutterkuchens zählt zur Routine in der geburtshilflichen
Diagnostik. Dabei sind neben der Lokalisation
auch Reifegrad, mögliche strukturelle Veränderungen (Zysten, Lakunen, Hämatome, Tumoren) und
die Insertion der Nabelschnur zu beurteilen.

Lokalisation

Der Plazentasitz ist ultrasonographisch eindeutig festzulegen. Von besonderer Bedeutung ist hierbei die Abgrenzung eines tiefen Plazentasitzes von der Placenta praevia
marginalis oder gar Placenta praevia totalis. Ein tiefer Plazentasitz ist durch einen geringeren Abstand des Randes
des Mutterkuchens als 50 mm zum inneren Muttermund
definiert. Bei der Placenta praevia marginalis beträgt der
Abstand weniger als 5 mm und bei der Placenta praevia
totalis wird der innere Muttermund komplett überdeckt. In
der 16. bis 20. SSW findet sich in 5,3% aller Schwangerschaften ein über den inneren Muttermund reichender
Mutterkuchen. Durch das unterschiedlich schnelle Größenwachstum von Uterus und Plazenta im 2. Trimenon
verändert sich die Plazentalage relativ zum Muttermund.
Nach Abschluss des 2. Trimenons ändert sich die Lokalisation einer Placenta praevia nur noch wenig. Im 3. Trimenon
sind nur noch 0,25–0,58% aller Schwangerschaften durch
eine Placenta praevia kompliziert (Cave: bedrohliche kindliche wie auch mütterliche Blutung, Plazentationsstörung).

Reifegrad

Entsprechend des Erscheinungsbilds der Chorionplatte
(CP), der Basalplatte (BP) und dem Plazentaparenchym
(PP) werden verschiedene Reifegrade nach Grannum un-
terschieden:
- *Grad 0*: CP glatt begrenzt, BP und PP erscheinen ho-
mogen echoreich,
- *Grad I*: CP wellenförmig, PP einzelne Echoverdich-
tungen parallel zur BP, BP homogen, echoreich,
- *Grad II*: CP echoreich, kommaförmige, echoreiche
Strukturen in Richtung Basalplatte, ohne diese zu errei-
chen, BP gut abgegrenzt,
- *Grad III*: Echoverdichtungen erreichen BP, Plazenta
erscheint kompartimentiert. BP durchgehend echoreich.

Das vorzeitige Auftreten eines Grades III in der 33. bis
36. SSW korreliert mit einem erhöhten Risiko für ein niedriges Geburtsgewicht und einer erhöhten peripartalen
Morbidität und Mortalität. Daher ist in diesen Fällen eine
intensivere Überwachung angezeigt. Ein sonomorphologisches Erscheinungsbild entsprechend Grad III um den
errechneten Entbindungstermin hat dagegen keine pathologische Bedeutung.

Strukturelle Auffälligkeiten

Plazentazysten

Plazentazysten sind einkammerige, glatt begrenzte, echoleere Strukturen, die in 20% der Plazenten um den Entbindungstermin gefunden werden können. Sie haben
keine funktionelle Relevanz, kommen aber häufiger bei
maternalem Diabetes mellitus und fetomaternaler Immunisierung vor.

Avilläre Räume, plazentare Kavernen

Diese finden sich bei der Mehrzahl der Plazenten im 2. und
3. Trimenon. Sie zeigen eine turbulente, langsame Strömung mit Formveränderung bei mütterlicher Bewegung
und Kontraktionen. Es werden 2 Formen unterschieden.
Stellen sie sich bei einer longitudinalen Untersuchung in
Form, Größe und Zahl konstant dar, so haben sie keine pathologische Bedeutung. Zeigen sie sich jedoch inkonstant
und zunehmend, so müssen sie als Vorstufe einer plazentaren Thrombose gewertet werden. Sonographisch zeigt
sich dies auch in einer Änderung der Echogenität.

Plazentathrombose

Thrombosen der Plazenta werden in bis zu 40% aller
Schwangerschaften beschrieben. Sie enthalten fetales
und mütterliches Mischblut. Sonographisch zeigt sich insgesamt eine Echogenitätszunahme neben größeren sub-
chorialen echoleeren Arealen. Eine großvolumige Thrombose wird als Breus-Mole bezeichnet. Komplikationen
sind vorzeitige Wehen und eine Störung der fetalen Zirkulation, die eine intrauterine Mangelversorgung des Feten nach sich ziehen kann. Die weitere, eine Isoimmuni-
sierung der Mutter ausschließende Abklärung ist anzustreben.

II

◘ Abb. 15.4.
Plazentarest: Das Cavum uteri
ist im Transversalschnitt dargestellt und von einem echoreichen, unregelmäßig be-
grenzten Plazentarest vollständig ausgefüllt

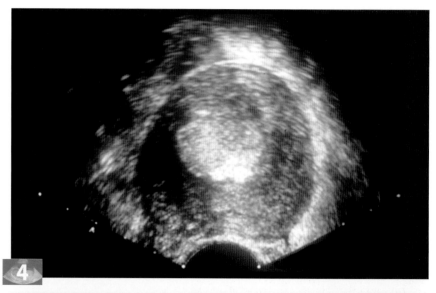

◘ Abb. 15.5.
Insertio velamentosa:
postnatale Aufnahme einer Pla-
zenta mit velamentöser
Insertion der Nabelschnur im
Bereich der Eihäute

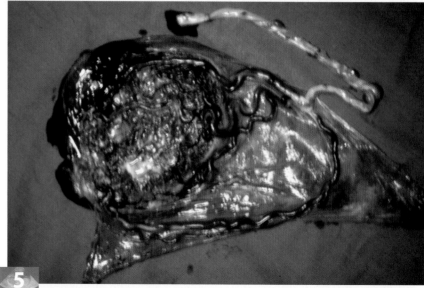

◘ Abb. 15.6.
Plazentares Chorangiom:
An der fetalen Seite der Vorderwandplazenta lässt sich ein
runder, stark hypervaskularisierter Plazentatumor abgrenzen

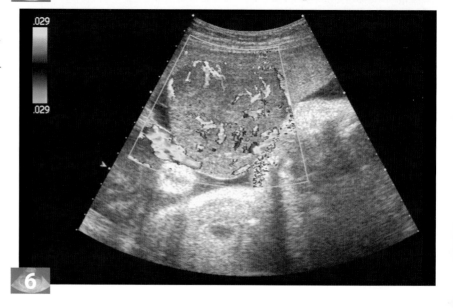

Plazentainfarkt

Infarkte der Plazenta kommen in bis zu 30% der Fälle vor. Bei Präeklampsie oder Hypertonus ist das Risiko auf 55% erhöht und korreliert mit der Schwere der Erkrankung. Ab einer Menge von 10% infarziertem Parenchym steigt die Mortalität deutlich und die Rate der intrauterinen fetalen Wachstumsretardierungen nimmt zu. Akute Infarkte erscheinen als irreguläre intraplazentare Areale nahe der Basalplatte, die sich im Verlauf in der Echogenität dem Restgewebe wieder anpassen und so die sonographische Diagnose erschweren.

Hämatom

Ein Hämatom entsteht durch Ruptur der Choriongefäße und zeigt sich akut als echoarme, homogene (in der Folge zunehmend inhomogener werdende) Masse, die die fetale Platte vorwölbt. Gegebenenfalls kann die erschwerte Abgrenzung von gesundem Plazentagewebe im 3. Trimenon durch farbdopplersonographischen Vaskularisationsnachweis erleichtert werden. Die sonographische Akutdiagnostik eines retroplazentaren Hämatoms beim klinischen Verdacht auf eine vorzeitige Plazentalösung ist wegen ähnlicher Echogenität des frischen Hämatoms und des Plazentagewebes erschwert.

Plazentarest

Die Ausstoßung der Plazenta kann durch eine unvollständige Lösung des Mutterkuchens von der Gebärmutterwand kompliziert sein. Die Folge sind verstärkte Blutungen, Infektion und mangelnde Uterusrückbildung. Anatomisches Korrelat ist ein in der Gebärmutter verbliebener Plazentarest. Dieser ist sonographisch als echoreiche, bizarr geformte Raumforderung im Cavum uteri erkennbar. Differenzialdiagnostisch abzugrenzen sind intrakavitäre Hämatome und Dezidua (keine randständige Vaskularisation – Farbdoppler).

Insertio velamentosa

Die Nabelschnur inseriert bei einer Insertio velamentosa entfernt vom Rand der Plazenta zwischen den Eihäuten. Wird bei einem Blasensprung oder einer Amniotomie ein größeres Plazentagefäß verletzt, kann es zu bedrohlichen kindlichen Blutverlusten kommen. Sonographisch ist die Nabelschnurinsertionsstelle am leichtesten zum Zeitpunkt des II. Screening (~20. SSW) mit color flow mapping festzustellen.

Tumoren

Neben Trophoblasttumoren (Molenerkrankung) können folgende Tumoren in der Plazenta beobachtet werden:

— **Chorangiome** sind gutartige mesenchymale Tumoren, die in bis zu 1% aller Plazenten histologisch nachzuweisen sind. Klinisch wird allerdings nur ein kleiner Prozentsatz dieser Chorangiome diagnostiziert. Ab einer Größe von 5 cm sollte eine engmaschige Kontrolle erfolgen. Sonographisch kommen Chorangiome als echoarme, gut abgrenzbare Struktur mit wabigem Binnenecho und mäßiger Vaskularisation typischerweise auf der fetalen Plazentaseite vor. Allerdings können Chorangiome als großvolumige AV-Fisteln wirken und im Verlauf der Schwangerschaft zu einem Hydrops fetalis und Polyhydramnion führen. Weitere mögliche Komplikationen sind Plazentainsuffizienz mit intrauteriner Wachstumsretardierung und vorzeitige Wehentätigkeit.

— Sehr selten treten **Teratome** in der Plazenta auf. Sie sind stets gutartig, finden sich zwischen Amnion und Chorion und fallen sonographisch häufig durch verkalkte Areale auf.

Eine intraplazentare Metastasierung bei maternaler Karzinomerkrankung wurde in Einzelfällen beschrieben, ist aber extrem selten und kein Grund zur Schwangerschaftsbeendigung.

◘ Abb. 16.1.
Längsschnitt einer freien Schlinge der Nabelschnur in einem Fruchtwasserdepot: Um die breitere Nabelvene winden sich 2 schmalere Nabelarterien

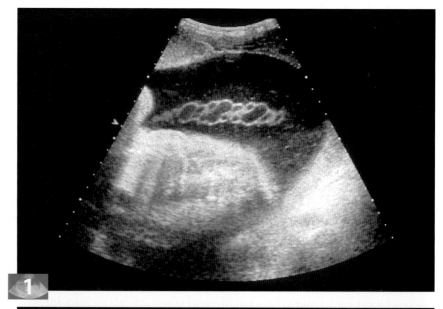

◘ Abb. 16.2.
Singuläre Nabelschnurarterie: Transversalschnitt einer Nabelschnur mit Nabelvene und nur einer dünneren Nabelschnurarterie

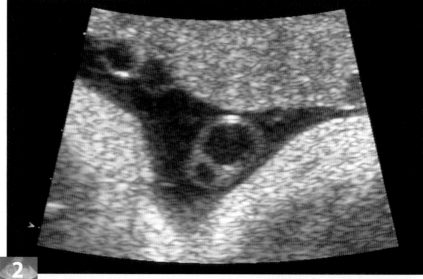

◘ Abb. 16.3.
Singuläre Nabelschnurarterie: Farbdopplersonographische Längsdarstellung einer Nabelschnur mit (*roter*) Nabelvene und nur einer (*blauer*) Nabelarterie

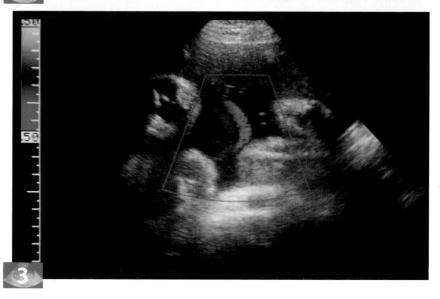

16 Nabelschnur

Die menschliche Nabelschnur ist durchschnittlich 55 cm lang. Sie verbindet das Kind direkt mit der Plazenta. In die Wharton-Sulze sind eine dickere Vene und 2 dünnere Arterien eingebettet. Die Nabelschnur ist spiralförmig gedreht, was ihr ein sonographisch charakteristisches Aussehen verleiht.

Die beiden Arterien entspringen aus den Aa. iliacae internae und verlaufen intraabdominell beiderseits der fetalen Blase zum kindlichen Nabel. Postpartal obliterieren die beiden Arterien zu den Chordae umbilicales. Die Vene tritt durch die Nabelpforte ein, verläuft eine kurze Strecke extrahepatisch und verzweigt sich in der Leber zu den Lebervenen und dem Ductus venosus. Postpartal obliteriert die Vene im Lig. falciforme.

Sonographie

Die beiden Arterien und die Vene sind im B-Bild im Längs- und Querschnitt darstellbar. Der Kaliberunterschied von Arterien und Vene ist dabei deutlich. Im 1. Trimenon besteht ein physiologischer Nabelbruch, der bei entsprechender Vergrößerung im transvaginalen Untersuchungsgang gut visualisiert werden kann. Ursache ist der bis zur 13. SSW in das extraembryonale Zölom hineinragende Mitteldarm des Embryos. Eine endgültige Differenzierung zum Bauchwanddefekt ist daher erst nach dem 1. Trimenon möglich. Die Beurteilung des plazentaren Nabelschnuransatzes ist zur Risikoklassifizierung (Insertio velamentosa) möglich. Die Kenntnis der Lokalisation des Nabelschnuransatzes ist darüber hinaus für invasive diagnostische Eingriffe an der Plazenta (CVS) von Bedeutung.

Neben dem B-Bild hat die Darstellung der Blutflüsse der Nabelschnurgefäße mit Hilfe der Farbdopplersonographie entscheidende diagnostische Bedeutung erlangt. Mit dieser Methode gelingen neben dem Nachweis der normalen Anatomie – Darstellung der beiden Arterien links und rechts der fetalen Blase – Flusswiderstandsmessungen aller Nabelschnurgefäße.

Singuläre Nabelschnurarterie

In 1% aller Schwangerschaften sind nur 2 Nabelschnurgefäße (eine Vene, eine Arterie) darstellbar. Das Syndrom der singulären Umbilikalarterie (**SUA**) erlangt seine Bedeutung weniger aufgrund einer akuten hämodynamischen Einschränkung des Feten als vielmehr aufgrund der gehäuft auftretenden weiteren Fehlbildungen (21%) und der erhöhten Inzidenz von chromosomalen Aberrationen bei den betroffenen Kindern. Wenn im B-Bild oder per Farbdoppler die Diagnose »singuläre Nabelschnur« gestellt wird, ist die detaillierte Fehlbildungssuche indiziert. Von besonderer Bedeutung ist hierbei das fetale Herz und das Urogenitalsystem. Beide Organsysteme sind von assoziierten Fehlbildungen bei SUA vermehrt betroffen. Die Seitenzuordnung der arteriellen Aplasie kann mit der Farbdopplersonographie unschwer festgestellt werden und wird insofern wichtig, als eine renale Fehlbildung eher auf der ipsilateralen Seite als auf der kontralateralen zu erwarten ist. Neben Organfehlbildungen sind Feten mit einer SUA vermehrt von intrauteriner Wachstumsretardierung (s. Kap. 14), Frühgeburtlichkeit und einer erhöhten perinatalen Mortalität betroffen. Aufgrund des erhöhten Risikos der intrauterinen Wachstumsretardierung sollte eine Überwachung der sonst unauffälligen Schwangerschaft im Abstand von 2 Wochen erfolgen. Bei additiven Befunden ist das Management individuell zu adaptieren. Geburtshilfliches Vorgehen: Eine vaginale Geburt kann bei sonst unauffälliger Schwangerschaft angestrebt werden. Eine Terminüberschreitung sollte allerdings vermieden und die Geburtseinleitung ab der 38. SSW diskutiert werden.

Weiterführende Diagnostik

Karyotypisierung zum Ausschluss von Aneuploidien.

⬛ Abb. 16.4.
Nabelschnurzyste: Echoleere, von der Nabelschnur ausgehende flüssigkeitsgefüllte Zyste

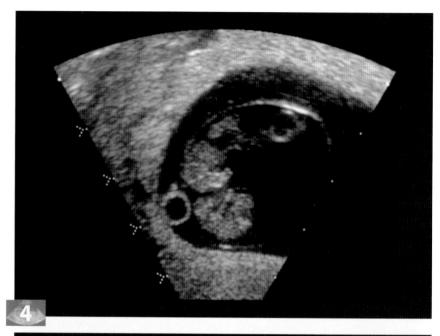

⬛ Abb. 16.5.
Nabelschnurgefäße (Nabelschnurthrombose): Transversalschnitt einer Nabelschnur mit Nabelvene, einer thrombosierten, echoarmen und einer normal durchgängigen, echoleeren Nabelschnurarterie

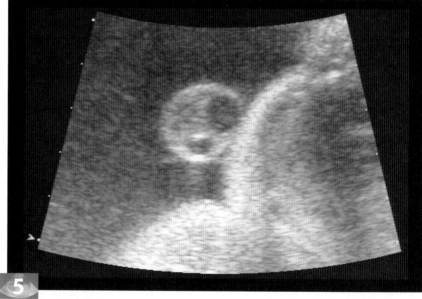

⬛ Abb. 16.6.
Nabelschnurknoten: Postnatale Aufnahme eines echten Nabelschnurknotens bei langer Nabelschnur. Die Strangulation der fetalen Versorgung führte zum intrauterinen Fruchttod

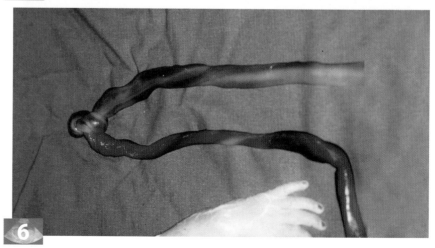

Tumoren der Nabelschnur

Reste der Allantois oder des Ductus omphaloentericus können zu Zysten im Bereich der Nabelschnur führen. Ursache ist hier die mangelhafte Rückbildung der embryonalen Verbindung zwischen Kloake und Dottersack. Gewöhnlich liegen die Zysten zwischen den beiden Arterien. Sonographische oder geburtshilfliche Konsequenzen ergeben sich in der Regel nicht.

Bei den sehr seltenen soliden Tumoren der Nabelschnur handelt es sich fast immer um endotheliale Hämangiome. Differenzialdiagnostisch ist an ein Teratom oder spontanes bzw. iatrogenes (Nabelschnurpunktion) Nabelschnurhämatom zu denken.

Syndrom der kurzen Nabelschnur (Achordie)

Diese schwere Fehlbildung mit infauster Prognose wird durch eine fehlende oder extrem kurze Nabelschnur hervorgerufen. Diese führt zu einer Eventeration mit dem Bild der Laparoschisis oder einer sog. Body-stalk-Anomalie. Ihre Inzidenz beträt 1:14.200 Lebendgeborene. Die Diagnose wird weniger durch die fehlende Nabelschnur als vielmehr aus der Kombination eines Bauchwanddefekts mit einer Wirbelsäulendeformität gestellt.

5–6

II

☐ Abb. 17.1.
Blasenmole: Das gesamte Cavum uteri ist im Sagittalschnitt mit wabigem Material inhomogener Echogenität vollständig ausgefüllt (»Schneegestöber«)

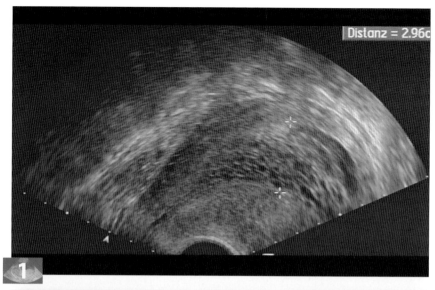

☐ Abb. 17.2.
Blasenmole: Das gesamte Cavum uteri ist im Transversalschnitt mit echoreichem wabigem Molengewebe vollständig ausgefüllt

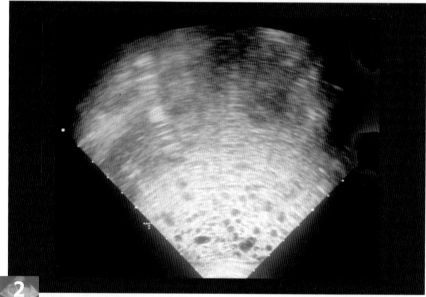

☐ Abb. 17.3.
Partielle Blasenmole: Die intrauterine Fruchthöhle (echoleer) ist z. T. mit echoarmem bläschenförmigem Molengewebe (schwammartige Struktur) erfüllt

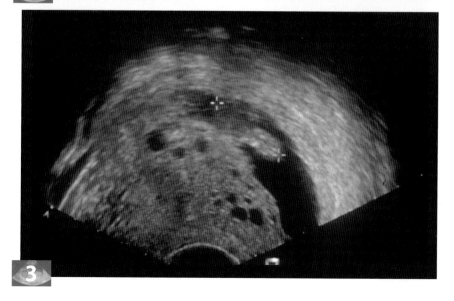

17 Blasenmole

Die Blasenmole ist eine gestationsbedingte Trophoblasterkrankung. Die schwangerschafts-assoziierte Blasenmole (partielle Mole, komplette, »klassische« Mole) ist von der invasiven Blasenmole (Chorionadenoma destruens) und dem Chorionkarzinom zu unterscheiden.

Epidemiologie

Es lassen sich nicht eindeutig erklärte geographische Unterschiede in der Häufigkeit von Blasenmolen erkennen. Sie beträgt 1:200 in Mexiko und 1:2.300 in den Niederlanden.

Ätiologie

Bei der Molenschwangerschaft handelt es sich um eine gestörte Entwicklung der Schwangerschaftsanlage. Der pathologisch veränderte Trophoblast persistiert, während der Embryoblast verkümmert.

Weiterführende Diagnostik

Die β-HCG-Werte in der Molenschwangerschaft sind im Verhältnis zu einer normalen intrauterinen Gravidität gleichen Gestationsalters deutlich höher. Ab β-HCG-Werten von 800–1.000 IE/l sollte normalerweise eine Fruchthöhle (6. SSW) sonographisch darstellbar sein. Die verstärkte, molenartige Proliferation des Chorionepithels führt in der Folge zu einer hormonellen Hyperaktivität; β-HCG-Werte über 500.000 gelten als diagnostisch hinweisend.

Komplette oder hydantiforme Blasenmole

Epidemiologie

Eine hydantiforme Mole wird in Westeuropa mit einer Häufigkeit um 1:1.800 beobachtet. In 90% findet sich ein diploider weiblicher (46 XX), in 10% ein männlicher (46 XY) Chromosomensatz mit rein väterlichem Genom. Das Wiederholungsrisiko einer Mole ist 20- bis 40fach erhöht. Bei einer mütterlichen Blutgruppe A und väterlichen Blutgruppe 0 liegt ein 10fach erhöhtes Risiko vor.

Sonographie

1–2

Der Uterus ist ausgefüllt von einer schwammartigen, inhomogenen Echostruktur (»Schneegestöber«). Die Abgrenzung zum Windei ist im 1. Trimenon schwierig. Embryonale Strukturen lassen sich zu keiner Zeit nachweisen.

Klinik

Klinisch pathognomonisch ist ein im Vergleich zur Schwangerschaftsdauer vergrößerter Uterus mit starken schwangerschaftsassoziierten Beschwerden (Übelkeit, Erbrechen, vaginale Blutung, selten SIH). In 15–20% ist ein Übergang in ein invasives Karzinom möglich. Wichtig ist deshalb auch die Metastasensuche.

Differenzialdiagnose

Erst im Verlauf kann sich zeigen, ob der Befund evtl. einem Chorionkarzinom entspricht, das ein ganz ähnliches sonographisches Bild aufweist.

Therapie

Die primäre Therapie ist die Kürettage und engmaschige laborchemische Kontrolle (β-HCG). Bei persistenten β-HCG-Werten und Karzinomverdacht kann eine Chemotherapie (Methotrexat) indiziert sein.

◧ Abb. 17.4.
Partielle Blasenmole in der Zwillingsschwangerschaft: Partialmole in der kranial gelegenen Fruchthöhle, erkennbar an dem unregelmäßig begrenzten Schwangerschaftsprodukt inhomogener Echogenität. In der kaudalen Fruchthöhle unauffälliger Embryo

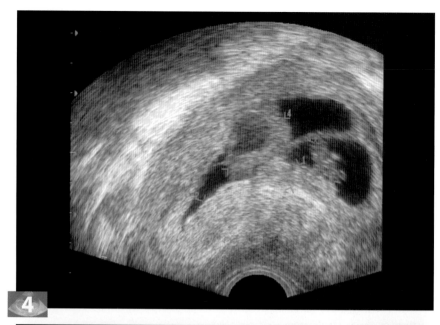

◧ Abb. 17.5.
Blasenmole: Hysteroskopische Darstellung der botryoiden Struktur der Molenbläschen

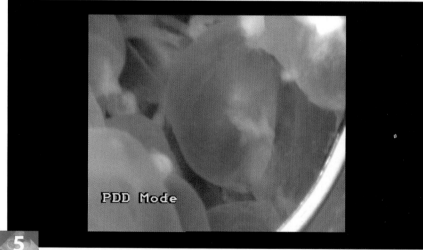

◧ Abb. 17.6.
Chorionkarzinom: Farbdopplersonographischer Nachweis der exzessiven Tumorvaskularisation bei echoreichem, umregelmäßig begrenztem Chorionkarzinom im Cavum uteri

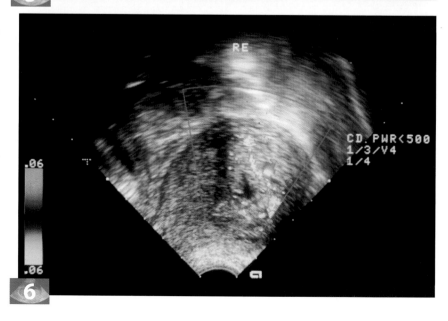

Partielle Blasenmole

Bei der partiellen Blasenmole handelt es sich um eine Trophoblasterkrankung infolge einer numerischen Chromosomenaberration (Triploidie, paternales Transplantat, 69 XXX oder 69 XXY). Die Schwangerschaften enden meist als Abort. Die Häufigkeit eines Übergangs in ein Chorionkarzinom beträgt 4–9%.

Sonographie

 3–4

Eine partielle Blasenmole wird häufig erst im 2. Trimenon diagnostiziert. Bei der partiellen Blasenmole sind sonographisch immer embryonale Strukturen nachweisbar (in 2% der vermuteten Molen). Begleitend können IUGR und Oligohydramnion beobachtet werden. Wichtig ist der gezielte Ausschluss von ZNS-, Nieren-, Herzfehlbildungen. Sonographisch hinweisend ist eine Dicke der Plazenta von 50–100 mm, ggf. zusammen mit Hydrops fetalis (frühes Zeichen). Auch eine Erhöhung des α-Fetoproteins weist auf eine Partialmole hin.

Differenzialdiagnosen

Differenzialdiagnostisch muss an eine Geminigravidität mit einer unauffälligen Schwangerschaft neben einer kompletten Mole gedacht werden.

Weiterführende Diagnostik

In sonographisch nicht eindeutigen Fällen sollte immer eine Karyotypisierung angeboten werden.

Therapie

 5

Bei normaler kindlicher Entwicklung ist eine Fortführung der Schwangerschaft möglich. Maligne Entartungen sind selten. Dennoch kann eine Karyotypisierung und ggf. die Schwangerschaftsbeendigung erwogen werden. Postpartal sind eine Kürettage sowie laborchemische Kontrollen (β-HCG, Nachsorge) dringend indiziert.

Chorionkarzinom

Ein Chorionkarzinom muss bei persistierender Blutung oder erhöhten β-HCG-Werten postpartal nach Abort oder nach Blasenmole vermutet werden. Bei bevorzugter Metastasierung in Lunge, Vagina, Gehirn und Leber muss eine radiologische Metastasensuche erfolgen.

Epidemiologie

Das Chorionkarzinom ist die seltenste Trophoblasterkrankung (1:20.000 Lebendgeborene).

Sonographie

 6

Das sonographische Bild ist oft nicht von einer kompletten Blasenmole zu unterscheiden. Eventuell zeigt sich ein weniger zystisches Bild.

Therapie

Als Therapie der Wahl und zur Diagnosesicherung wird eine Kürettage vorgenommen. Eine systemische Zytostase, vornehmlich mit Methotrexat ist bis zur Negativierung der β-HCG-Werte (Tumormarker) durchzuführen.

Prognose

Der Fertilitätserhalt gelingt fast immer. Bei noch nicht erfolgter Metastasierung in Leber oder Gehirn bzw. bei β-HCG-Werten unter 40.000 IE/l und bei schnellem Ansprechen auf Chemotherapie ist die Prognose günstig. Andernfalls kann die Erkrankung auch schwerer verlaufen, wobei die Mehrzahl dieser Patientinnen schon wenige Monate nach Primärtherapie Rezidive erleiden.

Nachsorge

Engmaschige β-HCG-Kontrollen sind unerlässlich. Bei Rezidivverdacht muss auch die sonographische Beurteilung des Cavum uteri erfolgen.

II

◻ Abb. 18.1.
Fruchthöhle mit Fetus im Profil: Das Fruchtwasser stellt sich als echoleere Umgebung des Kindes dar

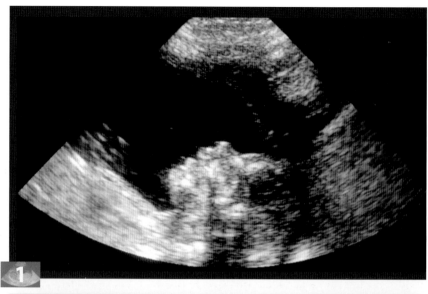

◻ Abb. 18.2.
Miktion eines männlichen Fetus in der 25. SSW: Farbdopplersonographisch stellt sich der in das Fruchtwasser gerichtete Harnstrahl (Hauptquelle der Amnionflüssigkeit) rot dar

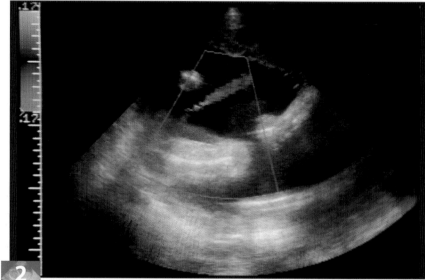

◻ Abb. 18.3.
Echoreiches Fruchtwasserdepot mit darin befindlicher Nabelschnur (Farbdopplersonographisch dargestellt): Das Fruchtwasser kann gelegentlich anders als erwartet auch echoreich erscheinen

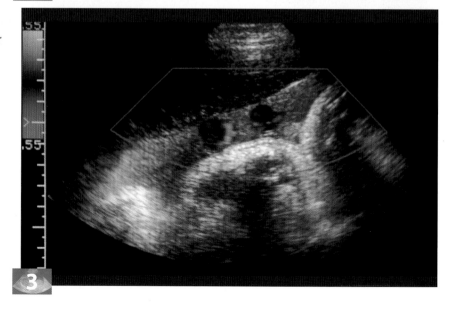

18 Fruchtwasser

Die Beurteilung der Fruchtwassermenge
gehört zur sonographischen Beurteilung jeder
Schwangerschaft.

Im 1. Trimenon entsteht das Fruchtwasser vorwiegend als Filtrat des mütterlichen Plasmas. Produktionsquelle sind die Plazenta, die Nabelschnur und die Eihäute. Durch die fehlende Keratinisierung der fetalen Haut ist eine freie Resorption von Flüssigkeit über die Haut des Kindes möglich. Im 2. Trimenon tritt zum Filtrat des mütterlichen Plasmas die fetale Urinproduktion bzw. der nach außen gerichtete Flüssigkeitsstrom aus dem Bronchialsystem und das fetale Hautfiltrat hinzu. Im 3. Trimenon wird die Fruchtwasserproduktion vorwiegend von der fetalen Urinausscheidung übernommen, da die fetale Haut zunehmend keratinisiert und damit am Flüssigkeitsaustausch nicht mehr teilhat. Die durchschnittliche Fruchtwassermenge liegt bei 630 ml in der 22. SSW, bei 800 ml in der 33. SSW und bei 700 ml am errechneten Termin.

Sonographie

Als semiquantitative Methode schlagen Wilhelm et al. (1991) die Orientierung am größten darstellbaren Fruchtwasserdepot vor. Dabei gilt ab Mitte des II. Trimenons als Oligohydramnion, wenn die geschätzte gesamte Fruchtwassermenge deutlich kleiner als der Fetus selbst ist, als Polyhydramnion, wenn der fetale Thorax in der Amnionhöhle 2fach Platz fände.

Die Maximum-vertical-pocket(MVP)-Methode orientiert sich ebenfalls semiquantitativ am größten Depot im größten Tiefendurchmesser (Norm: 20–80 bzw. 150 mm).

Bei der Amniotic-fluid-index(AFI)-Methode werden die jeweils größten freien Depots senkrecht zum Feten in allen 4 Quadranten gemessen und addiert (Norm: 50–250 mm).

Alle Methoden überschätzen das Vorkommen eines Oligo- und unterschätzen die Inzidenz des Polyhydramnions.

Die Inzidenz des Polyhydramnions liegt bei 0,2–1,6% aller Schwangerschaften, die des Oligo-/Ahydramnions bei 0,2% im 2. Trimenon und 3–5% im 3. Trimenon.

Fruchtwasserverminderung

Als Grenzwert für eine Fruchtwassermenge der unteren Norm wird ein AFI von 50–80 mm, für das Oligohydramnion ein AFI von 20–50 mm und für das Ahydramnion ein AFI unter 20 mm angenommen. Ursächlich muss bei deutlich verminderter Fruchtwassermenge (Oligo-/Ahydramnion) neben dem vorzeitigen Blasensprung auch an fetale urogenitale/renale Fehlbildungen, Chromosomenaberrationen oder Plazentainsuffizienz gedacht werden. Als Komplikation der fehlenden Amnionflüssigkeit und des intrauterinen Platzmangels können Lungenhypoplasie und fetale Kontrakturen (Potter-Sequenz) auftreten.

Procedere: Bei klinisch fraglichem Blasensprung kann im Zuge einer Amniozentese zur Karyotypisierung eine Amnioninfusion mit Indigokarmin durchgeführt und ein Amnionleck über vaginalen Nachweis der Blaulösung untersucht werden. Bei gesichertem Blasensprung sind selten therapeutische Amnioninfusionen indiziert.

Prognose: In Abhängigkeit der Ursache sowie des Grades der sekundären Lungenhypoplasie beträgt die perinatale Mortalität um 8%. Therapie: ggf. serielle Amnioninfusionen.

Fruchtwasservermehrung

Als Grenzwert für eine Fruchtwassermenge der oberen Norm werden ein AFI von 200–250 mm, für das Polyhydramnion ein AFI über 250 mm angenommen.

Jeder Fruchtwasservermehrung liegt eine Gleichgewichtsstörung zwischen Produktion und Resorption zugrunde. Differenzialdiagnotisch kommen Stenosen oder Atresien im Gastrointestinaltrakt, Schluckstörung (ZNS, bei Anenzephalus 67%), Zwerchfellhernien, vermehrte Urinproduktion (FFTS), verminderte pulmonale Resorption (CCAM), Diabetes mellitus (10%), Gestationsdiabetes, intrauterine Infektionen, Chromosomenstörungen (5%), Blutgruppenunverträglichkeiten und NIHF (nichtimmunologischer Hydrops fetalis) in Betracht. Als Komplikation der Polyhydramnie können vorzeitige Wehen, vorzeitiger Blasensprung, gastrointestinale und pulmonale Beschwerden der Mutter auftreten.

Procedere: Nach entsprechender Diagnostik steht nach Möglichkeit die Therapie der Ursache im Vordergrund. Symptomatische Therapieoptionen sind neben der Amniondrainage auch die Indometacingabe mit dem Ziel der Prostaglandinhemmung und einer Verminderung der fetalen Urinproduktion über die Reduktion der Nierenperfusion. Prognose: Bei zusätzlichen morphologischen Auffälligkeiten und ohne Therapie beträgt die Mortalität bis zu 61%.

Diagnostische Fehlermöglichkeiten

Fehleinschätzungen sind leicht möglich bei eingeschränkten sonographischen Sichtverhältnissen (maternale Adipositas). Ein Nabelschnurkonvolut kann ggf. als Fruchtwasserdepot interpretiert werden. Um den Termin kann die physiologische Abnahme der Fruchtwassermenge bei zunehmend schwierigen Schallbedingungen als Oligohydramnion fehlinterpretiert werden.

Abb. 19.1.
Postnatale Abbildung eines Amnionsegels bei Placenta bipartita: Das Amnionsegel wird zur besseren Unterscheidung nach vertikal von der Eihaut weggehalten

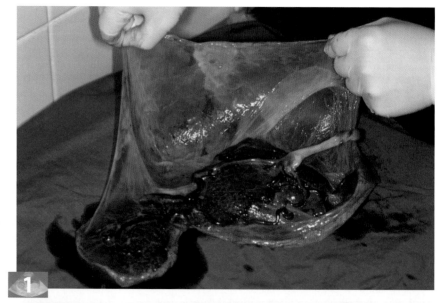

Abb. 19.2.
Postnatale Abbildung eines Amnionstrangsyndroms mit straffer Strangulation der Nabelschnur (Kalibersprung der Nabelschnur vor und hinter der Strangulationsstelle). Die akute Unterbrechung der umbilikalen Gefäßversorgung führte zum intrauterinen Fruchttod im 3. Trimenon

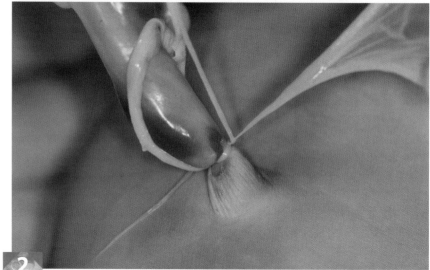

Abb. 19.3.
Amnionstrangsyndrom: Dünner transamnialer, die Amnionhöhle vertikal durchziehender Strang

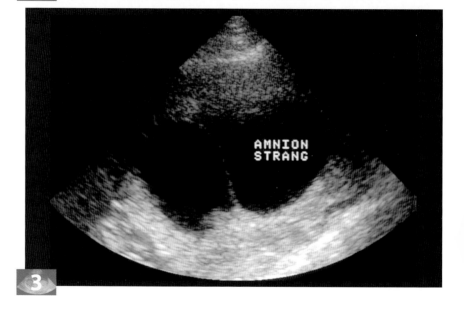

19 Amnionbandsyndrom

Amnionbänder (Amnionstränge) oder Amnionsegel werden im 1. und 2. Trimenon diagnostiziert
und können in seltenen Fällen für Extremitäten-,
Gesichts- und viszerale Fehlbildungen verantwortlich sein.

Epidemiologie

Die Inzidenz des Amnionbandsyndroms beträgt 1:1.200–
15.000 (Konstriktion der Nabelschnur 1:100.000). Es kann
kein Geschlechterunterschied und kein familiär gehäuftes
Auftreten beobachtet werden. Eine leichte Erhöhung ist
bei Fortführung der Einnahme oraler Kontrazeptiva in
den ersten Schwangerschaftswochen beschrieben worden.

Ätiologie

 1–2

Segel oder Bänder, die die Fruchthöhle durchziehen, entstehen durch eine Amnionruptur oder die Dissoziation
der Amnionmembran vom Chorion, Blutungen oder uterine Synechien. Fetale Körperteile können durch sie ein-
oder abgeschnürt werden. Je früher eine kindliche Beeinträchtigung durch ein Amnionband eintritt, desto höher
ist das Risiko, dass kindliche Fehlbildungen entstehen. Die
Amnionbandentwicklung wurde auch nach Fetalchirurgie
in 12% der Fälle (auch in Kombination mit intrauterinem
Fruchttod) beschrieben. Häufiger kann eine traumatische
Trennung von Amnion und Chorion als Spätfolge einer
Standardamniozentese und in der Folge ein Amnionband
entstehen. Die Separation von Amnion und Chorion wird
in erhöhtem Maße auch nach einer Frühamniozentese vor
der 12. SSW beobachtet.

Eine fehlende Verschmelzung von Amnion und Chorion nach der 14. bis 16. SSW wird in 1:300 Schwangerschaften beobachtet. Eine Assoziation zu chromosomalen
Aberrationen wurde beschrieben, ist allerdings in der
Literatur nicht unumstritten.

Klinik

Je nach Lokalisation und Zeitpunkt ihres Auftretens können Amnionbänder die Ursache sein für
- Extremitätendefekte: multipel, asymmetrisch, Fur-
chungsringe, Amputation an/von Extremitäten oder Fin-
gern/Zehen, Pseudosyndaktylie, Klumpfüße,
- Gesichtsdefekte: Enzephalozele, Anenzephalie, Ge-
sichtsspaltenbildung (Lippen, Gaumen), Nasendeformitä-
ten, asymmetrische Mikrophtalmie, inkomplette kraniale
Ossifikation,
- viszerale Defekte: Gastroschisis, Omphalozele, Neuralrohrdefekte.

Eine Fehlbildung von Organen als Folge des Amnionbandsyndroms ist nicht beschrieben.

II

◘ Abb. 19.4.
Amnionstrangsyndrom:
Dicker transamnialer, in allen
Ebenen darstellbarer, schräg
die Amnionhöhle durch-
ziehender Strang aus Eihaut

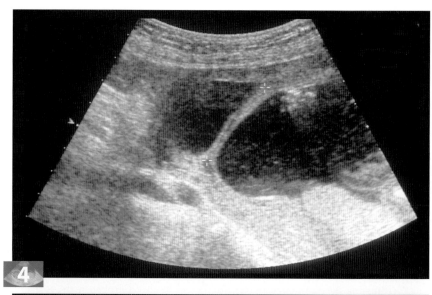

◘ Abb. 19.5.
Amnionstrangsyndrom:
Amnionsegel, entstanden
durch die Einstülpung von
Eihaut in die Fruchthöhle,
mit farbdopplersonographi-
scher Darstellung seiner
Vaskularisation

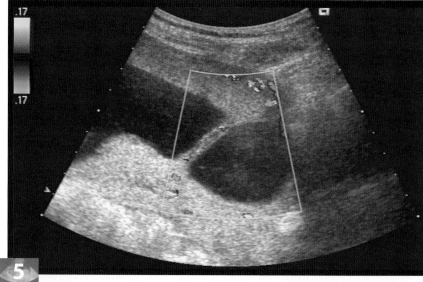

◘ Abb. 19.6.
**Eviszeration der Abdominal-
organe (»body stalk anom-
aly«):** Longitudinalschnitt in
der 15. SSW. Dysmorphie der
unteren Körperhälfte bei fehlender Anlage der inneren wie
der äußeren Genitalorgane sowie des rechten Beines. Im Bild
ein großer Bauchwanddefekt
mit Eviszeration von Leber und
Dünndarm. Bauchwand und
Nabelschnur morphologisch
nicht nachweisbar

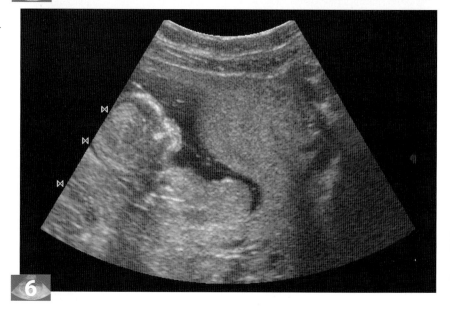

Sonographie

3–6

Amnionbänder werden sonographisch als längliche durch die Fruchthöhle verlaufende Strukturen darstellbar. Die Abgrenzung zu den harmlosen Amnionsegeln (Duplikatur der Fruchthöhlenbegrenzung) gelingt durch die Darstellung in mehr als einer Ebene. Nur das in allen Raumrichtungen als Strang darstellbare Band mit festem Kontakt zu kindlichen Körperteilen (Schnürfurchen oder Amputationen an den Extremitäten, Verschlucken des Bandes und Eviszeration innerer Organe) bedroht das Ungeborene. Im Verlauf einer Schwangerschaft mit Amnionband ist dieses zu 70% in der Spätphase der Gravidität nicht mehr darstellbar.

Differenzialdiagnose

In der Frühgravidität ist die Diagnostik mitunter schwierig. Es kann eine späte lokale Verschmelzung von Amnion und Chorion vorliegen. Bei Geminischwangerschaften ist die Kombination einer normal konfigurierten Fruchthöhle und eines Windeis möglich. Verlaufsbeobachtungen sind notwendig, um die Entwicklung eines Amnionbandsyndroms zu erkennen und differenzialdiagnostisch zu sichern.

Prognose

Der Schwangerschaftsverlauf und die Geburt des Kindes mit milder oder schwerer Manifestation des Amnionbandsyndroms sind meist ungestört. Die Amnionflüssigkeitsmenge verhält sich normal. Nur bei schweren kraniofazialen Deformierungen der Kinder ist mit einer ungünstigen Prognose (niedriger Überlebensrate) zu rechnen. Es liegt ein erhöhtes Risiko für eine Frühgeburt (unter 37 Wochen, Geburtsgewicht unter 2.500 g) vor. Dagegen besteht keine Assoziation zu Fehlbildungen, wenn die Kinder keinen Kontakt zum Amnionband haben.

Therapie

Bei symptomatischen Amnionsträngen ist ggf. eine fetoskopische Durchtrennung zu erwägen.

Mehrlingsschwangerschaft

Abb. 20.1.
**Dichoriale, diamniale Ge-
minigravidität:** Zwischen den
beiden Fruchthöhlen mit jeweils einem Embryo befindet
sich eine breite Trennmembran
(2-mal Amnion und 2-mal Chorion). λ-förmige Einmündung
der amnialen Trennwand in die
rechte seitliche Begrenzung
der Fruchthöhle

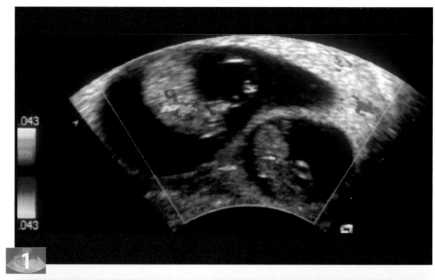

Abb. 20.2.
**Trichoriale, triamniale
Drillingsschwangerschaft:**
3 Fruchthöhlen (in 2 davon
Dottersack erkennbar) durch
breite Trennmembranen
getrennt

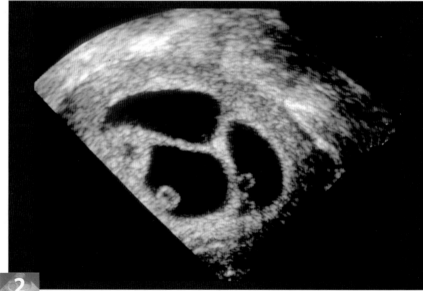

Abb. 20.3.
**Monochoriale, diamniale
Geminigravidität:** zwischen
den beiden Fruchthöhlen
dünne Trennmembran (2-mal
Amnion)

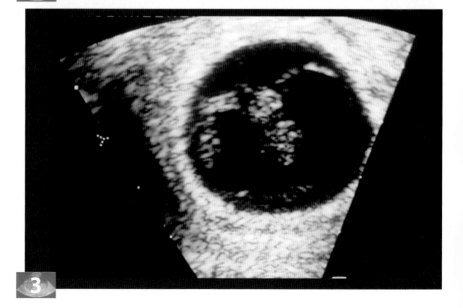

20 Mehrlingsschwangerschaft

Zur risikoadaptierten Betreuung von Mehrlings-schwangerschaften ist eine frühzeitige Diagnose wünschenswert. Neben der Feststellung des Sitzes und der Vitalität einer Schwangerschaft ist es die Domäne des Ultraschalls, frühzeitig Auskunft über die Anzahl von Embryonen/Feten und deren Eihautverhältnisse zu geben.

Epidemiologie

2–5% aller Schwangerschaften vor der 10. SSW sind Mehr-lingsschwangerschaften. Rund 30% aller ursprünglichen Zwillingsschwangerschaften enden als Einlingsgeburten (»vanishing twin syndrome« oder Fetus papyraceus bzw. compressus).

Monozygote Zwillinge kommen mit 3–5/1.000 Le-bendgeburten mit konstanter Häufigkeit (Entstehung nach dem Zufallsprinzip) vor.

Dizygote Zwillinge weisen dagegen eine variable Häu-figkeit abhängig der familiären Anamnese, des materna-len Alters und eventueller Sterilitätstherapien auf.

Grundlagen der Eihautverhältnisse von Zwillingen

- 70% dizygot (obligat dichorial/diamnial),
- 30% monozygot (obligat gleichgeschlechtlich, Eihaut-verhältnisse: 29% dichorial/diamnial, 70% monochori-al/diamnial, 1% monochorial/monoamnial).

	Spontane Konzeption (Hellin-Regel)		Bayerische Perinatalerhebung 1998 (alle Mehrlingsschwangerschaften einschließlich reproduktionsmedizinischer Maßnahmen)	
Zwillinge	1,18%	1:85	3,35%	1:30
Drillinge	0,01%	$1:85^2$ (1:7.225)	0,2%	1:493
Vierlinge	0,0002%	$1:85^3$ (1:614.125)	0,01%	1:8.527
Fünflinge	0,000002%	$1:85^4$ (1:52.200.625)	0,01%	1:8.527

Entstehung von Mehrlingen

Monozygot	Dichorial/diamnial	Trennung in den ersten 5 Tagen nach der Befruchtung
	Monochorial/diamnial	Trennung 5–10 Tage nach der Befruchtung
	Monochorial/monoamnial	Trennung >10 Tage nach der Befruchtung
	Siamesische Zwillinge	unvollständige Trennung >13 Tage nach der Befruchtung (1:50.000)
Dizygot	Dichorial/diamnial	2 Oozyten, 2 Spermien

◘ Abb. 20.4.
Monochoriale, diamniale Geminigravidität: senkrechte Einmündung der dünnen amnialen Trennwand in die seitliche Begrenzung der Fruchthöhle (*oben*)

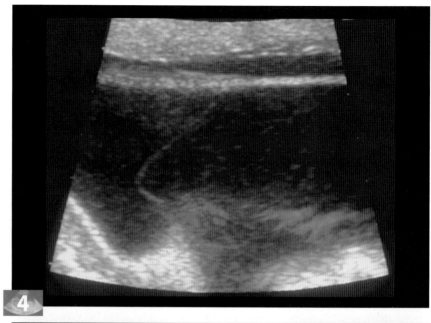

◘ Abb. 20.5.
Monochoriale, monoamniale Geminigravidität: Im 2. Trimenon ist zwischen den beiden Gemini (jeweils Transversalschnitt durch den Thorax mit Vierherzkammerblick) weder eine choriale noch eine amniale Trennwand zu erkennen

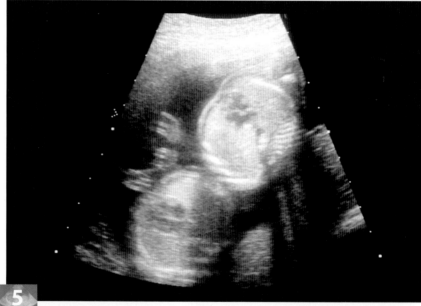

◘ Abb. 20.6.
Cord entanglement: Postpartale Aufnahme der Verschlingung der Nabelschnüre bei monochorialen, monoamnialen Zwillingen

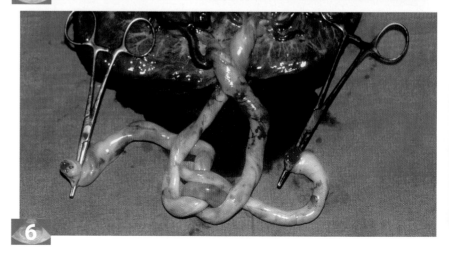

Risiken

- Hyperemesis gravidarum (20% Gemini, 60% Drillinge),
- vorzeitige Wehentätigkeit, Zervixinsuffizienz, Frühgeburtlichkeit,
- vorzeitiger Blasensprung, Amnioninfektion,
- Polyhydramnion (12%),
- Präeklampsie (5-mal Einlingsrisiko),
- intrauterine Wachstumsabflachung (Gemini ab 35. SSW, Drillinge ab 32. SSW),
- Plazentainsuffizienz (60%),
- erhöhte Fehlbildungsrate 6–10% (Herzfehler, Hydrozephalus, Neuralrohrdefekt, singuläre Nabelschnurarterie), besonders bei monozygoten Mehrlingen,
- erhöhte Rate an Chromosomenaberrationen (Trisomie 21, Monosomie X0, Klinefelter-Syndrom). So kann bei einer 32-jährigen Mutter das Altersrisiko entsprechend einer 35-jährigen Einlingsschwangeren angenommen werden.
- Fehlgeburtsrisiko (2fach erhöhtes Risiko gegenüber Einlingen),
- erhöhte Rate an Hypoxiefällen bei vaginalen Geburten (2. Geminus),
- maternale subjektive Dyspnoeneigung wegen Zwerchfellhochstand,
- maternale Varikosis, ausgeprägte Ödemisierung.

	Häufigkeit [%]	Perinatale Mortalität [%]
Dichorial/diamnial – getrennte Plazenten	35	9,6
Dichorial/diamnial – fusionierte Plazenten	34	8,2
Monochorial/ diamnial	29	25
Monochorial/ monoamnial	1	50

Sonographie

1–6

Der optimale Zeitpunkt zur Diagnostik der Chorionizität ist das 1. Trimenon. Bei monochorialen Gemini lassen sich nur eine Chorionhöhle, aber je 2 Amnionhöhlen, Dottersäcke und Embryonen nachweisen. Im höheren Gestationsalter wird die Differenzierung der gefährdeten monochorialen Gemini von dichorialen, diamnialen Zwillingen (zwei Drittel aller Geminigraviditäten) schwieriger. Hinweis auf Monochorionizität kann die Plazentation an einer Uterusseite (gemeinsame Plazenta), das Fehlen des »λ-sign« (dreieckige Ausziehung der Plazenta im Bereich der einstrahlenden Amnionmembran während der Phase der Chorionrückbildung) sowie eine dünnere (da nur zweischichtige) Amnionmembran (Grenzwert: 1,6 mm) sein. Die Geschlechtsdiagnostik ist bei Zwillingen insofern von Bedeutung, als Kinder unterschiedlichen Geschlechts immer dizygot und damit auch dichorial sind. Eine monochoriale, monoamniale Geminigravidität (1% aller Zwillingsschwangerschaften) stellt eine Rarität da. Die mögliche Verschlingung der Nabelschnüre bedingt das erhebliche Risiko eines fatalen Zwischenfalls während der Schwangerschaft (2. und 3. Trimenon). Postnatal ist die Zygotie der Kinder bzw. die Eihautverhältnisse ihrer Plazenten an der histologischen Aufarbeitung des Mutterkuchens, dem Geschlecht und den Blutgruppen der Kinder (Sicherheit der Methode 99,9%) sowie durch enzymhistochemische bzw. gewebetypisierende Analysen (hohe Spezifität) zu untersuchen. Eine morphologische Ähnlichkeitsprüfung der Kinder ergibt in 98% verlässliche Ergebnisse.

◘ Abb. 21.1.
Farbdopplersonographie
der Plazentaoberfläche bei
fetofetalem Transfusions-
syndrom: Die plazentare Ge-
fäßanastomose auf der fetalen
Seite der monochorialen
Plazenta stellt sich als Ursache
des fetofetalen Transfusionssyndroms mit der Strömungs-
umkehr in den Gefäßen dar

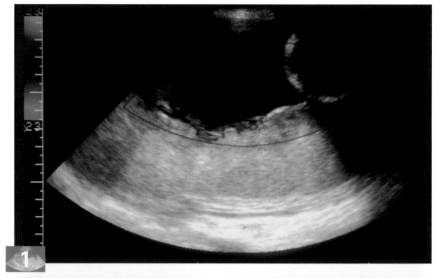

◘ Abb. 21.2.
Postpartale Aufnahme der
plazentaren Gefäßanasto-
mose (mit der Spitze der
Spritze markiert) aus der vorangehenden Abbildung

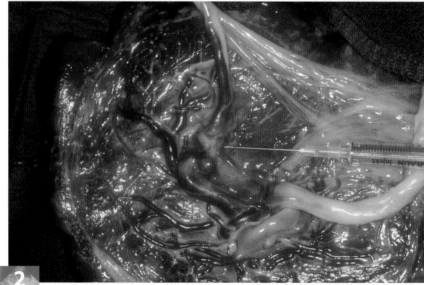

◘ Abb. 21.3.
Monochoriale Gemini-
gravidität mit fetofetalem
Transfusionssyndrom:
Transversalschnitt des Abdomens des Akzeptors (rechts)
mit Polyhydramnion und des
Donors (links) mit Oligohydramnion. Deutliche Größendiskrepanz der Kinder

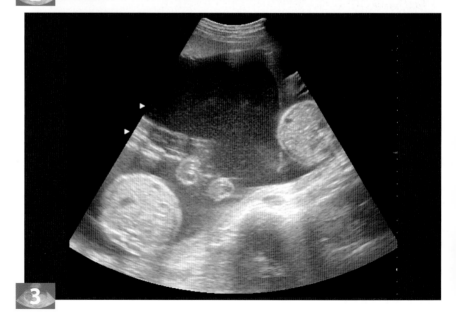

21 Fetofetales Transfusionssyndrom

Die monochoriale Mehrlingsschwangerschaft unterscheidet sich in ihrem Gefährdungspotential für Kinder und Mutter relevant von einer dichorialen Schwangerschaft. Maßgeblich dafür verantwortlich sind Gefäßanastomosen der beiden kindlichen Zirkulationen auf Plazentaniveau mit der Gefahr der Ausbildung eines fetofetalen Transfusionssyndroms. Daraus ergibt sich die Notwendigkeit einer deutlich intensiveren, dem Risiko dieser Schwangerschaften angepassten pränatalen Betreuung.

Epidemiologie

Das fetofetale Transfusionssyndrom (FFTS) tritt als Komplikation in 15% aller monochorialen Zwillingsschwangerschaften (etwa 1:1.100–10.000 Geburten) auf. Gleichzeitig ist das Transfusionssyndrom verantwortlich für 15–17% der perinatalen Mortalität bei Zwillingen.

Pathogenese

 1–2

Dem FFTS liegt ein Perfusionsungleichgewicht der beiden Zwillingskreisläufe über arterioarterielle, venovenöse und arteriovenöse Anastomosen auf plazentarer Ebene zugrunde. Inzwischen gilt als gesichert, dass diese Gefäßverbindungen in der Plazenta monochorialer Zwillinge stets vorhanden sind. Normalerweise herrscht allerdings ein Gleichgewicht der Flussverhältnisse durch sich aufhebende bidirektionale Volumina. Wird dieses Gleichgewicht gestört, kommt es zur Hyperperfusion des einen und Minderversorgung des anderen Zwillings mit allen assoziierten Komplikationen (Oligo- gegenüber Polyhydramnion, Anämie gegenüber Polyglobulie, IUGR, kardiale Insuffizienz und Hydrops fetalis).

Sonographie

 3–4

Der Donorzwilling weist alle Zeichen einer chronischen Plazentainsuffizienz mit Wachstumsretardierung, Oligo-/Ahydramnion durch verminderte fetale Urinproduktion, Hypovolämie und Anämie bis zum Hydrops fetalis auf. Der Akzeptor fällt durch eine Makrosomie im Verhältnis zum Donor auf. Zusätzlich besteht bei ihm ein Polyhydramnion durch die gesteigerte Diurese, eine Polyzythämie und Hypervolämie bis zur kardialen Dekompensation und ebenfalls Hydrops fetalis. Das sonographische Bild eines »stuck twin« entsteht durch den vom Polyhydramnion des Akzeptors gegen die Uteruswand (Plazenta) gedrängten Donor in seiner sonographisch nicht darstellbaren Fruchthöhle (Oligo-/Ahydramnion). Aufgrund der nicht eindeutig darstellbaren Trennwand der Fruchthöhlen (eng dem Donor anliegend) kann man auf den ersten Blick dem Irrtum einer Einlingsschwangerschaft (»stuck twin« in der Tiefe der Fruchthöhle kaum darstellbar) oder monoamnialen Geminigravidität in einer großen Fruchthöhle (Polyhydramnion) erliegen.

Die klassische Symptomtrias des FFTS besteht aus einer Gewichtsdifferenz der Kinder von mehr als 15%, einer Hb-Differenz von über 5% sowie einer deutlichen Fruchtwasserdiskrepanz in den beiden Fruchthöhlen.

Formen

Akutes fetofetales Transfusionssyndrom

Beim akuten Transfusionssyndrom kommt es plötzlich zur dramatischen Perfusionsdiskrepanz. Die Zwillinge weisen daher weder hinsichtlich ihres Wachstums noch ihrer Fruchtwassermengen die Unterschiede auf, die bei längerem Bestehen der Blutumverteilung zu erwarten sind. Dennoch kommt es zur akuten Anämie des Donors (initial kann auch der Hb noch unverdünnt normal erscheinen) sowie Hypervolämie des Akzeptors (Polyglobulie wird sofort symptomatisch) mit drohender akuter kardialer Dekompensation beider Kinder.

◘ Abb. 21.4.
Postnatale Aufnahme von Zwillingskindern nach fetofetalem Transfusions-syndrom: Akzeptor blaurot (Polyglobulie, Hydrops, Makro-somie) Donor blass (Anämie, Wachstumsretarierung)

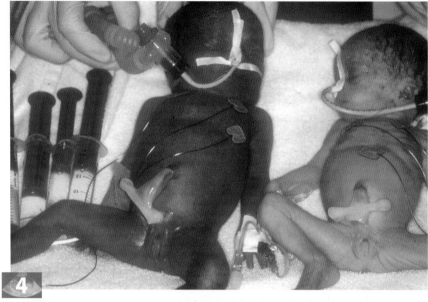

◘ Abb. 21.5.
Postnatale MRT eines Akra-nius-Akardius: Die unteren Extremitäten sind im Verhältnis zu den Organen des Stamms, des Oberkörpers und des (fehlenden) Kopfes gut ausge-bildet

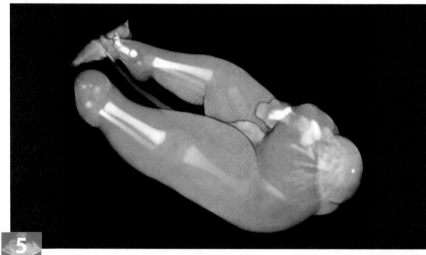

◘ Abb. 21.6.
Postnatale Aufnahme des Akranius-Akardius aus der vorangehenden Abbildung mit seiner monochorialen Plazenta

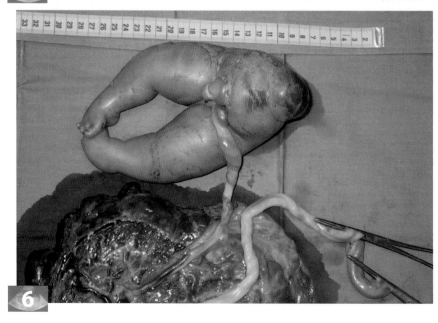

Chronisches fetofetales Transfusionssyndrom

Beim chronischen Transfusionssyndrom besteht eine langfristige Imbalance mit den oben genannten Folgen und der klassischen Symptomtrias.

»Dead-fetus-syndrome« – IUFT eines monochorialen Geminus

Eine Schädigung des Überlebenden (Leukomalazie) ist durch die hypoxische Krise infolge der Zirkulationskatastrophe des versterbenden Kindes möglich. Eine ältere weniger stichhaltige Theorie postuliert die Schädigung des Überlebenden durch Einschwemmung thromboembolischen Materials über offene Gefäßverbindungen. Als Spätfolge kann eine maternale Gerinnungsstörung durch fetales thromboplastische Material eintreten (umstritten).

TRAP-Sequenz (»twin reversed arterial perfusion syndrome« oder Akranius-Akardius)

`5-6`

Die TRAP-Sequenz wird als Sonderform einer Zwillingsschwangerschaft verstanden, die durch abnorme Gefäßverhältnisse kompliziert wird. Die Inzidenz liegt bei 1:35.000 Geburten bzw. 1% der monozygoten Geminigraviditäten. Dabei kommt es wahrscheinlich aufgrund von Perfusionsstörungen zur Fehlentwicklung eines »parasitären« Geminus (»acardiac monster«) mit nur rudimentärer oder fehlender Herzanlage, dessen Perfusion vom »gesunden« Geminus mit übernommen wird. Sonographisch ist eine mäßig gut differenzierte untere Körperpartie bei fehlender Abgrenzbarkeit kranialer Körperteile beim Akranius-Akardius zu erwarten. Ursache dieser ungleichmäßigen differenzierten Körperhälften ist der bevorzugte Blutstrom in die unteren Partien bzw. eine Anlagestörung der kranial gelegenen Organsysteme. Vaskuläre Anastomosen erlauben die passive Perfusion des Akranius-Akardius retrograd über seine Nabelarterie(n). Konsekutiv droht im Verlauf der Schwangerschaft die kardiale Dekompensation des Pumpzwillings mit der Entwicklung eines kardialen Hydrops fetalis. Für seine Herzleistung als prognostisch kritisch ist ein Gewicht des Parasiten von etwa der Hälfte des Pumpenden anzusehen. Die Inzidenz assoziierter Anomalien beim Pumpzwilling liegt bei 10%,

die Gesamtmortalität liegt bei 50% und steigt auf 100%, wenn das Gewicht des Akranius-Akardius mehr als 50% des Pumpzwillings beträgt.

Bei der TRAP-Sequenz kann eine fetoskopische Nabelschnurligatur oder -koagulation des Akranius-Akardius (nicht lebensfähiger Zwilling) bzw. die Okklusion der Gefäßverbindungen mit Fibrinkleber den Kreislauf des Pumpzwillings entlasten und so sein Überleben ermöglichen.

Differenzialdiagnose

Diskordantes Zwillingswachstum mit oder ohne Fruchtwasserdiskrepanz (auch bei Dichorionizität).

Prognose

Je früher und abrupter die Entgleisung der Hämodynamik stattfindet, desto schlechter gestaltet sich der Ausgang dieser Schwangerschaften. Unbehandelt beträgt die Mortalität des akuten FFTS nahezu 100%.

Therapie

Serielle Entlastungspunktionen führen über eine Druckreduktion zur Wiederherstellung normaler Zirkulationsverhältnisse und reduzieren die Rate an Frühgeburtlichkeit durch vorzeitige Wehentätigkeit oder vorzeitigen Blasensprung (Überlebensrate 60–70%). Im 2. Trimenon besteht die Option der fetoskopischen Laserkoagulation der oberflächlichen Shuntverbindungen. Gleichzeitig erfolgt eine einmalige Reduktion der Fruchtwassermenge. Die Überlebensraten der Zwillinge entspricht im Wesentlichen den Daten der Entlastungspunktionsbehandlung. Der Vorteil der Laserkoagulation besteht in den deutlich geringeren Morbiditätsraten der überlebenden Gemini.

Alternativ zur schwangerschaftsverlängernden Strategie bietet sich je nach Grad der Frühgeburtlichkeit die vorzeitige Entbindung an.

Kopf, Hals und zentrales Nervensystem

◘ Abb. 22.1.
Anenzephalus: Im Frontalschnitt sind über der Kinn-Mund-Partie das Nasenskelett und die beiden Orbitae abgebildet. Eine Stirn ist nicht darstellbar

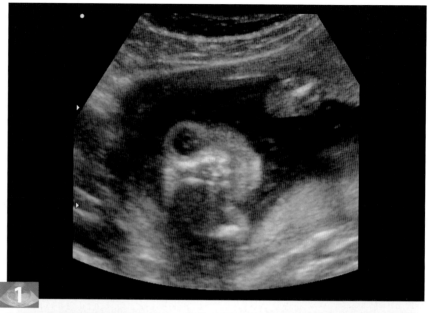

◘ Abb. 22.2.
Anenzephalus: Im Frontalschnitt sind das Nasenskelett und beide Orbitae darstellbar. Der Schädelanteil oberhalb dieser Strukturen fehlt. Es entsteht das Bild des »Froschkopfes«

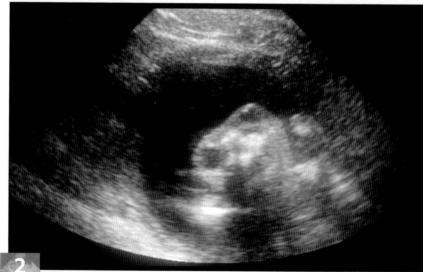

◘ Abb. 22.3.
Anenzephale Akranie: Der Sagittalschnitt der Thoraxkontur und des fetalen Profils ist bis zur Orbita unauffällig. Das fetale Gehirn mit seiner knöchernen Deckung (Calvaria) ist nicht angelegt

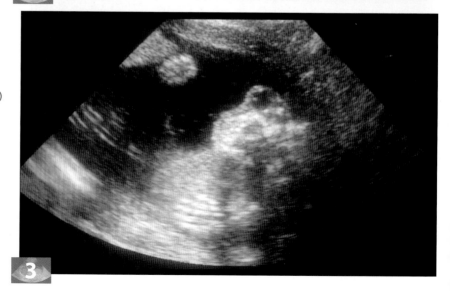

22 Anenzephalus

Ein vollständiger Verschluss des ektodermalen Neuralrohrs in seiner longitudinalen Ausprägung ist zur Entwicklung einer intakten und rundum geschützten Nervenstruktur von Gehirn und Rückenmark erforderlich. Hemmungsfehlbildungen, die zu einer Schlussstörung führen, können dabei besonders auch die beiden Enden des Neuralrohrs betreffen. Das Offenbleiben des Neuroporus anterior führt dabei zur fehlerhaften Gehirn- und Kopfanlage, in der Extremform zum Anenzephalus.

Epidemiologie

Die Anenzephalie, auch kraniale Dysrhaphie oder Cranium bifidum, ist der häufigste Neuralrohrdefekt und tritt mit einer Inzidenz von 1:520 Lebendgeburten auf. Eine Häufung bei weiblichen Feten und Zwillingen wird beobachtet. Das Wiederholungsrisiko bei Folgeschwangerschaften beträgt 2–3%.

Pathogenese

In der 6. SSW entsteht ein rostraler Neuralrohrdefekt im Sinne eines Mittelliniensyndroms und führt zum fehlenden Verschluss des Neuroporus anterior.

Ätiologisch werden Medikamente (Valproat, Vitamin-A-Überdosierung, Azycitidine, Sulfonamide, Acetylsalicylsäure) und Drogeneinfluss in der teratogenen Phase sowie Anoxie, perikonzeptioneller Folsäuremangel, ionisierende Strahlung und Verwandtenehen diskutiert.

Sonographie

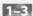

Als sonographisches Hauptmerkmal gilt die fehlende fetale Schädelkalotte bei vorhandenem Gesichtsschädel. Dies fällt sonographisch dadurch auf, dass die übliche Einstellung des biparietalen Schädeldurchmessers nicht gelingt. Typisch ist die Exophthalmie und das dadurch bedingte sonographische Bild des »Froschgesichtes«.

Die embryonale Schädel- und Gehirnanlage ist allgemein ab der 8. SSW erkennbar, doch zu diesem Zeitpunkt mag der Gehirnschädel je nach Schallbedingungen noch nicht sicher beurteilbar sein. Spätestens beim 1. Screening (10. bis 12. SSW) sollte die Anenzephalie jedoch zweifelsfrei diagnostiziert sein.

Wie auch bei kaudalen Neuralrohrdefekten ist bei allen Formen der Anenzephalie ein erhöhtes AFP im maternalen Blut bzw. Amnionpunktat nachweisbar.

Einteilung

Je nach Ausprägung sind Knochen- und Weichteilstrukturen unterschiedlich stark betroffen. Bei der Anenzephalie fehlen Kalotte und Großhirnstrukturen. Auch bei der Akranie fehlt die Schädelkalotte, eine pathologische Großhirnanlage ist jedoch vorhanden. Die Exenzephalie beschreibt eine Akranie mit relativ normal aussehenden Großhirnstrukturen. Bei der Enzephalozele besteht ein variabel großer Kalotten- und Duradefekt mit Prolaps der intrakraniellen Strukturen in das Fruchtwasser (s. Kap. 23).

◘ Abb. 22.4.
Exenzephale Akranie: Oberhalb der prominent wirkenden Augenanlage findet sich im Sagittalschnitt die sich ohne knöcherne Deckung vorwölbende Area cerebrovasculosa (Im Bild *links*). Diese kann in niedrigem Gestationsalter von einer normal strukurierten Hirnanlage mitunter schwer zu unterscheiden sein. Nebenbefundlich besteht eine große Omphalozele (*Markierung*)

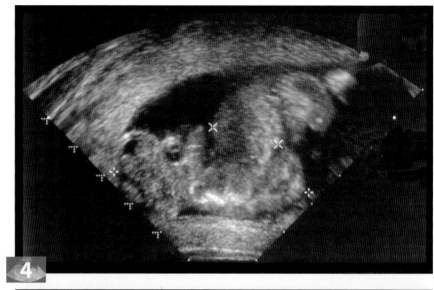

◘ Abb. 22.5.
Anenzepahlus: dreidimensionale Darstellung eines Fetus mit anenzephaler Akranie

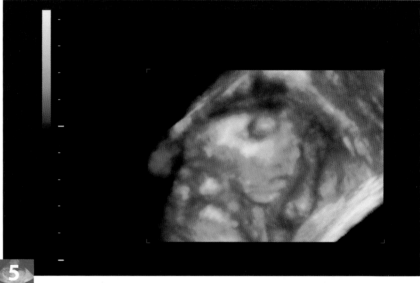

Begleitfehlbildungen

Als Begleitfehlbildungen werden neben Gesichtsspalten (2%) auch abdominelle (<1%) und dorsale Spaltbildungen (17%) sowie Klumpfüße beschrieben. Bei dem autosomal-rezessiv vererbten Meckel-Gruber-Syndrom treten alle Ausprägungen der Mikro-/Anenzephalie in Assoziation mit fazialen Spaltbildungen sowie kardialen, hepatischen, renalen und genitalen Fehlbildungen sowie Polydaktylie auf (Chromosom 17q21–q24).

Prognose

Die Prognose der Anenzephalie, Akranie und Exenzephalie ist infaust. Die Frühgeburtlichkeitsrate liegt bei 52%, die Übertragungsrate bei 15%. Wird die Schwangerschaft bis zum Termin getragen, kommt es meist zur Lebendgeburt, doch die Neugeborenen versterben postnatal in der Regel binnen Stunden bis wenigen Tagen.

Therapie

Neben prophylaktischen Maßnahmen wie Folsäure und evtl. Vitamin-B_{12}-Supplementation sowie die Vermeidung teratogener Noxen ist keine Kausaltherapie bekannt. Daher ist eine frühzeitige Diagnosestellung mit entsprechender Beratung und dem Angebot der Schwangerschaftsbeendigung die einzige pränatale Interventionsmöglichkeit. Alternativ ist das Austragen der Schwangerschaft mit postnataler Sterbebegleitung des Kindes möglich. Bei Zwillingsschwangerschaften mit letaler Fehlbildung nur eines Geminus ist der selektive Fetozid eine denkbare Behandlungsoption.

◘ Abb. 23.1.
Lemon sign: Infolge des Neuralrohrdefekts kommt es zum Abfluss des Liquor cerebrospinalis und zum Einsinken der frontalen Kalottenanteile (*links*). Bei der Einstellung eines Transversalsschnitts durch den kindlichen Kopf resultiert eine zitronenartige Schädelkontur

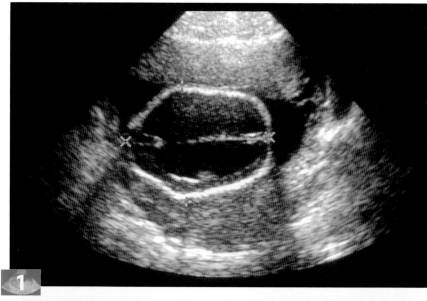

◘ Abb. 23.2.
Banana sign: Als Folge des Neuralrohrdefekts kommt es zum Absinkens des Gehirns und in der hinteren Schädelgrube zur Konturveränderung des Zerebellums (*Markierung*). Die trapezförmige zweikugelige Form des Organs wird durch den Druck der Knochenstrukturen der Schädelbasis zu einem bananenartigen Aussehen umgeformt

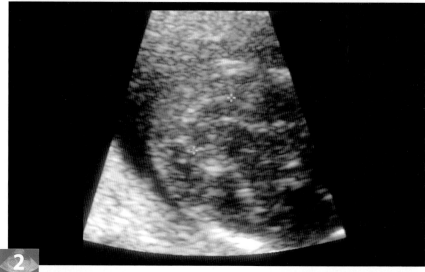

◘ Abb. 23.3.
Die echoreiche Doppelkontur der Wirbelkörper und Wirbelbögen ist im Sagittalschnitt beim lumbosakralen Neuralrohrdefekt aufgehoben

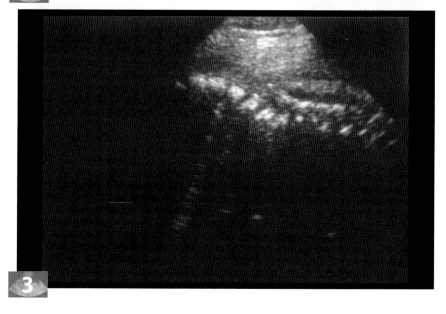

23 Neuralrohrdefekt, Enzephalozele

Durch eine Entwicklungshemmung der Neuralanlage in der frühen Embryonalperiode kommt es zu Schlussstörungen des Nervensystems. Erste Anlage des ZNS ist eine Verdickung des Ektoderms in der dorsalen Mittellinie, die sogenannte Neuralplatte. Diese wird durch Absenkung zur Neuralrinne und durch Schluss und Verlagerung ins Körperinnere zum Neuralrohr. Bleibt dieser Schluss in ganzer Länge aus, spricht man von einer totalen Rachischisis. Unterbleibt er nur partiell, kaudal oder kranial, resultiert die Spina bifida bzw. die Enzephalozele.

Spina bifida

Der Begriff Spina bifida stammt aus dem Lateinischen: »bifidus«, zweigeteilt. Es handelt sich um eine angeborene dorsale Spaltbildung (NTD, «neural tube defect») der Wirbelsäule, häufig in Assoziation mit Fehlbildungen im Bereich des ZNS. Hier liegt eine Hemmungsfehlbildung mit unvollständigem Verschluss der Medullarrinne vor.

Okkulte Form (Spina bifida occulta): Defekt im Bereich des Wirbelbogens L5/S1, etwa 10% der deutschen Bevölkerung sind betroffen. Klinisch bestehen häufig keine Beschwerden.

Zystische Form (Spina bifida cystica): Meningen und/oder Myelon treten durch den Defekt zystenartig nach außen (Meningo-/Myelomenigozele).

Epidemiologie

Die Inzidenz der Wirbelbogenschlussstörung liegt bei 1–7:1.000 Geburten. In Deutschland ist mit 300–400 Betroffenen/Jahr zu rechnen. Das Wiederholungsrisiko beträgt 2–5%, nach zweimaligem Auftreten 10–15%. Mädchen sind häufiger betroffen.

Lokalisation

Lumbosakral 88–90%, thorakal 6–8%, zervikal 2–4%.

Ätiologie

Die Ursachen für den Neuralrohrdefekt sind multifaktoriell. Ein gehäuftes Auftreten wird bei chromosomalen Aberrationen (Trisomie 13, 18, Triploidie) beobachtet. Nach Einnahme der Teratogene Valproinsäure, Aminopterin, Thalidomid wurde ein vermehrtes Auftreten beobachtet. Es besteht ein Zusammenhang mit einer Störung im Methioninstoffwechsel. Hierbei handelt es sich um eine Mutation und in der Folge Funktionseinschränkung der Methyltetrahydrofolatreduktase (MTHFR-Gen). Die Störung des Neuralrohrschlusses tritt zwischen der 4. bis 8. SSW ein.

Sonographie

3–6

— Direkte Diagnose: Die Wirbelkörper und Wirbelbogenkontinuität sind weder sagittal noch transversal durchgängig von zervikal bis sakral darstellbar (**Perlschnurmuster aufgehoben**). Beim offenen NTD besteht eine Diskontinuität der Hautkontur. Des weiteren beobachtet man ein Y-förmiges Auseinanderweichen der Verknöcherungszonen im Frontalschnitt und eine Vorwölbung der Meningen (echoleer) mit oder ohne echoarme Rückenmarksanteile.

1–2

— Indirekte Hinweiszeichen: »**lemon sign**« (Abweichung von der ovoiden Kopfkontur mit konkaven Einsenkungen in der Schläfenregion), »**banana sign**« (hypoplastisches bananenförmig gekrümmtes Kleinhirn), Hydrozephalus mit Ventrikulomegalie, passagere Mikrozephalie, eingeschränktes oder auffälliges Bewegungsmuster der unteren Extremitäten, Klumpfußbildung. Die Harnblasengröße und -dynamik dient als Kriterium für die Beurteilung der vesikalen Ausscheidungsfunktion.

◘ Abb. 23.4.
Postpartaler Befund einer offenen lumbalen Meningomyelozele unmittelbar nach der Kaiserschnittentbindung

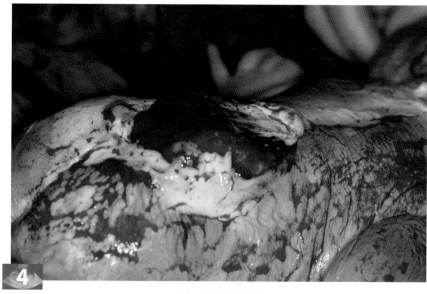

◘ Abb. 23.5.
Postpartale Aufnahme eines gedeckten Neuralrohrdefekts: lumbosakrales kutanes Hämangiom mit nur einem nur Millimeter großen zentralen Neuroporus posterior

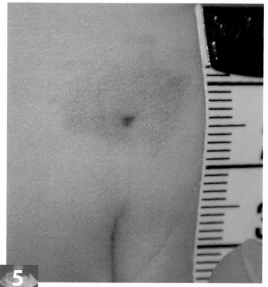

◘ Abb. 23.6.
Zystischer echoleerer lumbaler Wirbelbogendefekt (schräge Schnittführung durch den Retroperitonealraum). Im kranialen Bereich ist die Wirbelsäule intakt. Kaudal sind die Meningen kugelförmig vorgewölbt

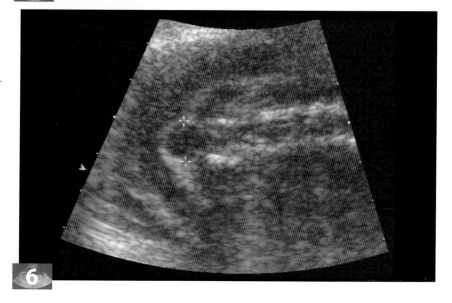

Weiterführende Diagnostik

α-Fetoprotein (AFP) ist im Fruchtwasser und mütterlichen Serum durch den NTD erhöht. AFP-Erhöhungen können allerdings auch bei Bauchwanddefekten und intraamnialen Blutungen vorkommen.

Differenzialdiagnose

— Im Halsbereich: Enzephalozele, Hygroma colli, Nackenödem, Inienzephalie (Verschmelzung des Hinterhauptes mit den kranialen Halswirbeln), Hämangiom, Lymphangiom.
— Im Lumbosakralbereich: Steißbeinteratom.

Prognose

Im Einzelfall schwierig einzuschätzen. Unterschiedliche Schweregrade an Bewegungseinschränkung besonders der unteren Extremitäten. Harn- und/oder Stuhlinkontinenz sind zu erwarten. Eine Einschränkung der kognitiven Fähigkeiten ist nicht regelmäßig vorhanden (Sekundärschaden).

Prophylaxe und Therapie

Zur Prophylaxe des NTD ist die präkonzeptionelle Folsäuresubstitution (MTHFR-Mutation) bis zur 12. SSW mit 0,4 mg Folsäure/Tag zu empfehlen. Bei familiärer Belastung bzw. homozygoter Mutation ist der Enzymdefekt durch das Substratüberangebot mit 4 mg/Tag in 50% der Fälle zu überspielen.
Pränatale Therapie: Die derzeit ausschließlich in USA durchgeführte intrauterine endoskopische Deckung des NTD soll die Sekundärschäden durch die langfristige Exposition des Nervengewebes im Fruchtwasser vermeiden helfen (geringe Fallzahl, kurzes »follow up«). Die Entbindung von Spina-bifida-Kindern sollte atraumatisch durch Kaiserschnitt an einem Perinatalzentrum erfolgen.
Postnatale Therapie: Sterile Abdeckung und Übergabe an den Kinderchirurgen zur operativen Deckung. Frühzeitige motorische Förderung.

Enzephalozele

Eine Enzephalozele ist charakterisiert durch einen Defekt im Bereich der Schädeldecke und der Dura, durch welchen die Meningen, mit oder ohne Hautdeckung, hernienartig nach außen treten. Enthält die Ausstülpung kein Hirngewebe, sondern ausschließlich Liquor cerebrospinalis, spricht man von einer Meningozele.

Lokalisation

Die Enzephalozele tritt in 85% der Fälle im Bereich der Mittellinie, vor allem im Bereich des Okziput auf. In 12% ist sie exzentrisch im Bereich der Parietalregion lokalisiert.

Sonographie

In 80% der Fälle lässt sich die Lücke im Bereich der Kalotte bereits intrauterin darstellen. Da die meisten Defekte von Haut überdeckt werden ist das α-Fetoprotein im mütterlichen Serum in diesen Fällen nicht erhöht. Über die Vaginalsonographie lässt sich bereits im 1. Trimenon eine Raumforderung neben dem Schädel diagnostisch einer Enzephalozele zuordnen.

Assoziierte Anomalien

Frontale Enzephalozelen sind mit einem Hypertelorismus, fazialer Dysmorphie und einer Agenesie des Corpus callosum assoziiert. Darüber hinaus sind sie in 60–80% assoziiert mit intra- und extrakraniellen Strukturauffälligkeiten wie Mikrozephalie, Ventrikulomegalie, Dandy-Walker- und Arnold-Chiari-Malformation oder Formveränderungen der Kalotte (»lemon sign«). In 13–44% sind zugrundeliegende chromosomale Anomalien zu finden. Daneben kann eine Enzephalozele Teil eines syndromalen Krankheitsbildes (Meckel-Gruber- oder Walker-Warburg-Syndrom) sein.

Differenzialdiagnose

Bei einem Defekt im Bereich des Okziput sollte ein zystisches Hygroma (dieses enthält kein Hirngewebe) oder eine hohe zervikale Meningozele ausgeschlossen werden. Ein Defekt im Bereich des Frontalhirns kann auch einem nasalen Teratom entsprechen. Dies ist ebenso wie die Enzephalozele in dieser Lokalisation extrem selten und mit einer schlechten Prognose assoziiert.

Prognose

Die Prognose ist abhängig von der Lokalisation, Größe, Karyotyp, assoziierten Anomalien und der Möglichkeit einer chirurgischen Intervention. Für eine gute Prognose sprechen anteriore Defekte, welche kein Hirngewebe enthalten sowie das Fehlen von assoziierten Anomalien. Die Überlebensrate von einigen Pränatalstudien liegt bei etwa 21%. Postnatalstudien zeigen im Falle der anterioren Defekte eine Überlebensrate von 100% mit einer Morbiditätsrate von 50%, wohingegen posteriore Defekte eine Überlebensrate von 55% mit einer Morbiditätsrate (Entwicklungsverzögerung) von 83% aufweisen.

II

■ Abb. 24.1.
Profildarstellung eines
Kindes mit Mikrozephalus:
Der Gehirnschädel ist im
Vergleich zum normal kon-
figurierten Gesichtsschädel
unterentwickelt

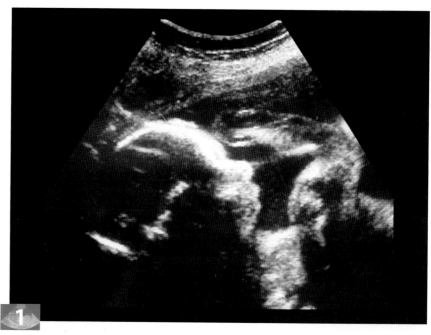

■ Abb. 24.2.
Postpartaler Befund eines
Kindes mit Mikrozephalus:
Deutliches Missverhältnis
zwischen der Größe des Ge-
sichts- und Gehirnschädels.
Die biometrischen Maße des
Gehirnschädels liegen unter
der 3. Standardabweichung

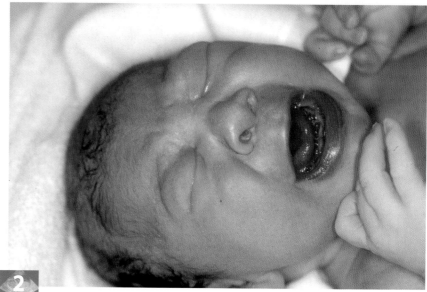

24 Mikrozephalus

Die Diagnose eines Mikrozephalus ist gestationsalteradaptiert bei einem um 3 Standardabweichungen zu kleinen Kopfumfang zu stellen. Eine Mikrozephalie oder Mikroenzephalie kann in stark variabler Ausprägung eine mentale Retardierung des Kindes oder einen auffälligen neurologischen Befund nach sich ziehen.

Epidemiologie

Die Inzidenz eines Mikrozephalus wird mit 1,6:1.000 Lebendgeborene angegeben. Das Wiederholungsrisiko ist naturgemäß von der zugrundeliegenden Ursache abhängig. Bei autosomal dominantem bzw. rezessivem Erbgang liegt es bei 50 bzw. 25%. Etwa 0–20% der nachgeborenen Kinder (sehr unterschiedliche Studienergebnisse) sind neben der Mikrozephalie auch von einer intellektuellen Beeinträchtigung betroffen.

Ätiologie

Die Ursachen eines kongenitalen Mikrozephalus sind variabel. Unterschieden wird zwischen Mikrozephalus mit assoziierten Anomalien und solchen ohne weitere angeborene Fehlbildungen:

▬ Mikrozephalie bei chromosomalen Aberrationen und syndromalen Krankheitsbildern: Down-Syndrom, Trisomie 13, 18, 22, Lissenzephalie, Meckel-Gruber-Syndrom, Roberts-Syndrom, Bloom-Syndrom,

▬ Mikrozephalie bei pränataler Infektion: Rubella, Cytomegalie, Herpes, Toxoplasmose,

▬ Mikrozephalie bei pränataler Intoxikation: Alkohol, Kokain, Toluen,

▬ Mikrozephalie bei mütterlicher Erkrankung: Phenylketonurie.

Sonographie 1–2

Sonographisches Leitsymptom der Mikrozephalie ist ein deutlich verminderter Kopfumfang. Der biparietale Kopfdurchmesser allein ist diagnostisch störanfälliger als der veränderte Kopfumfang. Voraussetzung für die korrekte Einschätzung des Kopfumfanges ist die Kenntnis des genauen Gestationsalters. Einfluss auf die Größe des kindlichen Schädels haben unter anderem die kindliche Lage, das Geschlecht des Kindes, die nutritive Situation (Plazentainsuffizienz) und maternale Erkrankungen (Präeklampsie, Diabetes mellitus). Als diagnostischer Grenzwert des Mikrozephalus zum genetisch normal kleinen Kopf ist die Abweichung der Biometrieparameter um 3 Standardabweichungen sinnvoll, da eine Grenzziehung bei nur 2 Standardabweichungen eine erhebliche Pathologisierung gesunder Kinder miteinschließen würde. Die intrakraniellen Auswirkungen einer generellen Größenreduktion des Kopfes betreffen vorwiegend das Frontalhirn.

Als Folge kann es vermehrt zu sichtbaren Formasymmetrien im Stirnbereich, zu einer Atrophie der Basalganglien und des Kortex im Allgemeinen kommen. Neben der Biometrie der Schädelaußenmaße kann eine Dilatation der Seitenventrikel und eine abnorme Schädelform mit einer eingefallenen Stirn als diagnostischer Hinweis für einen Mikroenzephalus (Hirnatrophie, zerebrale Strukturanomalie) gewertet werden.

Assoziierte Anomalien

Der Mikrozephalus kann mit Herzfehlern, Lippen- und Kieferspalten sowie Extremitätenfehlbildungen assoziiert sein. Daneben sind sowohl numerische wie auch monogene Erbkrankheiten mit Mikrozephalie verbunden.

Differenzialdiagnose

Bei abnormer Biometrie ist differenzialdiagnostisch an eine intrauterine Wachstumsretardierung oder an einen Irrtum bei der Einschätzung des Gestationsalters zu denken. Eine Kraniosynostosis (vorzeitiger Verschluss der Schädelnähte) ist vom generellen Mikrozephalus durch die entstehenden Schädelasymmetrien (z. B. Kahn-, Turmschädel) zu unterscheiden. Eine direkte Beurteilung der Schädelnähte ist pränatal nicht sicher möglich.

Weiterführende Diagnostik

Die pränatale Karyotypisierung ist mit den Eltern angesichts der Vielzahl der ätiologisch in Betracht kommenden genetischen Erkrankungen zu diskutieren. Herrscht Unklarheit über die intrakraniellen Zusatzbefunde, so ist eine weiterführende pränatale Kernspinuntersuchung möglich.

Prognose

Die Prognose von Kindern mit Mikrozephalus ist, was die Lebensdauer angeht, gut. Häufig ist jedoch eine geistige und neurologische Beeinträchtigung je nach Ausmaß der Erkrankung vorhanden. Eine konkrete Einschätzung der intellektuellen Leistungsfähigkeit, möglicher neurologischer Defizite und der Gesamtprognose aufgrund eines pränatalen Ultraschallbefundes ist nur sehr eingeschränkt möglich.

Geburtshilfliches Vorgehen

Bei Auftreten in frühem Gestationsalter und ausgeprägtem Befund ist die Option eines Schwangerschaftsabbruches zu diskutieren. Regelmäßige Kontrollen des Wachstumsverlaufs des kindlichen Kopfes ermöglichen die Einschätzung der Dynamik des Krankheitsverlaufs, der sich meist postnatal fortsetzt. Einer vaginalen Geburt steht bei diesen Kindern in der Regel nichts im Wege.

Therapie

Eine primäre Therapieoption des Mikrozephalus existiert. Postnatal richtet sich die Behandlung nach Ausmaß des intellektuellen und neurologischen Zustandsbildes.

◨ Abb. 25.1.
Transversalansicht des kindlichen Gehirns in der 25. SSW: Deutliche (*echoleere*) symmetrische Erweiterung der Seitenventrikel. Die Hirnstrukturen der schallkopfnahen Hemisphäre sind allerdings durch die Schallartefakte der Kalotte ausgelöscht

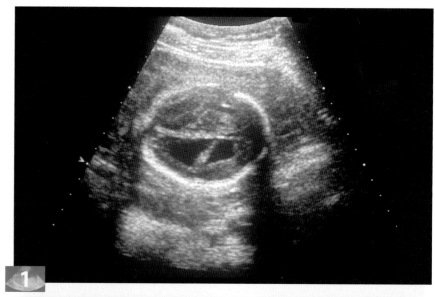

◨ Abb. 25.2.
Asymmetrischer Hydrozephalus der Seitenventrikel: Die echoleere Erweiterung der internen Liquorräume ist in der schallkopfnahen Hemisphäre deutlich stärker ausgeprägt als in der schlallkopffernen Gehirnhälfte (*unten*)

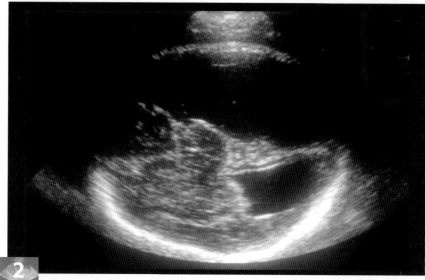

◨ Abb. 25.3.
Erweiterter 3. Ventrikel infolge Balkenagenesie: Zwischen den Seitenventrikeln (*echoleer*) kommt der normalerweise nur schlitzförmig darstellbare 3. Ventrikel als mäßig erweiterter Liquorraum zur Darstellung. Das Fehlen des Corpus callosum als Ursache der Ventrikelerweiterung ist in dieser Schnittebene nicht dargestellt

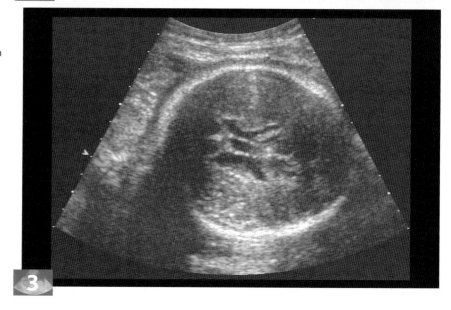

25 Hydrozephalus

Als Hydrozephalus wird eine Erweiterung der zerebralen Liquorräume bezeichnet. Er kann mit oder ohne Vergrößerung des Kopfumfangs (Makrozephalie, gesteigerter Hirndruck) vorkommen.

Hydrozephalus internus

Dieser Störung der Gehirnanatomie liegt ein Missverhältnis des Ventrikeldurchmessers und des umgebenden Hirnmantels zugrunde. Ursache ist die gestörte Liquorzirkulation mit einem Ungleichgewicht zwischen der Produktion im Plexus chorioideus und dem Abfluss über die Foramina interventricularia Monroi, dem Aquaeductus cerebri Sylvii und den Aperturae ventriculi quarti (Magendi und Luschkae).

Epidemiologie

Mit einem kongenitalen Hydrozephalus internus ist bei 0,5:1.000 Neugeborene zu rechnen. Diese Anomalie ist somit die häufigste angeborene Strukturanomalie des zentralen Nervensystems.

Ätiologie

Die Aquäduktstenose ist mit 43% die häufigste Form des Hydrozephalus. In erster Linie sind Infektionen (Toxoplasma gondii, Zytomegalievirus, Parvo-B19-Virus, Treponema pallidum, Listeria monocytogenes) als mögliche Ursachen zu nennen. Des weiteren kommen pränatale intrazerebrale Hämorrhagien, Neoplasmen, pharmakologisch-toxische Ursachen (Heroin, Kokain, Methylquecksilber), in 2–29% genetische Erkrankungen (X-chromosomal-assoziierte Aquäduktstenose, Trisomie 13, 18, 21), Syndrome (Meckel-Gruber-Syndrom, Apert Syndrom) oder Neuralrohrdefekte kausal in Betracht.

Sonographie

1–6

Die Erweiterung der Seitenventrikel (>10 mm, echoleer, glatt begrenzt) führt zu einer Verschiebung des Breitenverhältnisses aus Seitenventrikelweite zu Hemisphärenweite (LVW/HW-Ratio) über 0,5. Die Verlagerung des Plexus chorioideus oder das »lemon sign« (bei Neuralrohrdefekt) können als weitere sonographische Indizien gelten. Darüber hinaus wird die gleichzeitige Visualisierung der medialen und lateralen Wand des Seitenventrikels als indirektes Kriterium einer Ventrikelerweiterung gewertet. Hirndruckdiagnostik ist durch die intrazerebrale dopplersonographische Flussmessung (A. pericallosa, A. cerebri media) vorzunehmen. Bei Aquäduktstenose sind die Seitenventrikel und der 3. Ventrikel erweitert, der 4. Ventrikel ist dagegen normal weit.

Assoziierte Anomalien

Assoziierte Anomalien (78%) kommen in 37% intrakranial vor. Hier ist vor allem auf die Corpus-callosum-Hypoplasie/Agenesie, die Zephalozele, die AV-Malformation und die Arachnoidalzyste zu achten. Extrakranielle Fehlbildungen werden in 63% beobachtet. Fehlbildungen der Niere (37%), des Herzens, des Gastrointestinaltrakts, der Lippen sowie Gonadendysgenesien sind auszuschließen. (Lumbosakrale) Neuralrohrdefekte sind die häufigste Ursache dieser Art der Gehirnveränderung (67%).

Weiterführende Diagnostik

Die serologische Abklärung einer der Gehirnveränderung zugrunde liegenden Infektionserkrankung ist mittels einer TORCH-Serologie möglich. Eine Karyotypisierung ist in Abhängigkeit der vermuteten Ätiologie zu diskutieren. Als moderne Erweiterung des diagnostischen Spektrums hält die pränatale Kernspinuntersuchung gerade im Bereich des Kraniums Einzug (schlechte Ultraschallbedingungen im 3. Trimenon, komplexe Anatomie, kindliche Körperpartie mit den geringsten Bewegungsartefakten).

II

◧ Abb. 25.4.
Porenzephalie, Hydrozephalus internus communicans:
Neben der Erweiterung der Frontalhörner der Seitenventrikel kommt in dieser Schnittebene der ballonartig dilatierte 4. Ventrikel in der hinteren Schädelgrube (*rechts*) zur Darstellung

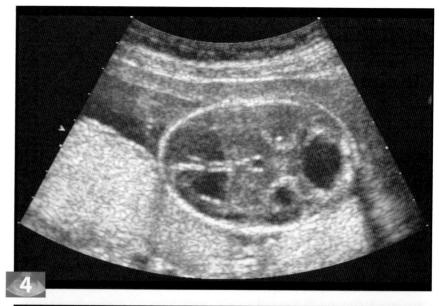

◧ Abb. 25.5.
Holoprosenzephalie: Genereller Strukturdefekt im Frontalbereich des Großhirns (*rechts*). Breite Kommunikation der echoleeren liquorführenden Räume vor den gut abgrenzbaren Thalamuskernen

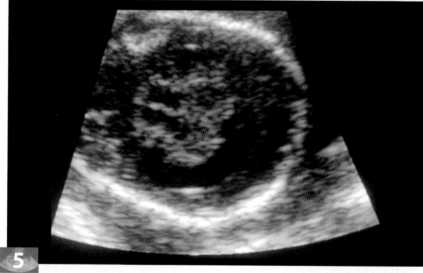

◧ Abb. 25.6.
Schizenzephalie: Kernspintomographische Darstellung einer okzipitalen Spaltbildung in der grauen und weißen Substanz, kombiniert mit einer Erweiterung der inneren Liquorräume beidseits eines Feten in der 34. SSW

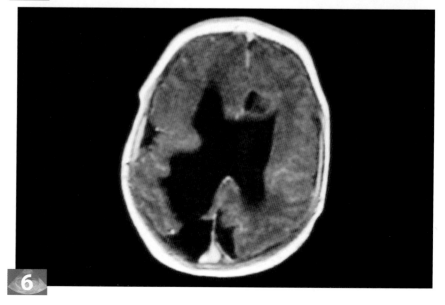

Prognose

Die Prognose ist pränatal sehr schwer abschätzbar. Sie wird entscheidend von den Begleitfehlbildungen bestimmt. Fetale Bewegungsanalysen (besonders der unteren Extremitäten) können mitunter Aufschlüsse geben. Kinder mit Aquäduktstenose haben eine hohe pränatale und neonatale Mortalität. Bei der Beratung eines betroffenen Elternpaares gilt generell, dass aufgrund morphologischer Veränderungen des Gehirns nur mit großer Zurückhaltung auf die mentale Funktionstüchtigkeit und mögliche geistige Entwicklungsstörungen des Kindes (Plastizität des noch unreifen Zentralnervensystems) rückgeschlossen werden kann.

Geburtshilfliches Vorgehen

Die pränatalmedizinischen und peripartalen Entscheidungen sind unter anderem abhängig von den Begleitfehlbildungen. Hinsichtlich des Geburtsmodus gilt ein Hydrozephalus mit einem Kopfmaß im Normbereich als geeignet für eine vaginale Geburt. Eine primäre Schnittentbindung ist durchzuführen bei geburtshilflicher Notwendigkeit (pathologisches Herztonmuster, Geburtsstillstand, Beckenendlage), bei Makrozephalie (Verdacht auf zephalopelvines Missverhältnis) und bei Verdacht auf einen Hydrozephalus bei (frischer) intrazerebraler Blutung. Befundprogredienz und der Verdacht auf Hirndruckentwicklung sind die Indikation zur Shuntanlage. Dieses trifft auf die postnatale Phase, aber auch die Schwangerschaft nach Abschluss der Frühgeburtlichkeit zu (bzw. >35. SSW).

Hydrozephalus externus (communicans)

Es liegt zusätzlich zur Erweiterung des Ventrikelsystems eine Dilatation des Subarachnoidalraumes durch Obstruktion des Abflusses der Zerebrospinalflüssigkeit außerhalb des Ventrikelsystems vor.

Inzidenz

Es handelt sich um die zweithäufigste Form eines Hydrozephalus (38%). Das Wiederholungsrisiko beträgt 1–2%.

Ätiologie

Ursache kann eine Subarachnoidalblutung (häufigste Ursache), eine Obstruktion des Sinus sagittalis superior oder ein Fehlen der Pacini-Granulationen sein.

Sonographie

Präpartal gestaltet sich vor allem die Differenzierung von der Aquäduktstenose schwierig. Als pathognomonisch ist die Dilatation der subarachnoidalen Zisternen anzusehen.

Prognose

Kinder mit Hydrozephalus externus haben eine bessere Prognose als Neugeborene mit anderen Hydrozephalusformen. Die Mortalität beträgt etwa 11%.

◘ Abb. 26.1.
Aneurysma der V. Galeni: In einer sagittalen Schnittebene durch das kindliche Gehirn imponiert als Blickdiagnose eine echoleere glatte Raumforderung im Zentrum des Gehirns

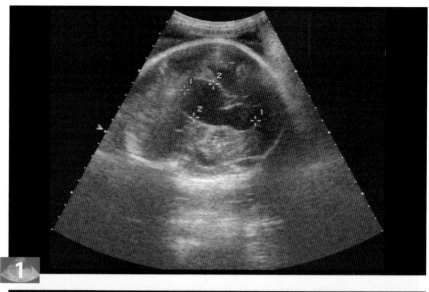

◘ Abb. 26.2.
Farbdopplersonographie des Aneurysma der V. Galeni: Intensive farbdopplersonographische Anfärbung des turbulenten Blutstroms in der AV-Malformation

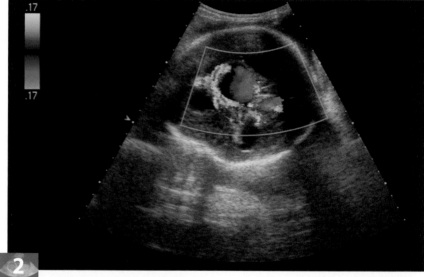

◘ Abb. 26.3.
Aneurysma der V. Galeni: Im Transversalschnitt wird die typische Lage der echoleeren unpaaren Gefäßveränderung in der Mittellinie darstellbar

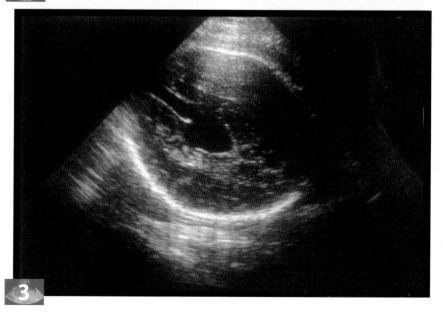

26 Aneurysma der Vena Galeni

Das Aneurysma der V. Galeni stellt eine supraten-
torielle, komplexe arteriovenöse Malformation in
der Mittellinie des Gehirns am posterioren Ende
des 3. Ventrikels dar. Die aneurysmatische Erwei-
terung der V. Galeni resultiert aus multiplen
Shuntverbindungen mit den zerebralen Arterien
(Carotis-, Vertebrobasilarissystem). Die V.-Galeni-
Malformation hat neben ihrem intrazerebralen
Raumforderungscharakter vor allem erhebliche
Kreislaufwirkung.

Epidemiologie

Die Inzidenz eines Aneurysma wird mit 1:30.000 Lebendgeborenen angegeben. Das Geschlechterverhältnis männ-
lich:weiblich beträgt 1:2.

Embryologie

Die zerebralen Arterien und Venen entwickeln sich aus
einem primitiven Gefäßplexus. Für die Entstehung von
arteriovenösen Gefäßmalformationen an der Schädelbasis kommen pathogenetisch 2 Theorien in Betracht: ein
früher Defekt der Differenzierung der Angioblasten zu
primitiven Kapillaren oder ein später Defekt der histologischen Differenzierung des primitiven zum definitiven
Gefäß.

Sonographie

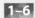 1–6

Die V. Galeni verläuft superoposterior der Thalami im
Subarachnoidalraum und mündet am Unterrand der
Falx cerebri in den Sinus sagittalis inferior.

Eine als Aneurysma beschriebene arteriovenöse
Malformation der V. Galeni stellt sich sonographisch als
in der Mediane gelegene, echoleere, glatte Raumforderung im Bereich der hinteren Schädelgrube dar.

Diagnostisch beweisend ist die farbdopplersonographisch nachweisbare turbulente Blutströmung im
Inneren des Befundes. Durch den massiven zerebralen
arteriovenösen Shunt kommt es zur Kreislaufbelastung
bis hin zur Herzinsuffizienz (»high output failure«). Bis
zu 80% des zirkulierenden Blutvolumens können in der
AV-Malformation versacken. Eine begleitende Dilatation der Seitenventrikel kann durch Druckokklusion
des Aquaeductus Sylvii oder intrakranielle venöse
Druckerhöhung auftreten. Als weitere zerebrale Folge-
schäden können zerebrale Infarkte, Porenzephalie,
Makrokranie oder Subarachnoidalblutungen auftreten. Die kardiale Dekompensation kann sich graduell
unterschiedlich in AV-Klappeninsuffizienzen, Kardiomegalie, Rechtsherzversagen bis hin zu kardialem Hydrops fetalis manifestieren.

II

◘ Abb. 26.4.
Zu- und Abflüsse des Aneurysmas der V. Galeni: Farbdopplersonographisch wird die Anzahl und Größe der zu- und abführenden Gefäße einschätzbar

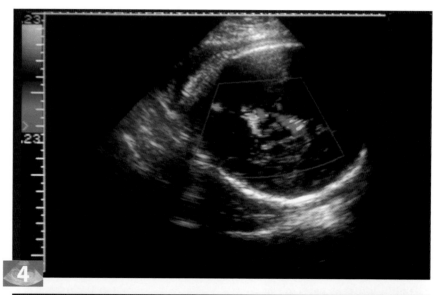

◘ Abb. 26.5.
Spektraldopplersonographie des arteriellen (pulsatilen), zum Aneurysma der V. Galeni zuführenden Blutstroms

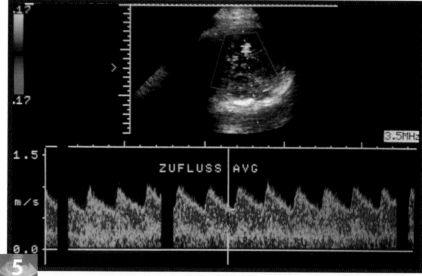

◘ Abb. 26.6.
Spektraldopplersonographisches Flussmuster im abführenden, venösen Stromgebiet (im Verhältnis niedriger systolischer bei hohem diastolischen Flussanteil) des Aneurysmas der V. Galeni

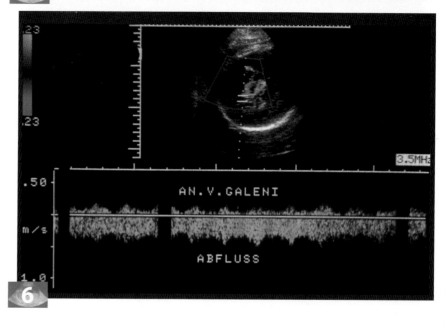

Differenzialdiagnose

In Frage kommen alle pathologischen Befunde, die mit echoleeren intrazerebralen Raumforderungen einhergehen: Ventrikelerweiterungen besonders des 3. Ventrikels, Agenesie des Corpus callosum, zerebrale Zysten, Arachnoidalzysten, Plexus-chorioideus-Zysten und eine Dandy-Walker-Malformation. Pathognomonisch für eine Malformation der V. Galeni ist dabei ihr medianer Sitz und ihr turbulentes Durchströmungsmuster (Dopplersonographie).

Prognose

Die Prognose ist unbehandelt insbesondere bei Vorliegen von Herzversagen und Hydrops fetalis sehr ungünstig. Bis zu 94% der Neugeborenen leiden zum Zeitpunkt der Geburt unter einer relevanten Kreislaufbelastung. Myokardiale Ischämie kann in der Folge zum Herzinfarkt führen. Als zerebrale Komplikationen sind postnatal Kopfschmerzen und/oder Anfallsleiden beschrieben.

Geburtshilfliches Vorgehen

Regelmäßige Kontrollen der fetalen Kreislaufparameter (Dopplersonographie, AV-Klappenschluss, Flüssigkeitseinlagerungen) und des Wachstumsverlaufs des kindlichen Kopfes ermöglichen die Einschätzung der Dynamik des Krankheitsverlaufs. Die sonographische Identifizierung der Zu- und Abflüsse zum Aneurysma der V. Galeni sind für die postnatale Operationsplanung entscheidend. Eine vorzeitige Entbindung ist nicht vorteilhaft. Zur Frage des günstigsten Geburtsmodus (Sectio vs. vaginale Geburt) liegen keine gesicherten Daten vor.

Therapie

Pränatal ist eine kausale Therapie nicht möglich. Eine supportive kardiale transplazentare Digitalisgabe kann ggf. bei bedrohlicher Herzinsuffizienz (Hydrops) in niedrigem Gestationsalter erwogen werden. Postnatal wird das Shuntvolumen schrittweise durch wiederholte transarterielle Embolisationen der Zuflüsse zur Gefäßmalformation mittels Coils oder Fibrin- bzw. Kunststoffkleber reduziert. Die operative Intervention ist nicht eher indiziert als die Kreislaufbelastung durch das Aneurysma der V. Galeni zu dekompensieren beginnt. Die Erfolgsrate der intravaskulären Katheterbehandlung mit gutem neurologischen Outcome liegt in erfahrenen Händen bei 66%.

◪ Abb. 27.1.
Dandy-Walker-Malformation: Infolge einer Hypoplasie des Kleinhirnwurms erscheinen die Hemisphären des Cerebellums voneinander distanziert und die echoleere Cisterna magna (*Markierung*) vergrößert

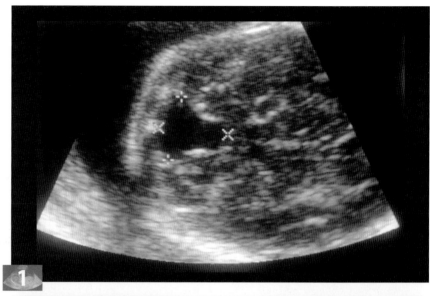

◪ Abb. 27.2.
Dandy-Walker-Malformation: Die hintere Schädelgrube mit echoleerer Lücke zwischen den Kleinhirnhemisphären (*rechts*)

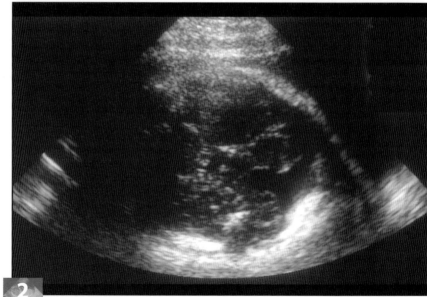

◪ Abb. 27.3.
Vergrößerte (echoleere) Cisterna magna (Okzipitalpol *links*)

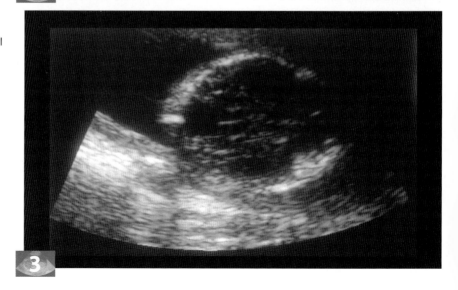

27 Die hintere Schädelgrube

Bei der Beurteilung des fetalen zentralen Nervensystems gerät die hintere Schädelgrube wegen ihrer schlechten Darstellbarkeit und der relativen Seltenheit ihrer Krankheitsbilder oft ins Hintertreffen.

Sonographie

Die hintere Schädelgrube wird sonographisch am besten durch einen Horizontalschnitt dargestellt. Hier lassen sich die knöchernen Strukturen, das Cerebellum mit den Hemisphären und Vermis, die Cisterna cerebellomedullaris und etwas tiefer Pons mit Medulla oblongata darstellen. Beachtet werden sollte bei der Darstellung der zerebralen Strukturen, dass methodenimmanent die schallkopfnahen Hirnteile echoreicher, die schallkopffernen echoärmer erscheinen.

Dandy-Walker-Malformation

Die Dandy-Walker-Malformation ist durch eine Hypoplasie oder Agenesie des Vermis cerebelli gekennzeichnet, durch welchen die aufgeweitete Cisterna magna mit dem 4. Ventrikel kommuniziert. Es entwickelt sich zusätzlich eine Erweiterung der Seitenventrikel unterschiedlicher Ausprägung.

Epidemiologie

Etwa 12% aller kongenitalen Hydrozephalen sind ursächlich mit einer Dandy-Walker-Fehlbildung verbunden. Allerdings wird diese Zahl häufig als zu gering angesehen da anzunehmen ist, dass ein Teil der Feten mit Hydrozephalus irrtümlich anderen Entitäten zugeschrieben werden. Daher resultieren die stark unterschiedlichen Inzidenzschätzungen von 1:10.500–28.000 Geburten. Das Wiederholungsrisiko ohne genetische Belastung beträgt 1–5%.

Pathogenese

Diese ist nicht mit letzter Sicherheit geklärt. Eine Entwicklungsstörung im Bereich des Rhombenzephalons führt zu einer Arachnoidalverklebung. Die folgende Liquorabflussstörung bedingt eine Erweiterung des 4. Ventrikels und eine Kranialverdrängung des Zerebellums. Zudem wird ein Ungleichgewicht der Liquorproduktion zwischen den Seiten-, dem 3. und 4. Ventrikel diskutiert. Die Überproduktion auf der Ebene des 4. Ventrikels führt zur sichtbaren Ventrikelerweiterung und Verdrängung des Zerebellums. Die Seitenventrikelerweiterung, gelegentlich erstes sonographisches Merkmal, entwickelt sich sekundär, oft erst postpartal in den ersten Lebensmonaten.

Ätiologie

Derzeit nicht sicher bekannt. Hereditäre Faktoren scheinen mitverantwortlich zu sein, da eine Dandy-Walker-Malformation assoziiert mit chromosomalen und syndromalen Störungen (Warburg, Aase-Smith, Ruvalcaba-Syndrom, Coffin-Siris, Meckel-Gruber, Ellis van Creveld u. a.) auftreten kann.

Sonographie

Die Diagnose einer Dandy-Walker-Malformation gelingt durch die Einstellung des Kleinhirns und der Cisterna cerebellomedullaris. AP-Vermessung der Cisterna cerebellomedullaris: Werte von mehr als 10 mm sind pathologisch. Ein Kleinhirnwurmdefekt unterschiedlicher Ausprägung sollte neben der Dilatation der Cisterna magna darstellbar sein. Die Präsenz eines Hydrozephalus (wenn nicht das erste Hinweiszeichen) ist für die Diagnose nicht zwingend.

Abb. 27.4.
Dandy-Walker-Malforma-tion: echoleere Raumforde-rung in der hinteren Schädel-grube

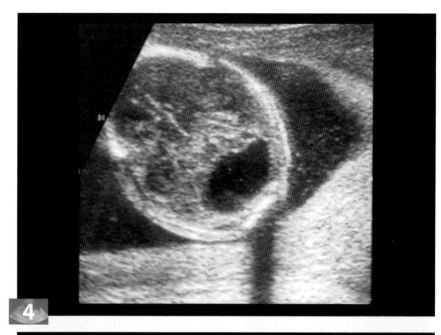

Abb. 27.5.
Zerebrale Arachnoidalzyste: echoleere glatte Raumforde-rung in der weißen Substanz des ZNS. Differenzialdiagnose zur Ventrikelerweiterung, Dandy-Walker-Malformation, Aneurysma der V. Galeni

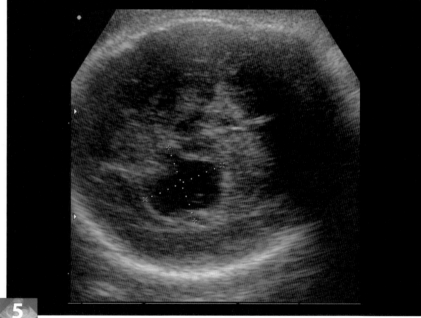

Assoziierte Anomalien

Intrakraniell ist auf eine Kleinhirnhypoplasie oder -aplasie und auf eine Gyrierungsstörung des Cerebellums zu achten. Extrakraniell sind in bis zu 60% Begleitfehlbildungen an Herz, Urogenital- und Gastrointestinaltrakt sowie Skelettanomalien zu finden.

Weiterführende Diagnostik

Eine Karyotypisierung ist fakultativ. Die Erkrankung ist nur selten mit chromosomalen Aberrationen verbunden. Eine pränatale Kernspinuntersuchung des ZNS kann zur Klärung der Diagnose und zerebraler Begleitfehlbildungen beitragen.

Geburtshilfliches Vorgehen

Einer vaginalen Geburt steht prinzipiell nichts entgegen, die Entscheidung muss jedoch von den Begleitfehlbildungen abhängig gemacht werden. Im weiteren Verlauf erfolgt bei Entwicklung einer progredienten Seitenventrikelerweiterung eine ventrikuloperitoneale Shunteinlage.

Prognose

Insgesamt muss von einer ungünstigen Prognose ausgegangen werden. Die Gesamtmortalität ohne assoziierte Fehlbildungen liegt bei 55% und steigt beim Vorliegen weiterer Anomalien auf etwa 83%. Zwischen 50 und 60% der überlebenden Kinder sind intellektuell beeinträchtigt.

Arnold-Chiari-Malformation

Bei der Arnold-Chiari-Malformation handelt es sich um eine Herniation der Medulla oblongata, des Kleinhirnwurms und des 4. Ventrikels nach kaudal durch das Foramen magnum. Sie wird durch die unvollständige kraniale Migration der Medulla oblongata aus dem zervikalen Spinalbereich hervorgerufen. Ursache dieses Migrationsdefizits ist beim Typ II eine Spina bifida. Je nach Ausprägung dieser Migrationsstörung werden 3 Typen unterschieden:

- Typ I mit einer Herniation des Vermis,
- Typ II mit zusätzlichem Hydrozephalus,
- Typ III mit zusätzlichen Enzephalo- und Myelozelen.

Sonographie

Die Herniation (Frontalschnitt) ist nur schwer direkt darzustellen und wird oft übersehen. Eine sich sekundär entwickelnde Seitenventrikelerweiterung kann diagnostisch den Weg weisen. Allerdings wird die Arnold-Chiari-Malformation oft erst im Kleinkindalter entdeckt.

Assoziierte Anomalien

Hydrozephalus, Spina bifida und Meningomyelozele.

Geburtshilfliches Vorgehen

Einer vaginalen Geburt steht außer bei Hydrozephalus nichts entgegen.

Weiterführende Diagnostik

Eine vorgeburtliche Kernspinuntersuchung kann zur besseren Einschätzung des Ausprägungsgrades und zur differenzialdiagnostischen Abgrenzung (Hydrozephalus anderer Genese) der Störung erfolgen.

Prognose und Therapie

Die Prognose ist vom Ausprägungsgrad der Herniation abhängig. Bei schweren Verläufen versterben die Kinder intrauterin oder postpartal an den Folgen der Kleinhirnnekrosen oder durch die Kompression der Medulla oblongata. Im Kleinkindesalter diagnostizierte Patienten haben eine entscheidend bessere Prognose, da es sich dann in der Regel um mildere Formen mit geringerer Herniation handelt. Diese können einer neurochirurgischen Korrektur zugeführt werden.

◘ Abb. 28.1.
Intrazerebrales Balken-lipom: Im Transversalschnitt durch das fetale ZNS (frontal *rechts*) findet sich der unregelmäßig begrenzte, echoreiche Tumor (*TU*) frontal im Bereich der Mittellinie. Dahinter sind die beiden Thalamuskerne abgrenzbar (*Th*). Die begleitende Erweiterung der inneren Liquorräume ist im Bereich der Hinterhörner der Seitenventrikel zu erkennen (*VE*)

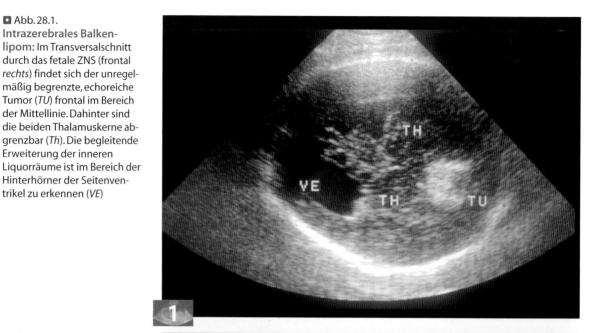

◘ Abb. 28.2.
Postpartale MRT bei intrazerebralem Balkenlipom: Im Frontalhirn zentral gelegener sich hell darstellender Tumor mit begleitendem Hydrozephalus internus (Hinterhörner der Seitenventrikel)

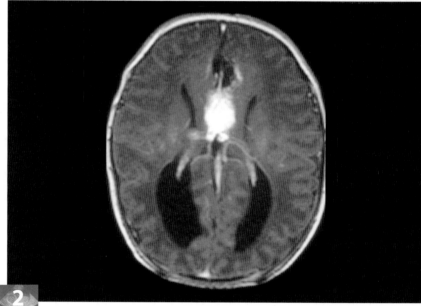

28 Tumoren des ZNS

Kongenitale Tumoren des ZNS sind Dermoide, Teratome, Dysgerminome oder Lipome und kommen bei tuberöser Sklerose (Morbus Bourneville-Pringle), Neurofibromatose (Recklinghausen-Krankheit) und bei der systemischen Angiomatose (Hippel-Lindau-Syndrom) vor.

Epidemiologie

Alle diese Tumoren sind selten (z. B. Lipom 1:1.700 in Autopsiepräparaten). Da darüber hinaus die Mehrzahl der Tumoren intrauterin asymptomatisch bleibt und erst während der Kindheit Symptome machen, ist eine genaue Abschätzung der pränatalen Häufigkeiten schwierig. Allerdings weisen 0,04–0,18% aller vor dem ersten Lebensjahr verstorbenen und einer Autopsie zugeführten Kinder intrakranielle Tumoren auf. Die Mehrzahl dieser Tumoren dürften jedoch in der postpartalen Periode entstanden sein. Nur etwa 8% aller vor dem 16. Lebensjahr diagnostizierten Tumoren sind kongenitaler Natur.

Pathologie

Der häufigste supratentorielle Tumor im Kindesalter ist das Kraniopharyngeom. Es enthält zystische und solide Anteile und tritt suprasellar auf. Papillome des Plexus chorioideus sind fast immer gutartige Tumoren meist kongenitalen Ursprungs, die durch eine Überproduktion an Liquor begleitend zu einem Hydrozephalus führen können. Gewöhnlich wird die Diagnose aufgrund eines begleitenden Hydrozephalus gestellt. Dermoide enthalten unter anderem Epithelstrukturen, Fett, Talg Zähne und Haare. Sie können in der hinteren Schädelgrube auftreten und eine Verbindung zur Kopfhaut haben. Enthalten Dermoide undifferenzierte Strukturen, so ist eine hohe Entartungswahrscheinlichkeit gegeben. Germinome imponieren als solide Strukturen und kommen meist suprasellar vor. Medulloblastome weisen eine weiche Binnenstruktur oft mit zentraler Nekrose auf. Sie zeigen eine hohe maligne Potenz und wachsen in der hinteren Schädelgrube. Lipome kommen typischerweise in der Mittellinie, ausgehend vom Corpus callosum vor. Der glatt begrenzte, verdrängend wachsende, benigne Tumor bedingt dabei eine (partielle) Balkenagenesie. Bei der tuberösen Sklerose finden sich multiple neurogliale Tumoren des Kortex und der Ventrikel. Die Neurofibromatose zeigt akustische Neurinome, Meningeome und Gliome. Die systemische Angiomatose kann zu Manifestationen in Auge und Kleinhirn führen.

Ätiologie

Die Ätiologie von angeborenen Gehirntumoren ist unklar. Im Tierexperiment konnten Gehirntumoren durch virale oder chemische Exposition induziert werden. Die Übertragbarkeit dieser Ergebnisse auf den Menschen ist allerdings fraglich.

Klinik

Sitz, Ausdehnung, Wachstumstendenz und Histologie bestimmen die postpartale Symptomatik. Diese reicht von kompletter Beschwerdefreiheit bis zu schwersten neurologischen Zustandsbildern.

Formen

Eine Einteilung kongenitaler intrakranieller Tumoren ist aufgrund der unterschiedlichen Herkunft nur eingeschränkt möglich:
- Keimzelltumoren: Dermoid, Teratom,
- germinale Tumoren: Dysgerminom, embryonales Karzinom, Chorionkarzinom,
- neuroblastische Tumoren: Medulloblastom, Neuroblastom, Retinoblastom,
- Tumoren embryonalen Ursprungs: Kraniopharyngeom,
- Tumoren ependymalen Ursprungs: Ependymom, Papillom des Plexus chorioideus, Glioblastoma multiforme, malignes Astrozytom,
- Tumoren, assoziiert mit genetischen Erkrankungen: tuberöse Sklerose, Neurofibromatose, systemische Angiomatose, Lipom.

Sonographie

 1–4

Intrakranielle Tumoren werden oft nur aufgrund des begleitenden Hydrozephalus diagnostiziert. Eine Mittellinienverschiebung und eine abnorme Kopfform oder -größe können ebenfalls als Hinweiszeichen verstanden werden. Die Läsionen können echoreich oder echoarm imponieren. Das Lipom erscheint echoreich. Kalzifikationen sind häufig. Eine histologische Klassifikation aufgrund sonographischer Merkmale ist nicht möglich.

II

◘ Abb. 28.3.
Primitiver neuroektoder-
maler Hirntumor: hypervaskularisierte echoarme Raumforderung an der Schädelbasis

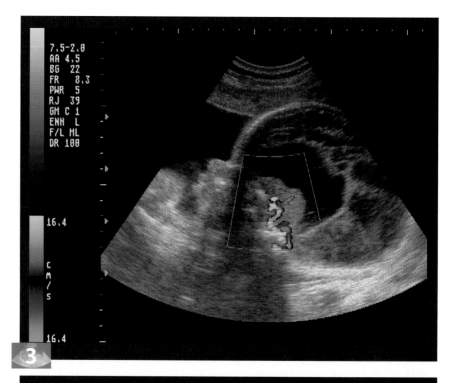

◘ Abb. 28.4.
Tethered-cord-Syndrom:
Bei der sagittalen Darstellung
des Spinalkanals (kaudaler Anteil *rechts*, Wirbelbögen *oben*,
Wirbelkörper *unten*) findet sich
ein glatt begrenzter, spindel-
förmiger, echoreicher Tumor im
Bereich der Cauda equina. Die
im Spinalkanal verlaufenden
Nervenwurzeln sind daran
fixiert

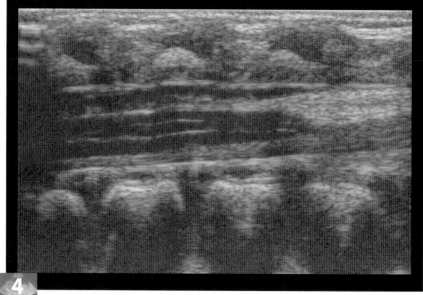

Assoziierte Anomalien

Mit Lipomen sind LKG-Spalten, Spina bifida, Herzfehler, das Goldenhar-Syndrom und Trisomie 21 assoziiert.

Differenzialdiagnose

Hydrozephalus anderer Genese, Hirnblutung, intrakranielle Verkalkung, Infarkt.

Genetik

Tuberöse Sklerose, Neurofibromatose und systemische Angiomatose werden autosomal-dominant vererbt.

Weiterführende Diagnostik

Suche nach assoziierten Anomalien, Karyotypisierung. Eine pränatale Kernspintomographie kann zur Differenzierung intrakranieller Befunde insbesondere im 3. Trimenon beitragen.

Geburtshilfliches Vorgehen

Zur Einschätzung der äußerst heterogenen klinischen wie auch prognostischen Zustandsbilder ist die Beobachtung des Verlaufes (z. B. starke Zunahme eines Hydrozephalus) hilfreich. Bei ausgedehnten Befunden und einer Diagnose vor der Lebensfähigkeit sollte die Möglichkeit eines Schwangerschaftsabbruchs erwogen werden. Trotz des intrakraniellen Tumors ist eine vaginale Geburt nicht in jedem Fall ausgeschlossen.

Prognose

Die Prognose intrakranieller Tumoren ist insgesamt eher ungünstig, jedoch im Einzelfall extrem schwer abzuschätzen, da keine direkte Korrelation zwischen Tumorart, -sitz und -größe und dem Ausmaß der jeweiligen intellektuellen und neurologischen Schädigung besteht. Die Rate an intrauterinen Fruchttoden ist jedoch deutlich erhöht. Postnatal leiden die Kinder unter Epilepsie, Hemiparese, Schwindel, Kopfschmerz oder Verhaltensauffälligkeiten. Etwa 50% der Lipompatienten sind asymptomatisch.

Therapie

Postnatal ist je nach Befund eine symptomatische Therapie (Antikonvulsiva) indiziert. Die chirurgische Intervention ist prinzipiell möglich, die Indikation (hohe perioperative Mortalität) ist jedoch am Einzelfall zu orientieren. Papillome des Plexus chorioideus können mit guten Ergebnissen reseziert werden.

II

◨ Abb. 29.1.
Frontalschnitt einer zentralen LKG-Spalte

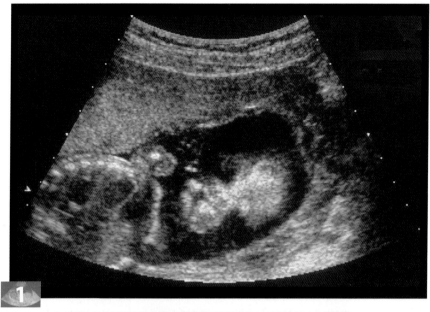

◨ Abb. 29.2.
Postnatale Aufnahme der einseitigen LKG-Spalte: Der rechte Nasenflügel ist durch die Spaltbildung nach medial und kaudal verzogen

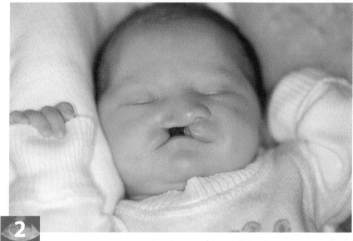

◨ Abb. 29.3.
Doppelseitige Spaltbildung im Frontalschnitt: Die Mundöffnung ist durch das Fehlen des gesamtem Philtrums dreieckig bis zur Nase erweitert

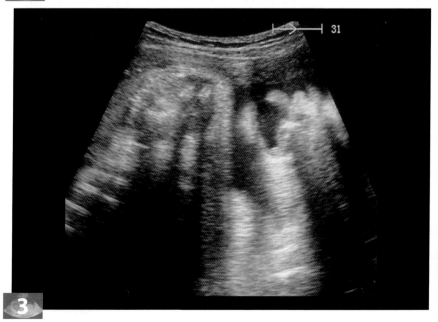

29 Lippen-Kiefer-Gaumen-Spalte

Die Lippen-Kiefer-Gaumen-(**LKG-**)Spalte ist eine entstellende Gesichtsfehlbildung, die schon beim ersten Blick auffällt. Die Anomalie der Körperoberfläche speziell im Gesicht wird von den Eltern eines Neugeborenen häufig besonders traumatisch erlebt.

Pränatales Wissen und die sich daraus ergebende Vorbereitungsmöglichkeit der Familie auf ein Kind mit auffälliger Physiognomie kann die postnatale Annahme des Neugeborenen erleichtern.

Epidemiologie

Eine LKG-Spalte tritt einmal unter 700 Lebendgeburten auf. Davon kommt sie in der Hälfte der Fälle als komplette LKG-Spalte, in 25% als isolierte Lippenspalte und in 25% als Gaumenspalte bei intaktem Kiefer und Lippe vor. Eine isolierte mediale Lippenspalte wird in 0,2–0,7% gefunden. Das Wiederholungsrisiko für eine LKG-Spalte beträgt 4% und für eine Gaumenspalte 2%.

Embryologie

Aus paarigen Mesenchymwülsten um die Mund- und Nasenhöhle formieren sich um die 7. bis 10. SSW durch mediane Fusion Lippen, Kiefer und Gaumen. Hierbei entstehen aus den Oberkieferwülsten die äußeren Anteile von Oberlippe und Oberkiefer. Die Gaumenplatten vereinigen sich median zum sekundären Gaumen. Die medialen Nasenwülste bilden den mittleren Teil der Oberlippe, des Oberkiefers und den primären Gaumen (medianes vorderes Dreieck).

Ätiologie

Die Erkrankung ist meist multifaktoriell bedingt. In 3% der Fälle tritt sie im Rahmen von Syndromen auf. Eine Assoziation mit der Einnahme von Antiepileptika in der Schwangerschaft (Phenobarbital, Phenytoin, Primidon, Valproinsäure) wird diskutiert.

Sonographie

1–6

Die Spaltbildung kommt am ehesten im Koronarschnitt der Lippen zur Darstellung. Meist ist auch das Profil des Kindes auffällig (Deviation der Nasenflügel, Verkrümmung der Nasenspitze, wulstförmige Veränderung der Oberlippe). Wesentlich ist die Feststellung, ob es sich um einen lateralen oder medianen Defekt handelt und ob der Gaumen betroffen ist. Eine (seltene) isolierte Gaumenspalte kann im Routineultraschall kaum erfasst werden, wobei eine Lücke bei der Darstellung der Maxillaanlage unterhalb der Orbitalebene wegweisend ist. Auch bei gezielter Suche bleibt die Diagnose schwierig. Die Entdeckungsrate von LKG-Defekte liegt für die Gesamtheit der Anomalie insgesamt bei 65%. Gaumenspalten werden nur zu 22%, Lippenspalten zu 67%, LKG-Spalten zu 95% diagnostiziert. Neben der Gesichtsveränderung kann sich ein Polyhydramnion (durch Schluckstörung) als diagnostisch hinweisend erweisen.

Assoziierte Anomalien

Bei 13% der Patienten mit LKG-Spalte und bei 50% der Patienten mit isolierter Gaumenspalte finden sich assoziierte Anomalien. Vorwiegend handelt es sich um Herzfehler, Klumpfuß und Polydaktylie. An fazialen Auffälligkeiten werden Hypo-/Aplasie des Stirnfortsatzes sowie eine häufige Assoziation mit Holoprosenzephalie beobachtet. Chromosomenstörungen lassen sich bei weniger als 1% der geborenen Kinder nachweisen. Pränatal liegt dieser Prozentsatz allerdings deutlich höher, da viele dieser Schwangerschaften nicht bis zum Termin ausgetragen werden.

II

◘ Abb. 29.4.
Bilaterale LKG-Spalte:
multiplanare 3D-Darstellung

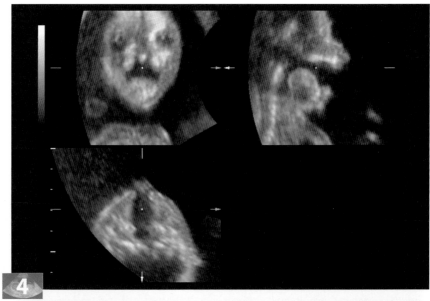

◘ Abb. 29.5.
Profilveränderung der
Nasenspitze und der vor-
springenden Oberlippe bei
einem Fetus mit LKG-Spalte

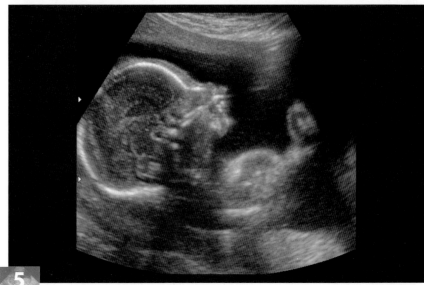

◘ Abb. 29.6.
3D-Oberflächendarstellung
einer einseitigen LKG-Spalte

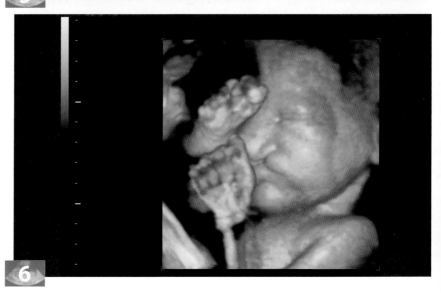

Weiterführende Diagnostik

Die Assoziation einer LKG-Spalte mit weiteren körperlichen Anomalien erfordert die detaillierte sonographische Fehlbildungsdiagnostik. Eine Karyotypisierung ist aufgrund des gehäuften Vorkommens von Aneuploidien als Ursache von LKG-Spalten zu erwägen.

Geburtshilfliches Vorgehen

Die Betreuung der Schwangerschaft und die Geburt bleiben durch die Diagnose unbeeinflusst. Einzelne Therapieversuche einer pränatalen chirurgischen Korrektur (narbenarme Wundheilung) missachten bei exzellenter postnataler Versorgungsmöglichkeit die elementare Frage der Indikationsstellung (Nutzen-Risikoabwägung) intrauteriner Chirurgie.

Prognose und Therapie

Unmittelbar postnatal ist die kieferchirurgische Versorgung (Kieferplattenanpassung) zu gewährleisten. Durch den damit gewährleisteten Abschluss der Nasenhöhle von der Mundhöhle wird Saugen und damit auch das Stillen des Kindes möglich. Zur Flaschenernährung von Kindern mit LKG-Spalte sind spezielle (längere) Sauger zu verwenden.

Im 4. bis 6. Monat wird eine Lippenspaltplastik mit Verschluss der Lippe, Rekonstruktion des Nasenhöhlenbodens und Weichteilüberbrückung der Kieferspalte angestrebt. Einige Schulen führen zu diesem Zeitpunkt auch einen Verschluss des harten Gaumens durch.

Andernfalls erfolgt der endgültige Verschluss des harten und ggf. auch des weichen Gaumens im 2. bis 3. Lebensjahr.

Schließlich wird im 6. Lebensjahr ggf. eine Verlängerung des Nasenstegs und im 7. bis 13. Lebensjahr eine Osteoplastik zur Überbrückung der Kieferspalte durchgeführt.

Nach Abschluss des Wachstums sind evtl. Eingriffe am Oberkieferskelett und Rhinoplastiken notwendig.

Häufige Spätfolgen stellen Sprachprobleme, vor allem eine nasale Aussprache, dar. Des Weiteren beeinflussen rezidivierende Mittelohrentzündungen bzw. hartnäckige -ergüsse die Sprachentwicklung durch die Entwicklung einer Schwerhörigkeit.

Insgesamt sind die funktionellen wie auch kosmetischen Ergebnisse der LKG-Spaltenkorrektur sehr ermutigend.

◻ Abb. 30.1.
Laterales Halsteratom:
echoarmer, glatt begrenzter
zervikaler Tumor im Koronarschnitt des Feten

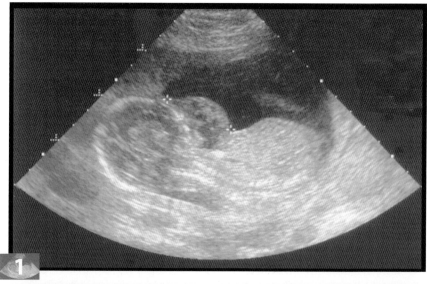

◻ Abb. 30.2.
Halsteratom: frontale Darstellung des Halstumors aus
der vorangehenden Abbil-
dung. Das Teratom (inhomogene Echogenität) ist vor dem
Hals unter dem Kinn (geöffne-
ter Mund) zur Gegenseite hin
entwickelt

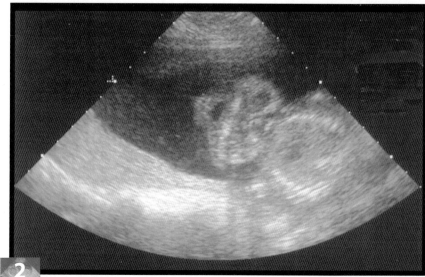

◻ Abb. 30.3.
**Großer mehrknotiger
lateraler Halstumor**
(*Markierung*): links im Bild
der kindliche Schädel

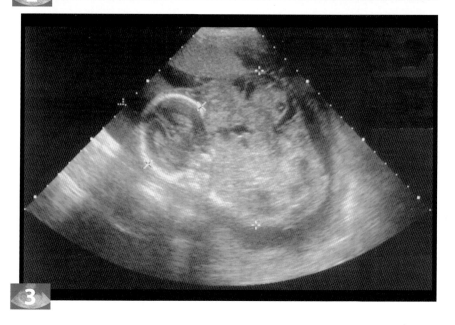

30 Epignathus, Halsteratom

Kongenitale Hals- und Gesichtstumoren sind
seltene, aufgrund ihrer Struktur und der Veränderung der Körperkontur allerdings sonographisch
augenfällige Befunde. Die Behandlung wie auch
Prognose variiert sehr stark in Abhängigkeit vom
Ausprägungsgrad.

Epignathus

Bei einem Epignathus handelt es sich um ein Teratom der
Mundhöhle und/oder des Pharynx. Der Tumor besteht aus
allen 3 Keimblättern und die Anlage befindet sich meist im
Bereich des Os sphenoidale.

Sonographie

Sonographisch findet sich ab der 20. SSW ein solider
Tumor mit inhomogenen Binnenechos in typischer
Lokalisation im Pharynx. Eventuell sind neben zystischen Anteilen auch echoreiche Kalzifizierungen erkennbar. Durch die Verlegung des Mundes resultiert
eine mechanische Schluckstörung und in der Folge ein
Polyhydramnion. Die exzessive Fruchtwasservermehrung ist mit einer schlechteren Prognose vergesellschaftet.

Assoziierte Anomalien

Begleitfehlbildungen finden sich in 6% der Fälle. Dabei
werden Gaumenspalten, Hämangiome, bronchiale Zysten,
Hypertelorismus, Nabelhernien, Herzfehler und Gesichts-
fehlbildungen (mechanisch durch den Tumor entstanden)
beschrieben

Differenzialdiagnose

Weitere mögliche Tumoren mit Lokalisation am Kopf sind
das Nackenteratom, das zervikale Lymphangiom und die
Enzephalozele. In der Frühschwangerschaft muss auch an
eine (seltene) Kraniopagusbildung gedacht werden.

Geburtshilfliches Vorgehen

Es wird zu einem individuellen Vorgehen in Abhängigkeit
von der Tumorgröße und einer evtl. vorhandenen Größen-
progredienz geraten. Ein symptomatisches Polyhydramnion kann u. U. über (serielle) Amniondrainage behandelt
werden. Ein Schwangerschaftsabbruch kann bei ausgeprägtem Befund in Betracht gezogen werden.

Prognose

Die Prognose des Epignathus ist abhängig von der Tumorgröße und der Lokalisation. Die häufigste Todesursache ist
eine Asphyxie durch Atemwegsobstruktion.

Therapie

Beim Epignathus ist keine kausale intrauterine Therapie
möglich. Zur Verlängerung der Tragzeit ist ggf. eine symptomatische Behandlung der Komplikationen, die sich aus
dem Polyhydramnion ergeben (vorzeitige Wehentätigkeit,
vorzeitiger Blasensprung), erforderlich. Die postnatale
Chirurgie (technisch u. U. sehr schwierig) ist Therapie der
Wahl.

◨ Abb. 30.4.
Laterale Halszysten: Im Koronarschnitt sind die Zysten als echoleere glatte Raumforderungen im seitlichen Halsbereich beidseits darstellbar. Differenzialdiagnostisch ist das Nackenhygrom abzugrenzen.

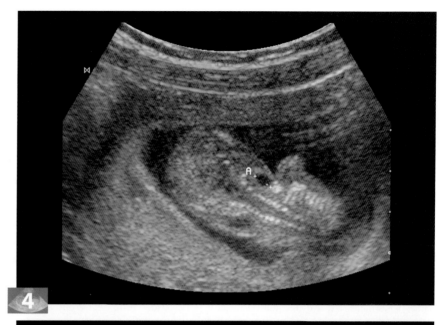

◨ Abb. 30.5.
Lateraler Gesichts- und Halstumor: großes, echoarmes Hämangiom mit sonographisch inhomogener Binnenstruktur. Darstellung an der kindlichen Wange im Transversalschnitt (*links*)

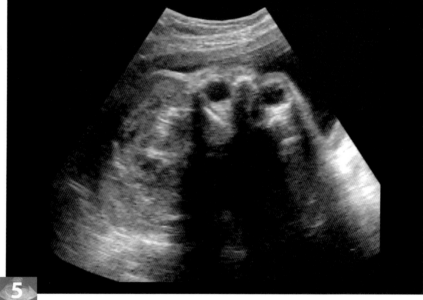

Halsteratom

Das zervikale Teratom ist eine selten vorkommende, meist benigne Geschwulst. Maßgebliches Problem dieses Halstumors ist ähnlich wie beim Epignathus die Atemwegsobstruktion.

Sonographie

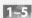

Ab dem 2. Trimenon findet sich eine außen scharf begrenzte, zystisch-solide Raumforderung in typischer Lokalisation am fetalen Hals. Das Innere der Geschwulst weist eine inhomogene echoarme/echoreiche Binnenstruktur auf. Ein begleitendes Polyhydramnion führt in 30% zu Komplikationen. Ursache der Fruchtwasservermehrung ist die mechanische Schluckbehinderung.

Assoziierte Anomalien

Beschrieben werden vor allem Lungenhypoplasie, Analatresie, Trisomie 13 und Chondrodystrophie.

Differenzialdiagnose

Alternativ zum zervikalen Teratom finden sich im Bereich des fetalen Nackens zystische Hygrome. Diese zeigen allerdings typischerweise ein honigwabenförmiges Aussehen ohne solide Anteile. Bronchogene Zysten kommen weiter lateral am Hals/Thorax zur Darstellung und sind ebenfalls überwiegend zystisch. Bei Meningozelen findet sich unter dem zystischen Prozess ein Spinaldefekt. Auch das zervikale Lymphangiom stellt einen ausschließlich zystischen Prozess (ggf. mit Einblutungen) dar. Ein intrauteriner Kropf zeigt im Gegensatz zum Teratom keine zystischen Areale.

Weiterführende Diagnostik

Aufgrund der Assoziation mit Chromosomenaberrationen ist die Karyotypisierung zur erwägen.

Geburtshilfliches Vorgehen

Serielle intrauterine Kontrollen der Biometrieparameter und des Wachstums des Tumors. Als Geburtsmodus ist zur Verminderung geburtstraumatischer Komplikationen eine Sectio caesarea zu empfehlen.

Prognose

Die Mortalität ist vor allem wegen der Atemwegsobstruktion mit 80–100% sehr hoch.. Die Rate der Totgeburten beträgt 17% und auch die Operationsmortalität ist mit 9–15% erheblich.

Therapie

Wie beim Epignathus ist keine etablierte intrauterine Therapie möglich. Die postpartale Chirurgie ist Therapie der Wahl.

Thorax

II

◘ Abb. 31.1.
Lungensequester: Echoreicher homogener thorakaler
Tumor, kombiniert mit einer
zentral im Thorax gelegenen
echoleeren, glatten broncho-
genen Zyste

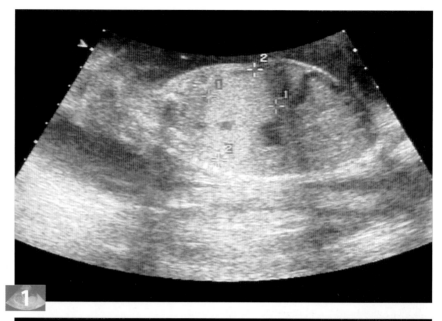

◘ Abb. 31.2.
**Gefäßversorgung des
Lungensequesters:**
Das aberrierende aus der Aorta
stammendes Gefäß ist differenzialdiagnostisch bei echoreichem Thoraxtumor für einen
Lungensequester pathogno-
monisch

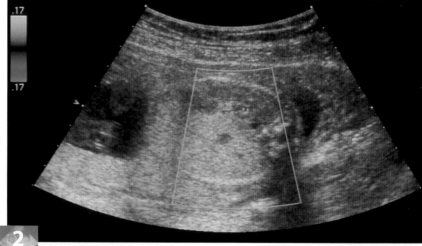

◘ Abb. 31.3.
Lungensequester: solider
echoarmer Thoraxtumor
(*Mass*), (*Cor*-Herz, *Li*-Leber).
Nebenbefundlich Aszites
und Pleuraerguss

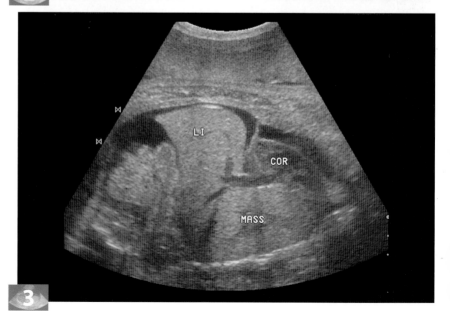

31 Lungen- und Bronchialanomalien

Die sonographische Untersuchung des thorakalen Abschnitts des kindlichen Körperstammes lässt Diagnosen zur Beschaffenheit und Integrität des knöchernen Thorax (Form, Rippen, Ergüsse, Atembewegungen), der Lungen (Größe, Echogenität, zystische oder solide Raumforderungen), des Mediastinums (Trachea, Ösophagus, Gefäße, Thymus) und des Herzens zu.

Pleuraerguss

Ein Pleuraerguss tritt isoliert oder als Teilsymptom eines generalisierten Hydrops fetalis (immunologischer oder nichtimmunologischer Ursache) auf. Lungenfehlbildungen, intrauterine Infektionen (hierbei Hydrothorax meist bilateral), kardiale Fehlbildungen und Chromosomenaberrationen (Trisomie 21, Monosomie-X0) verursachen ebenfalls einen Hydrothorax. Die häufigste intrauterine Komplikation des Pleuraergusses stellt die sekundäre Lungenhypoplasie dar. Die häufigste Form der Flüssigkeitsansammlung im Pleuraspalt ist ein Chylothorax als Folge eines Verschlusses des Ductus thoracicus (häufig Diagnose erst postnatal nach der ersten Milchnahrungsaufnahme). Die Prognose ist günstig.

Sonographie

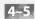

Typischerweise findet sich einseitig oder beidseitig ein echoleerer Saum zwischen dem knöchernen Thorax und dem Lungenparenchym bzw. supradiaphragmal. Bei ausgeprägtem Befund kann durch eine intrathorakale Drucksteigerung eine Lungenhypoplasie, Einflussstauung und in der Folge Hydrops fetalis bzw. Polyhydramnion auftreten.

Weiterführende Diagnostik

Zur Klärung der Ursache des Pleuraergusses wie auch der Festlegung einer entsprechenden Therapie ist eine differenzierte Fehlbildungssuche (vor allem fetale Echokardiographie) erforderlich. Wegen der Assoziation zum Turner- oder Down-Syndrom ist eine Karyotypisierung zu erwägen.

Prognose

Die Prognose richtet sich ganz nach dem Ausmaß des Ergusses und Ätiologie und ggf. vorhandenen Begleitfehlbildungen.

Therapie

Intrauterin ist eine Entlastungspunktion oder Shunteinlage nur bei symptomatischer Mediastinalkompression zu erwägen. Bei ausgeprägtem bilateralen Hydrothorax (Risiko der ungenügenden Lungenentfaltbarkeit in den ersten Minuten bei der postnatalen Beatmung) ist die Ergussdrainage unmittelbar vor der Geburt möglich.

Lungensequester

Der Lungensequester entsteht aus einem von Bronchialbaum und pulmonaler Perfusion getrennten Lungenparenchym mit Blutversorgung direkt über die Aorta. Es kann eine intralobäre Form, bei der Sequester und Lunge in einer Pleurahöhle liegen, von der häufigeren extralobären Form, bei welcher der Sequester mit eigener Pleura visceralis ummantelt ist, unterschieden werden. Der Lungensequester kann auch infradiaphragmal und intraabdominal, als sog. Bauchlunge, vorkommen.

Sonographie

Sonographisch kann ab der 18. SSW ein echoreicher Tumor im Thorax (vorwiegend in den unteren Lobi) oder Abdomen auffallen, wobei viele dieser intrauterinen Befunde im Schwangerschaftsverlauf kleiner werden und postpartal oft nicht mehr nachweisbar sind. Pathognomonisch ist der farbdopplersonographische Nachweis einer aus der Aorta entspringenden direkten Gefäßversorgung des Tumors. Infolge der intrathorakalen Drucksteigerung kann, wie bei allen abdominalthorakalen Raumforderungen, ein Hydrops fetalis entstehen.

Assoziierte Anomalien

Bei Lungensequester kommen gehäuft zusätzlich eine Zwerchfellhernie, ein Herzfehler, eine renale Anomalie, ein Hydrozephalus und Wirbelsäulendeformitäten vor.

Abb. 31.4.
Lungensequester: im Transversalschnitt des Thorax (Wirbelsäule *unten*) echoreicher Tumor *rechts*, Herz *links* mit Hydrothorax

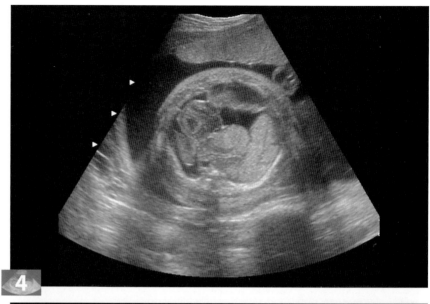

Abb. 31.5.
Lungensequester: farbdopplersonographische Darstellung des zentralen Tumorgefäßes aus der Aorta (pathognomonisch)

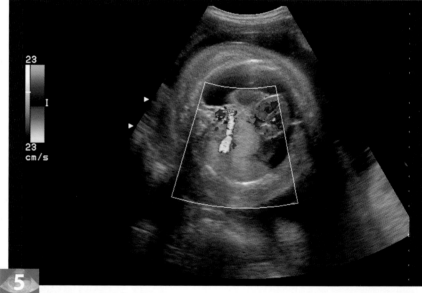

Abb. 31.6.
Bronchogene Zyste: im Bereich der rechten Lunge unregelmäßig begrenzte echoarme Raumforderung. Linksseitig (*unten*), liegt das Herz mit den großen Arterien (im Bild getroffen). Differenzialdiagnostisch kommt die CCAML und eine Zwerchfellhernie in Frage

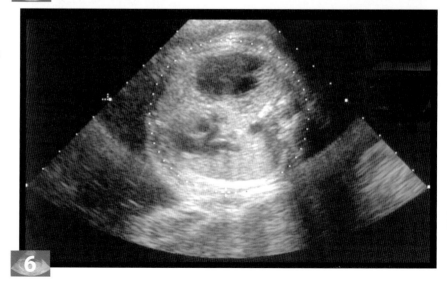

Differenzialdiagnose

Differenzialdiagnostisch muss eine CCAML, eine Zwerchfellhernie, eine bronchogene Zyste oder bei subdiaphragmaler Lage ein Nierentumor ausgeschlossen werden.

Prognose

Bei im Verlauf regredienten Befunden ist die Prognose sehr gut. Wenn ein begleitender Hydrops fetalis auf tritt, ist allerdings mit einer hohen Mortalität zu rechnen.

Therapie

Eine intrauterine Therapie der Grunderkrankung ist nicht bekannt. Postpartal kann eine chirurgische Intervention (Tumorresektion, Lobektomie, Pneumektomie) indiziert sein.

Bronchogene Zyste

Pränatal stellt sich die selten auftretende bronchogene Zyste als solitäre, echoleere, meist medial gelegene intrathorakale Raumforderung dar. Histologisch zeigen bronchogene Zysten eine Auskleidung durch Bronchialepithel, die meist eine Verbindung zum Bronchialbaum besitzt. Differenzialdiagnostisch kommt eine Zwerchfellhernie, ein Lungensequester und die CCAML in Frage. Assoziierte Anomalien der Trachea, des Ösophagus oder der thorakalen Wirbelsäule werden nur selten beobachtet.

Intrauterin kann in Einzelfällen bei ungewöhnlich großen Befunden eine Entlastungspunktion oder Shuntanlage notwendig werden. Postnatal ist eine Resektion sehr selten notwendig, sie ist nur den großen, symptomatischen Zysten vorbehalten. Die Prognose ist bei meist kleinen Befunden gut.

Atresie der Luftwege

Sonographisch finden sich einseitig (Bronchialatresie) oder beidseitig (Tracheal-/Larynxatresie) homogen echoreich verschattete Lungen. Ein hochsitzender Verschluss führt zur Dilatation der Trachea (echoarm). Das Lungenvolumen auf den betroffenen Seiten erscheint vergrößert und führt zum Zwerchfelltiefstand. Differenzialdiagnostisch ist ein Lungensequester und eine CCAML abzugrenzen. Im Rahmen eines Fraser-Syndroms können zu-

sätzlich Nierenagenesie und Mikrophthalmie beobachtet werden. Eine intrauterine Therapie (endoskopische Tracheostomie) einer hochsitzenden Atresie (»Congenital high airway obstruction«, CHAOS) wird unter experimentellen Bedingungen an spezialisierten Zentren angeboten. Nach chirurgischer Beseitigung der Obstruktion in der Neugeborenenperiode sind die Erkrankungen vor allem bei einseitigem Verschluss mit dem Leben zu vereinbaren.

Lungenhypoplasie

Neben der primären, seltenen Lungenhypoplasie wird sie häufiger als Komplikation anderer thoraxkomprimierender Anomalien oder infolge einer drastischen Fruchtwasserverminderung im 2. Trimenon beobachtet.

Sonographie

Nur bei schwerer Lungenhypoplasie gelingt die pränatale Diagnose sicher. Bei der einseitigen Lungenhypoplasie fällt eine Mediastinalverlagerung und Deviation der Herzachse, bei beidseitiger Erkrankung eine relative Kardiomegalie (Herz-/Thoraxumfangsratio >0,4) mit Zwerchfellhochstand auf. Die sekundäre Lungenhypoplasie ist von Wachstumsretardierung und/oder schwerem Oligohydramnion begleitet.

Assoziierte Anomalien

Als Begleitfehlbildungen können Pleuraerguss, Zwerchfellhernie, CCAML, Kardiomyopathie, Skelettdysplasien oder Myopathien, Trisomien (13, 18, 21) und fast immer Oligohydramnie beobachtet werden.

Prognose

Je nach Ausprägungsgrad der Lungenhypoplasie beträgt die postpartale Mortalität bis 80%, wobei der Zeitpunkt des Auftretens, sowie Dauer und Schweregrad des Oligohydramnions oder der zugrunde liegenden Pathologie entscheidend sind.

Therapie

Eine kritische Fruchtwasserverminderung ist durch sequentielle Amnioninfusionen zu beseitigen. Postnatal kann über temporäre NO- oder ECMO-Beatmung auch bei schweren Fällen ggf. eine Stabilisierung erreicht werden.

◘ Abb. 32.1.
Sagittalschnitt einer kongenital zystischen Lungenmalformation: echoleere, großzystische Läsionen im Thorax (Typ Stocker I)

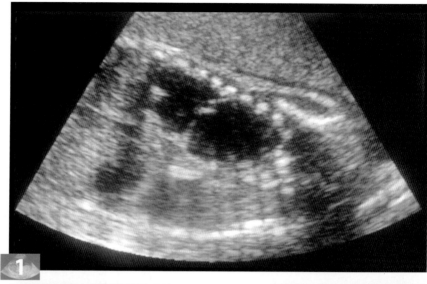

◘ Abb. 32.2.
Transversale Darstellung einer rechtsseitigen kongenital zystischen Lungenmalformation auf Höhe des Vierherzkammerblicks

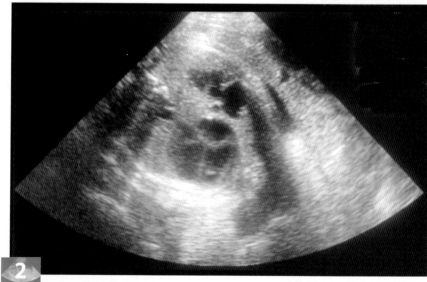

◘ Abb. 32.3.
Postnatale Röntgenaufnahme des Befundes aus Abbildung 1

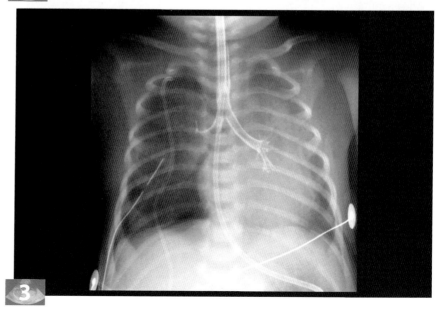

32 Kongenitale zystisch adenomatoide Lungenmalformation

Als angeborene zystische Lungenmalformation (»congenital cystic adenomatoid malformation of the lung«/**CCAML**) bezeichnet man ein adenomatoides Hamartom, bei dem statt der Sacculi die terminalen Bronchiolen aufgeweitet sind.

Epidemiologie

Diese Form der Lungenanomalie ist für etwa ein Viertel aller kongenitalen Lungenfehlbildungen verantwortlich. Die Inzidenz beträgt 1:25.000–35.000 Lebendgeborene.

Ätiologie

Die luftleitenden und die zum Gasaustausch notwendigen anatomischen Strukturen haben ihren embryologischen Ursprung in 2 unterschiedlichen Keimblättern. Fusionsstörungen des endodermalen Bronchialsystems mit den mesodermalen distalen Lungenstrukturen vor der 7. SSW führen zu überproportionalem tumorartigen Wachstum (Aufweitung) der terminalen Bronchiolen.

Formen (nach Stocker)

Formen	Typ I	Typ II	Typ III
Zysten-größe	Groß (wenige) >20 mm	Klein (viele) 5–20 mm	Mikrozystisch (multizystisch <5 mm)
Prognose	Gut	Ungünstig (hohe Letalität), 50% Begleit-anomalien	Ungünstig (hohe Letalität)

Sonographie

Der sonographische Lungenbefund imponiert beim Typ I und II als große bzw. mittelgroße, echoleere, zystische, nichtpulsatile Veränderung im Thorax. Typ III wird als echoreiche intrathorakale Masse sichtbar. Die CCAML ist in aller Regel einseitig ausgeprägt und betrifft einen Lungenlappen. Der Tumor kann je nach Größe zu einer Mittellinienverschiebung mit Kompression des Mediastinums und der kontralateralen Lunge führen. Ein Polyhydramnion und/oder Hydrops fetalis sind fakultative Komplikationen infolge der Schluckbehinderung bzw. Einflussstauung durch den thorakalen Tumor.

Assoziierte Anomalien

Vor allem beim Typ Stocker II sind Begleitanomalien zu erwarten: Herzfehler (Truncus arteriosus communis, Fallot-Tetralogie), beidseitige Nierenagenesie, Jejunumatresie, Hydrozephalus, Zwerchfellhernie, Deformitäten der Wirbelsäule und Prune-belly-Syndrom.

Differenzialdiagnose

Von einer CCAML sind differenzialdiagnostisch ein zystisches Mediastinalteratom, ein Rhabdomyom, ein neurogener Tumor oder ein Thymustumor, Lungensequester bzw. bronchogene Zysten abzugrenzen. Des weiteren ist eine Zwerchfellhernie (Peristaltik!) pränatal mitunter schwierig zu unterscheiden.

Weiterführende Diagnostik

Mit der 3D Sonographie kann das Volumen der Läsion und vor allem das prognostisch entscheidende Lungenrestvolumen eingeschätzt werden. Die Kernspintomographie (fakultativ) ermöglicht eine gute Darstellung der Weichteilveränderungen.

◨ Abb. 32.4.
Histologisches Korrelat einer CCAML: Lungenparenchymumbau mit Ausbildung großer zystischer Hohlräume

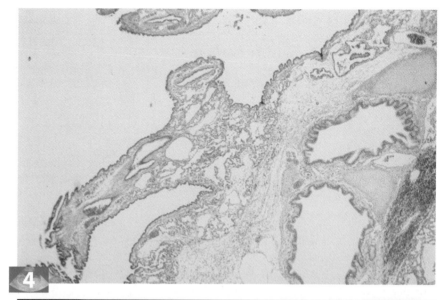

◨ Abb. 32.5.
Linksseitige CCAML: Das linksseitige echoleere Hamartom führt bei unauffälligem Vierherzkammerblick zur Dextropositio cordis

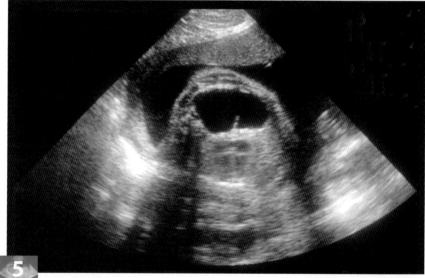

◨ Abb. 32.6.
Typische Komplikation der CCAML mit Mediastinalverdrängung ist die Entwicklung eines Polyhydramnions

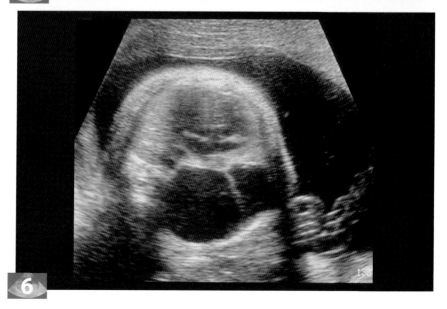

Geburtshilfliches Vorgehen

Die Notwendigkeit der Betreuung am Zentrum ergibt sich aus dem Risiko der plötzlichen Dekompensation der Symptomatik, die eine vorzeitige Entbindung notwendig machen kann. Wird die Diagnose der CCAML vor der Lebensfähigkeit gestellt, kann bei einer schwereren Form oder weiteren schweren Begleitanomalien mit den Eltern die Option des Schwangerschaftsabbruchs diskutiert werden. Bei Diagnose in der Lebensfähigkeit ohne Hydrops fetalis ist das Ziel, eine möglichst große Reife des Kindes zu erreichen. Ein Ultraschallmonitoring in engen Abständen hilft bei der Einschätzung des Verlaufes, wobei in 10–20% der Fälle auch eine Verkleinerung des Befundes beschrieben wird. Das Auftreten eines Hydrops fetalis als Zeichen der Dekompensation des fetalen Kreislaufes ist mit einer drastischen Verschlechterung der Prognose assoziiert. Bei Hydropszeichen muss damit die pränatale Zystenpunktion und ggf. die Anlage eines dauerhaften thorakoamnialen Shunts erwogen werden. Die Versuche einer fetalen Chirurgie müssen derzeit noch als experimentell angesehen werden.

Prognose

Der klinische Verlauf und die Prognose der CCAML sind variabel. Postnatal entscheidend ist der Grad der Lungenhypoplasie. Handelt es sich um eine leichtere Form, fallen die Kinder erst durch eine erhöhte bronchopulmonale Infektanfälligkeit auf. Sind pränatal keine Begleitanomalien, kein Hydrops und kein Polyhydramnion diagnostizierbar, so ist mit einem Überleben in mehr als 80% der Fälle zu rechnen. Zur pränatalen Einschätzung der Prognose können die vorhandenen sekundären Veränderungen (Lungenhypoplasie) und Begleitfehlbildungen wie auch die Form der CCAML herangezogen werden. Stocker Typ III lässt den schlechtesten Ausgang dieser kongenitalen Lungenanlagestörung erwarten.

Therapie

Eine notfallmäßige chirurgische Intervention mit Resektion des Befundes kann bei Dekompensation des Respirations- bzw. Herz-Kreislaufsystems notwendig werden.

II

◨ Abb. 33.1.
Zervikales Lymphangiom:
im Sagittalschnitt (kindlicher Kopf *rechts*) findet sich das multizystische, echoleere Lymphangiom im Bereich des fetalen Halses (*Markierung*)

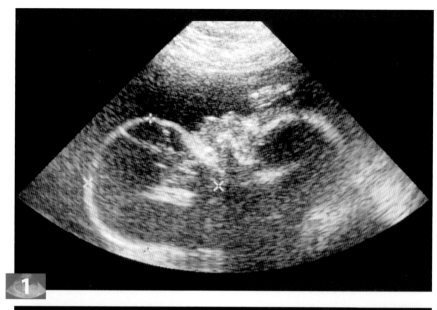

◨ Abb. 33.2.
Zervikales Lymphangiom:
im Transversalschnitt (linker Arm des Fetus *links unten*) zystisches, echoleeres Lymphangiom

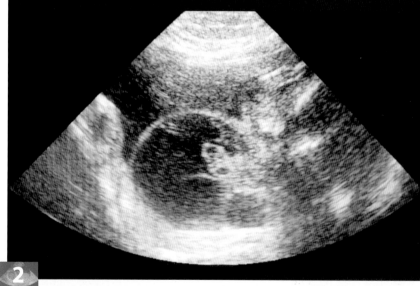

◨ Abb. 33.3.
Mehrkammeriger Charakter der Binnenstrukturen
des mit seröser Flüssigkeit gefüllten echoleeren Lymphangioms. Zum Teil echoarme Anteile mit Einblutungen

◨ Abb. 33.4.
Postpartale Aufnahme eines subkutan an der linken Thoraxhälfte gelegenen Lymphangioms. Im Verlauf spontane Regression

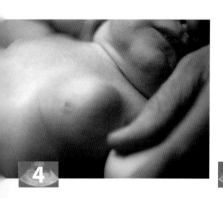

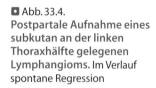

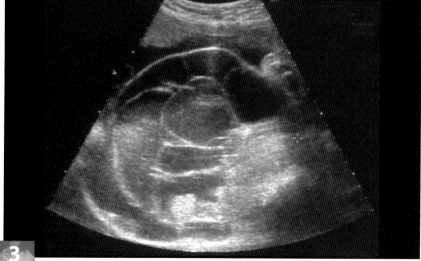

33 Lymphangiom

Beim Lymphangiom (jugulare-lymphatische Sequenz, Nackenhygrom) handelt es sich um eine Fehlbildung im Bereich der Lymphabflusswege gewöhnlich im Bereich des Nackens, aber auch im Bereich des vorderen Halses und des Thorax bestehend aus einzelnen oder mehreren zystischen Hohlräumen.

Epidemiologie

Etwa 0,5% aller Spontanaborte mit einer Scheitelsteißlänge von über 30 mm weisen ein Lymphangiom auf. Ist das Lymphangiom Begleitsymptom einer chromosomalen Störung, so richtet sich das Wiederholungsrisiko nach dem Risiko des Wiederauftretens der zugrundeliegenden Störung.

Pathogenese

Normalerweise entwickelt sich 54 Tage p. m. eine Verbindung zwischen dem lymphatischen Jugularsack, in welchen das embryonale lymphatische System drainiert, und der V. jugularis. Kommt diese Verbindung nicht zustande, so resultiert ein Lymphstau mit einer Dilatation der lymphatischen Abflusswege. Die Folge kann ein generalisierter Hydrops fetalis und schließlich der intrauterine Fruchttod sein. Kommt die Verbindung zwischen lymphatischem Jugularsack und V. jugularis zeitverzögert doch noch zustande, so wird die bereits im Gewebe vorhandene Flüssigkeit wieder resorbiert. Die im Nackenbereich überdehnte Haut kann zum klinischen Zustandsbild eines Pterygium colli, einem typischen Symptom der Monosomie X0 führen. Als Folge des Lymphstaus kann es des weiteren zu einem Höhertreten und einer Rotation der Ohren nach vorne, zu Extremitätenschwellungen und zu einer Kranialverschiebung des Haaransatzes kommen.

Ätiologie

Lymphangiome werden häufig in Assoziation mit chromosomalen Aberrationen, in etwa der Hälfte der Fälle mit der Monosomie X0, gefunden. Gehäuft tritt es aber auch bei den Trisomien 13, 18 und 21 sowie bei familiärem Pterygium colli, Alkoholembryopathie und beim Noonan-Syndrom (Typ I, Short-rib-Polydaktylie-Syndrom). In einem Fünftel der Fälle ist das Lymphangiom bei normalem Karyotyp anzutreffen.

Klinik

Die Überdehnung des lymphatischen Jugularsacks führt zu einer Atrophierung der Bandstrukturen des Halses. Die Größe der Zysten reicht hierbei von kleinen, kaum sichtbaren Strukturen bis zu mehrere Zentimeter großen Zysten. Je nach Sitz und Größe führen sie in bis zu einem Drittel der Fälle zu Verdrängung und Obstruktionen im Bereich des Halses (Trachea und Ösophagus) mit entsprechender Symptomatik. Auch Zahnanlagestörungen sind beschrieben.

Sonographie

Gewöhnlich gelingt die Darstellung des Lymphangioms erstmalig während des 1. Screening in der 11. bis 14. SSW im Mediansagittalschnitt. Die Läsion zeigt eine typisch honigwabenförmige Struktur. Große Hygrome sind in aller Regel auch mehrfach septiert. Neben echoleeren Zysten können Einblutungen (Komplikation) mit echoarmen Binnenechos das Lymphangiom ganz oder teilweise ausfüllen. Daneben ist eine sorgfältige Suche nach weiteren Auffälligkeiten indiziert, um eine Einordnung des Symptoms in ein Syndrom zu ermöglichen. Die Beurteilbarkeit kann jedoch aufgrund einer verminderten Fruchtwassermenge eingeschränkt sein.

Assoziierte Anomalien

Die Bandbreite der assoziierten Fehlbildungen ist groß, da bei über 70% der betroffenen Kinder eine Verbindung mit chromosomalen Aberrationen zu beobachten ist.

Differenzialdiagnose

In Betracht kommen hier zervikale Meningo(myelo)zelen, Enzephalozelen, andere Nackentumoren (Hämangiom) und das Hautödem des Nackens (Nackentransparenz).

Weiterführende Diagnostik

Aufgrund der Häufigkeit von Aneuploidien ist eine pränatale Karyotypisierung zu erwägen.

Geburtshilfliches Vorgehen

Sind nach einer genetischen Untersuchung vor der Lebensfähigkeit weitere schwere Fehlbildungen bzw. eine Assoziation mit einer chromosomalen Aberration gesichert, so muss mit den betroffenen Eltern über die Möglichkeit eines Schwangerschaftsabbruchs gesprochen werden. Während der Schwangerschaft wird das Lymphangiom engmaschig kontrolliert. Erreicht es eine Größe, dass es zu einem Geburtshindernis (*Cave*: geburtstraumatische Einblutung) werden kann, so ist die primäre Sectio caesarea indiziert.

Prognose

Die Prognose des Lymphangioms richtet sich nach der ursächlichen Störung bzw. der mit ihm verbundenen Anomalien (Karyotyp). Das Spektrum des Schwangerschaftsausgangs reicht dementsprechend vom gesunden Überleben ohne weitere Einschränkungen bis zur infausten Prognose. Ein früher Hydrops fetalis ist fast immer mit letalem Ausgang assoziiert.

Therapie

Eine ursächliche Therapie des Lymphangioms ist nicht möglich. Den Pharynx mitbetreffende Befunde (Atemwegsobstruktion) bedingen eine absolute Operationsindikation. Primär, oder sekundär als Operationsfolge können in einem Viertel der Fälle Nervenläsionen auftreten.

Herz

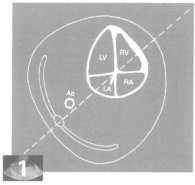

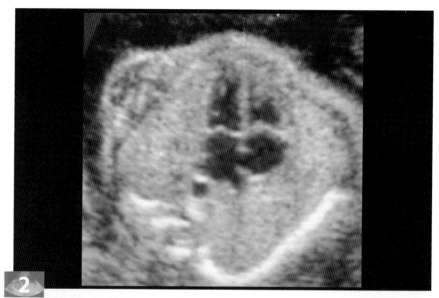

■ Abb. 34.1.
Schematische Position des Herzens im Thorax: Herzspitze zeigt nach links. Zwei Drittel der Fläche sind auf der linken, ein Drittel auf der rechten Thoraxhälfte gelegen. Aorta thoracalis links vor der Wirbelsäule

■ Abb. 34.2.
Vierherzkammerblick: Die Herzspitze weist im Bild nach oben. Im Vierherzkammerblick sind die beiden Kammern und beide Vorhöfe getrennt durch die Atrioventrikularklappen darstellbar. Das echoreiche Kammerseptum trennt die Ventrikel vollständig voneinander. Im Vorhofseptum ist als physiologische Lücke das Foramen ovale zu erkennen

■ Abb. 34.3.
Linksseitiger Ausflusstrakt: Aus der linken Herzkammer entspringt in S-förmigem Verlauf die Aorta ascendens. Die rechte Herzhälfte kommt in diesem Schnittbild oben zu liegen. Die große Körperschlagader umfasst bogenförmig den Truncus pulmonalis

■ Abb. 34.4.
Farbdopplersonographische Darstellung der linksventrikulären Ausflussbahn: Die Aorta ascendens und der Aortenbogen kommen farbig zur Abbildung

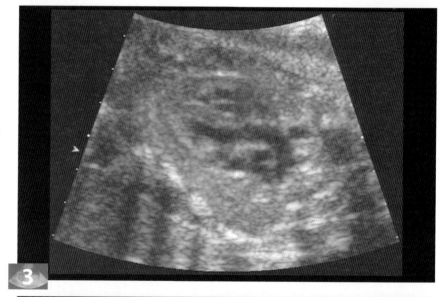

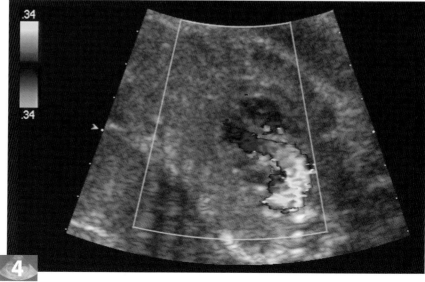

34 Fetale Echokardiographie

Angeborene kardiale Vitien resultieren aus einer gestörten embryonalen Herzanlage, die über eine von der Norm abweichende Entwicklung in der anatomischen Struktur hin zu einer irregulären kardialen Funktion führt. Die hämodynamischen Folgen können sich dabei sowohl prä- als auch postnatal auswirken. Voraussetzung einer differenzierten intrauterinen Herzdiagnostik ist die Kenntnis der kardiovaskulären Anatomie während der Entwicklungsphasen des Herzens in utero. Dabei lassen sich generell 3 Gruppen von Herzvitien unterscheiden: Obstruktionen von Gefäßen und Klappen (z. B. Pulmonalstenose), abnorme Kreislaufverbindungen (z. B. Ventrikelseptumdefekt) und irreguläre Gefäßverbindungen (z. B. Transposition der großen Arterien).

Epidemiologie

Durch die Häufigkeit kardialer Vitien erhält die Herzfehlerdiagnostik einen besonderen Stellenwert. Herzanomalien sind mit einer Inzidenz von 8–10:1000 Lebendgeborene die häufigsten kongenitalen Auffälligkeiten.

Wiederholungsrisiko
von angeborenen Herzfehlern

Das Wiederholungsrisiko von Herzfehlern beträgt etwa 2–4% wenn ein Kind in der Familie betroffen ist und 5–8% bei 2 Kindern mit Herzvitien. In der Hälfte der Fälle handelt es sich bei den Geschwisterkindern um das gleiche und in 15% um ein ähnliches Herzvitium.

Sonographie

 1–4

Optimale Untersuchungsbedingungen (hochste Spezifität und Sensitivität) sind für die fetale Echokardiographie zwischen der 19. und 22. SSW zu erwarten. Übersichtliche Größenverhältnisse einerseits und größtmögliche Detailgenauigkeit in der Visualisierung vor Erreichen der kindlichen Lebensfähigkeit andererseits prädestinieren diese Phase der Schwangerschaft zur subtilen sonographischen Herzdarstellung.

Der segmentale sonographische Untersuchungsgang des fetalen Herzens beginnt im Abdomen. Erst nach Orientierung anhand des Abdominalstatus mit der Magenblase und Milz links, des abdominellen An-

teils der Aorta descendens vor der Wirbelsäule und der Leber (»Lebervenenstern«) und V. cava inferior rechts, wendet man sich in einem sequentiellen Untersuchungsgang dem Herzen und den großen Gefäßen selbst zu. Das Herz liegt zu zwei Dritteln auf der linken Thoraxseite mit Ausrichtung der Herzspitze nach eben dieser Brustseite (43°±7°). Abweichungen der Herzachse wie eine Dextro- oder Mesokardie deuten auf abdominothorakale Raumforderungen (z. B. Zwerchfellhernie, adenomatoide Lungenmalformation, Lungensequester) mit Verdrängung des Herzens hin. Häufig sind derartige sekundäre Achsendeviationen auch mit einer Positionsänderung des Organs im Thorax (Dextropositio cordis) verbunden. Der Vierherzkammerblick ermöglicht die gleichzeitige Darstellung beider Herzkammern, der Vorhöfe und der sie trennenden Atrioventrikularklappen sowie des Vorhof- und Ventrikelseptums mit dem offenen Foramen ovale. Die Trikuspidalklappe inseriert etwas (3 mm) apikal der Mitralklappe. Die Binnenstruktur des linken Ventrikels erscheint glatter als die der rechten Kammer. Zusätzlich ist im rechten Ventrikel das Moderatorband visualisierbar. Die Einstellung des Vierherzkammerblicks ist in etwa 90% möglich. Mit dieser Standardebene der Herzdiagnostik lassen sich ein AV-Kanal, hypoplastisches Linksherzsyndrom; »Single ventricle«, Mitral- und/oder Trikuspidalatresie, »Double inlet right ventricle«, Ebstein-Anomalie und große Vorhof- und Ventrikelseptumdefekte aufdecken. Auch der Herzrhythmus und die Kontraktilität des Myokards sind in dieser Ebene optimal zu beurteilen. Dorsal des rechten Atriums lässt sich die pulsierende deszendierende Aorta sehen. Der Einstrom von Lungenvenen in das linke Atrium kann durch farbkodierte Dopplersonographie nachgewiesen werden. Intrathorakale Größenverhältnisse lassen sich in einer Herz/Thoraxratio (Flächen) zueinander in Beziehung setzen. Die normale Relation beträgt 0,33 bis 0,40. Die Differenzierung einer relativen Kardiomegalie vs. Lungen/Thoraxhypoplasie kann im Einzelfall schwierig sein.

Der pulmonale rechtsventrikuläre Ausflusstrakt liegt vor und über der aortalen linksventrikulären Ausflussbahn. Die Darstellung der Aorta ascendens (Fünfherzkammerblick) gelingt durch einen Schwenk der Schallebene kranialwärts und eine Rotation um etwa 5° zur linken fetalen Schulter und ermöglicht die Be-

▼

II

◨ Abb. 34.5.
**Frühe fetale Echokardio-
graphie:** Farbdopplersonographischer Nachweis des
seitengetrennten atrioventrikulären Einflusses im Vierherzkammerblick in der 16. SSW

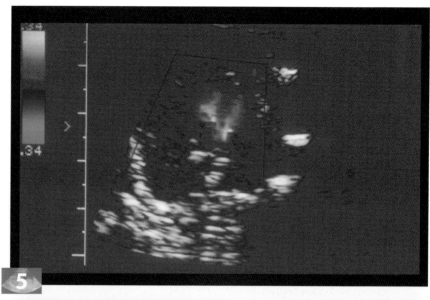

◨ Abb. 34.6.
**Aortenbogen mit den
Bogengefäßen:** Sagittalschnitt
eines Feten in der 16. SSW
(Rücken *oben*)

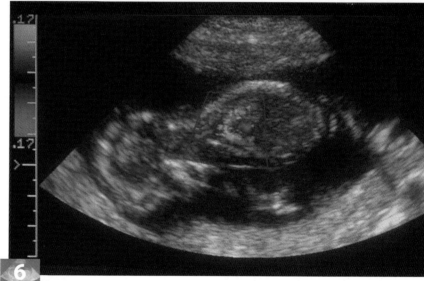

urteilung der Aortenklappe und des membranösen (»hochsitzenden«) Teils des Ventrikelseptums. Ein Kippen der Schallebene nach kranial (Fetus) eröffnet den Blick in den rechten Ausflusstrakt mit Pulmonalklappe und der nahezu rechtwinkeligen Überkreuzung der großen Arterien. Die Kaliber von Aorta und Truncus pulmonalis stehen in diesen Einstellungen ebenso wie die Klappenbewegungen und Flussgeschwindigkeiten in den Arterien der Diagnostik offen.

Longitudinalschnitte ermöglichen die Darstellung von Aorten- und Pulmonalisbogen mit dem Abgang der Bogengefäße (Truncus brachiocephalicus, A. carotis communis sinistra und A. subclavia sinistra) und dem sie verbindenden Ductus arteriosus Botalli. Als Isthmus aortae ist der Teil des Bogens zwischen A. subclavia und Ductus arteriosus Botalli zu identifizieren. Die beiden Arterienbögen sind am Abgang der Arm-, Halsgefäße und an ihrem Bogenradius zu unterscheiden. Der Aortenbogen entspringt aus der Mitte des Herzens mit einem engen Radius (Landhockeyschläger) wogegen der Pulmonalisbogen ventral aus dem Herzen mit weiterem Radius (Eishockeyschläger) seinen Ursprung nimmt. Die Kaliberverhältnisse zwischen Truncus pulmonalis und Aorta ascendens betragen im Normalfall 3:2. Ein rechtsparasagittaler Longitudinalschnitt ist zur Beurteilung der Einstromverhältnisse der V. cava superior und inferior in den rechten Vorhof geeignet.

Einige Herzfehler, die ihrer Natur nach den Ausflusstrakt betreffen, entgehen typischerweise der Diagnose im Vierherzkammerblick. Die Fallot'sche-Tetralogie, der Truncus arteriosus communis, die Transposition der großen Arterien, unterschiedliche Grade von Verengungen der Semilunarklappen, die Koarktation der Aorta und der im membranösen Teil »hochsitzende« Ventrikelseptumdefekt sind nur durch die Erweiterung der Diagnostik auf die Ausflusstrakte und die Hinzunahme der farbkodierten Dopplersonographie zu identifizieren. Bei der Diagnose eines Herzvitiums sind repetitive Ultraschalluntersuchungen zur Überwachung bzw. Ausschluss einer Progression der Störung angezeigt.

Zur Optimierung der Untersuchungsergebnisse fetaler Echokardiographie ist die Kombination von Vierherzkammerblick mit Aufsuchen des links- und rechtsventrikulären Ausflusstrakts anzustreben. Eine Erschwerung der Herzbeurteilung kann sich ergeben aus einer ungünstigen kindlichen Lage und Bewegungen, einer von der Norm abweichenden Fruchtwassermenge, maternaler Adipositas oder wenig schalltransparenten mütterlichen Bauchdecken. Mehrzeitige Untersuchungen bieten hier die Lösung.

Zur Beurteilung der anatomischen Strukturen wie auch der funktionellen Details steht zusätzlich zur konventionellen zweidimensionalen B-Bildsonographie, die farbkodierte Dopplerdarstellung der intra- und extrakardialen Blutströme, die Spektralanalyse des Strömungsprofils und die M-Mode-Technik zur Verfügung. Die Analyse von Flussspektren erweitert das Diagnosespektrum um die Möglichkeit, Flussgeschwindigkeiten und ihren zeitlichen Verlauf zu bewerten. Die dreidimensionale Darstellung des Herzens steht gegenüber den etablierten Untersuchungsmethoden noch am Anfang ihres klinischen Einsatzes und schuldet noch den Beweis ihrer diagnostischen Anwendbarkeit.

Fetale Echokardiographie in der Frühschwangerschaft

5–6

Die Messung der Nackentransparenz (11. bis 14. SSW) wird primär zur Risikoeinschätzung von abnormen Chromosomenverteilungen eingesetzt. Daneben besteht aber auch eine Beziehung zwischen der Dicke der Nackentransparenz und dem Auftreten von kongenitalen Herzvitien. Eine Verdickung der Nackentransparenz wird deshalb heute als Indikation zur Karyotypisierung und auch zu einer detaillierten fetalen Expertenechokardiographie gesehen. Die fetale Herzuntersuchung im 1. Trimenon wird durch hochfrequente Ultraschallsonden (7,5 MHz) ab der 10. SSW möglich (erste Darstellung der echoreichen AV-Klappen). Der Vierherzkammerblick ist erst 1 bis 3 Wochen später klar zu erhalten. Dem Risikokollektiv (Anamnese, Noxen, Begleitfehlbildung) kann diese besondere Variante fetaler Echokardiographie offeriert werden. Die Entdeckungsraten eines so »frühen Herzultraschalls« (14. bis 16. SSW) liegen gegenüber der Standarduntersuchungsperiode (20. bis 22. SSW) um 4–6% niedriger. Die Sonographie kann transvaginal oder transabdominal erfolgen.

◘ Abb. 35.1.
Vorhofseptumdefekt
Schema: Der Vorhofseptumdefekt ist im Vierherzkammerblick als Lücke in der Trennwand des rechten vom linken
Atrium erkennbar

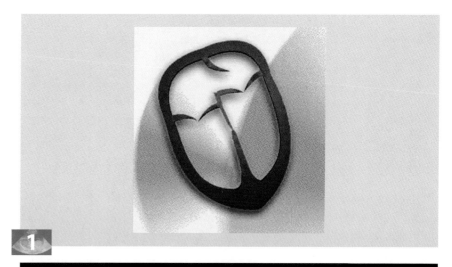

◘ Abb. 35.2.
Vorhofseptumdefekt:
Im Vierherzkammerblick (Herz-
spitze *unten links*) Darstellung
der pathologischen Lücke im
Vorhofseptum zwischen den
Markierungen

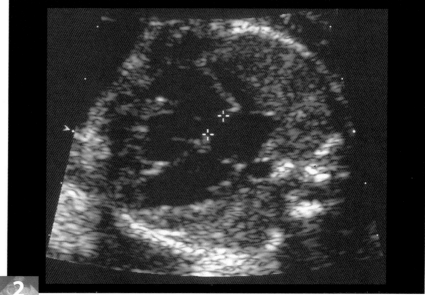

35 Vorhofseptumdefekt

Zugrunde liegt ein Defekt der Vorhofscheidewand (»atrial septum defect«/ASD) oder ein fehlender Verschluss der physiologischen intrauterinen Rechts-links-Kurzschlussverbindung, des Foramen ovale.

Das Septum primum verschmilzt mit den Endokardkissen an der Basis der Vorhöfe. Das Septum secundum – wie das Septum primum vom Dach der Vorkammern ausgehend – weist von rechts kommend eine physiologische Lücke auf: das Foramen ovale. Die postnatale Druckverschiebung im Rahmen der Kreislaufumstellung bewirkt zunächst den funktionellen Verschluss des Foramen ovale durch die zugehörige Klappe (Septum primum). Ein definitiver anatomischer Verschluss erfolgt dagegen innerhalb der kommenden Monate.

Epidemiologie

Die Inzidenz des Vorhofseptumdefekts beträgt 1:1.500 Lebendgeburten. Häufig ist eine Assoziation zu weiteren Herzfehlbildungen gegeben. Der Defekt vom Sekundumtyp ist mit 7,7% aller Herzfehler neben den Ventrikelseptumdefekten und dem AV-Kanal das häufigste kongenitale Herzvitium. Das Wiederholungsrisiko beträgt 2,5%, wenn ein Kind betroffen ist, 8% bei 2 betroffenen Kindern, 4–4,5% wenn die Mutter und 1,5% wenn der Vater von dem Herzfehler betroffen ist.

Embryologie

Die Trennung der Vorhöfe erfolgt durch die Entwicklung des Septum primum entgegen den Endokardkissen. Das Foramen primum wird kleiner und obliteriert zum Ende der 5. SSW. Über multiple kleine Perforationen entwickelt sich das Ostium secundum. Von der Seite her entsteht als Klappe das Septum secundum. Das zum ASD I führende embryologische Entwicklungsdefizit ist in einer mangelnden Fusion des AV-Septums mit dem Septum primum durch eine unzureichende Menge an Endokardkissengewebe zu suchen. Diese Form des Scheidewanddefekts ist üblicherweise mit einer Spaltung des anterioren Mitralsegels bei regelrechter Trikuspidalklappe kombiniert.

Formen

Das Fehlen eines entsprechenden Septumanteils verursacht einen Vorhofseptumdefekt Typ primum (ASD I) oder Typ secundum (ASD II) bzw. ein persistierendes Foramen ovale (PFO) oder einen hochsitzenden Sinus-venosus-Defekt, der nahe der Mündung der V. cava superior lokalisiert ist. Beim seltenen Ostium-primum-Defekt ist das untere Septumdrittel betroffen und fast immer mit einem AV-Kanal vergesellschaftet, so dass der ASD I auch als inkompletter AV-Kanal bezeichnet wird. Der Ostium-secundum-Defekt ist dagegen durch ein vergrößertes Foramen ovale ohne dicht schließende oder fehlende Klappe charakterisiert.

Hämodynamik

Hämodynamisch ist pränatal ein Rechts-links-Shunt über das Foramen ovale physiologisch, sodass eine Kontinuitätsstörung der Vorhofscheidewand wenig Flussveränderungen bewirkt. Der Blutfluss über die Öffnung im Septum wird postnatal in einen Links-rechts-Shunt umgewandelt. Abhängig von Größe und Lokalisation bleiben die meisten Vorhofscheidewanddefekte jedoch hämodynamisch asymptomatisch. Daneben ist eine hohe Spontanverschlussrate zu erwarten: 22% im ersten Lebensjahr, 33% zwischen dem 1. und 2. Lebensjahr und nur noch 3% bei Kindern älter als 4 Jahre. Selten kommt es über eine Volumenbelastung des rechten Herzens zur Anfälligkeit des Neugeborenen hinsichtlich respiratorischer Infekte, Rhythmusstörungen, Thromboembolien oder Problemen bei der Nahrungsaufnahme.

Sonographie

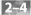

Die sonographische Diagnose ist durch die Differenzierung des Vitiums vom Foramen ovale einerseits und aufgrund winkelabhängiger Drop-out-Phänomene andererseits erschwert. Die Entdeckungsrate steigt mit der Größe des Defekts. Der Einsatz der Dopplersonographie ist dagegen nur bedingt hilfreich. Sie eignet sich für die pränatale Diagnose eines Links-rechts-Shunts.

II

◘ Abb. 35.3.
Vorhofseptumdefekt bei gleichzeitiger Erweiterung des rechten Atriums

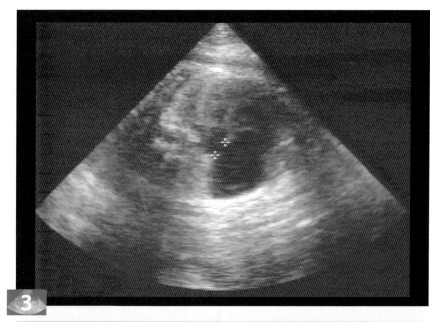

◘ Abb. 35.4.
Gleicher Befund wie in Abbildung 3: Farbdopplersonographische Darstellung des rot gefärbten Blutflusses vom rechten ins linke Atrium

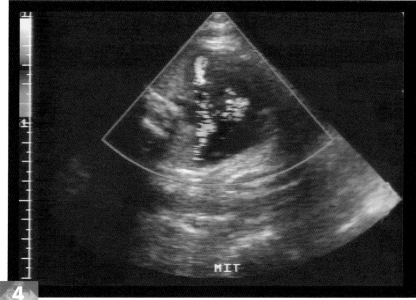

Weiterführende Diagnostik

Karyotypisierung bei ASD I. Keine weiterführende Diagnostik bei ASD II.

Assoziierte Anomalien

Mit einem Vorhofseptumdefekt assoziiert kann als kardiale Auffälligkeit eine Transposition der großen Arterien, Pulmonalstenose, Fallot-Tetralogie, Lungenvenenfehlmündung oder eine persistierende linke obere Hohlvene vorkommen. Als extrakardiale Begleitfehlbildung sind Drehungsanomalien oder das Holt-Oram-Syndrom beschrieben. Ein ASD I kann auch in Folge eines abnormen Karyotyps (Trisomie 21, 22, 22 partiell, 8, 4q-, 5p-, XXXXY) auftreten.

Prognose

Die Prognose des isolierten ASD ist günstig. Die Spontanverschlussrate beträgt 22% im 1. Lebensjahr. In den ersten beiden Lebensjahrzehnten liegt die Sterblichkeit für den natürlichen Verlauf des Herzfehlers zwischen 0,6 und 0,7% pro Jahr. Mortalitätsraten von 2,7%, 4,5%, 5,4% und 7,5% pro Jahr sind für die folgenden Dekaden mit einer mittleren Lebenserwartung von 37 Jahren zu erwarten. Bei Vorliegen eines Primumdefekts mit Klappenbeteiligung besteht eine eingeschränkte Belastbarkeit mit möglicher Klappeninsuffizienz.

Therapie

Für eine operative oder katheterinterventionelle Therapie kommen dementsprechend symptomatische Kinder nach dem 4. Lebensjahr in Frage. Die operative Therapie des Sekundumdefekts ist teilweise durch direkte Naht möglich. Im Falle eines Ostium-primum-Defekts gestaltet sich die Wiederherstellung der Klappenfunktion schwierig, vor allem wenn zusätzlich eine Klappenbeteiligung vorliegt. In diesem Falle und bei Vorliegen eines Atrioventrikularkanals ist eine frühzeitige postnatale Therapie indiziert.

◘ Abb. 36.1.
**Ventrikelseptumdefekt-
Schema:** Der Ventrikelseptumdefekt ist im Vierherzkammerblick als Lücke in der Trennwand der rechten von linken
Herzkammer erkennbar

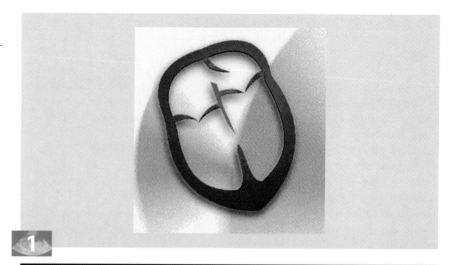

◘ Abb. 36.2.
**Ventrikelseptumdefekt
im Vierkerzkammerblick:**
Kommunikation der beiden
Herzkammern durch einen
breiten Defekt in der inter-
ventrikulären Scheidewand
(Herzspitze *unten links*)

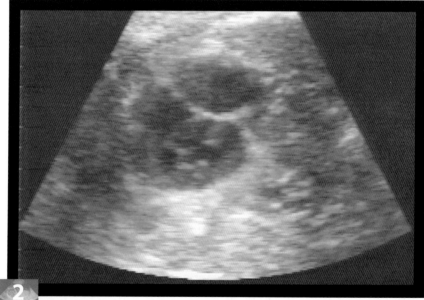

◘ Abb. 36.3.
**Membranöser Ventrikel-
septumdefekt:** Im Vierherzkammerblick (Herzspitze *oben*)
Darstellung der hochsitzenden,
pathologischen Lücke im
membranösen Anteil des
Ventrikelseptums (*Pfeil* Ventrikelseptumdefekt)

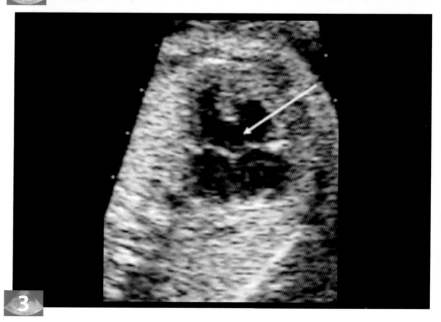

36 Ventrikelseptumdefekt

Die Herzscheidewand trennt sowohl die beiden Vorhöfe wie auch die Herzkammern. Durch die vollständige Trennung der Herzhöhlen resultiert eine Herzanatomie, die 2 getrennte Kreislaufsysteme bedient. Offene Verbindungen zwischen der rechten und linken Herzkammer sind als Ventrikelseptumdefekt (**VSD**) die häufigste kardiale Strukturanomalie.

Epidemiologie

In 32,1% der isoliert vorkommenden kongenitalen Herzvitien liegt ein Ventrikelseptumdefekt vor. Das Wiederholungsrisiko beträgt 3%, wenn ein Kind betroffen ist, 10% bei 2 betroffenen Kindern, 6–10%, wenn die Mutter und 2%, wenn der Vater von dem Herzfehler betroffen ist.

Embryologie

Pathogenetisch liegt eine Hemmung der Verschmelzung der muskulären Kammertrennwand mit den Endokardkissen vor.

Formen

Hochsitzende, perimembranöse Kammerscheidewanddefekte sind am häufigsten (75% der operationspflichtigen Herzscheidewanddefekte). Muskuläre Defekte sind tiefer angesiedelt (Morbus Roger) und kommen in der Regel als multiple Lücken im muskulären Anteil des Ventrikelseptums vor. Die extreme Variante mit einem vollständigen Fehlen der Kammerscheidewand führt zum Bild des Single ventricle.

Sonographie

2–6

Die sonographische Darstellbarkeit ist von Lage und Größe des Defekts bestimmt. Die Diskrepanz zwischen absoluter Häufigkeit und niedriger Entdeckungsrate dokumentiert die schwierige vorgeburtliche Diagnostik. Ein hochsitzender VSD ist in der Fünfkammerblickebene besser zu visualisieren als in der eigentlichen Standardeinstellung dieses Herzfehlers, dem Vierherzkammerblick. Vorgeburtlich handelt es sich bei praktisch ausgeglichenen Druckverhältnissen zwischen den beiden Herzkammern um einen bidirektionalen Shunt ohne relevantes Flussvolumen. Deshalb gelingt die Dokumentation des bidirektionalen Flussverhaltens mit der Farbdopplersonographie nicht immer. Mit entsprechender Gerätetechnik lassen sich so jedoch auch Defekte von weniger als 2 mm darstellen. Häufigste Ursache eines falsch positiven Untersuchungsergebnisses ist das Drop-out-Phänomen durch ein limitiertes laterales Auflösungsvermögen bei einem zur Herzscheidewand hin steilen Insonationswinkel.

Assoziierte Anomalien

In 50% kann die Ventrikelseptumlücke Teil eines komplexeren kardialen Schädigungsmusters sein: Fallot-Tetralogie, »Double outlet right ventricle«, Transposition der großen Arterien, Trikuspidalatresie, Truncus arteriosus communis (TAC) und Pulmonalstenose. Chromosomenaberrationen (Trisomie 21, 13 oder 18) können darüber hinaus chromosomale Ursachen eines VSD sein.

◨ Abb. 36.4.
Farbdopplersonographie eines membranösen Ventrikelseptumdefekts: Farbig markiert der Bluteinstrom in beide Ventrikel (Herzspitze *unten*). Die blaue Strömung über die Kammerscheidewand markiert die membranöse Ventrikelseptumlücke (H-Figur)

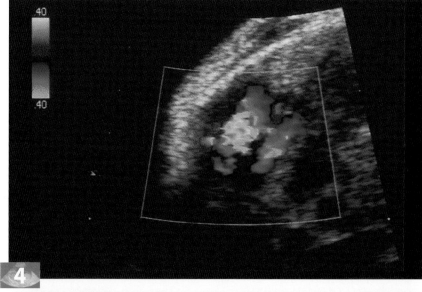

◨ Abb. 36.5.
Muskulärer Ventrikelseptumdefekt: Im Vierherzkammerblick (Herzspitze *oben*) Darstellung der Unterbrechung des muskulären Anteils des Ventrikelseptums mit offener Verbindung der beiden Herzkammern (*Pfeil* Ventrikelseptumdefekt)

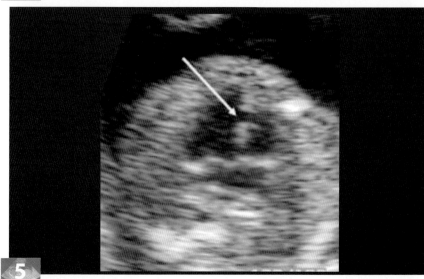

◨ Abb. 36.6.
Farbdopplersonographie eines kleinen muskulären Ventrikelseptumdefekts: Der atrioventrikuläre Blutstrom beider Herzhälften in Richtung der Herzspitze (im Bild *oben*) ist rotgefärbt. Die blaue Strömung über die Kammerscheidewand markiert die muskuläre Ventrikelseptumlücke

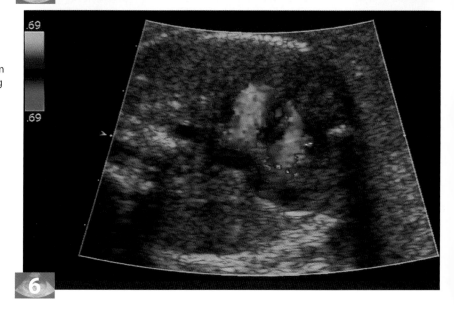

Weiterführende Diagnostik

Aufgrund der Assoziation mit Aneuploidien ist eine Karyotypisierung bei der Diagnose VSD zu diskutieren.

Prognose

Die Spontanverschlussrate eines muskulären VSD ist sehr hoch. Sie beträgt in Abhängigkeit von Lage und Größe 40% innerhalb von 2 Jahren, 60% in 5 Jahren und insgesamt 80%. Perimembranöse Scheidewanddefekte verschließen sich nach 5 Jahren in nur 25% spontan.

Therapie

Postnatal hat ein kleiner bis mittelgroßer VSD einen Druckgradienten von links nach rechts zur Folge. Große Defekte sind dagegen nicht restriktiv (großes Shuntvolumen) und begünstigen damit eine rechtsventrikuläre Volumenvermehrung und in der Folge eine Lungenstrombahnüberflutung (pulmonale Hypertonie). Nach etwa 2 Jahren kann eine prognostisch fatale Shuntumkehr (Eisenmenger-Komplex) mit Zyanose und Herzinsuffizienz resultieren.

Palliativ wird vor dem Eintritt dieser Konstellation eine Pulmonalisbändelung oder kurativ ein direkter Verschluss der Septumlücke erwogen.

◘ Abb. 37.1.
AV-Kanal-Schema: Der
AV-Kanal ist im Vierherzkammerblick als Lücke in der
Trennwand sowohl der rechten
von der linken Herzkammer
wie auch der beiden Vorhöfe
und einer dysplastischen Veränderung der septalen Anteile
der AV-Klappen erkennbar

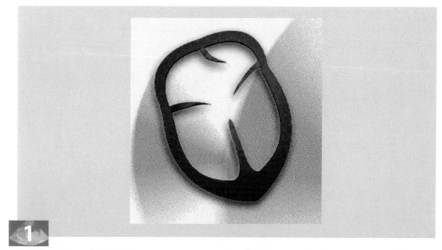

◘ Abb. 37.2.
**AV-Kanal im Vierherz-
kammerblick** (Herzspitze
rechts): großer Vorhof- und
Ventrikelseptumdefekt.
Die gemeinsame AV-Klappe
ist weit geöffnet

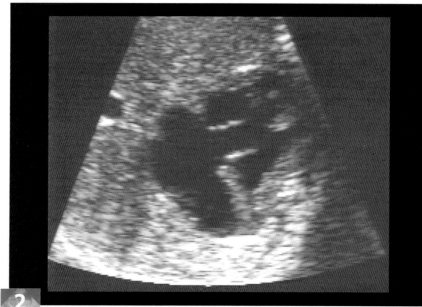

◘ Abb. 37.3.
**AV-Kanal mit breitem Rest
der Herzscheidewand** (Herzspitze *rechts*)

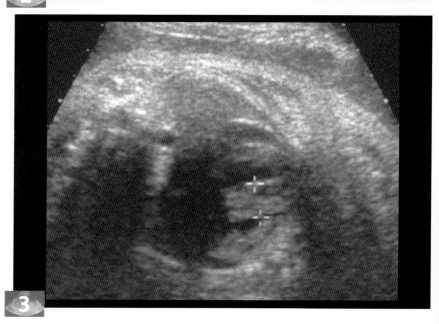

37 Atrioventrikularseptumdefekt

Der Atrioventrikularseptumdefekt (**AVSD**; Atrioventrikularkanal/AV-Kanal) ist eine Kombination aus einem Vorhof- und einem Ventrikelseptumdefekt mit Fehlbildung der AV-Klappe.

Epidemiologie

Der AV-Kanal macht 3–7,4% der angeborenen Herzfehler aus (vierthäufigster aller kongenitalen Herzvitien). Die Inzidenz variiert in Abhängigkeit davon, ob eine einfache oder komplexe Form, wie etwa im Falle eines Heterotaxiesyndroms, vorliegt. Das Wiederholungsrisiko beträgt 3%, wenn ein Kind betroffen ist, 10% bei 2 betroffenen Kindern, 14% wenn die Mutter und 1% wenn der Vater von dem Herzfehler betroffen ist.

Embryologie

Während der Herzentwicklung entsteht ein AVSD durch eine fehlerhafte Verschmelzung des Vorhofseptums kombiniert mit einem Endokardkissendefekt.

Formen

Mehrere AV-Kanal-Varianten sind voneinander abzugrenzen. Ein inkompletter oder partieller AV-Kanal (Ostiumprimum-atrioventikular-Defekt) entspricht 2 getrennten AV-Klappenöffnungen (Trikuspidalklappe häufig normal, 3-segelige Mitralklappe mit Spalte im vorderen und hinteren Segel), ASD I (»atrial septum defect I«) oder Kommunikation linker Ventrikel – rechter Vorhof.

Der komplette AVSD ist durch eine gemeinsame 5-segelige AV-Klappe, einen tiefsitzenden Vorhofseptumdefekt und hochsitzenden Ventrikelseptumdefekt (Pars membranacea) charakterisiert. Es besteht eine mögliche Assozlation zu elnem Septum-secundum-Defekt mit gemeinsamem Vorhof, Dextrokardie, Mesokardie und/oder Herzrhythmusstörungen (AV-Block).

Weitere Unterscheidungsmerkmale sind die Form und Größe der AV-Klappe, die Anzahl der Klappensegel und die Art ihrer Verankerungen in den Herzkammern bzw. die Lagebeziehung zu umgebenden Herzstrukturen. Die Einteilung nach Rastelli basiert auf der Art der Insertion der Chordae tendineae des superioren Brückensegels. Es entsteht durch die Verschmelzung des jeweils septalen Segels der Trikuspidal- und Mitralklappe.

— *Typ A*: Brückensegel mit kompletter Spaltung über dem Ventrikelseptum und der Insertion von Sehnenfäden am Kammerseptum.

— *Typ B*: Uneinheitliche Spaltung des Brückensegels und variabler Ursprung der Chordae tendineae von der rechten Seite der Kammerscheidewand.

— *Typ C*: Keine Segelspaltung und keine den rechten Ventrikel kreuzenden Sehnenfäden.

Hämodynamik

Postnatal ist die hämodynamische Konsequenz dieses Herzfehlers ein großer Links-Rechts-Shunt auf Vorhofebene. Ein insuffizienter Klappenschluss (Regurgitation) – bedingt durch eine gleichzeitig bestehende Klappendysplasie – kann den klinischen Verlauf zusätzlich negativ beeinflussen. Eine Dilatation des rechten Atriums, aber auch eine pulmonale Hypertension können sich ausbilden (Herzinsuffizienz). Die mitrale Komponente spielt besonders bei einem partiellen AV-Kanal eine wichtige Rolle. Aus der gleichzeitig zum Vorhofshunt bestehenden Mitralinsuffizienz ergibt sich zusätzlich zum rechten hier auch ein vergrößerter linker Vorhof.

Sonographie

Bei dieser Entität von Herzfehlern besteht die Kombination eines Vorhofseptumdefekts (ASD I) mit einem hochsitzenden membranösen Ventrikelseptumdefekt und einer Anomalie der Trikuspidal- und Mitralklappe. Die sonographische Diagnose ist im Vierherzkammerblick möglich. Man sieht im Zentrum des Herzens einen wie ausgestanzt wirkenden Lücke. In der farbkodierten Flussdarstellung findet sich die typische H-Form der diastolischen Ventrikelfüllung. Ein kompletter AV-Kanal ist durch einen nicht septierten AV-Klappenring mit 5 Klappensegeln charakterisiert. Dopplersonographisch ist in der Regel kein Shunting, jedoch in 75% eine AV-Klappeninsuffizienz als negativer Prognoseparameter zu beobachten. Bei pansystolischer Inkompetenz der gemeinsamen AV-Klappe ist bereits pränatal eine kardial verursachte Hydropsentwicklung zu erwarten. Die Diagnose des partiellen AV-Kanals ist deutlich schwieriger (s. ASD I). Vergleicht man die jeweiligen Raten an pränatalen Diagnosewahrscheinlichkeiten, gehört der AV-Kanal zu den am häufigsten diagnostizierten kardialen Vitien.

II

■ Abb. 37.4.
Farbdopplersonographische Abbildung des Blutstroms über einen AV-Kanal: Der ungeteilte, rotgefärbte Blutstrom teilt sich vor dem Rest des Ventrikelspeptums Y-förmig auf (Herzspitze *oben*)

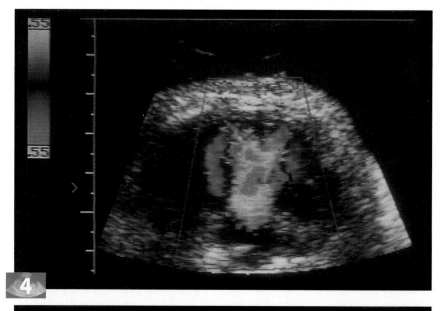

■ Abb. 37.5.
Spektraldopplersonographische Analyse des Strömungsprofils der dicht schließenden, gemeinsamen AV-Klappe: eingipfeliger Bluteinstrom in die Ventrikel ohne Regurgitation während der Kammersystole (keine AV-Klappeninsuffizienz)

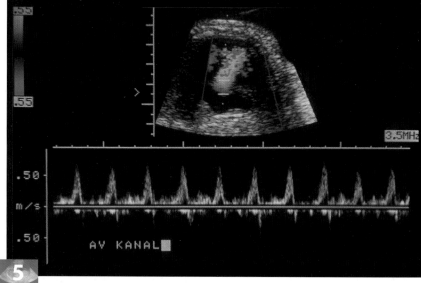

Assoziierte Anomalien

Oft sind weitere kardiale/extrakardiale Anomalien oder ein abnormer Karyotyp, besonders Trisomie 21 (40–70% aller Fälle mit AV-Kanal), mit einem AVSD assoziiert.

Weiterführende Diagnostik

An weiterführender Diagnostik steht die sonographische Suche nach assoziierten kardialen (Fallot-Tetralogie, Transposition der großen Arterien, »double outlet right ventricle«, Pulmonalstenose/Pulmonalatresie, Aortenkoarktation, AV-Block III°) und extrakardialen Fehlbildungen (Drehungsanomalien) und die Karyotypisierung zur Verfügung.

Prognose

Unbehandelt versterben 50% der betroffenen Kinder in den ersten 6 Monaten, 65% im ersten, 80–85% in den ersten beiden und 95% in den ersten 5 Lebensjahren.

Therapie

Pränatal ist eine kausale Behandlung nicht möglich und in der Regel auch nicht erforderlich. Nur bei Zeichen der ausgeprägten intrauterinen Herzinsuffizienz ist eine Schwangerschaftsbeendigung oder ein intrauteriner medikamentöser Therapieversuch mit Digitalis zu erwägen. Ansonsten kommt eine konservative Schwangerschaftsbetreuung in Frage, bei der der schicksalhafte Verlauf der Herzerkrankung abgewartet und hingenommen wird.

Postnatal führt man die Bändelung der Pulmonalarterie zur Begrenzung einer Überflutung der Lungenstrombahn, durch. Die wiederherstellende Chirurgie der Klappenfunktion ist z.T. nur durch die Implantation einer künstlichen Herzklappe möglich.

▣ Abb. 38.1.
HLHS-Schema: Das HLHS ist im Vierherzkammerblick vorwiegend an der Größendiskrepanz der linken zur rechten Herzkammer zu erkennen

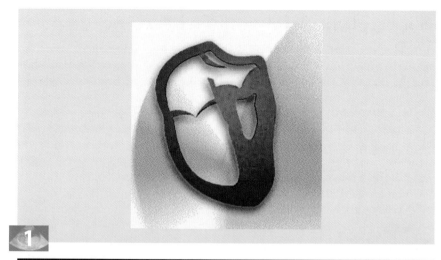

▣ Abb. 38.2.
HLHS: Im Vierherzkammerblick (Herzspitze *links*) zeigt sich neben einem normal konfigurierten rechten Ventrikel (*oben*) eine deutlich kleinere (immobile) linke Herzhälfte

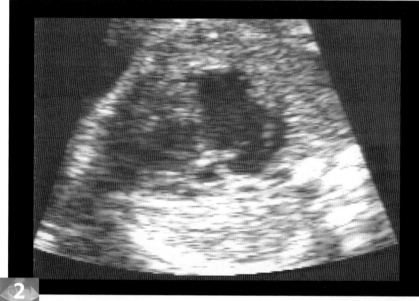

▣ Abb. 38.3.
Farbdopplersonographie eines HLHS (gleicher Patient wie 38.2): Pathognomonisch für das HLHS lässt sich über die Mitralklappe kein Blutfluss in den linken Ventrikel hinein nachweisen (Herzspitze *links*, rechter Ventrikel – blaue Störungen *oben*)

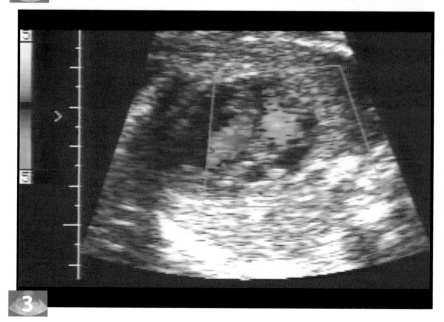

38 Hypoplastisches Linksherzsyndrom

Das hypoplastische Linksherzsyndrom (HLHS) ist als »single outlet single ventricle«(Aortenklappenatresie) vom Rechtstyp mit »single inlet« (Mitralatresie, -dysplasie, -stenose) anzusehen.

Epidemiologie

Das HLHS ist für 4% aller Herzfehler verantwortlich. Die Bedeutung dieses z. B. im Verhältnis zu Septumdefekten seltenen Herzvitiums besteht darin, dass es für 25% aller kardial bedingten kindlichen Todesfälle während der ersten Lebenswoche verantwortlich ist. Das HLHS ist mit einem Wiederholungsrisiko von 2% behaftet, wenn ein Kind des Paares aus einer vorangehenden Schwangerschaft betroffen ist. Nach zweimaligem Auftreten steigt dieses auf 6–25%. In Einzelfällen ist auch eine autosomal-rezessive Vererbung möglich.

Pathogenese

Die Unterentwicklung der Aorten- und Mitralklappe führt zur Aortenhypoplasie und einem diminuierten, nicht oder minderperfundierten linken Ventrikel (HLHS). Typischerweise sind die Aorten- und Mitralklappe atretisch und das Ventrikelseptum intakt. Eine Endokardfibroelastose kann sich sekundär entwickeln. Pathogenetisch scheint die Minderperfusion der linken Kammer und Vorkammer zur Hypoplasie des linken Herzens zu führen. Die physiologischen Konsequenzen ähneln denen der Transposition der großen Arterien. Auch die aus dem linken Ventrikel entspringende Aorta ascendens und der Aortenbogen weisen konsekutiv eine Hypoplasie auf. In 80% der Fälle besteht eine Assoziation mit einer Coarctatio aortae.

Hämodynamik

Der rechte Ventrikel versorgt die Lungen- und über den Ductus arteriosus auch die Körperstrombahn. Dies führt nachgeburtlich zur Rechtsbelastung. Der pulmonale Rückstrom erfolgt aus den Lungenvenen über den linken Vorhof, das Foramen ovale in den rechten Vorhof.

Sonographie

Die vorgeburtliche Ultraschalldiagnose ist an der Hypoplasie und Hypokinesie der linken Herzkammer, der fehlenden Darstellung bzw. retrograden Perfusion (Farbdopplersonographie) der Aorta ascendens und der atretisch-dysplastischen Mitralklappe festzumachen. Als erstes fällt die deutliche Größendifferenz der Ventrikel ins Auge. Daneben besteht eine Hypoplasie der aszendierenden Aorta (Durchmesserdiskrepanz). Eine echoreiche Ventrikelauskleidung ist bei Endokardfibroelastose auffällig. Auf Vorhofsniveau besteht ein Links-rechts-Shunt, und der rechte Ventrikel versorgt den Lungen- wie auch Systemkreislauf über den Ductus arteriosus Botalli (Farbdopplersonographie). Eine intrauterine Herzinsuffizienz (kardialer Hydrops) durch Rechtsherzüberlastung entwickelt sich typischerweise nicht.

Weiterführende Diagnostik

Weitere kardiale wie extrakardiale Anomalien kommen nur selten vor. Eine Indikation zur Karyotypisierung ergibt sich aus der (allerdings seltenen) Assoziation eines HLHS mit Chromosomenaberrationen (Trisomie 13, strukturelle Aneuploidie).

◻ Abb. 38.4.
HLHS: Im Vierherzkammerblick (Herzspitze *links*, linker Ventrikel *oben*) stellt sich der nicht perfundierte, hypoplastische linke Ventrikel infolge einer Endokardfibroelastose echoreich dar

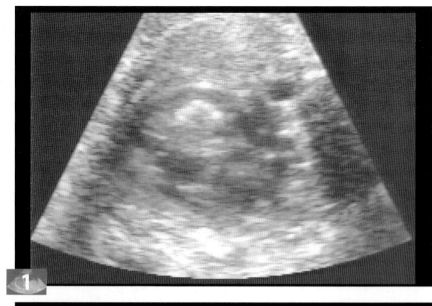

◻ Abb. 38.5.
Farbdopplersonographische Darstellung der Blutflussverhältisse bei HLHS mit Endokardfibroelastose (gleicher Patient wie 38.4): kein Blutfluss im linken Ventrikel (echoreich, *oben*)

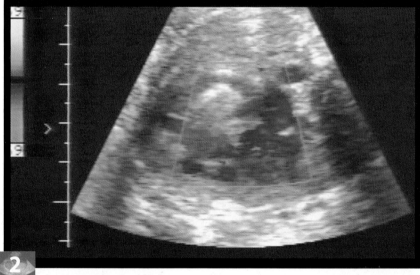

◻ Abb. 38.6.
Blutströme in den großen Arterien bei HLHS: normale Ausflussverhältnisse aus dem rechten Ventrikel über den Truncus pulmonalis (*rot*) und retrograde Perfusion der Aorta ascendens über den Ductus arteriosus Botalli (*blau*)

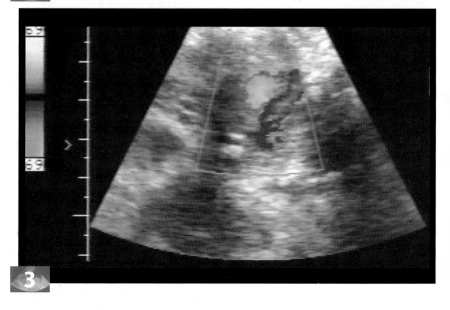

Prognose

Prognostisch ist die Unterentwicklung der linken Herzkammer als sehr ernst einzuschätzen und führt als duktusabhängiges Vitium rasch nach der Geburt zu Zyanose, Hypoxämie und Herzinsuffizienz durch rechtsventrikuläre Volumen- und Drucküberlastung. Die verminderte Perfusion der Koronarien führt darüber hinaus zur Schädigung des Myokards und begünstigt so die Entwicklung des Rechtsherzversagens. Unbehandelt ist die Mortalität mit nahezu 100% innerhalb der ersten 6 Wochen anzusetzen und ist für ein Viertel der Herztodesfälle in der 1. Lebenswoche verantwortlich (ein Einzelfall überlebte unbehandelt 3,5 Jahre).

Therapie

Eine pränatale Therapie ist weder möglich noch erforderlich. Nach ausführlicher interdisziplinärer Aufklärung ist ein Schwangerschaftsabbruch vs. das Austragen der Schwangerschaft (mit oder ohne postnatale Therapie des Herzfehlers) mit den Eltern zu diskutieren. Nachgeburtlich kommt neben Palliativeingriffen [Norwood-, (Hemi-)Fontan-, Glenn-Operation, Bändelung der Pulmonalarterie] mit dem Ergebnis eines funktionstüchtigen, univentrikulären Herzens vom Rechtstyp (Anlage eines aortopulmonalen Shunts) als einzig alternative Behandlungsoption eine Herztransplantation kurativ in Betracht. Nach den Daten der International Society for Heart and Lung Transplantation haben nach Neugeborenenherztransplantation 70% ein Jahr und mehr als 65% 3 Jahre überlebt. Manche Zentren berichten von 82%, die 5 Jahre überlebten. Zum Vergleich überleben den palliativen Therapieansatz (Norwood-Operation) 76% (in ausgewählten Kollektiven 80–90%). Trotz palliativer Operationen bleibt die Prognose des HLHS ungünstig.

II

◘ Abb. 39.1.
Trikuspidalatresie-Schema: Die TA ist im Vierherzkammerblick vorwiegend an der Größendiskrepanz der rechten zur linken Herzkammer erkennbar

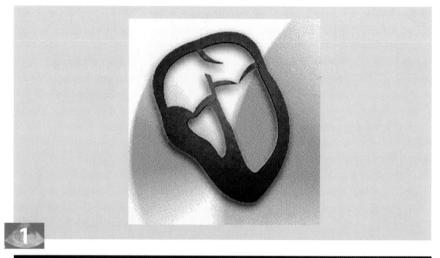

◘ Abb. 39.2.
Trikuspidalatresie: deutliche Größendiskrepanz des rechten, oben gelegenen, gegenüber dem linken Ventrikel. Akinetische, dysplastische Trikuspidalklappe (*Markierung 1*) (Herzspitze *links*)

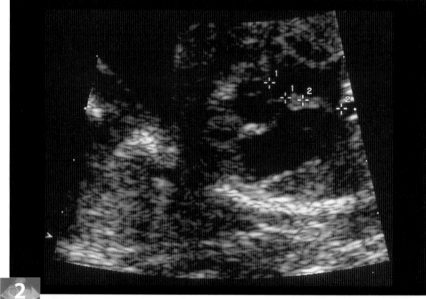

◘ Abb. 39.3.
Trikuspidalatresie: Das Lumen des im Bild unten gelegenen rechten Ventrikels ist nicht darstellbar. Das Endokard erscheint infolge einer Fibroelastose echoreich (Herzspitze *rechts*) (Nebenbefund Pleuraerguss)

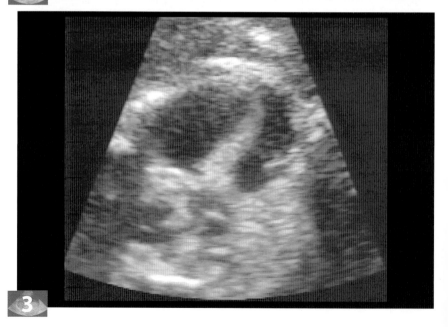

39 Trikuspidalatresie, -dysplasie und Ebstein-Anomalie

Veränderungen der Trikuspidalklappe kommen in unterschiedlicher Ausprägung vor. Die atrioventrikuläre Einflussbehinderung in den rechten Ventrikel wird durch eine Trikuspidalatresie, eine Ebstein-Anomalie oder eine Trikuspidaldysplasie bedingt. Im Extremfall führt dies zur vollständigen Unterentwicklung der rechten Herzkammer.

Trikuspidalatresie

Eine Hypoplasie des rechten Ventrikels ist entweder durch das Fehlen einer offenen Atrioventrikularklappe (Trikuspidalatresie/**TA**) – mit oder ohne intaktem Ventrikelseptum – oder durch eine Hypoplasie der rechtsventrikulären Ausflussbahn (Unterentwicklung des Truncus pulmonalis oder der Pulmonalarterien) verursacht.

Epidemiologie

Etwa 0,7% der angeborenen Herzfehler sind durch das Fehlen der Kommunikation des rechten Vorhofes mit der rechten Kammer (TA) verursacht. Durch die TA entsteht funktionell ein univentrikuläres Herz vom Linkstyp (nach Becker und Anderson). Rund 85% aller »Single-ventricle-Herzen« sind durch eine TA verursacht. Das Wiederholungsrisiko beträgt 1%, wenn ein Kind in der Familie betroffen ist und 3% bei 2 betroffenen Kindern.

Ätiologie

Die Ätiologie ist nicht sicher bekannt. Es wird ein Fehlansatz (malalignment) des Ventrikelseptums im Verhältnis zum Vorhof diskutiert.

Formen

Die Klassifikation der TA (nach Edwards und Burchell) berücksichtigt das Vorhandensein eines Herzscheidewanddefekts, einer Pulmonalstenose und die Ausprägung der Anlage der Ausflussbahn: die großen Arterien können zu 70% regelrecht (Typ I nach Rastelli, ventrikuloarterielle Konkordanz), zu 23% in kompletter d-Transpositionsstellung (Typ II, ventrikuloarterielle Diskordanz) oder zu 7% in korrigierter l-Transpositionsstellung (Typ III, ventrikuloarterielle Diskordanz) mit oder ohne Pulmonalstenose das funktionell univentrikuläre Herz verlassen. Nach der Morphologie des Truncus pulmonalis ist die Einteilung in eine Form A, B, und C nach van Praagh möglich.

Hämodynamik

Die intrakardiale Hämodynamik wird über einen Rechts-links-Shunt auf Vorhofebene (offenes Foramen ovale oder »atrial septum defect«/ASD) und einen Links-rechts-Shunt auf Ventrikelebene (Ventrikelseptumdefekt/VSD) aufrechterhalten. Dieser VSD und die Ausprägung der rechtsventrikulären Ausflussbehinderung sind entscheidend für das Volumen in der Lungenstrombahn und damit für die Prognose. Die Entwicklung einer Herzinsuffizienz ist gelegentlich schon intrauterin möglich.

Sonographie 2–6

Sonomorphologisch scheint die rechte Kammer im Vierherzkammerblick völlig zu fehlen (TA ohne VSD) oder sie stellt sich hypoplastisch dar (TA mit VSD). Die Trikuspidalklappe wirkt echoreich, verdickt und hypokinetisch oder gar völlig immobil. Die linke Kammer erscheint gegenüber dem kleinen rechten Ventrikel überentwickelt. Dopplersonographisch ist zur Sicherung der Diagnose die fehlende oder deutlich verminderte Perfusion des rechten Ventrikels erkennbar. Durch kardiale Insuffizienz kann es zum Hydrops fetalis kommen.

Assoziierte Anomalien

Extrakardiale Fehlbildungen sind nicht gehäuft. Gelegentlich sind allerdings ein Aspleniesyndrom oder Rotationsanomalien zu finden.

Differenzialdiagnose

Univentrikuläres Herz vom Rechtstyp, großer VSD, AV-Kanal.

Therapie und Prognose

Für die isolierte TA ohne zusätzliche kardiale Befunde muss ohne Behandlung durch Duktusabhängigkeit mit Zyanose und Hypoxämie und möglicherweise mit dem Tod in der frühen Neonatalperiode gerechnet werden. Therapeutisch kommen bei insgesamt schlechter Prognose z. B. Shuntanlagen zur Verbesserung der Lungendurchblutung in Frage. Eine funktionelle Korrekturmöglichkeit (im Sinne einer Palliation) besteht in der Fontan-Operation, bei der vom rechten Vorhof eine direkte Umleitung des Blutes zur A. pulmonalis erfolgt. Dadurch entsteht ein Einkammerherz mit getrenntem Pulmonal- und Systemkreislauf. Als einzige Alternative kommt ansonsten eine Herztransplantation in Betracht.

◘ Abb. 39.4.
Farbdopplersonographische Darstellung eines Herzens mit TA: Bluteinstrom nur in den linken Ventrikel über die Mitralklappe

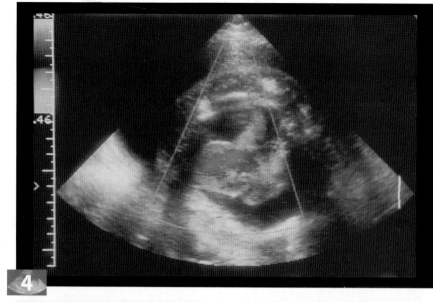

◘ Abb. 39.5.
Univentrikuläres Herz vom Linkstyp: Bluteinfluss nur in die linke Herzkammer

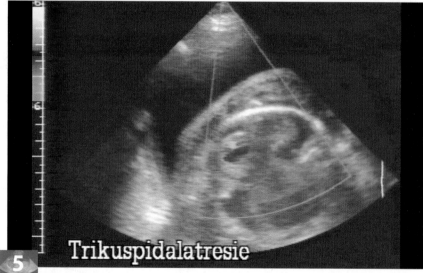

◘ Abb. 39.6.
Kardialer Hydrops fetalis: Die TA hat Pleuraergüsse beidseits zur Folge

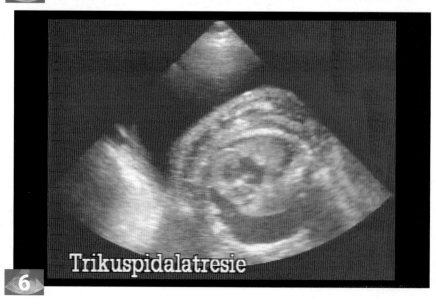

Ebstein-Anomalie, Trikuspidaldysplasie

Die angeborenen Veränderungen der Trikuspidalklappe werden häufig unter dem Begriff Ebstein-Anomalie subsumiert. Zu den Malformationen der Trikuspidalklappe gehören die Apikalverschiebung (Ebstein-Anomalie), die dysplastische Veränderung der verdickten, eingeschränkt beweglichen, jedoch normal inserierenden Trikuspidalklappe und die Kombination von beiden. Das Kardinalsymptom der Ebstein-Anomalie ist somit die Atrialisation des proximalen rechten Ventrikelanteils durch das nicht am Anulus fibrosus inserierende posteriore und septale Segel der Trikuspidalklappe. Das anteriore Segel ist nicht disloziert, aber abnorm geformt. Die Unterscheidung der Dysplasietypen ist hinsichtlich der Funktionalität, der Inzidenz der meisten assoziierten Anomalien und des »fetal outcome« von Bedeutung.

Längerfristig ist dagegen der Grad der (oft holosystolischen) Klappeninsuffizienz prognostisch entscheidend.

Epidemiologie

Die Ebstein-Anomalie macht 0,3–0,5%, die Trikuspidaldysplasie etwa 1% aller kongenitalen Herzfehler aus. Das Wiederholungsrisiko beträgt für beide Herzfehlerentitäten 1%, wenn ein Kind betroffen ist und 3% bei zwei betroffenen Kindern.

Ätiologie und Pathogenese

Die Ätiologie und Pathogenese dieser Vitien sind bis auf eine Häufung bei mütterlichem Diabetes mellitus bzw. der Einnahme von Lithium oder Indomethacin unbekannt.

Sonographie

Bei der Ebstein-Anomalie ist eine Verkleinerung der rechten Kammer durch Verlagerung der Klappe (Vierherzkammerblick) nach unten eine ausgeprägte Klappeninsuffizienz (Farbdoppler) darstellbar. Es resultiert eine Dilatation des rechten Vorhofs und ggf. eine Kardiomegalie.

Bei der Trikuspidaldysplasie wirkt die Trikuspidalklappe verdickt und schlaff, bei regulär entwickeltem Klappenansatz. Für eine relevante Verschlussstörung sprechen drei Kriterien: (enorme) Vorhofdilatation, farbdopplersonographischer Nachweis des zu 50% mit (oft holosystolischem) Regurgitationsvolumen gefüllten rechten Vorhofes und Spektraldopplernachweis eines Insuffizienzjetstroms bis in die kraniale Hälfte des rechten Atriums. Ein ASD ermöglicht einen Rechts-Links-Shunt in den linken Vorhof. Häufig kommt es zu einer Obstruktion der rechten Ausflussbahn.

Assoziierte Anomalien

— Ebstein-Anomalie: Pulmonalstenose, -atresie (30%), ASD II, Fallot-Tetralogie, Aortenisthmusstenose, AV-Kanal, TGA, PDA, extrakardiale Fehlbildungen (selten).
— Trikuspidaldysplasie: Pulmonalstenose, -atresie (80%). Durch die Kardiomegalie kann eine sekundär auftretende Lungenhypoplasie den weiteren Verlauf des Herzfehlers negativ beeinflussen.

Prognose

In 50% kommt es beim Vorliegen einer Ebstein-Anomalie zur intrauterinen Herzinsuffizienz. Ohne Klappeninkompetenz verläuft die Anomalie allerdings oft bis ins frühe Erwachsenenalter hämodynamisch asymptomatisch. Die andererseits resultierende progressive, rechtsbetonte Kardiomegalie ist mit einer schlechten Prognose verbunden. Die pränatale Diagnose einer krankhaften Veränderung der Trikuspidalklappe ist als Indikator eines ungünstigen Ausgangs der Erkrankung mit einer Mortalität von 80–90% verbunden.

II

◘ Abb. 40.1.
Univentrikuläres Herz:
Das Myokard ist deutlich ver-
dickt (Herzspitze *oben*)
(Nebenbefund Pleuraerguss)

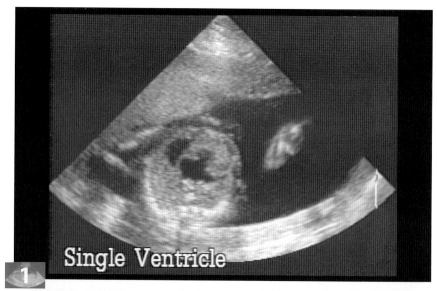

◘ Abb. 40.2.
Univentrikuläres Herz:
Nebenbefund: kardial bedingter Pleuraerguss (Herzspitze
rechts)

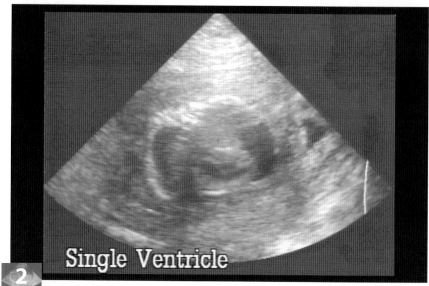

◘ Abb. 40.3.
Univentrikuläres Herz:
M-Mode: absolute Arrhythmie
bei »single ventricle«

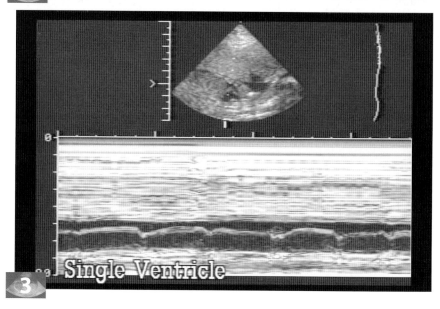

40 Univentrikuläres Herz

Synonyme: »double inlet ventricle« oder »single ventricle«.

Die Ursache eines univentrikulären Herzens kann in der Störung der Entwicklung einer der beiden Kammern liegen oder durch die fehlerhafte Trennung der entwicklungsgeschichtlich zunächst einkammrig konzipierten Herzanlage bedingt sein. Das Ausbleiben des normalen Ventrikelwachstums kann Folge einer fehlenden AV-Verbindung als Mitral- oder Trikuspidalatresie sein. Die singuläre Kammer kann als Rechts- (15%), Links- (75%) oder Intermediärtyp (10%) bezeichnet werden. Ein weiteres Kriterium der Klassifikation ist die Position des nichtdominanten Ventrikels rechts oder links der pumpenden Kammer gelegen. Rund 60% der »Double-inlet-left-ventricle-Herzen« haben eine links situierte anatomisch rechte rudimentäre Kammer. Etwa 70% der »Double-inlet-right-ventricle-Herzen« weisen eine links gelegene anatomisch rechte rudimentäre Kammer auf. Der Ausfluss aus der Kammer kann in normal geformte Arterien oder in transponierte große Arterien (d- oder l-Stellung) erfolgen.

Epidemiologie

Ein univentrikuläres Herz stellt eine sehr seltene Form (0,4% aller Herzfehler) einer schweren kardialen Anomalie dar.

Formen

Eine Einteilung nach der Morphologie des Ventrikels ist in einen Typ A, linksventrikuläre Morphologie mit Ausflusskammer (78%), und einen Typ C, rechtsventrikuläre Morphologie oder gemischte Morphologie ohne Ausflusskammer, vorzunehmen. Zusätzlich erfolgt eine Klassifizierung in Typ I–IV in Abhängigkeit von der Lage der Semilunarklappen. Eine Transpositionsstellung der großen Arterien liegt in 85% der Fälle vor.

Hämodynamik

Die gemeinsame Physiologie der univentrikulären Hämodynamik ist die Mischung der System- mit der Lungenzirkulation in der gemeinsam pumpenden Kammer. Liegt eine Ausflusstraktatresie vor, ist die Kreislauffunktion postpartal duktusabhängig. Intrauterin kommt es dagegen selten zu einer Herzinsuffizienzentwicklung.

Sonographie

Sonographisch ist in der Vierherzkammerblickebene bei 2 AV-Klappen nur eine Kammer darstellbar. Daneben kann ein rudimentärer weiterer Ventrikel abzugrenzen sein. Die Darstellung eines Kammerseptums gelingt nicht. Gelegentlich wird allerdings ein vergrößerter Papillarmuskel als Septumanteil fehlinterpretiert. Im Falle einer AV-Klappenatresie zeigt sich darüber hinaus die Unbeweglichkeit der verdickten Klappe. Farbdopplersonographisch misslingt die Flussdarstellung über der Klappenebene (Trikuspidal- oder Mitralatresie). Der Nachweis einer rudimentären zweiten Kammer hilft bei der Entscheidung, ob es sich bei der singulären Kammer um einen rechten oder linken Ventrikel handelt. Die hypoplastischen Ausflusstrakte sind bei fehlender antegrader Strömung retrograd perfundiert oder entziehen sich den Darstellungsmöglichkeiten. Differenzialdiagnostisch ist ein großer Ventrikelseptumdefekt oder AV-Kanal auszuschließen.

Weiterführende Diagnostik

Aufgrund der Assoziation mit Chromosomenaberrationen ist eine Karyotypisierung anzustreben.

Prognose

Bei sonographischen Herzinsuffizienzzeichen (pathologischem Flussmuster im Ductus venosus, Trikuspidalklappen- und/oder Mitralklappeninsuffizienz, Hydrops fetalis) ist die Prognose des Kindes als dubios anzusehen. Unbehandelt liegt die Mortalität bei fast 100%. Entscheidend ist die Beschaffenheit der ventrikuloarteriellen Verbindung und das Vorliegen einer AV-Klappeninsuffizienz. Ohne korrigierende Operation überlebt die Hälfte der betroffenen Kinder bei Typ A die Geburt um 14 Jahre, bei Typ C um 4 Jahre.

Therapie

Palliativ wird die Bändelung der Pulmonalarterie bzw. ein pulmonal-aortaler Shunt bei Pulmonalstenose angelegt. Nach der Fontan-Operation sind Overall-Überlebensraten von 85% und Fünfjahresüberlebensraten von 70% zu erwarten. Alternativen sind aufwendige Korrektur-Operationen oder eine Herztransplantation im Neugeborenenalter.

Abb. 41.1.
Pulmonalstenose-Schema:
Die Pulmonalstenose ist prä-
natal nur an einer dezenten
Größenveränderung der rech-
ten Herzkammer erkennbar

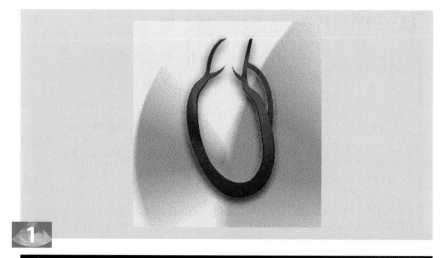

Abb. 41.2.
Pulmonalstenose: Dilatation
des rechten Vorhofs infolge
der Ausflusstraktobstruktion
der rechten Herzkammer
(im Bild *unten*)

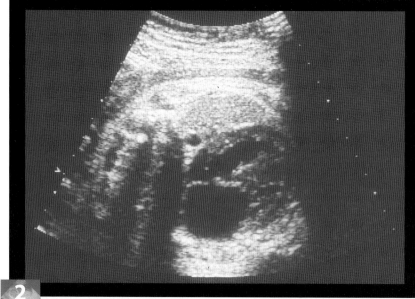

Abb. 41.3.
Farbdopplersonographische
Darstellung einer Trikuspidal-
regurgitation infolge der
Pulmonalstenose (Herzspitze
links)

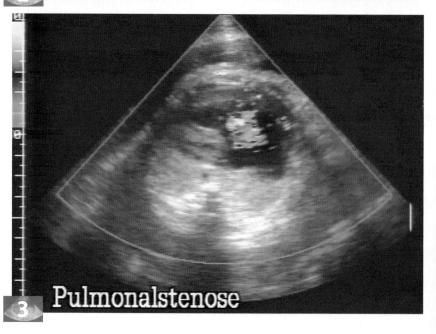

41 Pulmonalstenose

Unter Pulmonalstenose (**PS**) versteht man eine kongenitale Einengung der rechtsventrikulären Ausflussbahn des Herzens. Die Engstelle kann dabei die Pulmonalklappe selbst oder den darunter bzw. darüber liegenden Anteil der Lungenstrombahn betreffen.

Epidemiologie

Nach den Septumdefekten handelt es sich bei der PS um den dritthäufigsten angeborenen Herzfehler (9%). Das Wiederholungsrisiko beträgt 2%, wenn ein Kind betroffen ist, 6% bei 2 betroffenen Kindern, 3,5–4%, wenn die Mutter und 2%, wenn der Vater von dem Herzfehler betroffen ist. Die Pulmonalatresie tritt bei 1% der nachfolgenden Kinder auf.

Formen

Die einfachste Form der valvulären PS führt über fusionierte Kommissuren oder dysplastische Taschenklappen zur Lumeneinengung der Klappe. Die subvalvulären oder infundibulären Obstruktionen (10%) sind häufig durch eine Hypertrophie der rechten Kammermuskulatur bedingt und können eine poststenotische Dilatation der proximalen A. pulmonalis verursachen. Supravalvulär gelegene Einengungen kommen an der sinotubularen Einmündung zu liegen. Bei komplexeren Formen findet man dagegen eine Hypoplasie der rechtsventrikulären Ausflussbahn. Eine Klappenatresie markiert als völliger Verschluss des Ursprungs der Lungenstrombahn die Extremvariante. Sonderform einer Klappenanomalie der rechtsventrikulären Ausflussbahn ist das vollständige Fehlen der Klappe (Pulmonalaplasie).

Hämodynamik

Die fetale Echokardiographie offenbart neben der fehlenden Darstellbarkeit des rechtsventrikulären Ausflusstrakts eine retrograde Perfusion des Truncus pulmonalis über den Ductus arteriosus Botalli und, bei intaktem Kammerseptum, einen hypoplastischen, hypokinetischen rechten Ventrikel (Typ I) oder als Typ II eine normal große Kammer. Ursache der unterschiedlichen Ventrikelgrößen ist der Grad der Trikuspidalinkompetenz. Zu den beschriebenen Veränderungen der rechten Kammer und der AV-Klappe kann die Dilatation des rechten Vorhofs hinzukommen. Die Kombination von Pulmonalatresie und Ventrikelseptumdefekt wurde in älteren Nomenklaturen wenig glücklich als extremer Fallot bezeichnet. Die Lungenstrombahn wird dabei über den Ductus arteriosus Botalli retrograd aus der Aorta ascendens perfundiert.

Sonographie

Sonographisch findet sich neben einem eingeschränkten antegraden Dopplerflussmuster mit gesteigerter Flussgeschwindigkeit eine (milde) Erweiterung und/oder Hypertrophie der rechten Kammer. Gelegentlich ist eine proximale Dilatation des Truncus pulmonalis festzustellen. Poststenotisch kann es zu einem turbulenten Flussmusters (Mosaikmuster) kommen. Gegebenenfalls kann der Druckgradient im rechten Herzen zur Trikuspidalinsuffizienz (Regurgitation, Farb-, Spektraldoppler) führen. Eine vorgeburtliche Diagnose ist bei den geringgradigen Strukturveränderungen am fetalen Herzen jedoch schwierig. Bei der Pulmonalatresie ist kein Vorwärtsfluss über die starre, sekundär dysplastische Klappe darzustellen. Die Pulmonalaplasie führt zu einer extremen Dilatation des Klappenrings mit einer Pendelbluthämodynamik zwischen dem rechten Ventrikel und dem Pulmonalishauptstamm.

Assoziierte Anomalien

Assoziierte intrakardiale Anomalien (Vorhofseptumdefekt, Lungenvenenfehlmündung und konotrunkale Herzfehler wie Fallot-Tetralogie, »Double outlet right ventricle«, Transposition der großen Arterien) sind neben einer gehäuften Kombination mit einem Noonan-Syndrom auch bei einer Rötelnembryopathie zu finden.

II

◨ Abb. 41.4.
**Spektraldopplersono-
graphie der Trikuspidal-
regurgitation** bei Pulmonalstenose

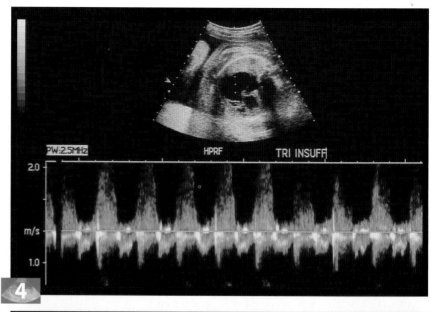

◨ Abb. 41.5.
Pulmonalatresie: Schwerste
Form der Verengung der
Pulmonalklappe. Fehlende
Darstellbarkeit des rechten
Ventrikels (Truncus pulmonalis
klein + hypoplastisch –
Markierung unter der S-förmig
verlaufenden Aorta)

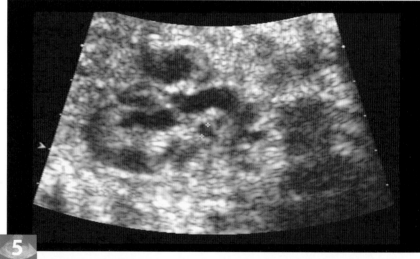

◨ Abb. 41.6.
Pulmonalaplasie: Sonderform der Pulmonalklappen-
anomalie. Durch die Aplasie
der Pulmonalisklappe resultiert
eine breite Verbindung zwischen rechtem Ventrikel
und Truncus pulmonalis mit
Pendelblutströmung

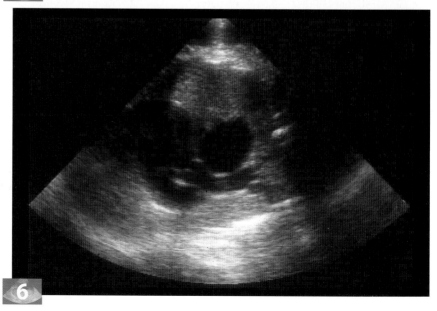

Weiterführende Diagnostik

Eine Indikation zur Karyotypisierung ergibt sich aus der (allerdings seltenen) Assoziation der PS mit Chromosomenaberrationen (z. B. Trisomie 21, 18).

Prognose

Zur Aufrechterhaltung einer pulmonalen Zirkulation und Vermeidung der Zyanose nach der postnatalen Kreislaufumstellung sind persistierende Links-rechts-Shuntverbindungen (Ductus arteriosus Botalli, Vorhofseptumdefekt, Ventrikelseptumdefekt) erforderlich. Eine milde bis mäßige Einengung der rechten Ausflussbahn verursacht in der Regel keine neonatale Notfallsituation. Die Prognose unbehandelter Neugeborener mit Pulmonalatresie ist im Gegensatz dazu schlecht. Nach 6 Monaten sind 90% verstorben.

Therapie

Eine Therapieindikation (häufig perkutaner, transvenöser Ballonkathetereingriff) wird vom Schweregrad der Obstruktion diktiert. Palliativoperationen sind z. B. die Erweiterung des stenotischen Klappenareals oder eine modifizierte Blalock-Taussig-Anastomose. Korrekturoperationen zielen auf die Rekonstruktion des Taschenklappenrings ab. Die Klappenaplasie ist durch den Ersatz des veränderten Herzanteils mit einem klappentragenden Konduit zu behandeln.

◘ Abb. 42.1.
Aortenstenose: Bei der Darstellung der beiden großen aus dem Herzen stammenden Arterien fällt die erhebliche Größendiskrepanz auf (Truncus pulmonalis – *Markierung 1*, Aorta ascendens – *Markierung 2*)

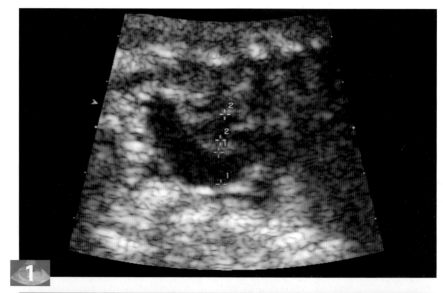

◘ Abb. 42.2.
Spektraldopplersonographie der Blutströmung im Bereich der stenotischen Aortenklappe: Erhöhung der maximalen systolischen Flussgeschwindigkeit über der verengten Klappe (in der Abbildung *nach unten*)

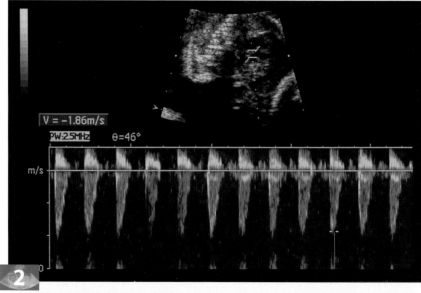

◘ Abb. 42.3.
Blutflussmuster über die Mitralklappe: geringgradige Regurgitation (in der Abbildung *nach oben*) über die Atrioventrikularklappe links als Folge einer kritischen Aortenstenose

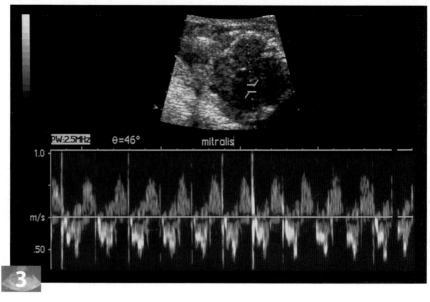

42 Aortenstenose

Die einfachste Form einer Aortenstenose (**AS**) beruht auf einer Obstruktion im Klappenniveau (80%) durch verwachsene Kommissuren oder dysplastische Semilunarklappen. Wie bei der Pulmonalstenose sind auch hier fibromuskuläre, subvalvuläre (15%) und supravalvuläre (5%) Stenoseformen beschrieben.

Eine Hypoplasie der gesamten Ausflussbahn kann als Extremfall des Krankheitsbildes eine Aortenatresie bedingen.

Epidemiologie

AS machen 3% aller angeborenen Herzvitien aus und kommen bevorzugt beim männlichen Geschlecht (4:1) vor. Das Wiederholungsrisiko beträgt 2%, wenn ein Kind betroffen ist, 6% bei 2 betroffenen Kindern, 13–18%, wenn die Mutter und 3%, wenn der Vater von dem Herzfehler betroffen ist.

Ätiologie

Drei unterschiedliche anatomische Defekte können eine supravalvuläre Enge der linksventrikulären Ausflussbahn bedingen: eine Membran im Sinus Valsalva, eine sanduhrförmige Verengung der aszendierenden Aorta oder eine diffuse Lumenreduktion des Arcus aortae und der Bogengefäße. Bei subvalvulärer AS ist eine fixierte Variante (Membran, fibromuskulärer Tunnel) von einer dynamischen Variante (Muskelwulst am Septum) zu unterscheiden. Bei diabetischer Stoffwechsellage der Mutter ist eine transiente dynamische AS beschrieben. Fetale Hyperglykämien und Hyperinsulinismus sind maßgebend für die meist asymptomatische, hypertrophe Kardiomyopathie, die durch eine vermehrte Glykogeneinlagerung verursacht ist.

Sonographie

Wie bei der Stenose des rechtsventrikulären Kammerauslasses ist die sonographische Diagnose der AS schwierig. Führend ist eine Kaliberschwankung der großen Arterien als Korrelat einer Ausflusstraktobstruktion. Sekundär können die Veränderungen auch die Herzkammern betreffen. Der linke Ventrikel weist dann neben einem geringeren Volumen und einer Muskelhypertrophie (meist nur bei Klappenatresie) auch eine verminderte Kontraktilität auf. Eine Endokardfibroelastose – sonographisch als echoreiche Herzinnenwand erkennbar – begleitet nur schwere Formen. Dopplersonographisch ist bei einer einfachen AS der beschleunigte antegrade Fluss (systolische Maximalflussgeschwindigkeit mehr als 2m/s) über der Engstelle quantifizierbar. Bei der kritischen AS oder Aortenatresie findet sich dagegen eine retrograde Strömung im proximalen Aortenanteil aus dem Truncus pulmonalis über den Ductus arteriosus Botalli.

Assoziierte Anomalien

Ein gemeinsames Vorkommen der supravalvulären AS mit einem Williams-Syndrom ist ebenso beschrieben wie die Assoziation der subvalvulären Form mit einem Noonan-Syndrom, einer Monosomie X0 oder einer Rötelnembryopathie (Gregg-Syndrom).

Weiterführende Diagnostik

Durch die Assoziation der AS mit Aneuploidien ist zur Erweiterung der diagnostischen Möglichkeiten eine Karyotypisierung zu erwägen.

Prognose

Der postnatale Zustand des Kindes ist wesentlich vom Grad der Obstruktion des linken Herzens abhängig. Eine kritische AS mit Hypertrophie der linken Herzkammermuskulatur kann zur Reduktion des kardialen Outputs führen.

Therapie

Die frühe Intervention mittels chirurgischer Valvotomie oder valvoplastischer Ballonkathetereingriffe verbessern die Überlebenschancen der Kinder. Die kritische AS ist der z. Z. einzige Herzfehler, bei dem intrauterine Therapieversuche – Ballonkatheterdilatation – durchgeführt wurden. Indikation für diese mit relativ hohem Eingriffsrisiko verbundenen Interventionen ist die Verhinderung einer progredienten Schädigung des linken Ventrikels und der daraus resultierenden ungünstigen Prognose.

Abb. 43.1.
Fallot'sches Tetralogie-Schema: Die Fallot'sche Tetralogie besteht aus einem hochsitzenden Ventrikelseptumdefekt, was kombiniert mit einer Dextropositio aortae zum Überreiten der Körperschlagader über dem First des Ventrikelseptums führt. Des Weiteren ist eine Pulmonalstenose mit den beschriebenen Herzanomalien assoziiert

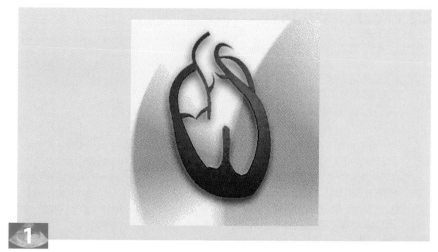

Abb. 43.2.
Der rechte wie auch der linke Ventrikel münden in die aus dem Zentrum des Herzens entspringende Aorta (Herzspitze *links*)

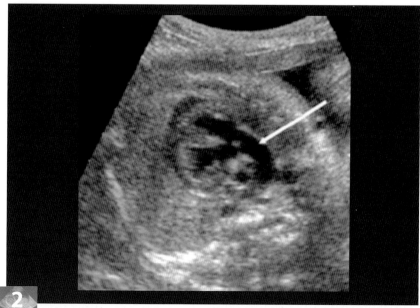

Abb. 43.3.
Farbdopplersonographie der Fallot'schen Tetralogie: Y-förmiger Blutausstrom aus beiden Herzkammern in die das Kammerseptum überreitende Aorta ascendens (Herzspitze *oben links*)

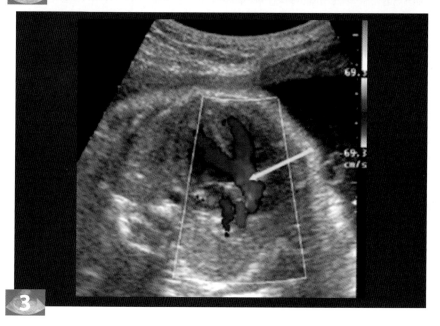

43 Fallot'sche Tetralogie

Die Fallot'sche Tetralogie (»Tetralogy of Fallot«/**TOF**) als Kombination eines großen (Malalignment-)Ventrikelseptumdefekts (80% membranös, 20% muskulär) mit einer breiten, überreitenden Aortenwurzel (Dextropositio aortae) und mit einer infundibulären und gelegentlich auch valvulären Pulmonalstenose sowie einer sich daraus ergebenden rechtsventrikulären Hypertrophie (in utero noch nicht regelmäßig ausgebildet) wurde schon 1672 beschrieben.

Epidemiologie

Gemeinsam mit der Transposition der großen Arterien ist die Fallot'sche Tetralogie eines der häufigsten zyanotischen Herzvitien (6,8% aller kongenitalen Herzfehler). Ihre Inzidenz beträgt 2–2,6:10.000 Lebendgeburten. Das Wiederholungsrisiko beträgt 2,5%, wenn ein Kind betroffen ist, 8% bei 2 betroffenen Kindern, 2,5%, wenn die Mutter und 1,5%, wenn der Vater von dem Herzfehler betroffen ist.

Pathogenese

Ursache der Fallot'sche Tetralogie ist eine Hemmung der korrekten Rotation der bulbotrunkalen Region und eine gestörte Fusion mit dem Endokardkissen. Eine Hypoplasie der infundibulären Region ist für diese komplexe Störung charakteristisch. Die Muskelverdickung des rechten Ventrikels aufgrund einer hochgradigen Pulmonalstenose ist meist erst postnatal nachzuweisen.

Hämodynamik

Die fetale Hämodynamik bleibt durch die Herzveränderungen weitgehend unbeeinflusst. Bei hochgradiger Perfusionseinschränkung im Truncus pulmonalis erfolgt die Lungendurchblutung retrograd über den Ductus arteriosus Botalli. Nachgeburtlich handelt es sich um ein duktusabhängiges Vitium. Daher ist nach dem Verschluss des Ductus arteriosus eine fortschreitende Zyanose zu erwarten. Ihr Schweregrad ist direkt von der Weite der rechtsventrikulären Ausflussbahn abhängig. Milde Formen der Fallot'sche-Tetralogie sind durch eine Überflutung der Lungenstrombahn (»pink TOF«), schwere Formen durch bidirektionales Shunting, Zyanose und Polyzythämie kompliziert.

Sonographie

Die pränatale Diagnose setzt neben dem Vierherzkammerblick zur Darstellung des meist auf den membranösen Septumanteil begrenzten Ventrikelseptumdefekts auch das zusätzliche Aufsuchen der ventrikulären Ausflusstrakte voraus. Hier findet sich eine gegenüber dem Truncus pulmonalis relativ vergrößerte und nach rechts abgewichene Aorta (Dextropositio oder Überreiten der Aorta bis zu 50% des Gefäßlumens). Eine direkte Darstellung der Pulmonalstenose gelingt nicht immer. Diese kann ein Spektrum von geringgradigem Ausprägungsgrad bis hin zur Klappenatresie aufweisen. Die Farbdopplersonographie kann die retrograde Perfusion im Pulmonalishauptstamm aus der Aorta über den Ductus arteriosus nachweisen und die typische Y-Figur einer gemeinsamen Ausflussbahn beider Herzkammern (hochsitzender Ventrikelseptumdefekt mit Überreiten der Aorta) veranschaulichen. Im Laufe der Schwangerschaft ist eine Progression der Veränderungen möglich, die Entwicklung eines kardialen Hydrops fetalis aber selten.

Als Fallot-Pentalogie wird eine TOF mit einem zusätzlichen »atrial septum defect« verstanden. Als seltene (1:30.000 Lebendgeburten), prognostisch ungünstige Sonderform (Herzinsuffizienz) ist eine Aplasie der Pulmonalklappe sekundär mit einer aneurysmatischen Dilatation des Pulmonalishauptstamms beschrieben.

Assoziierte Anomalien

Mit der Fallot'schen Tetralogie sind relativ häufig extrakardiale Auffälligkeiten assoziiert. In 35% handelt es sich dabei um Fehlbildungen des Gastrointestinaltrakts oder Spaltbildungen. Trisomie 21 und 18 sind die typischen Chromosomenstörungen, die mit dem Herzfehler in etwa 10% verbunden sind.

II

Abb. 43.4.
Farbdopplersonographie der Fallot'schen Tetralogie: blaurote Blutströmung in den Aortenbogen. Über einen Ventrikelseptumdefekt erfolgt der Zustrom auch aus dem rechten Ventrikel (im Bild *oben*, Herzspitze *unten links*)

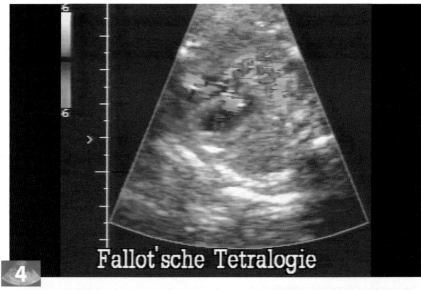

Abb. 43.5.
Farbdopplersonographie bei Fallot'scher Tetralogie: Aorta ascendens und Aortenbogen sind vom Ursprung aus der Mitte des Herzens (über dem Ventrikelseptum) zunächst blau und im Verlauf rot-gelb dargestellt (Herzspitze *rechts*)

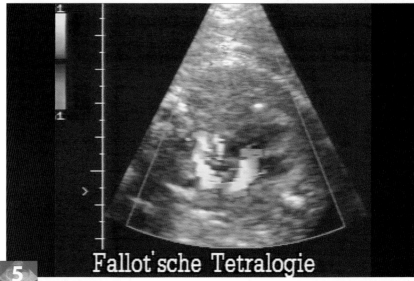

Abb. 43.6.
Malalignment-Ventrikelseptumdefekt: Krankheitsbild ähnlich der Fallot'schen Tetralogie ohne Pulmonalstenose (Herzspitze *rechts*)

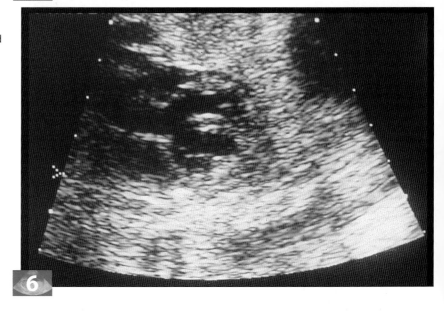

Differenzialdiagnose

Differenzialdiagnostisch kommen folgende Vitien in Frage: Ein Malalignment Ventrikelseptumdefekt (Ventrikelseptumdefekt mit überreitender Aorta ohne Pulmonalstenose), eine Pulmonalatresie mit Ventrikelseptumdefekt (früher als extremer Fallot bezeichnet), ein Truncus arteriosus communis (Differenzialdiagnose: Fallot'sche Tetralogie mit Pulmonalatresie) oder ein »double outlet right ventricle« [ausgeprägtere Dextropositio aortae (>50% des Gefäßdurchmessers) und Diskontinuität der Aorten- und Mitralklappe mit Ventrikelseptumdefekt].

Geburtshilfliches Vorgehen

Der Verlauf der Schwangerschaft ist durch das Vorhandensein des intrauterin meist asymptomatischen Herzfehlers nicht beeinflusst. Eine ausführliche interdisziplinäre Beratung bereits präpartal sowie die Geburt am Perinatalzentrum mit unmittelbarer herzchirurgischer Betreuung postpartal ist zu empfehlen.

Prognose

Die Prognose der Fallot'schen Tetralogie wird unbehandelt durch den Grad der pulmonalen Ausflussbehinderung bestimmt. Ein Zweijahresüberleben von 50% und ein Zehnjahresüberleben von 20% ist zu erwarten. Beim zusätzlichen Vorliegen einer Pulmonalatresie überlebt nur die Hälfte aller Kinder das 1. Lebensjahr.

Therapie

Postnatal ist die primäre chirurgische Korrektur durch den Verschluss des Ventrikelseptumdefekts und die Behebung der Ausflussobstruktion der Pulmonalarterie zu erzielen (85% 10-Jahresüberleben). Als Palliativeingriff kommt alternativ eine Blalock-Taussig-Operation (Shuntanlage Subclavia-Pulmonalarterie, 55% 20-Jahres-Überleben) in Frage. Ohne extrakardiale Anomalien hat die Fallot'sche Tetralogie gute Therapieaussichten.

Abb. 44.1.
Transposition der großen Arterien-Schema: Normalerweise sind die großen Arterien sonographisch nicht in einer Schnittebene erfassbar. Bei der Vertauschung der großen Arterien im Bezug zu den Herzkammern kommen beide Gefäße simultan und nebeneinander zur Darstellung

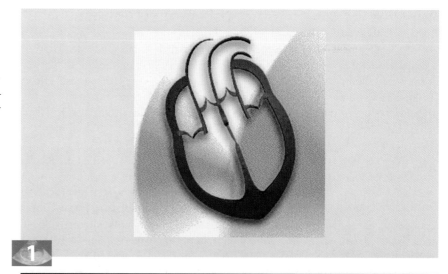

Abb. 44.2.
Transposition der großen Arterien: Doppelflintenartiger paralleler Abgang von Aorta (*Markierung 1*) und Truncus pulmonalis (*Markierung 2*) aus dem Herzen

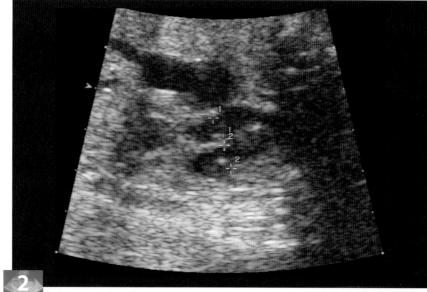

Abb. 44.3.
Farbdopplersonographie bei Transposition der großen Arterien: Darstellung des Blutstroms analog der vorangehenden Abbildung

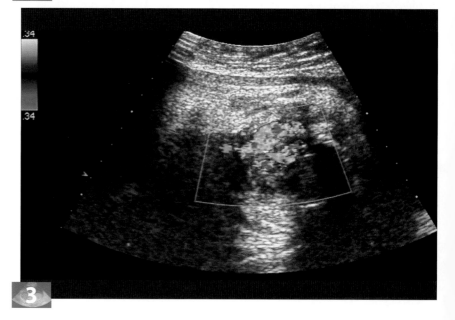

44 Transposition der großen Arterien

Unter der Transposition der großen Arterien (**TGA**) wird die spiegelbildliche Vertauschung der arteriellen Ausflusstrakte beider Herzkammern verstanden. Die Aorta entspringt hierbei dem rechten Ventrikel und die A. pulmonalis dem linken Ventrikel bei normaler atrioventrikulärer Verbindung.

Epidemiologie

Mit 5,8% aller Herzfehler bei Lebendgeburten bzw. mit 9,1% bei Totgeburten, ist die TGA eines der häufigen Herzvitien. Es handelt sich um den häufigsten Herzfehler, welcher in der Kindheit eine Zyanose verursacht. Wenn ein Kind des Paares aus einer vorangehenden Schwangerschaft bereits von einer TGA betroffen ist, beträgt das Wiederholungsrisiko 1,5%, bei 2 Kindern 5%. Eine deutliche Häufung ist bei Schwangerschaften von Müttern mit einer diabetischen Stoffwechselstörung zu registrieren.

Hämodynamik

Ein spiegelbildlicher Switch der aus den Herzkammern abgehenden großen Arterien macht eine postnatale Kreislaufumstellung der parallelgeschalteten Lungen- und Systemkreisläufe zur Serienschaltung unmöglich. In der einfachen Form der TGA entspringt die Aorta aus der rechten und der Truncus pulmonalis aus der linken Herzkammer (d-TGA). Mit dem abnormen Ursprung der Arterien kann ein ASD, eine Aortenkoarktation (5%), ein Ventrikelseptumdefekt und/oder eine Pulmonalstenose kombiniert vorkommen. Entwicklungsgeschichtlich handelt es sich um eine Verquickung von abnormer Rotation und Septierung des primitiven arteriellen Truncus. Da die Lungenzirkulation vorgeburtlich von untergeordnetem hämodynamischen Gewicht ist und nur wenig zum Gesamtauswurfvolumen des Herzens beiträgt, führt diese Drehungsanomalie zu keiner Alteration der kardialen Funktion in utero. Erst die Eröffnung der pulmonalen Strombahn mit dem ersten Schrei lässt das Neugeborene mit einer transpositionsbedingten Persistenz der Kreislaufparallelschaltung zyanotisch und u. U. hypoxämisch werden. Eine oder mehrere offene Links-rechts-Kurzschlussverbindungen (Foramen ovale, PDA, »atrial septum defect«/ASD, Ventrikelseptumdefekt) ermöglichen initial die nachgeburtliche Oxygenierung eines Teils des Auswurfvolumens (Mischblut).

Sonographie

Die sonographische Diagnose der TGA gelingt nicht durch die Inspektion des Herzens im Vierherzkammerblick. Erst die Erweiterung der Echokardiographie auf die Ebenen der beiden ventrikulären Ausflusstrakte ermöglicht die Diagnose durch die Darstellung des parallelen Abgangs und Verlaufs der großen Arterien in einer Ebene (fehlende Überkreuzung). Die B-Bildsonographie der parallel aus dem Herzen abgehenden fetalen Aorta und des Truncus pulmonalis (Doppelflinte) kann durch die farbdopplersonographische Darstellung der Flussverhältnisse unterstützt werden.

Zwei Formen der TGA sind anhand der atrioventrikulären (AV) und ventrikuloarteriellen (VA) Verbindungen zu differenzieren. Die d-TGA (komplette Form) entspricht einer AV-Konkordanz mit VA-Diskordanz. Bei der korrigierten Form, l-TGA, sind eine AV-Diskordanz und VA-Diskordanz miteinander kombiniert. Die Aorta entspringt einem rechtsgelegenen, anatomisch linken Ventrikel und der Truncus pulmonalis einer links situierten, anatomisch rechten Kammer. Häufig sind mit der korrigierten TGA ein Ventrikelseptumdefekt (50%), eine Mitralinsuffizienz, eine Pulmonalstenose (50%), eine Ebstein-Anomalie, eine Malposition des Herzens, Drehungsanomalien (selten) oder ein AV-Block III° vergesellschaftet. Damit heben sich die Defekte hämodynamisch auf und die pränatale Diagnose ist dementsprechend schwierig. Ein »double outlet right ventricle« (DORV) (inkomplette Form) ist von der Gefäßstellung als Übergangsform zwischen der Transposition und dem Truncus arteriosus communis bzw. der Fallot'sche-Tetralogie zu interpretieren. Beide großen Arterien entspringen dem rechten Ventrikel. Ein Überreiten der Aorta von mehr als 50% (>90% aus Sicht der Kinderkardiochirurgie) wird als diagnostisch beweisend angesehen.

II

▣ Abb. 44.4.
Transposition der großen Arterien: paralleler Gefäßverlauf der Arterien

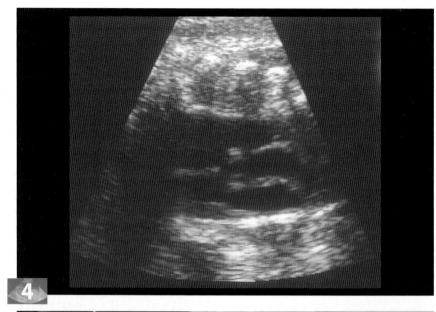

▣ Abb. 44.5.
Farbdopplersonographie bei Transposition der großen Arterien: paralleler blauer Blutstrom in beiden Arterien mit Ductus arteriosus Botalli (Herzspitze *oben links*)

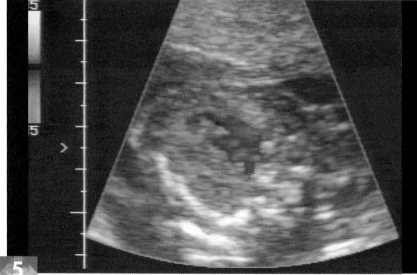

Assoziierte Fehlbildungen

Mit einer TGA assoziiert ist regelhaft ein teils sehr großer Ventrikelseptumdefekt, Pulmonalstenose und fakultativ Anomalien der AV-Klappen, TPVAD, Aortenkoarktation und ein univentrikuläres Herz neben extrakardialen Anomalien (<10%) wie Drehungsanomalie, Lippen-Kiefer-Gaumen-Spalte, ösophagotracheale Fistelbildung, Omphalozele und (selten) Chromosomenaberrationen (z. B. Trisomie 18 und 13).

Prognose

Die Prognose der d-TGA ist ohne Operation schlecht. Nach der Geburt kommt es durch eine mangelhafte systemische O_2-Sättigung zu einem lebensbedrohlichen Zustand. Ohne Korrektur versterben 90% der Neugeborenen im 1. Lebensjahr. Die Prognose der l-TGA ist von den pränatal häufig nicht diagnostizierten Begleitfehlbildungen (Klappenanomalien) abhängig. Ohne zusätzliche Anomalien sind die Kinder postpartal asymptomatisch.

Geburtshilfliches Vorgehen

Die sonographische Suche nach Begleitfehlbildungen gehört ebenso wie die Verlaufsbeobachtung hinsichtlich der (unwahrscheinlichen) Herzinsuffizienzentwicklung in utero (Pulmonalstenose) zu den Empfehlungen der Überwachung. Eine vorzeitige Geburt oder Schnittentbindung ist bei komplikationsloser TGA aufgrund der kardialen Verfassung des Kindes nicht erforderlich. Eine Entbindung am Zentrum (interdisziplinäre Betreuung peri- und postnatal) ist allerdings in jedem Fall anzustreben.

Therapie

Als Palliativeingriff kann die Verbindung beider Kreisläufe (Mischblut) durch eine Ballonatrioseptostomie nach Rashkind oder die chirurgische Schaffung einer Vorhofslücke eingesetzt werden. Die Operation nach Mustard hat die intraarterielle Ableitung des pulmonal-venösen Rückflusses und des systemisch venösen Rückflusses zum linken Ventrikel zum Ziel. Die anatomische Korrektur durch eine arterielle Switchoperation, mit einer perioperativen Mortalität von etwa 5%, ist als Standardtherapie der TGA allerdings meist zeitnah erforderlich. Die Ergebnisse des operativen Vorgehens werden wesentlich von den vorhandenen Begleitfehlbildungen bestimmt. Insgesamt ist mit 78% Überlebenden in den ersten 4,5 Jahren zu rechnen. Die korrigierte Form ohne assoziierte Malformationen (selten) kann bis ins Erwachsenenalter asymptomatisch und dadurch unentdeckt bleiben.

45 Truncus arteriosus communis

Ein Truncus arteriosus communis (**TAC**) ist als »single outlet ventricle« mit nur einer gemeinsamen ventrikulären Ausflussbahn definiert.

Eine großes gemeinsames Stammgefäß entspringt aus beiden Herzkammern mit einer in manchen Fällen insuffizient schließenden Semilunarklappe (in 70% mit 3 Taschenklappen, in 25% mit 4 Taschenklappen, in 30% assoziiert mit einem DiGeorge-Syndrom). Die Pulmonalarterie, die Aorta und die Herzkranzgefäße entspringen aus diesem singulären Gefäßstamm. Ein stets vorhandener Ventrikelseptumdefekt ermöglicht den arteriellen Einstrom aus beiden Herzhälften in den gemeinsamen Gefäßtrunkus.

Epidemiologie

Der TAC ist eines der selteneren angeborenen Herzvitien (1,2% aller Herzfehler). Eine Häufung ist bei mütterlichem Diabetes mellitus beschrieben.

Pathogenese

In der Herzentwicklung ist eine defekte konotrunkale Septierung (6./7. SSW) Ursache für die Entstehung eines TAC.

Formen

4 Typen sind anhand der Beziehung der Lungenarterien zum gemeinsamen aus den Kammern entspringenden Gefäßstamm zu unterscheiden:
- *Typ I*: Ein gemeinsamer Gefäßstamm mit dem Abgang in eine rechte und linke Pulmonalarterie.
- *Typ II*: Beide Pulmonalarterien entspringen der Rückseite des TAC.
- *Typ III*: Die Pulmonalarterien entspringen den Seiten des TAC.
- *Typ IV*: Die Lungenarterien fehlen.

Hämodynamik

Die gemeinsame Klappe über dem (hochsitzenden) Ventrikelseptumdefekt erhält Mischblut aus beiden Kammern. Je nach Kompetenz dieser Klappe ist postpartal die Entwicklung einer Herzinsuffizienz durch ventrikuläre Volumenbelastung oder im anderen Fall die Ausbildung einer pulmonalen Hypertonie möglich. Die pulmonale Perfusion erfolgt vorwiegend durch Kollateralen aus der deszendierenden Aorta.

Assoziierte Anomalien

Mit einem TAC sind in einem Fünftel der Fälle kardiale Anomalien der Mitralklappe, ein Ventrikelseptumdefekt, ein Vorhofseptumdefekt, ein univentrikuläres Herz und Fehlbildungen des Aortenbogens assoziiert. An extrakardialen Fehlbildungen können vermehrt Mittelliniendefekte und Aneuploidien erwartet werden.

Sonographie

Sonographisch fällt ein aus der Mitte des Herzens entspringendes großes, einen Ventrikelseptumdefekt überreitendes arterielles Gefäß auf. Dopplersonographisch ist die Darstellung einer Y-förmigen Ausstromfigur aus beiden Herzkammern charakteristisch. Eine die Prognose verschlechternde Regurgitation bei Klappeninsuffizienz ist ggf. farb- wie spektraldopplersonographisch nachweisbar.

Differenzialdiagnose

Von einem TAC sind eine Fallot'sche Tetralogie oder ein »double outlet right ventricle« mitunter nur schwer zu unterscheiden.

Weiterführende Diagnostik

Eine Karyotypisierung ist zu erwägen.

Prognose und Therapie

Die Prognose eines TAC ist ungünstig. Unbehandelt führt der Herzfehler zum Tod in den ersten Lebensjahren. Die Wahrscheinlichkeit des Einjahresüberlebens liegt unter 20% und die überlebenden Kinder sind ohne Therapie lebenslang durch irreversible Veränderungen der Lungenstrombahn belastet. Im 4. Lebensjahr sind nur noch weniger als 70% der betroffenen Kinder operabel. Die frühzeitige Korrektur ist daher angezeigt.

46 Herznahe Anomalien der großen Gefäße

Die fetale Echokardiographie zielt diagnostisch einerseits auf kardiale Anlagestörungen, die das Herz selbst betreffen. Andererseits werden aber auch die kongenitalen Anomalien der aus dem Herz entspringenden oder in das Herz einmündenden großen Gefäße mitbeurteilt. Am häufigsten sind dabei die Ausbildung der Aorta in ihrem Bogenanteil und die Einmündung der Lungenvenen pathologisch verändert.

Coarctatio aortae

Die Aortenkoarktation (Coarctatio aortae/CoA) ist charakterisiert durch eine Obstruktion des distalen Aortenbogens oder des proximalen Anteils der deszendierenden Aorta.

Epidemiologie

Die Aortenkoarktation ist mit 4,6% aller Herzfehler kein sehr seltenes Vitium. Die Schwierigkeit der pränatalen Entdeckung ist durch die vorgeburtliche Symptomarmut bedingt. Das Wiederholungsrisiko beträgt 2%, wenn ein Kind betroffen ist, 6% bei 2 betroffenen Kindern, 4% wenn die Mutter und 2%, wenn der Vater von dem Herzfehler betroffen ist.

Ätiologie

Die Ätiologie der Koarktation ist nicht vollständig geklärt. Hypothetisch wird eine Anlagestörung des Aortenbogens, aberrierendes duktales Gewebe im Bogenbereich oder ein verringerter Blutfluss in der Aorta ascendens, der über einen verstärkten Abstrom durch den Ductus arteriosus zur Minderperfusion des Aortenbogens führt, diskutiert.

Formen

Die duktusnahe (juxtaduktale), erst postnatal erkennbare Verengung gegenüber dem Ductus arteriosus (in das Lumen vorspringendes Segel) ist hierbei von einer isthmischen (tubulären), hämodynamisch bereits in der Fetalzeit wirksamen Form (Hypoplasie des Aortenbogens zwischen der A. subclavia sinistra und dem Ductus arteriosus) zu unterscheiden. In ihrer Extremform stellt sich die Aortenkoarktation als völlige Aortenbogenunterbrechung dar. Der Ductus arteriosus Botalli ist üblicherweise offen.

Hämodynamik

Der Blutfluss durch den Isthmus aortae macht nur 10% des fetalen Herzzeitvolumens aus. Deshalb treten nur geringe Veränderungen der kardialen Hämodynamik in utero auf.

Sonographie

Als sonographisches Pendant einer Aortenkoarktation kann eine rechtsventrikuläre Dilatation etwa ab der 26. SSW erkennbar werden. Eine Größendiskrepanz zwischen rechter und linker Herzkammer ist deshalb diagnostisch wegweisend. Das physiologische Überwiegen der Größe sowohl der rechten über die linke Kammer als auch des Truncus pulmonalis über die Aorta ascendens wird durch eine Aortenkoarktation um jeweils ein Viertel gesteigert. Diese sonographischen Zeichen repräsentieren letztlich nur sekundäre Veränderungen, die durch die »stromabwärts« verlaufende hämodynamische Situation bedingt sind. Pränatal gehört die Koarktation der Aorta deshalb zu den schwer diagnostizierbaren Herzfehlern.

Assoziierte Anomalien

Häufig ist die Aortenbogenveränderung mit einem Ventrikelseptumdefekt kombiniert. Eine bikuspidale Aortenklappe ist bei beiden Variationen in 25–50% vorhanden. Die Koinzidenz einer tubulären Aortenkoarktation mit weiteren Herzanomalien (87–90%) ist in den ersten beiden Lebensmonaten die zweithäufigste Ursache einer akuten Herzinsuffizienz des Neugeborenen. In Frage kommen Ventrikelseptumdefekt, Vorhofseptumdefekt, AV-Kanal, Aortenstenose, Transposition der großen Arterien oder »double outlet right ventricle«. Als extrakardiale Anomalien ist in 13% eine linksseitige Zwerchfellhernie möglich. Eine Assoziation mit Chromosomenaberrationen wie Monosomie X0 oder seltener eine Trisomie 18 und 13 ist zu beobachten.

Prognose

Milde Formen werden intrauterin nicht symptomatisch und fallen nachgeburtlich meistens zufällig und erst im fortgeschritteneren Alter aufgrund einer isolierten Hypertension in der oberen Körperhälfte auf. Dagegen führen schwere Formen (50%) unbehandelt in 90% zum Tod in der Neonatalperiode. Daneben beeinflussen assoziierte intrakardiale Anomalien maßgeblich die Gesamtprognose der Aortaverengung.

Lungenvenenfehlmündung

Der fehlende Anschluss eines Teils oder aller Lungenvenen an den linken Vorhof führt zum Krankheitsbild der Lungenvenenfehlmündung.

Epidemiologie

Lungenvenenfehlmündungen sind seltene Herzfehler (1,4% aller kardialen Vitien).

Pathogenese

Ursache dieser kardialen Fehlbildung ist eine Störung der komplexen Anschlusssequenz der Pulmonalvenen an die Herzinnenräume im Rahmen der Herzentwicklung.

Formen

Zu unterscheiden ist die totale Lungenvenenfehlmündung (»total anomalous pulmonary venous drainage«/TAPVD) – aberrierender Verlauf aller 4 Lungenvenen – von der partiellen Lungenvenenfehlmündung (»partial anomalous pulmonary venous drainage«/PAPVD). Anhand diverser Mündungsmöglichkeiten lassen sich 3 Typen unterscheiden:

- Die häufigste suprakardiale Variante (55%) ist durch eine Einmündung in die obere Hohlvene, in die V. brachiocephalica oder in die V. azygos gekennzeichnet.
- Bei der intrakardialen Form (30%) münden die Lungenvenen in den Sinus coronarius, der in das rechte Atrium drainiert.
- Die infrakardiale, z. T. infradiaphragmale Fehlmündung (15%) wird durch den Pulmonalvenenanschluss an das Pfortadersystem definiert. Eine infrakardiale TAPVD verursacht durch die häufig mit ihr kombinierte Obstruktion der Venen eine nachgeburtliche Notfallsituation.

Darüber hinaus werden Kombinationen der verschiedenen Mündungsvarianten als gemischter Typ zusammengefasst.

Hämodynamik

Die heterotope Mündung aller Lungenvenen in die systemische Zirkulation erfordert zum postnatalen Überleben eine Rechts-links-Shuntverbindung (Foramen ovale, »atrial septum defect«, PDA).

Sonographie

Vorgeburtlich ist die Diagnose, besonders des supra- oder infrakardialen Typs, schwierig und nur selten zu stellen. Die fehlende Kontinuität der Lungenvenen zum linken Atrium (Farbdopplersonographie) und ein kleinerer linker Vorhof können diagnostisch wegweisend sein.

Assoziierte Anomalien

Lungenvenenfehlmündungen können mit weiteren kardialen Anomalien (AV-Kanal), aber auch mit extrakardialen Fehlbildungen (Drehungsanomalien) vorkommen.

Prognose und Therapie

Die Prognose der betroffenen Kinder wird durch den Grad der Pulmonalvenenobstruktion, die Größe des Vorhofseptumdefekts und durch den Schweregrad der assoziierten Anomalien bestimmt. Ohne Obstruktion und ohne restriktive Vorhoflücke sind die Kinder klinisch lange Zeit asymptomatisch. Die Obstruktion der Kreislaufverbindung verursacht dagegen Zyanose, Azidose, Tachypnoe und Kreislauflabilität. 20% der Kinder mit totaler Lungenvenenfehlmündung überleben das 1. Lebensjahr. Die operative Korrektur ist mit einer perioperativen Mortalität von 10% verbunden.

Weitere Anomalien

Weitere seltene Anomalien des venösen Rückflusses zum Herzen umfassen als häufigste venöse Anomalie die persistierende linke obere Hohlvene (bei 20% fehlt die rechte V. cava superior), die Mündung der Hohlvenen in den linken Vorhof und das komplette Fehlen der unteren Hohlvene.

◘ Abb. 47.1.
M-Mode-Darstellung der
kindlichen Herzfrequenz:
normaler Sinusrhythmus

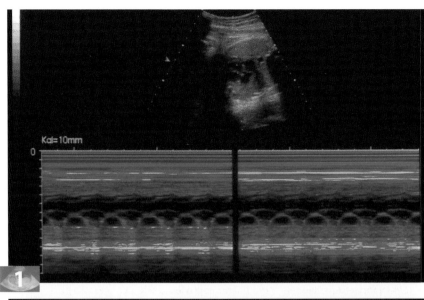

◘ Abb. 47.2.
Spektraldopplersono-
graphie der A. umbilicalis:
fetale Tachykardie bei einer
Pulsfrequenz von ca. 250 bpm

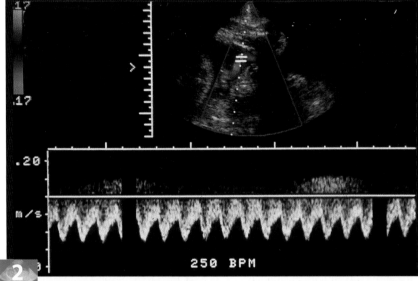

◘ Abb. 47.3.
Spektraldopplersono-
graphie der A. umbilicalis:
supraventrikuläre Extrasystole
mit Verminderung der maximalen Flussgeschwindigkeit

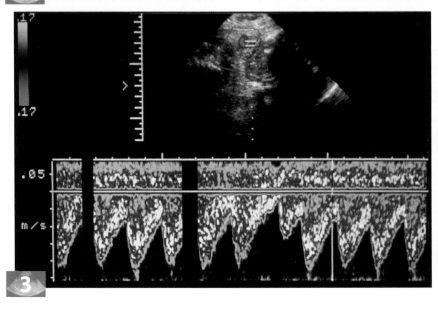

47 Fetale Herzrhythmusstörungen

Neben anatomisch bedingten Herzfehlern stellt die Veränderung der Rhythmik der Kontraktionen des Herzens den zweiten hämodynamisch relevanten Parameter hinsichtlich der Funktion des Herzens als zentrale Kreislaufpumpe dar.

Epidemiologie

Inzidenz: Fetale Herzrhythmusstörungen betreffen 2–10% aller Feten.

Einteilung:
- Extrasystolen,
- Bradyarrhythmien <100 bpm (»beats per minute«, Schläge pro Minute),
- Tachyarrhythmien >180 bpm.

Entwicklung des autonomen Reizleitungssystems: Bereits früh im 1. Trimenon beginnt die Entwicklung des Herzens. In dieser Phase beginnt auch die Entwicklung des autonomen Reizleitungssystems. Die Herzfrequenz verändert sich in Abhängigkeit mit zunehmender Reife. Mit Abschluss der Organogenese ist auch die Entwicklung der Reizleitung abgeschlossen. Ab der 14. SSW kommt zusätzlich die parasympathische Hemmung, ab der 21. SSW die sympathische Aktivierung des Herzens zum Tragen. Fetale Rhythmusstörungen kommen in aller Regel durch das noch nicht eingespielte Zusammenwirken von Aktivierung und Hemmung zustande und haben daher eine insgesamt günstige Prognose.

Sonographie

Methode der Wahl zur Diagnostik fetaler Rhythmusstörungen ist der M-Mode. Um die Art der Rhythmusstörung einordnen zu können, ist die gleichzeitige Darstellung von Vorhof und Kammer erforderlich.

Extrasystolen

Extrasystolen sind in 95% die Ursache der fetalen Arrhythmie. Meist sind sie supraventrikulären Ursprungs. Die Assoziation mit Herzfehlern ist selten (1–2%). Ursächlich ist meist die **Unreife** des **Reizbildungs-** und **Leitungssystems** mit noch nicht abgeschlossener Innervation des Myokards. Auch eine **mütterliche Medikamenteneinnahme** (β-Sympathikomimetika) kommt kausal in Be-

tracht. Die Prognose ist günstig: 90% der Extrasystolien sind 2 Wochen postpartal nicht mehr nachweisbar. Trifft eine Extrasystole allerdings auf einen refraktären AV-Knoten, besteht die Gefahr einer ventrikulären Bradykardie, deren Prognose allerdings durch postextrasystolische Potenzierung günstig ist. Hier ist ein AV-Block und eine hypoxiebedingte Sinusbradykardie differenzialdiagnostisch in Betracht zu ziehen. Durch Extrasystolie kann es auch reaktiv zu einer supraventrikulären Tachykardie mit nachfolgender Hydropsbildung und kardialer Dekompensation kommen. Die Vorstellung in einem Perinatalzentrum zum Ausschluss eines anatomischen Herzfehlers und die wöchentliche Kontrolle des fetalen Herzens im M-Mode stellen die Behandlungsempfehlung dar. Die Notwendigkeit einer medikamentösen Therapie besteht **nicht** bei der unkomplizierten Extrasystolie.

Bradyarryhthmien

- *Blockierte Extrasystolen*: Hierbei treffen atriale Extrasystolen auf einen refraktären AV-Knoten mit der Gefahr einer reaktiven ventrikulären Bradykardie (s. oben).
- *Sinusbradykardie (<100 bpm)*: Die häufigste Ursache einer Sinusbradykardie ist eine fetale Hypoxie. Sie tritt auch idiopathisch und bei Erhöhung des intraamnialen Druckes (Ultraschalluntersuchung) auf. Selten kommt es zu einer konstanten Sinusbradykardie (mit oder ohne Herzfehler). Ebenfalls selten ist ihre Assoziation zu diabetischen Müttern mit niederen Blutzuckerwerten. Die Therapie der Sinusbradykardie besteht in der Beseitigung der auslösenden Ursache (Entbindung).
- *AV-Block (AVB)*: Eine Überleitungsstörung des AV-Bündels ist eine seltene fetale Herzrhythmusstörung (1:20.000 Lebendgeborene). Der AVB III° kommt hierbei deutlich häufiger vor als der AVB II°. Ursachen des AVB können das Fehlen oder die (partielle) fibröse Veränderung des AV-Knotens bzw. die Existenz von, gegen die Myozyten des AV-Knoten gerichteten Rho-Autoantikörpern (Lupus erythematodes, Sjögren-Syndrom, rheumatoide Arthritis) sein. Die Diagnose erfolgt durch die Darstellung der unabhängig voneinander schlagenden Vorhöfe und Kammern. Bei einer Frequenz von weniger als 50 bpm ist die kardiale Hydropsentwicklung möglich. Beim AVB III° sind in 40–50% der Fälle (prognosebestimmende) Herzfehler (AV-Kanal, Ventrikelseptumdefekt, »atrial septum defect«) und häufig auch extrakardiale Fehlbildungen assoziiert. Eine Therapie wird daher nur bei einem AVB ohne AV-Kanal-Malformation und einer Schlagfrequenz von mehr als 50 bpm mit β-Sympa-

II

◘ Abb. 47.4.
M-Mode-Darstellung:
Bigeminus

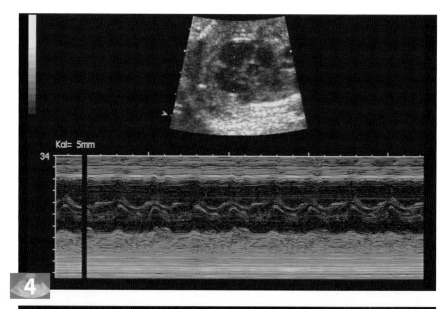

◘ Abb. 47.5.
M-Mode-Darstellung:
absolute fetale Arrhythmie

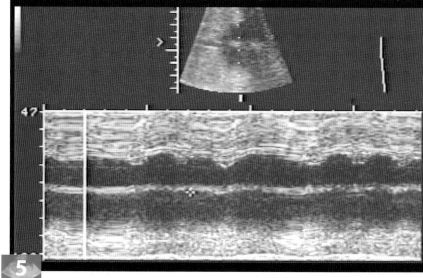

◘ Abb. 47.6.
Aszites bei supraventrikulärer Tachykardie: echoleere
kardial bedingte Flüssigkeitsansammlung im Bauchraum

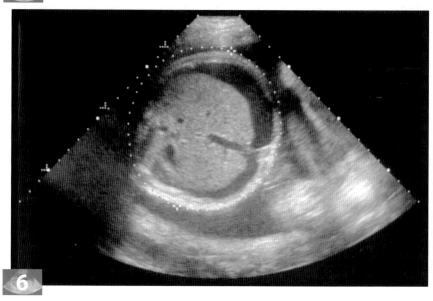

thikomimetika eingeleitet. Solange keine Zeichen einer kardialen Dekompensation bestehen, kann eine vaginale Entbindung erfolgen.

Tachyarrhythmien

— *Sinustachykardie (180–220 bpm):* Häufige Ursachen sind eine maternale Infektion, das Amnioninfektionssyndrom (AIS), eine maternale Thyreotoxikose, eine maternale β-Sympathikomimetikaeinnahme und die idiopathische Form (sog. »jogging baby«). Die Diagnose der Sinustachykardie erfolgt im M-Mode, ergänzend wird ein Amnioninfektionssyndrom ausgeschlossen (Fieber, Entzündungslabor, evtl. Amniozentese), eine Medikamentenanamnese erhoben sowie evtl. Schilddrüsenparameter kontrolliert. Die Therapie erfolgt, wenn möglich durch die Beseitigung der Ursache.

— *Ventrikuläre Tachykardie (>220 bpm):* Es existiert kein etabliertes Therapieschema. Bei beginnendem Hydrops kann die maternale Gabe von Propanolol oder Lidocain erwogen werden.

— *Vorhofflattern (atriale Frequenz zwischen 200 und 400 bpm):* Es handelt sich um eine sehr seltene Rhythmusstörung. Eine Assoziation mit Herzvitien kommt nicht vermehrt vor. Ursächlich sind im Vorhof kreisende Erregungen, die zur kardialen Dekompensation und Hydrops fetalis bis zum intrautrinen Fruchttod führen können. Ohne Vorliegen eines Hydrops fetalis wird therapeutisch Digoxin eingesetzt, bei bestehendem Hydrops wird ein Therapieversuch mit Digoxin und Flecainid oder Amiodaron unternommen. Eine vorzeitige Entbindung ist in diesen Fällen zu erwägen.

— *Supraventrikuläre Tachykardien (220–280 bpm, starre Frequenz!):* Häufigkeit: 1:4.000–5.000 Lebendgeborene. Ursächlich ist in 95% ein »Reentry-Mechanismus«, in 5% ein ektoper Schrittmacher. Infolge der sinkenden Auswurfleistung des Herzens ist ein fetaler Hydrops mit Polyhydramnion zu erwarten. Assoziierte Fehlbildungen sind sehr selten. Eine Therapie ist bei fetaler Unreife, Hydrops und Tachykardien in mehr als 25% des Beobachtungszeitraumes indiziert. Allerdings existieren keine einheitlichen Therapieempfehlungen. Ohne bestehenden Hydrops kann mit Digoxin behandelt werden. Bei Vorliegen eines Hydrops fetalis kann Digoxin gemeinsam mit Flecainid oder Amiodaron eingesetzt werden.

Prognose

An spezialisierten Zentren liegt die Letalität von fetalen Herzrhythmusstörungen unter 5%.

Antiarrhythmische Therapie

— *Digoxin:* Eine Behandlungsindikation ist bei supraventrikulärer Tachykardie und Vorhofflattern gegeben. Wenn kein Hydrops fetalis besteht, ist eine gute transplazentare Passage gewährleistet, wobei die fetale Serumkonzentration 60% der mütterlichen entspricht. Die Halbwertszeit von Digoxin ist in der Schwangerschaft durch eine Erhöhung der glomerulären Filtrationsrate verkürzt. Dies begründet die höhere Erhaltungsdosis. Die Gabe erfolgt unter Serumspiegelkontrollen nach einer Schnelldigitalisierung in 48–72 h mit einem mütterlichen Zielspiegel von 2–2,5 ng/ml.

— *β-Rezeptorenblocker:* Sie sind selten zur Therapie einer ventrikulären Tachykardie indiziert. Ihr Einsatz erfolgt nur bei guter fetaler Herzfunktion (kein Perikarderguss, kein Hydrops fetalis). Beachtet werden müssen die kardiopressive Wirkung der β-Blocker und mögliche postpartale Hypoglykämien.

— *Flecainid:* Behandlungsindikationen bestehen bei supraventrikulären Tachykardien und Vorhofflattern mit Hydrops fetalis. Das Medikament wirkt durch eine Verlängerung der Überleitung. Es ist auch bei einem Hydrops fetalis sehr gut plazentagängig. Die fetale Serumkonzentration erreicht 95% der maternalen. Dosierung: 200–300 mg in 2–3 Einzeldosen. Die Herzfrequenz wird jedoch sehr schnell abgesenkt, was zu einer schnellen Rückbildung des Hydrops fetalis führt. Beachtet werden muss dabei allerdings das lange Zeitintervall bis zur Kardioversion (1–14 Tage). Nebenwirkung, insbesondere bei Dauergabe: proarrhythmischer Effekt.

— *Amiodaron:* Indikationen sind supraventrikuläre Tachykardien und Vorhofflattern mit Hydrops. Das Medikament wirkt über eine Verlängerung der Aktionspotenzialdauer. Es hat eine sehr lange Halbwertszeit (1–3 Monate). Dosierung: 1.200 mg per os (maternal). Anschließend kann das Medikament in einer Dosierung von 2,5 mg/g mehrfach täglich über die Nabelvene gegeben werden. Nebenwirkung (bei langdauernder Anwendung): Lungenfibrose, Photosensibilisierung oder interstitielle Pneumonie. Da Amiodaron Jod enthält, kann es beim Neugeborenen zu einem Hypothyreoidismus führen.

— *Adenosin:* Die diagnostische Indikation des Medikaments besteht in der Identifizierung einer Reentry-Tachykardie, die nach einmaliger Adenosingabe sofort sistiert. Aufgrund der kurzen Halbwertszeit (wenige Minuten) wird es pränatal nicht therapeutisch eingesetzt.

II

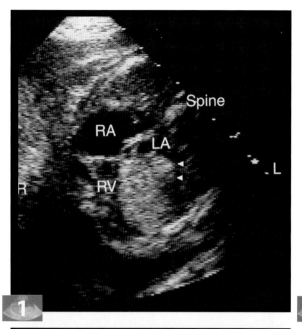

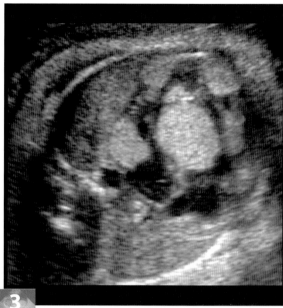

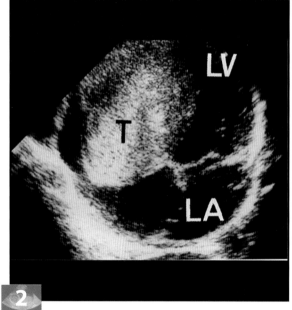

◘ Abb. 48.1.
Rhabdomyom – echoreicher als das umgebende Myokard (*Pfeil*), rechter Vorhof (*RA*), rechter Ventrikel (*RV*), linker Vorhof (*LA*), Wirbelsäule (*Spine*)

◘ Abb. 48.2.
Fibrom mit zentraler Kalzifizierung, linker Ventrikel (*LV*), linker Vorhof (*LA*) (*T*-Tumor)

◘ Abb. 48.3.
Intrakardiales Rhabdomyom: Transversalschnitt des Thorax mit der Herzspitze *oben rechts.* Im Zentrum des Herzens (Ventrikelseptum) echoreicher Tumor mit Einengung der Ventrikellumina

48 Herztumoren

Kongenitale Tumoren können in verschiedenen Organen vorkommen. Obwohl sie selten sind, ist die pränatale Diagnose eines kongenitalen Herztumors aufgrund des charakteristischen Ultraschallbefundes mitten im Herzen möglich.

Epidemiologie

Herztumoren sind selten und kommen mit einer Inzidenz von 1:10.000 in allen Altersstufen vor. Sie treten bei 0,08% aller Feten auf, die zur fetalen Herzdiagnostik an ein Zentrum überwiesen werden.

Histologie

Die eindeutige Mehrzahl kardialer Tumoren ist gutartig. Am häufigsten finden sich Rhabdomyome (60%), seltener Teratome (25%) sowie Fibrome (12%), und in Einzelfällen Rhabdomyosarkome, Hämangiome oder Myxome.

Sonographie

Eine intrakardiale Tumormasse im Vierherzkammerblick ist der typische Befund, muss aber nicht immer als Leitsymptom gelten. Sie wird meist dann erkannt, wenn sie in das Lumen der Kammern oder Vorhöfe hineinragt oder im Bereich der Herzscheidewand lokalisiert ist. Manchmal wird der Untersucher erst über eine fetale Arrhythmie auf den intrakardialen Befund aufmerksam. Daneben werden Perikardergüsse oder fetaler Hydrops (NIHF) aufgrund kardialer Insuffizienz bei obstruktivem Tumor beobachtet. Postpartal kann ein auskultatorisches Herzgeräusch wegweisend sein. Bei Neugeborenen mit kardialen Tumoren besteht ein erhöhtes Risiko des plötzlichen Kindstodes (SIDS).

Rhabdomyome

Rhabdomyome werden meist zwischen der 20. bis 30. SSW als solide, glatt begrenzte und im Verhältnis zum Myokard echoreiche Tumormassen diagnostiziert. Sie treten oft multipel auf und sind dann in 50–80% der Fälle mit einer tuberösen Sklerose assoziiert. Diese Erkrankung wird autosomal-dominant vererbt, tritt aber klinisch mit stark unterschiedlicher Expressivität und Penetranz auf. Dadurch wird ein scheinbares Neuauftreten erklärt. Zusätzlich zu dem Herztumor können die Kinder von einer Wachstumsretardierung und Krampfleiden betroffen sein. Zur weiterführenden Diagnostik empfiehlt sich eine fetale Kernspintomographie, bei der sonographisch kaum differenzierbare renale Tumoren und besonders im 3. Trimenon nur schwer zu entdeckende zerebrale Kalzifizierungen erkannt werden können. Dies dient der endgültigen Diagnosesicherung einer tuberösen Sklerose.

Teratome

Wie Rhabdomyome treten auch Teratome bevorzugt im 2. Trimenon auf. Sonographisch ist eine variable Echogenität sowie ein multizystisches Bild typisch. Obgleich diese Tumoren histologisch benigne sind, ist aufgrund des oft ausgeprägten Wachstums mit kardialer Kompression und/oder Obstruktion und einer hohen prä- und postnatalen Mortalität zu rechnen. Der Tumor enthält meist zystische Areale.

Fibrome

Kardiale Fibrome sind äußerst selten und werden in der Regel erst im 3. Trimenon diagnostiziert. Sonographisch findet sich typischerweise eine echoreiche Tumormasse mit echoarmen zentralen Nekrosen und randständigen Kalzifizierungen.

Differenzialdiagnose

Differenzialdiagnostisch sind Herzfehler mit Klappenanomalien oder Veränderungen der großen Gefäße, eine Ektopia cordis bzw. mediastinale Tumoren auszuschließen.

Geburtshilfliches Vorgehen

Die Betreuung der Schwangeren ist bei der Diagnose eines intrakardialen Tumors abhängig von folgenden Faktoren:
- Schwangerschaftsalter,
- klinisch/sonographisches Bild (Hydrops, Perikarderguss),
- Begleiterkrankungen (tuberöse Sklerose),
- vermutete Histologie.

Rhabdomyome sind aufgrund der häufigen Assoziation mit neurologischen Defiziten kritisch zu bewerten. Teratome und Fibrome können einer postnatalen Chirurgie zugeführt werden. Der Entbindungszeitpunkt ist nach dem fetalen Zustand zu wählen. Bei drohendem Herzversagen, bei Hydropszeichen bzw. exzessivem Tumorwachstum muss eine zügige Entbindung gegen das Risiko der Frühgeburtlichkeit abgewogen werden.

Prognose

Insgesamt sind vorgeburtliche Herztumoren mit einer schlechten Prognose versehen, da die prä-, peri- und postpartale sowie perioperative Mortalität sehr hoch liegt.

Abdomen

◩ Abb. 49.1.
Linksseitige Zwerchfellher-nie: Dextropositio cordis durch die Verlagerung von abdominellen Organen (*echoleer*) in den linken Thoraxbereich (im Bild *rechts*). Auf die respiratorische Funktion des Kindes nach der Geburt lässt sich prognostisch durch die Bestimmung des Lungenrestvolumens (oder Lungenfläche auf Höhe des Vierherzkammerblicks) auf der rechten Thoraxseite, dorsal des Herzens, rückschließen (*Markierung*)

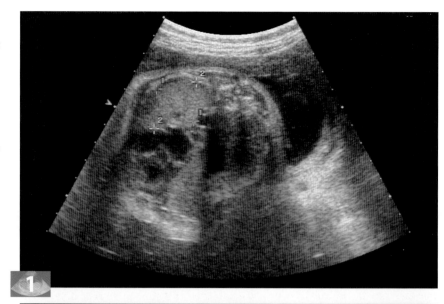

◩ Abb. 49.2.
Sagittalschnitt eines Feten mit Zwerchfellhernie: Verlagerung des echoleeren Magens und von Darmschlingen in den Thorax. Die Kontinuität der Zwerchfellkontur (»echoarme Linie« zwischen Leber und Lunge) ist aufgehoben

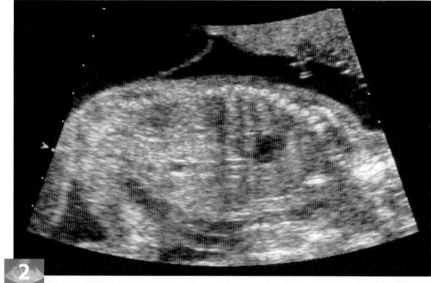

◩ Abb. 49.3.
Rechtsseitige Zwerchfellhernie: Pränataldiagnostisch wirkt vorwiegend die begleitende thorakale Flüssigkeitsansammlung (»Hydrothorax« unilateral) hinweisend

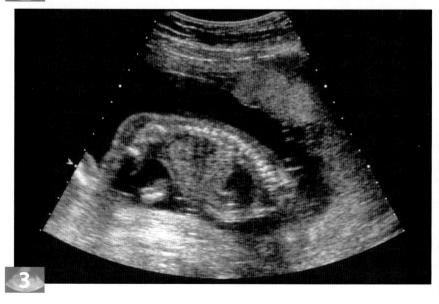

49 Zwerchfellhernie

Das Zwerchfell wirkt als muskuläre Trennwand zwischen Brust- und Bauchraum. Der wichtigste Atemmuskel des Körpers entwickelt sich aus 4 Anteilen: aus dem Septum transversum, dem dorsalen Mesenterium des Ösophagus, der pleuroperitonealen Membran und der Körperwand.

Formen

Es wird zwischen 4 Formen der Zwerchfellhernie differenziert: In 85–90% der Fälle findet sich eine posterolaterale Zwerchfellhernie mit Bruchpforte durch den Pleuroperitonealkanal oder das Bochdalek-Dreieck. In 5% der Fälle liegt eine Eventration des Zwerchfells vor, die einem Zwerchfellhochstand bei einem nur als dünne Membran angelegten Zwerchfell entspricht. In 1–2% der Patienten tritt eine parasternale Zwerchfellhernie mit Bruchpforte durch die Larey-Spalte (links) oder das Foramen Morgagni (rechts) auf. Selten finden sich auch Hiatushernien mit einer Bruchpforte durch den Hiatus oesophageus. Die ausgeprägteste Form, die Zwerchfellaplasie, ist durch das vollständige Fehlen einer thorakoabdominellen Trennung charakterisiert.

Epidemiologie

Angeborene Zwerchfellhernien treten mit einer Inzidenz von 1:2.000–5.000 Lebendgeburten auf. Ein Wiederholungsrisiko ist bei sporadischem Auftreten nicht bekannt. Dagegen ist bei familiärem Auftreten ein multifaktorieller Erbgang mit einen Wiederholungsrisiko von 2% beschrieben.

Sonographie

Die pränatale sonographische Diagnose einer Zwerchfellhernie ist bei posterolateralem Defekt möglich, wobei bei dem häufigeren linksseitigen Defekt (80%) Dünndarm (90%), Magen (60%), Milz (54%) und Kolon (56%) nach intrathorakal verlagert sind, während bei dem selteneren rechtsseitigen Defekt (15%) Leber und Gallenblase nach intrathorakal verlagert sind. Kommt es durch die intrathorakale Drucksteigerung (Herniation abdomineller Organe in den Brustkorb) und die Verlagerung des Magens zu einer Schluckstörung, entsteht als Nebenbefund ein (symptomatisches) Polyhydramnion.

Transversalschnitte: Sonographisch fallen bei der Einstellung des 4-Herzkammerblicks neben dem Herzen zystische Strukturen mit Peristaltik (Darmschlingen) auf. Dünndarm kann sich aber auch inhomogen echoreich darstellen. Prolabiert zusätzlich der Magen oder die Gallenblase, finden sich größere echoleere Strukturen. Die durch die Organverlagerung verursachte Mediastinal- und vor allem Herzverlagerung (Dextropositio cordis bei linksseitiger Hernie) wird zum sonographisch wegweisenden Befund. Vorsicht ist bei rechtsseitigem Defekt geboten, denn Leberparenchym kann mit Lungenparenchym verwechselt werden und die Abgrenzung ist oft schwierig.

Longitudinalschnitt: Die Darstellung einer durchgängigen Zwerchfellkontur, als dünne echoarme Kontur gelingt nicht durchgängig in beiden Körperhälften.

Die Einschätzung der drohenden, u.U. letalen Lungenhypoplasie gelingt durch die Darstellung des verbliebenen Lungengewebes (4-HKB-Ebene). Die Lungenfläche und der Kopfumfang wurde durch Harrison (UCSF, San Francisco) zu seinem Prognoseindex in Beziehung gesetzt. Alternativ ist eine prognostische Einschätzung durch dreidimensionale Volumenbestimmung der Lungenrestgewebes möglich.

Assoziierte Anomalien

In 50–75% der Fälle finden sich mit Zwerchfellhernien assoziierte Anomalien: Neben numerischen Aneuploidien charakterisieren Lungenhypoplasie und Darm-Malrotation die Zwerchfellherniensequenz. Neuralrohrdefekte, Lippenkiefergaumenspalten und Omphalozele gehören zur Schisis-Sequenz. Rund 23% der Kinder haben zusätzliche kardiovaskulare Anomalien (Ventrikelseptumdefekt, Fallot'sche-Tetralogie).

Differenzialdiagnose

Differenzialdiagnostisch ist bei echoleeren Raumforderungen im Thorax an einen einseitigen Pleuraerguss/Chylothorax, eine kongenital zystische Lungenmalformation oder an seltene Erkrankungen wie Lungensequester, bronchogene Zysten und Bronchial-/Trachealatresie zu denken.

Weiterführende Diagnostik

In 4% der Fälle sind Zwerchfellhernien mit Chromosomenstörungen (Trisomie 21, 13, 18) assoziiert. Eine Karyotypisierung ist daher zu erwägen.

II

◪ Abb. 49.4.
Postnatale Röntgendarstellung einer linksseitigen Zwerchfellhernie: luftgefüllte Darmschlingen im Thorax bei nach rechts verdrängtem Herzschatten

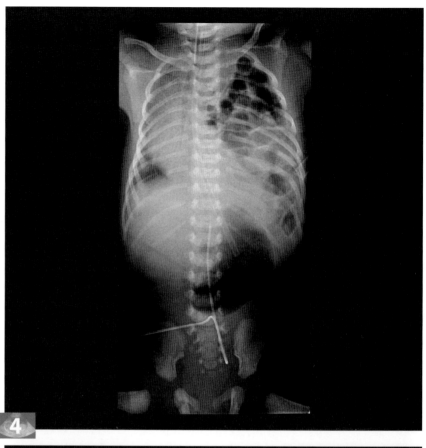

◪ Abb. 49.5.
Postnatale Röntgendarstellung einer linksseitigen Zwerchfellhernie mit teilweiser Herniation der Magenblase in den Brustkorb

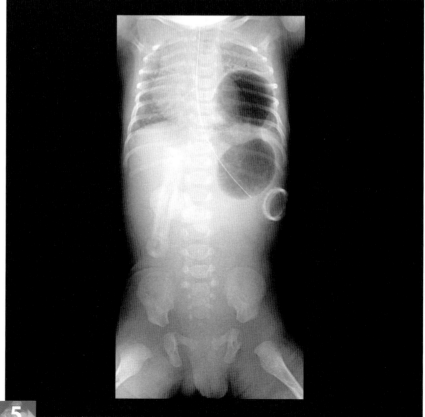

Prognose

Als intrauterine Komplikation können aufgrund des Polyhydramnions vorzeitige Wehen, vorzeitiger Blasensprung und in der Folge eine Frühgeburt auftreten. Bei thorakaler Kompression besteht die Gefahr der Lungenhypoplasie (limitierender Faktor des Krankheitsbildes), bei kardialer Einfluss- bzw. Ausflussbehinderung die Gefahr der Herzinsuffizienz mit Hydrops fetalis. Die postpartale Mortalität liegt bei mindestens 25–80% in Abhängigkeit vom Lungenvolumen und/oder Begleitfehlbildungen sowie dem Lebensalter bei der Operation (Grad der neonatologischen Stabilisierung).

Geburtshilfliches Vorgehen und Therapie

Zur etablierten intrauterinen symptomatischen Therapie zählt lediglich die Entlastungspunktion bei Polyhydramnion evtl. mit Karyotypisierung. Beim Verdacht einer letalen Lungenhypoplasie kann der Schwangerschaftsabbruch erwogen werden. Wenige Zentren (UCSF, San Francisco) erproben in pränatal ungünstig eingeschätzten Fällen alternativ die endoskopische, vorgeburtliche Intervention (FETENDO-endoskopisch intratracheale Plugs), wobei sich hier noch keine eindeutig praxisrelevanten Erfolge abzeichnen.

Geburtshilflich ist die Spontangeburt bei möglichst reifem Kind in einem Perinatalzentrum anzustreben. Postpartal folgt eine operative Korrektur (Herabdrängen der abdominellen Organe und Defektdeckung) nach erfolgreicher neonatologischer Stabilisierung (Ventilation).

II

▣ Abb. 50.1.
Omphalozele im Sagittal-
schnitt: (18. SSW) vor der
Bauchwand echoarme, runde,
umschlossene Raumforderung
(*Markierung*)

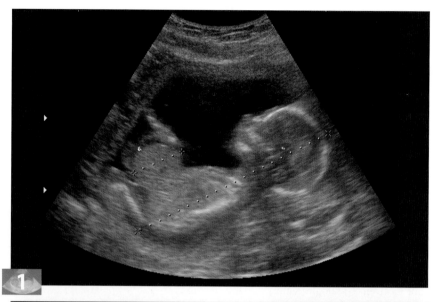

▣ Abb. 50.2.
Omphalozele bei Fetus
in der 20. SSW im Sagittal-
schnitt: Vor der im Längsschnitt dargestellten Bauchwand findet sich der sich in
seiner Echogenität vom intraabdominellen Inhalt nicht
unterscheidende Bruchsack
(im Bild *rechts*). Der Verlauf der
Umbilikalvene weist auf die
Herniation (eines Teils) der
Leber hin

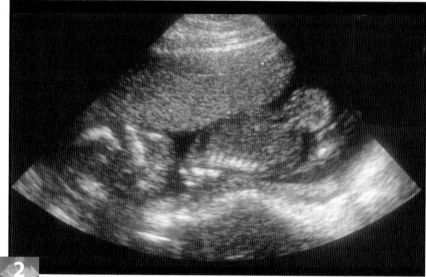

▣ Abb. 50.3.
Omphalozele bei Triso-
mie 18: (18. SSW) Transversalschnitt durch das fetale Abdomen mit Darstellung eines
Femurs (*oben*). Vor der Bauchwand Konglomerat des echoreichen Bruchsacks mit dem
echoleeren Nabelschnuransatz
(im Bild *rechts*)

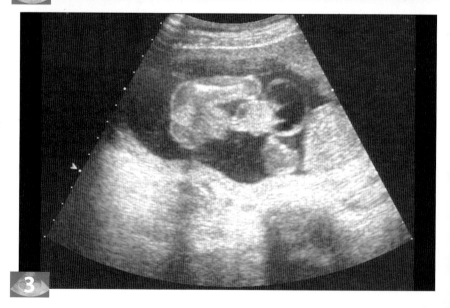

50 Bauchwanddefekte

Oberflächenveränderungen des Fetus sind bei ausreichend guten Untersuchungsbedingungen der sonographischen Diagnostik zugänglich. Die Hemmungsfehlbildungen der Bauchwand stellen dabei neben Spaltbildungen im Rückenbereich die häufigsten Veränderungen dar.

Epidemiologie

Die Inzidenz der Omphalozele liegt bei 1:6.000–10.000 Lebendgeborenen. Die isolierte Omphalozele tritt meist sporadisch auf, daher besteht kein erhöhtes Wiederholungsrisiko. Ein Beckwith-Wiedemann-Syndrom ist mit einer Häufigkeit von 1:14.000 Lebendgeborenen zu erwarten. Eine Cantrell-Pentalogie (siehe unten) ist selten (nur Einzelfälle beschrieben).

Pathogenese

Schon in der 3. SSW beginnt der Verschluss der Bauchwand durch die Fusion der 4 ektomesodermalen Platten (kephal, kaudal und 2-mal lateral). Aus einer Fusionsstörungen der kephalen Platte können epigastrische Omphalozelen, Thoraxwanddeformationen, sternale Spaltbildungen, Zwerchfell- und Perikarddefekte und Herzfehler resultieren. Fusionsstörungen der kaudalen Platte verursachen vesikointestinale Fisteln, Darmagenesien, Blasenekstrophien und Analatresien. Die klassische Omphalozele entspricht einer Fusionsstörungen der lateralen Platten. Der Fusionsvorgang ist allerdings erst zum Ende des 1. Trimenons vollständig abgeschlossen, weshalb bis zur 12. SSW bei periumbilikal prolabierenden Intestinalorganen mit Bruchsack von einem »physiologischen Nabelbruch« gesprochen wird. Vaskuläre Ursachen werden diskutiert, wenn die Retraktion der periumbilikal prolabierenden Darmschlingen nach intraabdominal ausbleibt und daraus eine Gastroschisis resultiert.

Omphalozele

Bei der Omphalozele besteht eine Eviszeration der Bauchorgane mit Bruchsack.
Sonderformen:
— *Beckwith-Wiedemann-Syndrom*: Trias aus Exomphalos-Makroglossie-Gigantismus(EMG)-Syndrom,
— *Cantrell-Pentalogie*: supraumbilikaler Mittelliniendefekt, Defekt des unteren Sternums, Perikarddefekt, anteriorer Zwerchfelldefekt, Herzfehler.

Sonographie

 1–4

Sonographisch lässt sich eine Verlagerung der abdominellen Organe (Darm, Leber, Magen) vor die Bauchwand darstellen, wobei das Organpaket von einem amnioperitonealen Bruchsack umgeben ist. Diese Herniation mit Bruchpforte (Position, Ausdehnung) an der Nabelschnurbasis ist sonographisch gut zu beurteilen.

Assoziierte Anomalien

Insgesamt werden bei 45–67% der Kinder assoziierte Anomalien beobachtet. In 35–58% (4fach häufiger, falls nur Darm im Bruchsack) liegt neben der Omphalozele eine Chromosomenstörung vor (Hinweiszeichen auf das Vorliegen einer Trisomie 21). Bei bis zu 47% der Feten finden sich zusätzlich Herzfehler, in 40% urogenitale Fehlbildungen, in 39% Neuralrohrdefekte und bei 37% gastrointestinale Anomalien (Volvulus, Dünndarmatresie, Meckel-Divertikel). Bei 20% der betroffenen Kinder ist eine intrauterine Wachstumsretardierung zu beobachten.

Differenzialdiagnose

Gastroschisis, Eventration, Blasenekstrophie, Nabelschnurtumor (Zyste), Lymphangiom, Thorakopagus.

Geburtshilfliches Vorgehen

Da die postnatale Komplikationsrate bei Ruptur des Bruchsacks steigt, ist zur möglichst schonenden Entwicklung und logistischen Optimierung der postnatalen Versorgung die Sectio caesarea zu favorisieren.

Prognose

Die Prognose ist abhängig von Begleitfehlbildungen (20% Überleben mit Herzfehler, 70% ohne Herzfehler), der chirurgische Bauchwandverschluss ist meist unproblematisch.

Gastroschisis

Im Gegensatz zur Omphalozele besteht bei der Gastroschisis eine Eviszeration der Bauchorgane ohne Bruchsack.

Epidemiologie

Die Inzidenz der Gastroschisis liegt bei 1:10.000–30.000 Lebendgeborenen und kommt gehäuft bei jungen Erstgebärenden vor. Das Auftreten erfolgt meist sporadisch und ohne zählbares Wiederholungsrisiko.

II

◘ Abb. 50.4.
Postpartaler Situs bei Omphalozele: Großer, mit Darmschlingen gefüllter, intakter Bruchsack einer Omphalozele

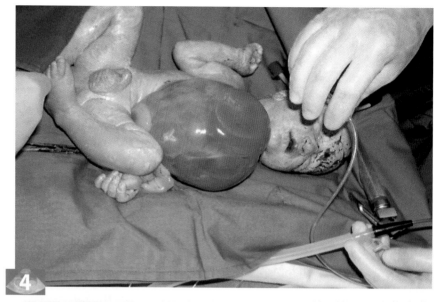

◘ Abb. 50.5.
Gastroschisis: wandverdickte (erhöhte Echogenität) Dünn- und Dickdarmschlingen schwimmen frei im Fruchtwasser

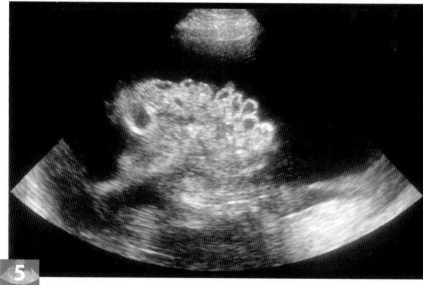

◘ Abb. 50.6.
Postpartaler Situs bei Gastroschisis: Bauchwandlücke mit Vorfall von Dünndarmschlingen ohne bedeckenden Bruchsack. Die Darmserosa ist intra- wie extrauterin dem Umgebungsmilieu ausgesetzt

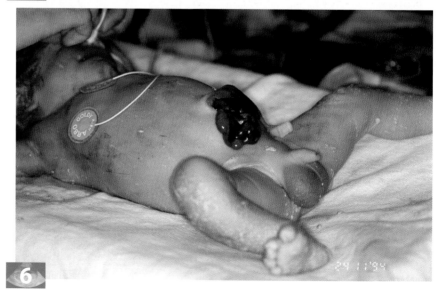

Sonographie

5–6

Sonographisch lässt sich ein paraumbilikaler, meist rechtsseitiger Defekt der ventralen Bauchwand (kein Nabelbruch) mit Eviszeration abdominaler Organe (Dünndarm, Dickdarm, sehr selten Leber) ohne häutige Deckung darstellen.

Assoziierte Anomalien

Assoziierte Anomalien werden in maximal 15% der Fälle beobachtet. Typischerweise sind dies Malrotationen des Darms oder gastrointestinale Atresien. Bei 2% der Kinder finden sich Herzvitien. Eine Assoziation mit Chromosomenstörungen besteht nicht. Probleme ergeben sich aus der potenziellen vaskulären Minderversorgung, die durch die Darmgefäßkompression bei meist kleinem Bauchwanddefekt entstehen kann, sowie aus der Fruchtwasserexposition der Intestinalorgane mit postpartaler Nekrotisierende Enterokolitis und Malabsorptionsgefahr. Bei bis zu 77% der Feten wird eine intrauterine Wachstumsretardierung beobachtet.

Differenzialdiagnose

Omphalozele, Eventration Nabelschnurtumor (Zyste).

Geburtshilfliches Vorgehen

Der primäre Kaiserschnitt ist aus denselben Gründen wie bei der Omphalozele anzustreben.

Prognose

Die Prognose ist insgesamt gut, u. a. jedoch abhängig vom Ausmaß der intrauterinen Darmwandschädigung durch Fruchtwasserexposition und Durchblutungsstörung. Die Überlebenswahrscheinlichkeit ist mit 70–90% anzugeben.

Blasen- und Kloakenekstrophie

Bei der Blasenekstrophie besteht eine Eviszeration der Blase, bei der Kloakenekstrophie zusätzlich eine Spaltbildung des Schambeins in Kombination mit einem kaudalen Neuralrohrdefekt.

Epidemiologie

Die Inzidenz der Blasenekstrophie liegt bei 1:30.000 Geburten, die der Kloakenekstrophie bei 1:200.000 Geburten. Das sporadische Auftreten lässt keine erhöhte Wahrscheinlichkeit des Wiederauftretens in Folgeschwangerschaften erkennen.

Sonographie

Sonographisch lässt sich intraabdominell typischerweise keine Harnblase nachweisen. Stattdessen imponiert eine inhomogene infraumbilikale Masse, die bei der Kloakenekstrophie auch Darm enthalten kann, vor der kaudalen Bauchwand bzw. im Dammbereich.

Assoziierte Anomalien

Assoziierte Anomalien werden bei der Blasenekstrophie selten, bei der Kloakenekstrophie allerdings häufig beobachtet. Zu achten ist auf eine singuläre Nabelschnurarterie, Nierenfehlbildungen (60%), Klumpfüße, komplexe Skelettfehlbildungen (72%), kardiovaskuläre und gastrointestinale Anomalien bzw. Genitaldysmorphien. Selten ist die Blasenekstrophie Teil eines »Omphalocele-ecstrophy-of-the-bladder-imperforate-anus-spinal-defect-Syndroms (OEIS)«.

Differenzialdiagnose

Omphalozele, Gastroschisis, Steißbeinteratom.

Geburtshilfliches Vorgehen

Die Prognose der Erkrankung wird durch den Geburtsmodus nicht beeinflusst. Wie bei allen Bauchwanddefekten ist allerdings ein Kaiserschnitt anzustreben.

Prognose

Die Prognose der Blasenekstrophie ist insgesamt gut, u.a. jedoch abhängig vom Erfolg der chirurgischen Rekonstruktion. Die Fertilität der Patienten ist nicht zwangsläufig eingeschränkt. Die Überlebenswahrscheinlichkeit wird mit 80% angegeben. Bei der Kloakenekstrophie ist dagegen mit einer Mortalität von mehr als 55% zu rechnen.

Eventration (Syndrom der kurzen Nabelschnur, »body stalk anomaly«)

Bei diesem Fehlbildungssyndrom mit infauster Prognose findet sich eine vollständige Laparoschisis und Wirbelsäulenverkrümmung mit auffallend kurzer Nabelschnur. Es kommt äußerst selten vor. Meist kann die Diagnose schon im 1. Trimenon gestellt und auf Wunsch der Patientin eine Schwangerschaftsbeendigung eingeleitet werden (s. Kap. 16).

II

◨ Abb. 51.1.
Malrotation des kindlichen Verdauungstrakts: Bei einer Störung der Darmdrehung können Lageanomalien durch eine gegensinnige bzw. eine unvollständige Drehung der Nabelschleife entstehen. Dadurch ergeben sich verschiedene Formen abdomineller Drehungsanomalien (Situs inversus)

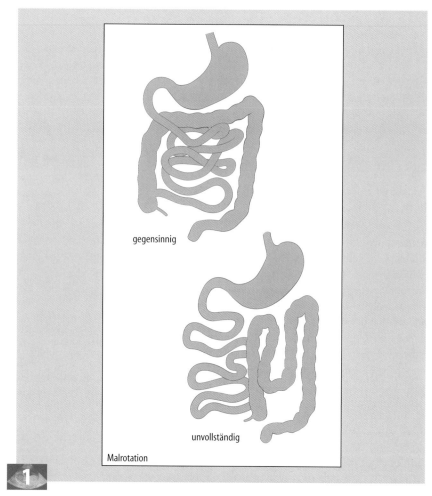

◨ Abb. 51.2.
Situs inversus: Die postpartale, postmortale Darstellung des thorakalen und abdominellen Situs nach Spätabort in der 22. SSW weist sowohl im Brustkorb wie auch in der Bauchhöhle einen vollständigen Seitentausch der paarigen wie auch unpaarigen Organe aus. Das Herz liegt rechts im Thorax mit der Herzspitze nach rechts weisend. Die Leber befindet sich links im Abdomen. Magen und Milz rechts. Darmanlage seitenverkehrt

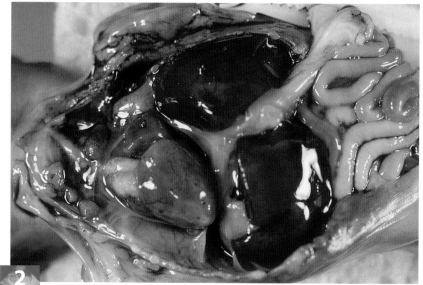

51 Drehungsanomalien

Der Situs solitus beschreibt die normale Orientierung der thorakalen Organe mit linksseitiger Herzanlage. Beim Situs inversus findet sich ein Spiegelbild dieser Konstellation mit rechtsseitiger Herzlage. Alle Zwischenformen dieser Lagetypen werden als Situs ambiguus bezeichnet. Dabei können diese thorakalen Lagetypen mit allen denkbaren abdominalen Drehungstypen (Situs solitus oder Situs inversus abdominalis) kombiniert sein.

Pathogenese und Ätiologie

Um den 15. Tag der Embryogenese wird die Links-rechts-Achse determiniert. Asymmetrische Herzanlagen können in der 4. Woche durch eine Links- statt Rechtsrotation des Herzschlauchs, Abdominalasymmetrien in der 5. Woche durch eine Magenrotation um 90° gegen den Uhrzeigersinn entstehen. Störungen dieser Prozesse führen zu einem breiten Spektrum möglicher Drehungsanomalien: Von der normalen Asymmetrie über inverse Asymmetrie bis hin zur Aufhebung der Asymmetrie (Isomerismus).

Die Ätiologie der Drehungsanomalien ist ungeklärt. Hinweise deuten sowohl auf genetische als auch auf Umweltfaktoren hin.

Situs inversus `1–2`

Die Prävalenz des vollständigen Situs inversus wird mit 1:10.000 Lebendgeburten angegeben. In 3–9% finden sich bei diesen Patienten Herzvitien. Rund 25% leiden unter einer Ziliendyskinesie mit Funktionsbeeinträchtigung der Respirations- und Fertilitätsorgane. Bedingt durch Spermienimmotilität sind betroffene Männer meist unfruchtbar.

Heterotaxiesyndrome

Heterotaxie- oder Kardiospleniesyndrome bezeichnen Fehlbildungen, die charakterisiert sind durch komplexe Herzfehler, Milzdysgenesien und eine Tendenz zur symmetrischen Anlage üblicherweise asymmetrischer Organe. Sie finden sich bei etwa 4% aller Lebendgeborenen mit Herzfehlern, woraus sich eine Inzidenz von 2–3:10.000 ergibt.

— Die »**bilaterale Rechtsseitigkeit**« (Asplenie- oder Ivemark-Syndrom) beschreibt eine Drehungsanomalie mit variabel symmetrischer Anlage von typischerweise nur rechts angelegten Abdominal- und Thorakalorganen. Resultierend finden sich eine fusionierte mediale Leberanlage und häufig eine Asplenie, ein malrotierter Darm sowie eine beidseitige Anlage von drei Lungenlappen mit kurzen Hauptbronchi, eine bilaterale V. cava superior (50%) und in über 90% der Fälle Herzvitien (mehr als 90% Lungenvenenfehlmündungen, 85% AV-Kanal, 70% Pulmonalstenosen/-atresien, 58% TGA, 50% singulärer Ventrikel und 42% Dextrokardie).

— Die »**bilaterale Linksseitigkeit**« (Polyspleniesyndrom) beschreibt eine Drehungsanomalie mit variabel symmetrischer Anlage von typischerweise nur links angelegten Ab-

dominal- und Thoraxorganen. Resultierend finden sich multiple Milzanlagen (bis zu 6), Gallengangs- oder Gallenblasenatresie, ein malrotierter Darm sowie eine beidseitige Anlage von 2 Lungenlappen mit langen Hauptbronchi, eine Atresie der V. cava inferior mit kardialem Blutzufluss über das Azygos-/Hemiazygossystem sowie eine bilaterale V. cava superior (33%). Herzvitien finden sich etwas seltener als beim Aspleniesyndrom (70% Lungenvenenfehlmündungen, 43% AV-Kanal, 37% Vorhofseptumdefekte und 20% TGA).

Sonographie

Drehungsanomalien fallen intrauterin typischerweise zunächst durch eine pathologische fetale Echokardiographie auf. Für die Diagnostik der abdominellen Seitenzugehörigkeit ist die Magendarstellung unzureichend, da das Vorliegen eines Heterotaxiesyndroms nicht in allen Fällen mit einer intestinalen Malrotation verbunden ist. Auch die Lokalisationsdiagnostik von Leber oder Milz ist unzuverlässig. Als Standard wird eine genaue Orientierung anhand der großen Gefäße empfohlen:

— *Situs solitus:* Aorta links und V. cava inferior rechts der Wirbelsäule,

— *Situs inversus:* Aorta rechts und V. cava inferior links der Wirbelsäule,

— *Asplenie:* Aorta und V. cava inferior auf derselben Seite der Wirbelsäule. Die V. cava inferior kommt hierbei meist ventral der Aorta zur Darstellung.

— *Polysplenie:* Eine fehlende V. cava inferior ist mit einer V. azygos/hemiazygos-Kontinuität mit Mündung in die V. cava superior kombiniert.

Assoziierte Anomalien

Beide Heterotaxiesyndrome sind mit fazialen Spaltbildungen, ZNS-Fehlbildungen, Hiatushernien und Nierendysgenesien assoziiert. Bei funktioneller gastrointestinaler Obstruktion kann sich ein Polyhydramnion entwickeln.

Weiterführende Diagnostik

Eine pränatale MRT-Diagnostik kann die Ultraschalldiagnostik ergänzen. Invasive Pränataldiagnostik ist bei komplexen Fehlbildungsmustern (mit Herzfehler) anzubieten.

Geburtshilfliches Vorgehen

Aufgrund der schlechten Prognose kann nach frühzeitiger Diagnose eine Schwangerschaftsbeendigung erfolgen. Bei Diagnose in fortgeschrittenem Gestationsalter wird das geburtshilfliche Vorgehen durch die Drehungsanomalien nicht wesentlich beeinflusst.

Prognose

Die hohen Mortalitätsraten beider Heterotaxiesyndromesind vorwiegend kardial bedingt und betragen im 1. Lebensjahr beim Aspleniesyndrom 79% und beim Polyspleniesyndrom 61%.

◘ Abb. 52.1.
Der abdominelle Situs ist
nach kranial (im Bild *rechts*)
durch die sichelförmige, echoleere Kontur des Zwerchfells
begrenzt. Darunter rechtsseitig
gelegen als homogenes Organ
die Leber (*echoarm*) mit den
Lebervenen (*echoleer*). Weiter
kaudal im Bild links das Darm-
konvolut

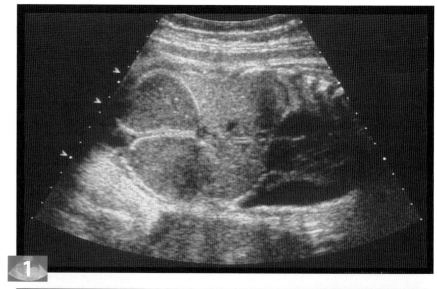

◘ Abb. 52.2.
**Sagittalschnitt durch das
obere Abdomen** bei Hepatomegalie: Die Leberlänge als
maßgeblich bestimmender
Parameter der Organgröße

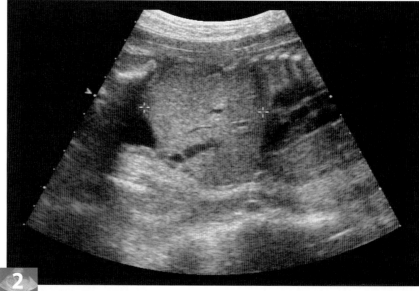

◘ Abb. 52.3.
Verkalkung in der Leber:
Transversalschnitt durch das
fetale Abdomen bei Hepatomegalie (Wirbelsäule *rechts*).
Echoreicher Verkalkungsherd
im Leberparenchym

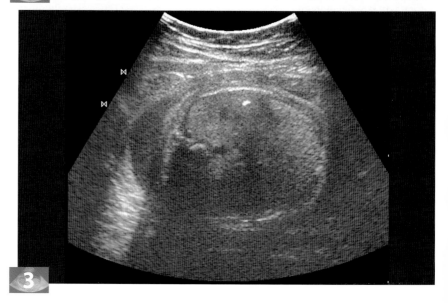

52 Fetale Oberbauchsonographie

Im kindlichen Oberbauch sind an parenchymatösen Organen Leber, Pankreas und Milz sonographisch zu beurteilen. Veränderungen dieser Organsysteme wie auch des benachbarten Darmkonvoluts können sich auf Anlage- oder Funktionsstörungen der Organe selbst beschränken, aber auch aufgrund von Stoffwechselwirkungen den Gesamtorganismus mitbetreffen (Hydrops fetalis).

Leber

1–5

Kaudal des Zwerchfells befindet sich im rechten Oberbauch die fetale Leber (homogene Struktur, echoarm) mit dem Lebervenenstern (Transversalschnitt). Die Gallenblase ist im Leberbett als echoleere Struktur ventral der Mündungsstelle der V. umbilicalis in die Pfortader darstellbar. Im Zweifelsfall gelingt die Unterscheidung von intrahepatischen venösen Strukturen (glatt begrenzt, echoleer) mit Hilfe der Farbdopplersonographie.

Die Größenbestimmung der Leber kann in allen drei Raumrichtungen erfolgen. Am praktikabelsten ist die Leberlängenbestimmung in einer Schnittebene paramedian rechts, vom Diaphragma zur Leberspitze (z. B. 20. SSW 27 mm, 30. SSW 39 mm). Eine Vergrößerung der Leber ist häufig kombiniert mit einer Splenomegalie.

Ursachen einer Hepatomegalie sind:
- venöse Stauung (Herzinsuffizienz, Gallestauung),
- Steinbildungen,
- parasitäre Erkrankungen,
- Zysten,
- Infektionen (Hepatitis, Zytomegalievirus, Röteln, Coxsackie B, Syphilis, Toxoplasmose),
- Speicherkrankheiten (Glykogenosen, Mukopolysaccharidosen, Lipidosen),
- Stoffwechselstörungen (Galaktosämie, Tyrosinämie),
- Lebertumoren (Hämangiome, Hepatoblastome, Metastasen). Asymptomatische Leberzysten sind in 30% mit polyzystischen Nierenveränderungen assoziiert.

Sonographie

In der Leber erscheinen benigne Hämangiome im Ultraschall als intrahepatische, echoarme, glatt begrenzte Raumforderung. Durch die Ausbildung arteriovenöser Shuntverbindungen kann sich als Komplikation eine Herzinsuffizienz entwickeln.

Bei Hepatoblastomen, sonographisch echoreich z. T. mit Kalzifikationen, kann es zur Erhöhung des Alphafetoproteins im maternalen Serum kommen. Meist ist nur ein Leberlappen betroffen. Auch bei einer chirurgischen Exzision ist die Prognose durch eine hohe Mortalität belastet (Fünfjahresüberlebenszeit 36%).

Pankreas

Im linken Oberbauch ist kaudal der Herzspitze der Magen als glatt begrenzte, sich peristaltisch bewegende, echoleere Struktur darstellbar. Dorsal und lateral des Magens liegt die Milz und das Pankreas. Die V. lienalis ist farbdopplersonographisch dorsal des Magens darstellbar.

Die Bauchspeicheldrüse entwickelt sich aus einer ventralen und dorsalen Pankreasanlage. Aus der ventralen Portion entsteht der Pankreaskopf, aus der dorsalen der Pankreasschwanz. Beide Anteile vollziehen eine Drehung im Uhrzeigersinn. Im Falle einer unvollständigen Drehung resultiert u.a. eine ringförmige Pankreasstruktur, das sog. Pankreas anulare. Dieses kann eine stenotische Einengung des Duodenum hervorrufen und sonographisch ein **Double bubble**-Phänomen (2 übereinander liegende echoleere, zystische Strukturen, entsprechend Magen und Duodenum) hervorrufen. Peristaltische Wellen sind vorwiegend im kranialen Anteil darstellbar. Alternative Ursachen eines Double-bubble-Phänomens sind die Pylorusstenose oder Duodenalstenose anderer Ursache. Es besteht dann ggf. eine Assoziation zu Aneuploidien (Trisomie 21). Postnatal kommt es zu rezidivierendem Erbrechen und in der Folge zu Gedeihstörungen. Pränatal sind keine therapeutischen Interventionen erforderlich. Die nachgeburtliche Behandlung umfasst die chirurgische Überbrückung der Stenose durch retrokolische duodenojejunale Seit-zu-Seit-Anastomose.

Abb. 52.4.
Diffus verteilte Kalkherde in der fetalen Leber (Transversalschnitt). Isoliert aufgetretener Zufallsbefund

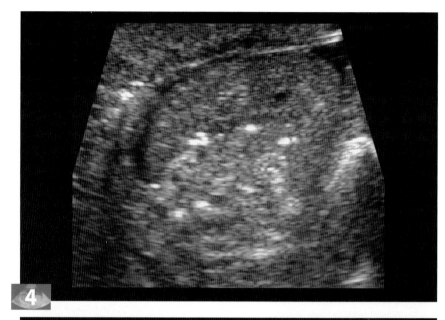

Abb. 52.5.
Fetale Oberbauchsonographie: unterhalb der normal strukturierten Leber (im Bild *links*) massiv dilatierte, flüssigkeitsgefüllte Darmschlingen

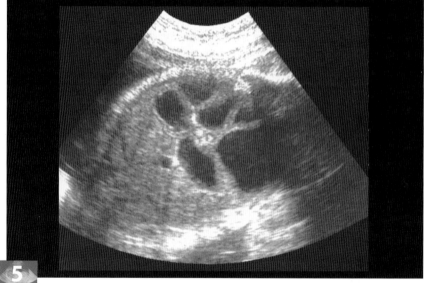

Pankreaszysten

Angeborene, meist multiple, echoleere Zysten dorsal des Magens. Gehäuftes Auftreten in Kombination mit Nierenzysten. Die vorgeburtliche sonographische Abgrenzung fällt häufig schwer. Pränatal ist ein konservatives Management gerechtfertigt. Eine postnatale Operation ist nur selten bei großen, verdrängend wachsenden Zysten indiziert.

Ductus-choledochus-Zyste

Seltene, glattwandige, echoleere Aussackung des Ductus choledochus in Form einer solitären oder multiplen zystischen Struktur in unmittelbarer Nähe der Gallenblase. Sporadisches Auftreten vor allem bei weiblichen Feten (Häufung in Japan). Die Ursache ist in einer Wandschwäche oder Obstruktion im distalen Anteil des Ductus mit sekundärer Dilatation des proximalen Anteils zu suchen. Differenzialdiagnostisch sind der flüssigkeitsgefüllte Magen, die Duodenalatresie, die zystische Nierenfehlbildung oder andere Zysten des Abdomens (Mesenterial-, Ovarial-, Leber-, Pankreaszyste) abzugrenzen. Postnatal können die Kinder an Bauchschmerzen (Pankreatitis) mit Ikterus leiden. Eine pränatale Therapie existiert nicht, die Geburt an einem Perinatalzentrum ist zur Optimierung der postnatalen Logistik vorteilhaft. Nach der Geburt ist eine sofortige Intervention erforderlich, um der Gefahr der portalen Hypertension und der biliären Zirrhose zu begegnen.

Milz

Die Milz ist Bestandteil des retikuloendothelialen Systems wesentlich für das Immunsystem. Sie ist im linken Oberbauch lokalisiert. Die Milz erscheint als Organ echoarm und kontrastiert wenig zum umgebenden Gewebe. Die Größenbestimmung der Milz erfolgt durch die Messung in allen Raumrichtungen (20. SSW 18×8×10 mm, 30. SSW 34×15×17 mm), vorzugsweise von der vorderen Bauchwand zur Wirbelsäule. Bisher gibt es nur wenige Fälle einer pränatal diagnostizierten Splenomegalie. Ursachen einer Milzvergrößerung sind Infektionen, hämolytische Anämie, Speicherkrankheiten, Infektionen (Zytomegalievirus, Syphilis, Hepatitis, Toxoplasmose), Anämie, Herzinsuffizienz, Neoplasmen (Leukämie, Lymphom), Zysten, Beckwith-Wiedemann-Syndrom. Ein Milztumor erscheint echoreich.

Zysten des Mesenteriums, Omentums und des Retroperitoneums

Zysten des Mesenteriums, Omentums und Retroperitoneums kommen selten vor. Ihre Ursachen sind unklar. Eventuell kann der Verschluss eines Lymphgefäßes oder ektopisches Lymphgewebe Zysten hervorrufen.

Diese Zysten kommen meist einzeln bis zu einigen Zentimetern groß und flüssigkeitsgefüllt (serös, chylös oder hämorrhagisch) im Bereich des Mesenteriums, Omentums und Retroperitoneums vor. Die Diagnose ist abhängig von der Größe und Lokalisation. Sonographisch handelt es sich um echoleere, glatte Raumforderungen.

Differenzialdiagnostisch sind abzugrenzen:

- Zysten aus dem Bereich des Ovars (1:6.000, meist benigne, Vergrößerung im 2. Trimenon durch Gonadotropinstimulation, im 3. Trimenon oft Regression durch verminderte Gonadotropinkonzentration aufgrund der zunehmenden Reife des fetalen Hypothalamus, postnatale Operationsindikationen sind deshalb restriktiv zu stellen),
- Zysten des Pankreas,
- Zysten der Milz,
- Zysten der Leber (selten, meist rechts bei Gallengangsobstruktion, Assoziation mit polyzystischen Nieren),
- Zysten des Ductus choledochus (zystische Dilatation des intrahepatischen Ganganteils unklarer Ätiologie). Die Gefahr der Entwicklung einer biliären Zirrhose mit allen Spätfolgen motiviert eine frühzeitige postnatale Operation, die perioperative Mortalität beträgt 10%),
- eine Duodenalatresie bzw. Darmduplikatur.

An potenziellen Komplikationen sind Ruptur, Blutung, Obstruktion und sehr selten eine maligne Entartung denkbar.

Prognose

Da die Zysten häufig asymptomatisch (Zufallsbefund) sind und eine Spontanremission möglich ist, sind pränatale und häufig auch postnatale operative Interventionen (mit Ausnahme Ductus-choledochus-Zyste) sehr restriktiv zu indizieren.

◘ Abb. 53.1.
Ösophagusatresie: Im oberen
Abdomen ist keine Magen-
blase darstellbar (indirektes
Hinweiszeichen). Sekundär entwickelt sich durch die Schluckstörung das Polyhydramnion

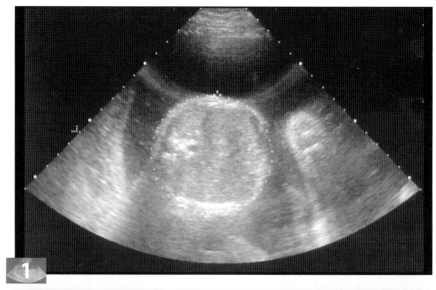

◘ Abb. 53.2.
**Duodenalatresie (»Double-
bubble-Phänomen«):** Im
Transversalschnitt durch das
fetale Abdomen findet sich
eine echoleere Struktur neben
der Magenblase entsprechend
des dilatierten Zwölffingerdarms

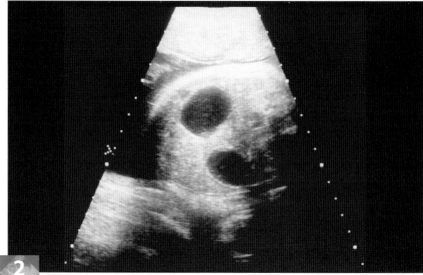

◘ Abb. 53.3.
**Duodenalatresie (»Double-
bubble-Phänomen«):**
Sagittalschnitt mit 2 echoleeren abdominellen »Blasen«
im fetalen Oberbauch

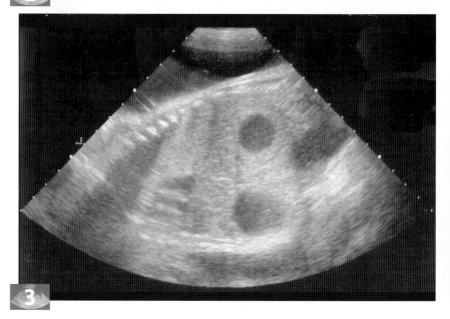

53　Obstruktionen des Gastrointestinaltrakts

Angeborene Engstellen oder Verschlüsse im Bereich des Verdauungstrakts führen in Abhängigkeit von der Höhe der Obstruktion zu sehr heterogenen Symptomen und einem sonographisch unterschiedlich ausgeprägten Erscheinungsbild.

Ösophagusatresie

In der 4. SSW unterbleibt die vollständige Trennung von Trachea und Ösophagus. In 90% der Fälle ist bei ösophagotrachealer Fistel eine (partielle) Magenfüllung möglich.

Epidemiologie

Eine Ösophagusatresie wird in 1:3.000 Lebendgeburten beobachtet.

Formen: In der Einteilung nach Vogt wird zwischen 3 Typen der Ösophagusatresie unterschieden: Bei Typ I (1%) findet sich eine isolierte, langstreckige Atresie ohne Fistel zur Luftröhre. Typ II und III weisen dagegen eine kurzstreckige Atresie auf, bei Typ II (3%) ohne, bei Typ III (96%) mit Trachealfistel.

Sonographie

Meist fällt eine Ösophagusatresie im 2. Trimenon durch ein Polyhydramnion (Schluckstörung) auf. Die fehlende sonographische Magendarstellung sowie eine dilatierte ovoide Raumforderung retrokardial (proximaler Ösophagus) sind nur selten sonographisch hinweisend.

Assoziierte Fehlbildungen

Etwa 20% der Fälle sind assoziiert mit Chromosomenaberrationen (Trisomie 18, 21), und in 50% finden sich weitere Fehlbildungen (Herzvitien).

Klinik und Therapie

Vorgeburtlich ist ggf. ein symptomatisches Polyhydramnion durch Amniondrainage oder medikamentös (Indometacin) behandelbar. Typische postnatale Symptome einer Ösophagusatresie sind schaumiges Regurgitieren sowie postprandiales Erbrechen. Komplizierend kann eine Aspirationspneumonie hinzutreten. Daher ist bei pränatalem Verdacht eine Geburt im Perinatalzentrum ratsam, um die optimale neonatologische bzw. kinderchirurgische Versorgung zu gewährleisten. Eine operative Korrektur vor der ersten oralen Nahrungsaufnahme ist anzustreben.

Differenzialdiagnose

Differenzialdiagnostisch muss an eine mechanische Schluckstörung anderer Genese (CCAML, Zwerchfellhernie, Duodenalatresie) oder an eine muskuloskettale Erkrankung gedacht werden.

Prognose

Bei isoliertem Befund und Geburt nach der 32. SSW liegt die postoperative Überlebensrate bei mehr als 95%.

Duodenalatresie

Die in der 5. SSW physiologische Obliteration des Duodenallumens durch Epithelproliferation wird durch ausbleibende Vakuolisierung in der 11. SSW nicht aufgehoben. Selten kann bei Obstruktion durch ein Pankreas anulare das klinische Bild einer Duodenalatresie entstehen.

Epidemiologie

Eine Duodenalatresie tritt sporadisch auf. Sie wird in 1:5.000 Lebendgeburten beobachtet. Selten liegt ein autosomal-rezessiver Erbgang vor.

Sonographie

Sonographisch pathognomonisch ist das »Double-bubble-Phänomen«. Es entspricht der prä- und poststenotischen Dilatation von Magen und proximalem Duodenum. Daneben kann die Duodenalatresie im 2. Trimenon von einem Polyhydramnion begleitet werden.

Assoziierte Fehlbildungen

In 50% finden sich assoziierte Fehlbildungen, darunter 40% Trisomie 21, häufig Skelettdysplasien, andere gastrointestinale, aber auch kardiale und renale Fehlbildungen.

II

◘ Abb. 53.4.
Milzzyste: Echoleere Struktur (*oben* im Bild) im Transversalschnitt des oberen Abdomens dorsal der Magenblase (Wirbelsäule *links*). Differenzialdiagnostische Abgrenzung zur Duodenalatresie

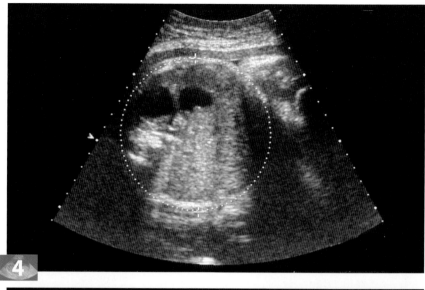

◘ Abb. 53.5.
Multiple Dünndarmstenosen: im Transversalschnitt durch das kindliche Abdomen (Wirbelsäule *rechts*) ausgeprägte Dilatation der echoarmen Dünndarmschlingen

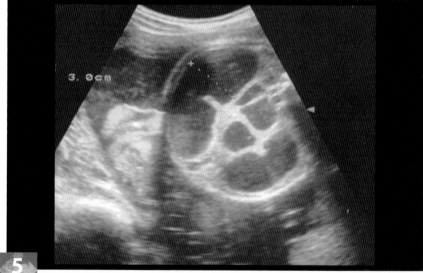

◘ Abb. 53.6.
Dickdarmobstruktion: Aufgetriebene echoleere Darmschlingen füllen das kindliche Abdomen im Transversalschnitt fast vollständig aus (Wirbelsäule *rechts*)

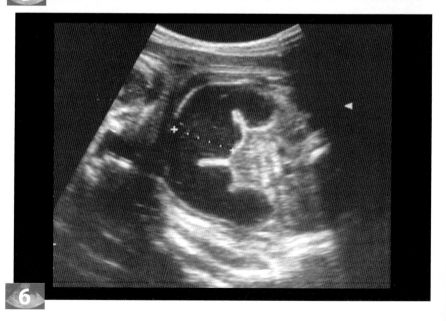

Differenzialdiagnose

Differenzialdiagnostisch müssen abdominelle Zysten in Betracht gezogen werden.

Klinik und Therapie

Der pränatale Umgang mit exzessiver Fruchtwasservermehrung entspricht den Therapieoptionen bei der Ösophagusatresie. Das klinische Leitsymptom der Duodenalatresie nach der Geburt ist das Erbrechen im Strahl; daneben können entfärbte, trockene »Hungerstühle« auftreten. Wie auch bei der Ösophagusatresie ist zur optimalen neonatologischen und kinderchirurgischen Betreuung eine Geburt im Perinatalzentrum anzustreben. Die operative Korrektur wird, wenn nötig, möglichst bald postpartal angestrebt.

Prognose

Bei isoliertem Befund und Geburt nach der 32. SSW ist mit einem postoperativen Überleben von mehr als 95% zu rechnen. Die Gesamtüberlebensrate ist dabei von Art und Schwere der Begleitfehlbildungen abhängig.

Darmobstruktion

Darmobstruktionen können **intrinsisch** (vollständige oder partielle Atresien) bzw. **extrinsisch** (Volvulus, Peritonealstrang, Mekoniumobstruktion, neurogen) bedingt sein. Die Hälfte der Engstellen betreffen den Dünndarm, die anderen 50% sind Analatresien und 5% treten multipel auf.

Epidemiologie

Darmobstruktionen werden bei 1:2.000 Lebendgeburten beobachtet.

Sonographie

Bei einer Dünndarmobstruktion finden sich typischerweise neben einem Polyhydramnion flüssigkeitsgefüllte Darmschlingen und rege Peristaltik. Bei Perforation kann Aszites oder Peritonitis auftreten (echoreiche Areale). Die Analatresie ist bei typischerweise normaler Fruchtwassermenge (Flüssigkeitsresorption und -ausscheidung ungestört) und inaktivem Kolon (Mekonium wird erst postpartal abgesetzt) sonographisch nicht zu diagnostizieren.

Assoziierte Fehlbildungen

Die Analatresie ist zu 80% mit Begleitfehlbildungen assoziiert. Bei tiefen Atresien finden sich urogenitale Fehlbildungen (21%), Wirbelfehlbildungen (20%), andere Fehlbildungen des Magen-Darm-Trakts (7%), Herzfehlbildungen (9%). Bei hohen Atresien kommen urogenitale Fehlbildungen (40–60%), Wirbelfehlbildungen (40%), andere Fehlbildungen des Magen-Darm-Trakts (15%) und Herzfehlbildungen (9%) vor. In 10% liegt gleichzeitig eine Ösophagusatresie vor.

Differenzialdiagnose

Differenzialdiagnostisch kommt ein Morbus Hirschsprung, Megazystis-Mikrokolon-Intestinales-Hypoperistaltik-Syndrom und eine kongenitale Chloriddiarrhö in Betracht.

Prognose

Bei isoliertem Befund und Geburt nach der 32. SSW sowie nur minimaler Darmresektion liegt die postoperative Überlebenswahrscheinlichkeit bei mehr als 95%. Prognostisch problematisch ist nach ausgedehnter Darmresektion das (letale) »Short-bowel-Syndrom«.

Therapie

Besteht ein pränataler Verdacht, sollte zu einer Geburt im Perinatalzentrum geraten werden. Da die Diagnose oft erst postpartal gestellt wird, ist dann eine frühzeitige Verlegung in ein kinderchirurgisches Zentrum indiziert. Wie bei allen gastrointestinalen Obstruktionen ist eine frühzeitige operative Korrektur anzustreben.

II

◻ Abb. 54.1.
Mekoniumperitonitis: massiv
dilatierte Darmschlingen mit
echoreicher Wand. Mekonium
im Innern als homogene, echoarme Binnenechos erkennbar

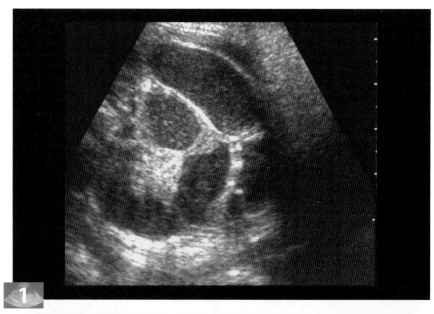

◻ Abb. 54.2.
**Echoreicher Darm durch
Eindickung von Mekonium**
oder als Hinweiszeichen einer
Trisomie 21.
Nebenbefund:
Oligohydramnion

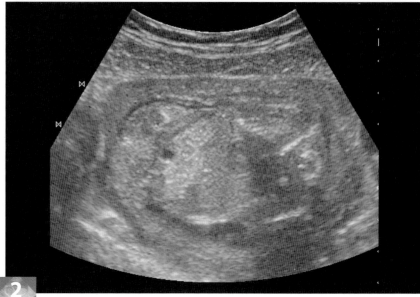

54 Darmveränderungen

Die sonographische Magendarstellung gelingt unter günstigen Untersuchungsbedingungen schon ab der 9. SSW. Ein deutlich gefüllter Magen zeigt sich im linken Oberbauch jedoch erst später, da das Schlucken größerer Fruchtwassermengen motorisch erst jenseits der 25. SSW möglich ist. Der Darm stellt sich bis zum 3. Trimenon echoarm dar, danach treten durch Mekonium echoreiche Areale in den Schlingen auf. Das Lumen des Dünndarms (sonographische Breite) nimmt maximal 7 mm, des Kolons maximal 20 mm ein. Leber und Milz finden sich als echoarme, homogene parenchymatöse Organe im rechten bzw. linken Oberbauch, die Gallenblase liegt als ovoide, echoleere Struktur unterhalb der Umbilikalvene.

Morbus Hirschsprung

Ein Morbus Hirschsprung (kongenitales Megakolon, Aganglionose) beruht auf einer kongenitalen Fehlanlage der intramuralen parasympathischen Ganglien in Kolonsegmenten, wodurch es zur Darmsegmentparalyse kommt.

Epidemiologie

Ein Morbus Hirschsprung ist bei 1:3.000 Lebendgeburten zu erwarten. Die Erkrankung tritt meist sporadisch auf. In nur 5% ist sie familiär gehäuft.

Sonographie

Sonographisch lässt sich mitunter eine echoreiche Mekoniumakkumulation mit Darmlumendilatation über 20 mm darstellen. Selten besteht begleitend ein Polyhydramnion.

Assoziierte Anomalien

Die Erkrankung ist gelegentlich mit einer Trisomie 21 assoziiert.

Differenzialdiagnose

Differenzialdiagnostisch kommen Darmobstruktionen, das Megazystis-Mikrokolon-Intestinales-Hypoperistaltik-Syndrom und eine kongenitale Chloriddiarrhö in Frage.

Prognose

Die neonatale Mortalität der Erkrankung liegt bei 20%.

Klinisches Bild und Therapie

Ein unspezifisches Anzeichen einer Aganglionose kann ein verzögerter postnataler Mekoniumabgang (später als 48 h) darstellen. Die meisten Kinder mit Morbus Hirschsprung zeigen allerdings eine normale Mekoniumpassage und erst später, typischerweise bei der Umstellung von Muttermilch auf adaptierte Milch, chronische Obstipationszustände. Bei der rektalen Untersuchung findet sich eine leere Ampulle. Im Anschluss an diese treten evtl. explosionsartige Entleerungen von dünnflüssigen Fäzes auf. Unmittelbar postnatal ist eine Operation selten notwendig. Dennoch ist eine frühzeitige pädiatrische Mitversorgung anzustreben.

Echoreicher Darm

Die Ätiologie des »echoreichen Darms« ist multifaktoriell. Diskutiert wird eine Darmatonie mit vermehrter Eindickung und Austrocknung von Mekonium (z. B. bei Trisomie 21) bzw. zähem, verdichtetem Mekonium (z. B. bei IUGR, zystischer Fibrose), verschlucktes Blut und Darmwandhypertrophie bzw. Verkalkung nach peritonealer Reizung.

Sonographie

Es findet sich ein im Vergleich zum übrigen Gastrointestinaltrakt echoreiches Areal (Echogenität wie Knochen) im fetalen Abdomen.

Assoziierte Anomalien

Eine Echogenitätsvermehrung des Darms im 2. Trimenon gilt als Risikomarker für das Auftreten einer Trisomie 21 (ungefähr Faktor 1,5).

Differenzialdiagnose

Bei den verschiedenen diskutierten Ätiologien ist auch die Differenzialdiagnose vielgestaltig. Eine Peritonitis tritt meist in Assoziation mit einer der oben genannten stenotischen Ereignisse nach Perforation auf.

Prognose

Bei echter Mekoniumperitonitis ist mit einer Rate von 50% neonataler Mortalität zu rechnen.

◻ Abb. 55.1.
Fetale Niere im Sagittal-schnitt: Milde Dilatation des (*echoleeren*) Nierenbeckens (Grad I)

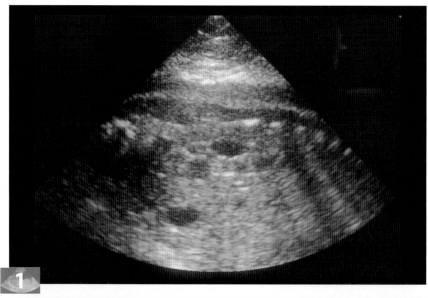

◻ Abb. 55.2.
Fetale Niere im Sagittal-schnitt: deutliche Dilatation des Nierenbeckens (Grad II) mit zusätzlicher fingerförmiger Erweiterung der Nierenkelche

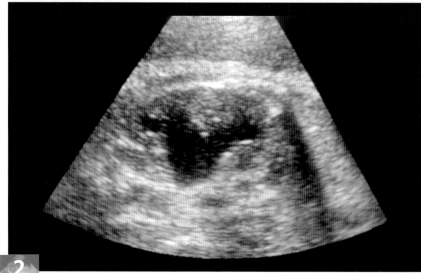

◻ Abb. 55.3.
Fetale Niere im Sagittal-schnitt: Dilatation des Nieren-beckens (Grad II–III) mit zu-nehmender Verplumpung der Kelche

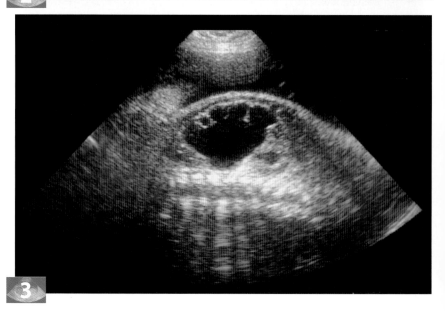

55 Obstruktive Uropathie

Die obstruktive Uropathie ist die häufigste kongenitale Anomalie der ableitenden Harnwege. Sie ist bei Knaben häufiger (Geschlechterverhältnis 5:1). In einem Drittel der hochsitzenden Abflussstörungen sind beide Harnleiter betroffen. Die unilaterale Ureterobstruktion tritt links häufiger als rechts auf.

Pathogenese

Ursachen für kongenitale renale Abflussstörungen sind Klappenbildungen, Adhäsionen, Narben, Stränge oder Knicke der Harnleiter, Stenosen durch aberrierende Gefäße, ein abnorm angelegtes Nierenbecken oder eine abnorme vesikale Ureterinsertion. Neben anatomischen Ursachen kann funktionell der Reflux von Urin aus der Harnblase ursächlich für eine Erweiterung von Teilen des Urogenitaltraktes werden. Je nach der Ätiologie findet sich eine uni- oder bilaterale Abflussbehinderung, die hoch- (Ureterabgangsstenose) oder tiefsitzend (posteriore Urethralklappe, Urethralatresie) sein kann.

Sonographie

Sonographisch ist bei renalen Abflussstörungen eine echoleere, glatt begrenzte Raumforderung im Bereich des Nierenbeckens (echoreich) charakteristisch. Erweiterungen des Nierenbeckenkelchsystems (**NBKS**) von über 5 mm sind unabhängig von ihrer Lokalisation als Normvarianten zu werten. Eine milde NBKS-Dilatation zwischen 5 und 10 mm entspricht einem Harnstau 1. Grades, eine mäßige Dilatation zwischen 10 und 15 mm entspricht dem 2. Grad, und eine deutliche Dilatation über 15 mm dem 3. Grad. Der Aufstau der Ureteren (geschlängelter Verlauf, Megaureter) oder sogar der (deutlich) dilatierten Harnblase (Megazystis, zwischen dem intraabdominellen Verlauf der Nabelschnurarterien zu identifizieren) zeigt sich als echoleere Raumforderung im Unterbauch. Eine bilaterale Ureterobstruktion oder eine posteriore Urethralklappe führt zur deutlichen Verminderung der Fruchtwassermenge (Oligo-/Ahydramnion). Dagegen ist bei einer unilateralen hochsitzenden Abflussstörung die Fruchtwassermenge nicht beeinträchtigt.

Assoziierte Anomalien

Bei Feten mit Erkrankungen der ableitenden Harnwege treten gehäuft Herzfehler, ZNS-Fehlbildungen, gastrointestinale Anomalien (Morbus Hirschsprung), Ösophagusatresien, Analatresien, Syndaktylien, kongenitale Hüftluxationen und ein adrenogenitales Syndrom auf. Des weiteren sind Aneuploidien mit obstruktiven Uropathien assoziiert.

Differenzialdiagnose

Differenzialdiagnostisch ist bei echoleeren Raumforderungen im Bereich der Nierenloge auch eine zystische Nierendysplasie, Milz- oder Mesenterialzyste denkbar. Im Unterbauch ist von der dilatierten Harnblase eine Ovarialzyste, ein Hydro(metro)kolpos, ein Urinom oder vesikoureteraler Reflux (Geschlechterverhältnis m:w 1:8) abzugrenzen.

Weiterführende Diagnostik

NBKS-Dilatationen im 2. Trimenon sind mit einer Risikoerhöhung für Chromosomenanomalien assoziiert. Bei einer bilateralen milden Dilatation (ab 5 mm) ohne weitere fetale Auffälligkeiten oder Risikofaktoren liegt dieses Risiko bei 0,5%. Unabhängig von dieser Risikokonstellation sollte bei allen deutlichen obstruktiven Befunden eine Karyotypisierung diskutiert werden. Zum Ausschluss einer Nierenfunktionsstörung (Nierendysplasie, Nierenparenchymdruckatrophie) kann bei massivem Harnstau zudem eine fetale Blasenpunktion zur Urinanalyse zur Anwendung kommen. Eine günstige Prognose ist bei folgenden Urinwerten zu erwarten: Natrium <100 mEq/ml, Chlorid <90 mEq/ml, Osmolarität <210 mOsm, β_2-Mikroglobulin.

II

◘ Abb. 55.4.
Fetale Nieren im Trans-versalschnitt: Exzessive uni-laterale Dilatation des NBKS (Grad III). Kelchstruktur der abführenden Harnwege ist aufgehoben. Kontralaterale Niere unauffällig (im Bild *rechts*)

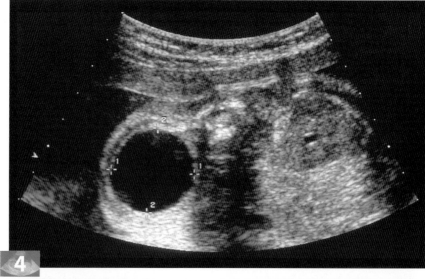

◘ Abb. 55.5.
Megazystis und erweitertes NBKS (Grad III): Im kaudalen Teil große, fast das gesamte Abdomen einnehmende echoleere Raumforderung. Darüber retroperitoneal die durch den Rückstau des Urins entstandene Hydronephrose (*echoleer*). Die massiv dilatierte Harnblase und der konsekutive Harnstau im oberen Teil der ableitenden Harnwege kommen durch den Verschluss der Urethra (posteriore Urethralklappe) zustande

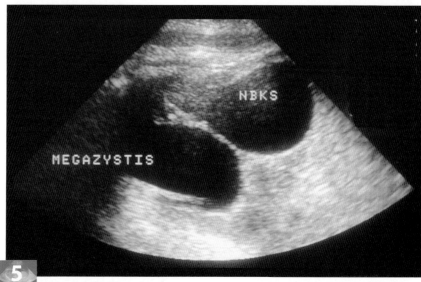

◘ Abb. 55.6.
Zustand nach Einlage eines pyeloamnialen Shunts bei ausgeprägtester progredienter Nierenbeckenabgangsstenose. Die *Pfeile* markieren die Hautdurchstichstelle wie auch den Verlauf des »Pig-tail-Katheters« im stark erweiterten Nierenbecken

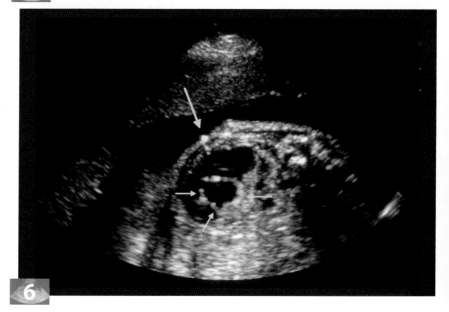

Prognose

Die Prognose der unilateralen Abflussbehinderung ist günstig. Eine beide Nieren betreffende Insuffizienz der Ausscheidungsleistung ist in diesen Fällen nicht zu erwarten. Bei 50–80% der Feten mit pränatal diagnostiziertem milden Harnstau tritt bis zur Geburt eine Spontanremission ein. Bei einer bilateralen oder urethralen Stauung ist die Prognose dagegen um so ungünstiger, je früher die Stauung in der Schwangerschaft auftritt. Im Verlauf kann eine Niereninsuffizienz, ein Ahydramnion und eine (prognostisch entscheidende) sekundäre Lungenhypoplasie auftreten. Eine Verschmälerung des Nierenparenchymsaums (echoarm) wirkt sich prognostisch ungünstig aus.

Therapie

Unilaterale Abflussstörungen sind meist nicht therapiepflichtig. Milde Formen der Hydronephrose sind postnatal in pädiatrischer Betreuung zunächst konservativ zu behandeln. Operative Korrekturen sind nur selten erforderlich.

Bei tiefsitzender Obstruktion kann pränatal eine diagnostisch/therapeutische Harnblasenentlastungspunktion und ggf. dauerhafte Ableitung (transabdominale vesikoamniale Stenteinlage) der fetalen Blase in die Fruchthöhle indiziert sein. Wenige Zentren erproben die Möglichkeiten endoskopischer Interventionen (endoskopische Vesikostomie, zystoskopische Laserung), wobei sich hier noch keine praxisrelevanten Erfolge abzeichnen.

◘ Abb. 56.1.
Bilaterale Nierenagenesie:
Im Koronarschnitt ist im Retroperitoneum beidseits der Wirbelsäule keine Nierenstruktur abgrenzbar

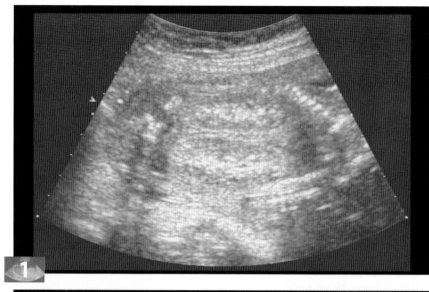

◘ Abb. 56.2.
Normalbefund der Nierengefäße: Bei erschwerter Darstellbarkeit der Nieren (lagebedingt, maternale Adipositas) kann durch den farbdopplersonographischen Nachweis des regulären Abgangs beider Nierenarterien aus der Aorta das Vorliegen einer Nierenagenesie ausgeschlossen werden

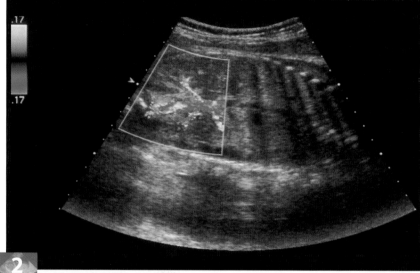

◘ Abb. 56.3.
Fehlen der Nierengefäße:
Farbdopplersonographische Darstellung der Aorta (*rot*). Nierenarterien fehlen beidseits

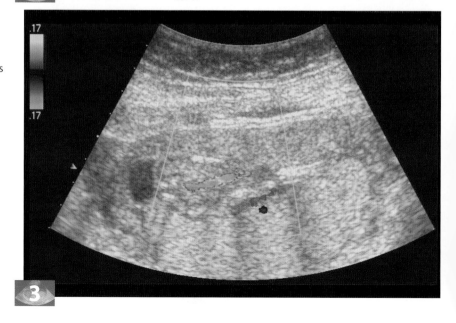

56   Bilaterale Nierenagenesie

Letales Krankheitsbild mit beidseitigem Fehlen der Nieren und durch konsekutiven Fruchtwassermangel verursachter Lungenhypoplasie.

Epidemiologie

Die Inzidenz der bilateralen Nierenagenesie beträgt 1:4.000 Lebendgeborene. Die Geschlechtsverteilung ist mit 2,5:1 zuungunsten des weiblichen Geschlechtes belastet. Das Wiederholungsrisiko beträgt insgesamt zwischen 3,5–4,5%. Bei familiärem Auftreten ist es deutlich höher (25–50%). Auch das Risiko des Auftretens von Nierendysplasien ist in betroffenen Familien gesteigert.

Pathogenese

Durch eine fehlende Kontaktaufnahme der Ureterknospe mit dem nephrogenen Blastem um die 5. SSW entfällt die Stimulation der Nephronbildung.

Ätiologie

Die Ätiologie ist unbekannt. Diskutiert wird eine Assoziation zur Trisomie 7, dem 4p-Syndrom bzw. einem Extrachromosom 22. Aufgrund der Beschreibung von familiären Häufungen sind verschiedene gonosomal-rezessive und autosomal-dominante Erbgänge vermutet worden. Ein Diabetes gilt als prädisponierende Noxe.

Sonographie

1–6

Ab der 15. bis 17. SSW kann das Auftreten eines Oligohydramnions Hinweis auf eine fehlende fetale Urinproduktion sein. Die aus der verminderten Fruchtwassermenge resultierenden schlechteren sonographischen Untersuchungsbedingungen erschweren den frühen Nachweis der beidseitigen Nierenagenesie im B-Bild. Kann auch während serieller Untersuchungen **keine Blasenfüllung** nachgewiesen werden (die Lokalisation der Harnblase ist farbdopplersonographisch zwischen dem intraabdominellen Verlauf der beiden Aa. umbilicales gut möglich) und **das Nierengewebe** (retroperitoneal, paravertebral) wie auch farbdopplersonographisch **die beiden Aa. renales** nicht dargestellt werden, ist die Diagnose einer bilateralen Nierenagenesie zu stellen. Perirenales Fettgewebe (echoarm) in der Nierenloge, bei Fehlen der Niere kompensatorisch vermehrt, kann die Diagnostik allerdings erheblich erschweren. Bei Beckenendlage kann ein Versuch der vaginalsonographischen Darstellung überlegt werden. In der Folge entwickelt sich als Pottersequenz durch das fehlende Fruchtwasser sekundär eine Lungenhypoplasie (schmaler Thorax), Gelenkkontrakturen, Klumpfüße und Gesichtsdeformitäten. Daneben werden bei den betroffenen Kindern auch dysplastische Ohren beschrieben.

II

◼ Abb. 56.4.
Fetale Aorta mit Bifurkation:
Der Abgang der Nierenarterien
ist bei bilateraler Nierenagenesie beidseits nicht darstellbar

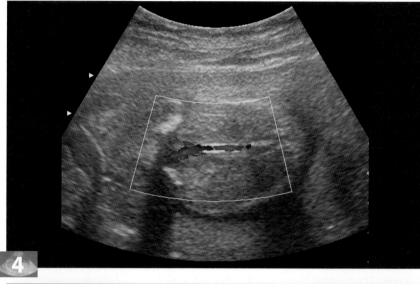

◼ Abb. 56.5.
Transversalschnitt des obe-
ren Abdomens (Wirbelsäule
links unten) **mit der Neben-**
niere: Differenzialdiagnostisch
kann die echoarme Neben-
niere (zwischen den Markierungen) mit dem Nierenparenchym verwechselt werden

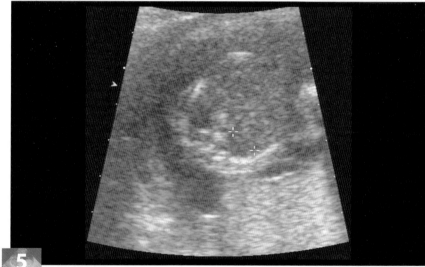

◼ Abb. 56.6.
MRT des Retroperitoneums
bei bilateraler Nierenagene-
sie (mütterliche Bauchseite im
Bild *links*, Kind in Schädellage,
Frontalschnitt durch den retroperitonealen Bereich, keine Nieren darstellbar)

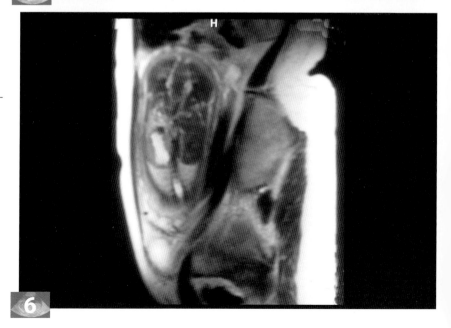

Assoziierte Anomalien

Die Hälfte aller betroffenen Kinder weist weitere Fehlbildungen, vor allem des kardiovaskulären und des muskuloskelettalen Systems auf. Herzvitien (Ventrikelseptumdefekt, Fallot'sche-Tetralogie, hypoplastisches Rechtsherzsyndrom, Transposition der großen Gefäße, Coarctatio aortae) treten dabei in bis zu 14% auf. An Skelettfehlbildungen (40%) kommen Sirenomelien, Radiusaplasie und digitale Fehlbildungen vor. ZNS-Anomalien (11%), insbesondere Neuralrohrdefekte, Mikrozephalie, Holoprosenzephalie, gastrointestinale Fehlbildungen (19%), selten auch Zwerchfellhernien und Lippen-Kiefer-Gaumen-Spalten können gemeinsam mit dem Fehlen der Nieren vorkommen.

Differenzialdiagnose

Erkrankungen der Ausscheidungsorgane, die ebenfalls mit einer Verminderung der Fruchtwassermenge einhergehen, sind Obstruktionen der ableitenden Harnwege mit einer möglichen sekundären Schädigung des Nierengewebes, (bilaterale) zystische Nierendysplasien und das Prune-belly-Syndrom. Bei ausgeprägter Plazentainsuffizienz ist das Oligohydramnion mit einer allgemeinen Wachstumsretardierung verbunden. Neben der Verminderung der Fruchtwasserproduktion kann auch der Verlust nach außen (vorzeitiger Blasensprung) für das Oligohydramnion verantwortlich sein. Bei einer bilateralen Nierenaplasie (Nierengewebe mikroskopisch nachweisbar) bzw. Nierenhypoplasie (funktionsloses Nierengewebe vorhanden) ist ebenfalls eine Potter-Sequenz zu erwarten.

Eine einseitige Nierenagenesie, mit einer Inzidenz von 1:1.000 Lebendgeborenen, ist dagegen mit einer normalen Fruchtwassermenge und einem postnatal ungestörten Leben verbunden.

Weiterführende Diagnostik

Sind die sonographischen Untersuchungsbedingungen ungünstig (fehlendes Fruchtwasser, Kindslage, Adipositas) oder steht bei Oligohydramnion die Differenzialdiagnose vorzeitiger Blasensprung im Raum, kann eine Amnioninfusion (s. Kap. 94 Amnioninfusion) die sonographischen Darstellungsmöglichkeiten entscheidend verbessern. Aus differenzialdiagnostischen Gründen wie auch einer möglichen Assoziation mit einer Aneuploidie ist dem betroffenen Paar (im Zuge der Amnioninfusion) eine Karyotypisierung anzubieten. Durch das Anfärben der Amnioninfusionslösung lässt sich in unklaren Fällen auch die invasive Blasensprungdiagnostik simultan erzielen.

Geburtshilfliches Vorgehen

Nach Diagnosestellung ist bei infauster Prognose mit dem Elternpaar ein Schwangerschaftsabbruch oder das Austragen der Schwangerschaft mit Sterbebegleitung des Kindes postpartal zu diskutieren.

Prognose

Die Prognose der bilateralen Nierenagenesie ist infaust. Die betroffenen Kinder versterben meist schon unmittelbar postpartal an den Folgen der letalen Lungenhypoplasie.

Abb. 57.1.
PBS: Die echoleere abdominelle Raumforderung im Sagittalschnitt entspricht der großen Megazystis im Rahmen des PBS. Die hypoplastische Bauchdecke ist dabei trommelartig balloniert

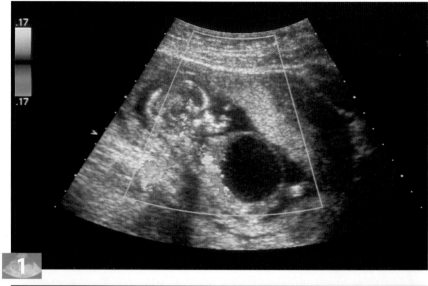

Abb. 57.2.
Megazystis: Bei einem Feten mit PBS ist das untere Abdomen von der Megazystis ausgefüllt. Im Transversalschnitt ist die echoleere glatte Raumforderung als dilatierte Harnblase an ihrer Lage zwischen den farbdopplersonographisch dargestellten Umbilikalarterien zu erkennen

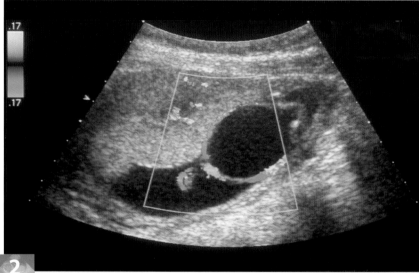

Abb. 57.3.
Megazystis: enorm erweiterte echoleere Harnblase als einzige unterhalb der Leber darstellbare abdominelle Struktur

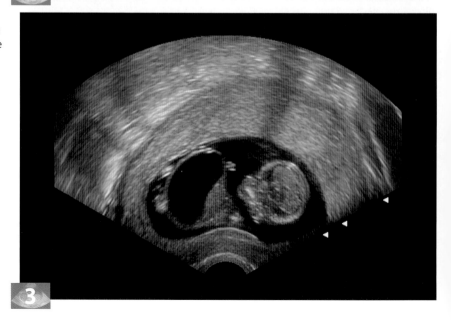

57 Prune-belly-Syndrom

Das Prune-belly-Syndrom (**PBS**, Eagle-Barrett-Syndrom oder Triaden-Syndrom) beschreibt das gemeinsame Vorkommen einer Bauchwand-dysplasie (Hypoplasie oder Aplasie), Megazystis mit dilatierten Ureteren und Kryptorchismus.

Epidemiologie

Die Inzidenz wird mit 1:35.000–50.000 Lebendgeborenen angegeben. Betroffen sind in über 90% Jungen. In Zwillingsschwangerschaften ist das PBS 4-mal häufiger beschrieben als in Einlingsschwangerschaften. Das Wiederholungsrisiko wird bei sporadischem Auftreten mit 3,5–4,5% angegeben. Bei den erblichen Formen sind bis zu 25–50% zu erwarten.

Pathogenese

Die Ätiologie des PBS ist unklar. Pathogenetisch existieren 2 Theorien: Die Theorie eines primären Mesodermdefekts postuliert eine frühe embryologische Fehlentwicklung, welche das Mesoderm im Bereich des fetalen Urogenitaltrakts und der vorderen Bauchwand betrifft. Alternativ kann eine chronische Abflussbehinderung auf dem Boden einer passageren Urethralstenose (zur Geburt ist die Urethra typischerweise nicht stenotisch verändert) zur Megazystis und sekundär zu den Bauchwandveränderungen führen. Die Megazystis verbunden mit einer Hypertrophie der Blasenmuskulatur bedingt die Behinderung der Deszendierung der Hoden und damit des Kryptorchismus. Durch den chronischen Harnstau können über eine Dilatation der Ureteren (Megaureter) auch die Nierenbecken erweitert werden. Die häufig vorhandene primäre Nierendysplasie lässt sich aus einer Druckatrophie des Nierenparenchyms allerdings nicht ableiten. Sekundär entwickelt sich ein schweres Oligohydramnion, welches seinerseits zur Potter-Sequenz mit Lungenhypoplasie, Skelettdeformitäten (Klumpfußstellung, Kontrakturen) und flachem Profil führen kann.

Klinik

Aufgrund der schwach ausgeprägten Atemhilfsmuskulatur der aufgetriebenen vorderen Bauchwand (»prune belly«, Backpflaume) können die betroffenen Kinder postnatal nur in eingeschränktem Maße husten. Dies führt zu einer erhöhten Anfälligkeit für bronchopulmonale Infekte. Der Kryptorchismus bedingt eine eingeschränkte Fertilität. Verbleiben die Gonaden intraabdominell, so ist von einer erhöhten Entartungswahrscheinlichkeit auszugehen. Die Hormonproduktion bleibt jedoch normal. Die Skelettdeformitäten haben einen stark variablen Ausprägungscharakter in Abhängigkeit vom Zeitraum und der Stärke der Zwangshaltung aufgrund der Fruchtwasserverminderung.

Sonographie

Die Lokalisation der Nieren und harnableitenden Strukturen gelingt ab der 10. bis 13. SSW. Ab der Mitte des 2. Trimenons ist die zyklische Harnblasendynamik zu beobachten. Sonographisch führendes Symptom des PBS ist die (enorme) Megazystis und das Oligohydramnion. Diese sind ab der 16. SSW (Beginn der renalen Ausscheidung) präsent. Aszites, aufgedehnte Ureteren und eine Hydronephrose können hinzutreten. Urinöser Aszites stellt das sonographische Pendant des natürlichen Verlaufs mit Ruptur der Harnblase dar. Skelettfehlstellungen können je nach Ausprägungsgrad und Sichtverhältnissen (erschwert durch Oligohydramnie) ebenso wie die Abflachung des Profils dargestellt werden.

Assoziierte Anomalien

Herzfehler werden bei 10% der betroffenen Kinder beobachtet. Ein Zusammenhang mit chromosomalen Aberrationen wird diskutiert (Trisomie 13 und 18 sowie Monosomie X0).

II

◘ Abb. 57.4.
Urinöser Aszites füllt das gesamte Abdomen (*Markierung*) als »freie Flüssigkeit« nach intrauteriner Blasenruptur bei PBS aus (Sagittalschnitt)

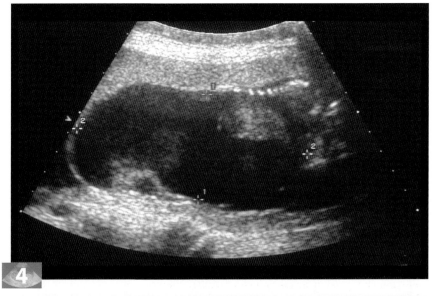

◘ Abb. 57.5.
Postnatale Darstellung eines Feten mit PBS: ballonartig aufgetriebenes Abdomen. Trommelartig gespannte hypoplastische Bauchdecke

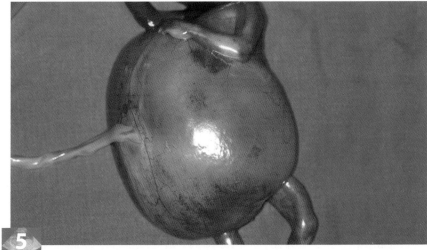

◘ Abb. 57.6.
Fetale Ovarialzyste: Differenzialdiagnose zur Megazystis. Mit der Harnblase (*b*) zu verwechselnde echoleere Ovarialzyste (*ov*). Niere (*k*), Magen (*st*)

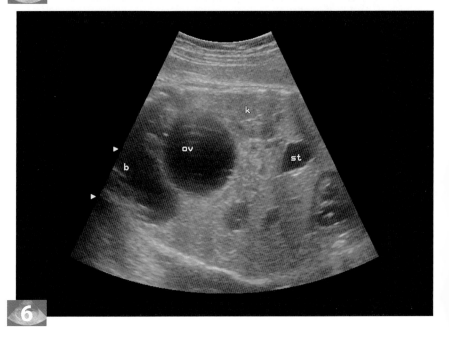

Differenzialdiagnose

Pseudo-prune-belly-Syndrom, Megazystis-Mikrokolon-Intestinal-Hypoperistaltik-Syndrom (vorwiegend beim weiblichen Geschlecht), tiefsitzende obstruktive Uropathie, isolierte Megazystis, Ovarialzyste, Mesenterialzyste, Hydro-/Metrokolpos.

Weiterführende Diagnostik

Eine wiederholte fetale Blasenpunktion (erste Punktion fördert »alten« Urin; zweite Punktion im Abstand von wenigen Tagen) kann neben der temporären Entlastung der Harnblase über Urinelektrolytanalyse (Na, Cl, Osmolarität, β_2-Mikroglobulin) zur Nierenfunktionsdiagnostik genutzt werden. Dies ist für eine prognostische Einschätzung von besonderer Bedeutung. Intrauterine Therapiemaßnahmen verbieten sich bei eingeschränkter Nierenfunktion. Eine Karyotypisierung ist wegen der Assoziation zu chromosomalen Aberrationen zu diskutieren.

Prognose

Die Prognose des PBS ist abhängig vom Zeitpunkt des Auftretens der Megazystis und dem Zeitpunkt der Diagnose. Entscheidend wirken sich der Grad der Schädigung des Nierenparenchyms sowie das Ausmaß der sekundären Veränderungen (Lungenhypoplasie, Skelettdeformitäten, Bauchdeckenhypoplasie) aus. Neben dem genetischen Befund muss mit den betroffenen Eltern die ganze Bandbreite der Prognose (invasive pränatale Urinanalyse) von leichten Einschränkungen bis zum Verlust der Nierenfunktion (lebenslange Dialysepflicht, Nierentransplantation) besprochen werden. Die hypoplastische Bauchdecke stellt nicht nur ein kosmetisches Problem dar, sondern

kann auch zu einer erhöhten bronchopulmonalen Infektanfälligkeit führen. Anhand der Prognose ist die Einteilung in 3 Typen möglich:

Typ	Prognose
I	Infaust – bei Oligo-/Ahydramnie und schwerer Lungenhypoplasie, evtl. schwere assoziierte Anomalien
II	Chronische Niereninsuffizienz, durch Stau bedingte Druckatrophie des Nierenparenchyms (Megazystis, Megaureter, Hydronephrose) jedoch normale Lungenentwicklung
III	Milde Form ohne nachhaltigen Schaden für Niere und/oder Lunge

Pränatal ist ein PBS durch die Ableitung des Urins über einen vesikoamnialen Shunt behandelbar (Reduktion der Blasenfüllung und konsekutiv Vermehrung der Fruchtwassermenge). Der Zeitpunkt des Eingriffs entscheidet über den Grad der Nierenschädigung und der Lungenhypoplasie. Die sonographisch gesteuerte Anlage einer dauerhaften suprapubischen Drainage der Harnblase (3-French-double-pigtail-Katheter) ist nur bei ungestörter Ausscheidungsleistung der Nieren (normale Elektrolytverteilung bei der diagnostischen Zystozentese) indiziert. Führt die gleichzeitig bestehende Nierendysplasie oder die sekundäre Störung der Sekretions- und Rückresorptionsleistung zu einer desolaten Nierenfunktion (Niere kann den Urin nicht ausreichend konzentrieren), ist auch der Abbruch der Schwangerschaft zu diskutieren.

◘ Abb. 58.1.
**Kleinzystische Nierendys-
plasie im Sagittalschnitt:**
Organvergrößerung ohne
abgrenzbare zystische Areale

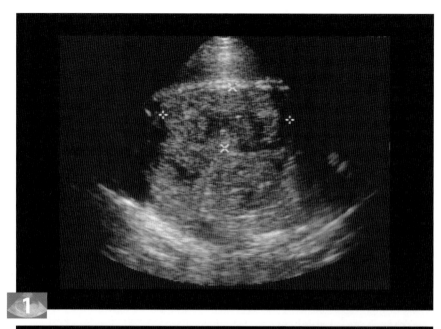

◘ Abb. 58.2.
**Kleinzystische Nieren-
dysplasie im Sagittalschnitt:**
Pfeffer-und-Salz-Muster des
Nierenparenchyms

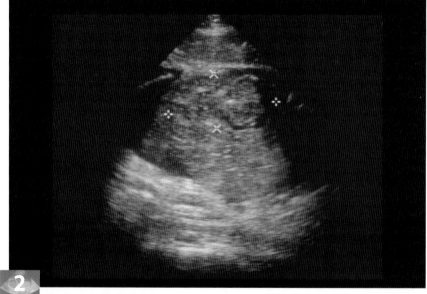

◘ Abb. 58.3.
**Zystische Nierendysplasie
mit kleinen Parenchym-
zysten in der Peripherie des
Organs.** Farbdopplersonographisch ist der Gefäßstiel
der Niere dargestellt

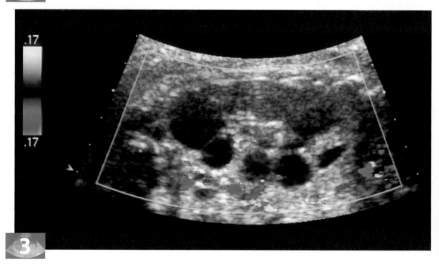

58 Nierendysplasien

Kongenital zystische Nierenerkrankungen (Nieren-dysplasien) sind durch polyzystische Parenchymveränderungen der Nieren charakterisiert.

In der von Zerres modifizierten (morphologischen) **Klassifikation nach Potter** lassen sich je nach dem Zeitpunkt der Manifestation 4 verschiedene Typen unterscheiden:

- *Typ I:* Infantil-polyzystische Nieren (Schwammniere) mit symmetrischer Vergrößerung beider Nieren. Das Nierenparenchym ist durch stark dilatierte Sammelrohre ohne Bindegewebsvermehrung verdrängt. Die sonographisch darstellbaren Zysten sind nicht die Folge einer Obstruktion.
- *Typ IIa:* Multizystisch-dysplastische Nieren, meist unilateral auftretend, mit Verlust der typischen Nierenkontur und deutlicher Organvergrößerung. Ätiologische Verbindungen bestehen zu mütterlichem Diabetes mellitus, Syndromen (Apert, Meckel-Gruber, Dandy-Walker) und Chromosomenaberrationen (Trisomie C, del 15.q22.q24). Pathogenetisch wird eine Fehlentwicklung der Nephrone oder eine frühe obstruktive Uropathie diskutiert.
- *Typ IIb:* Multizystisch-dysplastische Nieren, meist unilateral auftretend, gehen wegen Parenchymverlust mit einer Verkleinerung der Nieren einher. Die Sammelrohre wie auch die Nephrone sind in ihrer Anzahl vermindert. Histologisch besteht kein Unterschied zum Typ IIa.
- *Typ III:* Adult-polyzystische Nieren mit Verdrängung des Nierenparenchyms durch zystisch imponierende Sammelrohre. Sonographisch finden sich multiple Zysten variabler Größe. Die Erstmanifestation der Erkrankung (dritthäufigste Ursache chronischen Nierenversagens beim Erwachsenen) ist erst im Erwachsenenalter (4. bis 5. Lebensdekade) zu erwarten.
- **Typ IV:** Peripher kortikal-zystische Nierendysplasie mit Dilatation des Nierenbeckenkelchsystems (proximale obstruktive Uropathie) und konsekutiver Verdrängung von Nierenparenchym durch eine kongenitale Abflussbehinderung im Bereich des Nierenbeckenkelchsystems oder der ableitenden Harnwege. Die Nierenoberfläche der primär regelrecht angelegten Nieren ist nach Verlust der Nephrogenesezone der äußeren Rinde (sekundäre Schädigung der sich in Entwicklung befindlichen Nephrone) übersät von kleinen gleichförmigen Zysten.

Alternativ kann die Einteilung der zystischen Nierenerkrankungen nach genetischen Gesichtspunkten in autosomal-rezessiv (Chromosom 6p) und autosomal-dominant (16q und 4q) vererbte polyzystische Nierendysplasien erfolgen.

Epidemiologie

- Typ I: 1:10.000–55.000,
- Typ II: 1:4.000–40.000 (m:w = 2:1),
- Typ III: Defekt auf Chromosom 16q wird als Ursache angesehen. Genträger sind etwa 1‰ der Gesamtpopulation. Auch wenn die Penetranz des Gens bei annähernd 100% liegt, variiert seine Expression stark, sodass Symptome mit Krankheitswert selten auftreten.

Wiederholungsrisiko

- Typ I: 25% (autosomal-rezessiv),
- Typ II: 5–50% (autosomal-rezessiv, autosomal-dominant),
- Typ III: 50%.

Sonographie

Sonographisch ist der **Typ I** durch bilateral vergrößerte Nieren mit inhomogenen, echoarmen bis echoreichen Binnenechos (»pepper and salt«) mit randständigen Zysten charakterisiert. Die fetale Harnblase ist in der Regel nicht gefüllt. Es besteht eine Verminderung der Fruchtwassermenge (Oligo-/Ahydramnie). Das Nierenparenchym ist dabei aufgrund der eingeschränkten Untersuchungsbedingungen (Oligohydramnion) oft nur schwer abgrenzbar. Eine pränatale Diagnose ist schwierig, da sich nur schwere Fälle intrauterin darstellen lassen.

Typ IIa zeigt vergrößerte »traubenförmige« Nieren mit nicht kommunizierenden Zysten unterschiedlicher Größe (10–20 mm). Die Nierenkontur ist aufgelöst. Ein Nierenbecken kann nicht dargestellt werden. Der **Typ IIb** ist dagegen durch die Verkleinerung der zystisch veränderten Nieren gekennzeichnet. Oft sind sie sonographisch gar nicht mehr sicher darstellbar. Die Harnblase ist dauerhaft leer. Die Fruchtwassermenge ist deutlich vermindert.

Der **Typ III** der zystischen Nierendysplasie ist in aller Regel nicht pränatal diagnostizierbar. Es besteht beim jungen Erwachsenen bilateral ein Mischbild aus Zysten (mitunter mehrere Zentimeter groß) und normalem Nierengewebe. Die Fruchtwassermenge ist normal bis leicht vermindert.

Der **Typ IV** fällt durch eine dezente Echogenitätsvermehrung des Nierenparenchyms mit einer diag-

Abb. 58.4.
Deutlich vergrößerte
Nieren mit großen Paren-
chymzysten

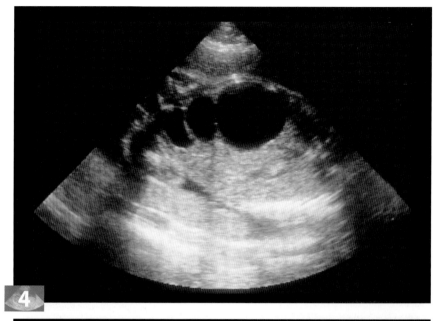

Abb. 58.5.
Zystische Nierendysplasie
Typ IIa: Darstellung einer ver-
größerten Niere mit echoar-
men Parenchym und multiplen
Zysten unterschiedlicher
Größe

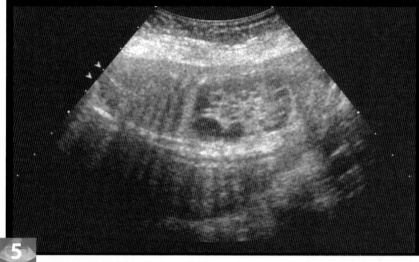

Abb. 58.6.
Zystische Nierendysplasie
Typ IIa: Die zystischen Veränderungen betreffen im Transversalschnitt beide Nieren
(echoreiche Wirbelsäule dorsal
der vergrößerten Nieren *rechts
unten*)

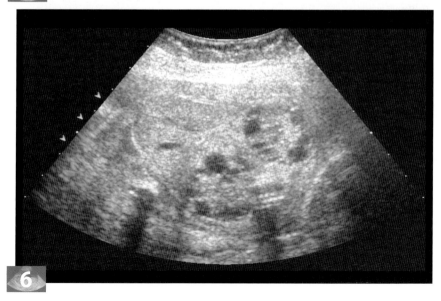

nostisch im Vordergrund stehenden Dilatation des Nierenbeckens auf. Je nach Höhenlokalisation der Abflussbehinderung kann eine Nierenbeckenkelchsystemdilatation mit Megaureter, Megazystis und ggf. dilatierter proximaler Urethra sichtbar sein. Fakultativ können im Nierenparenchym Zysten vorhanden sein.

Assoziierte Anomalien

Beim Typ I ist die Rate an Begleitfehlbildungen (Ausnahme: Leberzysten) nicht erhöht. Sekundäre Veränderungen sind auf dem Boden der Fruchtwasserverminderung (Lungenhypoplasie, Gelenkskontrakturen) möglich.

Tritt der Typ IIa oder b isoliert auf, so ist eine Assoziation mit kardiovaskulären und zentralnervösen Fehlbildungen, Spaltbildungen, Zwerchfellhernien, tracheoösophagealen Fisteln sowie Skelettdysplasien beschrieben. Da Typ IIa und b aber auch im Rahmen von syndromalen Krankheitsbildern vorkommen können (Meckel-Gruber-Syndrom, Dandy-Walker-Malformation, Short-rib-Polydaktylie-Syndrom), ist hier auf die jeweils für diese Krankheitsbilder typischen Fehlbildungen zu achten.

Die zystische Nierendysplasie vom Typ III kann mit zystischen Malformationen in anderen parenchymatösen Organen (Leber, Lunge, Pankreas, Hoden, Eierstöcke) einhergehen. Eine Assoziation mit Syndromen (Meckel-Gruber-Syndrom, tuberöse Sklerose, Hippel-Lindau-Syndrom) ist beschrieben.

Der Typ IV kommt häufig isoliert vor.

Differenzialdiagnose

Differenzialdiagnostisch kommt bei schwierig abgrenzbarem Nierenparenchym die (bilaterale) Nierenagenesie oder -aplasie in Betracht. Vergrößerte Nieren wie bei Typ I können auch beim Beckwith-Wiedemann-Syndrom vorkommen.

Weiterführende Diagnostik

In Abhängigkeit von der Familienanamnese und der Art der Nierendysplasie ist eine genetische Beratung und ggf. eine Karyotypisierung zu erwägen. Ein intensives Organscreening strebt den Ausschluss weiterer Fehlbildungen und die Klassifikation eines evtl. kausal bestehenden Syndroms an. Die pränatale Kernspintomographie kann insbesondere bei durch Oligohydramnion eingeschränkten Untersuchungsbedingungen eine gute Parenchymdarstellung der Nieren und damit eine Erweiterung der Diagnostik ermöglichen.

Geburtshilfliches Vorgehen

Die restriktiv zu stellende Indikation einer evtl. notwendigen invasiven Intervention (Shuntanlage bei Obstruktion der ableitenden Harnwege) ist ebenso wie der Zeitpunkt eines derartigen Eingriffs abhängig von der Dynamik der Erkrankung (Harnausscheidung, Darstellbarkeit der gefüllten Harnblase, Nierenparenchymdicke, Nierenbeckenkelchsystemdilatation). Diese kann durch engmaschiges Ultraschallmonitoring eingeschätzt werden.

Prognose

Betroffene Kinder mit einer zystischen Nierendysplasie vom Typ I haben eine schlechte Prognose, wenngleich Berichte von Überlebenden bis in das Jugendalter existieren. Je nach dem Zeitpunkt der Manifestation ist eine

- perinatale Form (prognostisch ungünstig, Manifestation in utero oder peripartal),
- neonatale Form (Nierenversagen innerhalb des 1. Lebensjahres, Manifestation im 1. Lebensmonat),
- infantile Form (chronisches Nierenversagen mit portaler Hypertension, Manifestation im 3. bis 6. Lebensmonat) und
- juvenile Form (ähnlich der infantilen Form, Manifestation im 1. bis 5. Lebensjahr) zu unterscheiden.

Prognostisch ausschlaggebend ist die das langandauernde Oligohydramnion begleitende Lungenhypoplasie.

Beim Typ II wird die Prognose entscheidend vom bilateralen Befall bestimmt. Ist nur eine Seite betroffen, so ist die Prognose günstig. Bei Beteiligung beider Nieren ist die Prognose dagegen häufig letal.

Die Prognose des Typs III variiert stark in Abhängigkeit des Ausprägungsgrades der Nierenerkrankung. Sie ist jedoch in aller Regel als günstig anzusehen.

Postnatal sind, je nach Ausprägung der Nierendysplasie, verschiedene Grade der Nierendysfunktion und der renalen Hypertension zu erwarten.

Therapie

Beim Typ I oder II kann bei Diagnose vor der Lebensfähigkeit des Kindes der Schwangerschaftsabbruch erwogen werden. Bei vorhandener Restausscheidung erfolgt die konservativ-expektative Betreuung der Schwangerschaft mit postnataler Funktionsdiagnostik und Behandlung zur Verbesserung der Ausscheidungsfunktion. Daneben kann eine antihypertensive Therapie und selten auch eine Nephrektomie notwendig werden.

Eine unmittelbar postnatale Behandlung ist beim Typ III nicht erforderlich, da sich diese Art der Nierenparenchymveränderung erst im Kindes- oder jungen Erwachsenenalter manifestiert.

Typ IV wird pränatal in der Regel konservativ betreut und erst postnatal nach entsprechender Diagnostik einer möglichen Resektion des Abflusshindernisses zugeführt.

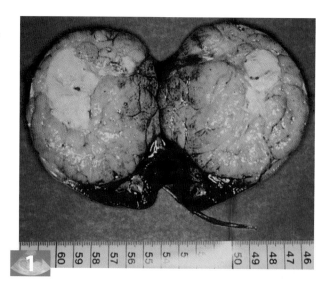

◨ Abb. 59.1.
Aufnahme der Schnittfläche eines operativen Präparats eines kongenitalen Wilms-Tumors

59 Nierentumoren

Kongenitale tumuröse Veränderungen des Nierengewebes sind Raritäten. Diese können ein- oder
selten beidseitig auftreten und sind sonographisch
schwer abzugrenzen. Die vorgeburtliche Diagnose
von Tumoren im Bereich der Nieren ist deshalb
selten.

Mesoblastisches Nephrom

Bei dem sehr seltenen mesoblastischen Nephrom handelt
es sich um ein fetales renales Hamartom. Der einseitige,
solide, mesenchymale Tumor (35–450 g) tritt ohne Kapsel
und unter Infiltration von Nachbarorganen auf. Das mesoblastische Nephrom ist nur selten maligne.

> ### Sonographie
>
> In der Nierenloge findet sich ein unilateraler echoarmer
> Tumor, der von homogenen Binnenechos ausgefüllt
> ist. Die Druckatrophie des restlichen Nierenparen-
> chyms kann vorkommen. Begleitend kann ein Poly-
> hydramnion auftreten.

Assoziierte Anomalien

Gleichzeitig mit einem mesoblastischen Nephrom kann
eine Polydaktylie, eine Malformation des Gastrointestinaltrakts, ein Hydrozephalus und eine Anomalie im Urogenitaltrakt bestehen.

Differenzialdiagnose

Differenzialdiagnostisch kommen der Wilms-Tumor, andere renale Tumoren (Teratom, Neuroblastom) und die
intraabdominale Form des Lungensequesters in Frage.
Milztumoren sind sehr selten.

Geburtshilfliches Vorgehen

In Abhängigkeit von der Tumorgröße, dem Schwangerschaftsverlauf, den assoziierten Anomalien und einem
evtl. auftretendem Polyhydramnion besteht die Gefahr der
Entwicklung eines vorzeitigen Blasensprungs, vorzeitiger
Wehen und damit von Frühgeburtlichkeit. Dieser ist durch
Tokolytika und ggf. Amniondrainage des Polyhydramnions zu begegnen.

Prognose

Durch die operative Resektion des Tumors ist eine kurati-
ve Option der Erkrankung gegeben. Es besteht jedoch die
Rezidivmöglichkeit, besonders nach inkompletter Operation. Als adjuvante Behandlung kommt sowohl Chemotherapie und/oder Bestrahlung in Betracht.

Kongenitales Nephroblastom

Bei einem kongenitalen Nephroblastom (Wilms-Tumor)
handelt es sich um ein metanephritisches Blastom. Es besteht die Möglichkeit der simultanen multifokalen Entwicklung in beiden Nieren. Das Nierenparenchym ist
dabei durch Tumor ersetzt. Eine Metastasierung ist lokal,
hämatogen und lymphogen möglich.

Epidemiologie

Die Inzidenz des Wilms-Tumors beträgt bei ausgegliche-
ner Geschlechtsverteilung 1:10.000 Lebendgeburten bzw.
7,8:1.000.000 im Kindesalter (unter 15 Jahre). Der Tumor
tritt meist sporadisch auf. Gelegentlichem familiären
Auftreten liegt eine autosomal-dominante Vererbung mit
variabler Penetranz (63%) und Expression zugrunde. Bei
bilateraler Neoplasie wird häufiger eine familiäre
Belastung beobachtet als bei unilateralem Vorkommen.
Das Wiederholungsrisiko ist bei unilateralem Auftreten
sehr gering (unter 1%), bei Tumoren auf beiden Seiten
etwas höher (1–2%). Die Nachkommen sind in 5% unilateral betroffen und in 35% bilateral.

> ### Sonographie
>
> Eine sonographische Diagnose ist bisher nicht pränatal
> erfolgt. Bei einem Tumor im Bereich des Nierenlagers
> handelt es sich meist um das mesoblastische Nephrom.
> Eine Differenzialdiagnose ist pränatal nicht sicher mög-
> lich. Wichtig ist die Beurteilung der Gegenseite.

Assoziierte Anomalien

Assoziierte Anomalien werden in 14% beobachtet. Hierbei
ist besonders der Urogenitaltrakt (Kryptorchismus, Hypospadie, Nierenverschmelzung, Intersexualität) mit 28% (bei
beidseitigem Auftreten noch häufiger) mitbetroffen. Daneben ist eine Verbindung zu Trisomie 18, Monosomie X0,
Deletion 11p13 und a B-C Translokationen beschrieben.

Differenzialdiagnose

Wie beim Mesoblastischem Nephrom.

Weiterführende Diagnostik

Eine Karyotypisierung (prä- oder postnatal) ist aufgrund
der Assoziation zu Aneuploidien zu erwägen.

Prognose und Therapie

Die Prognose ist abhängig von der Histologie, dem Lym-
phknotenbefall und der Tumorgröße. Die Gesamtprognose weist in 90% ein Zweijahresüberleben in den Stadien
I–III auf, 60% im Stadium IV bei günstiger Histologie und
35% im Stadium IV bei ungünstiger Histologie. Die postnatale Therapie besteht in der Tumorresektion gefolgt von
einer adjuvanten Systembehandlung.

II

◨ Abb. 60.1.
Kongenitales Neuroblastom: Sagittalschnitt des kindlichen Abdomens (Wirbelsäule *oben*). Mäßig echoarmer rundlicher glatter Tumor im Retroperitoneum (*Markierung*). Der Befund entspricht einem adrenalen Neuroblastom

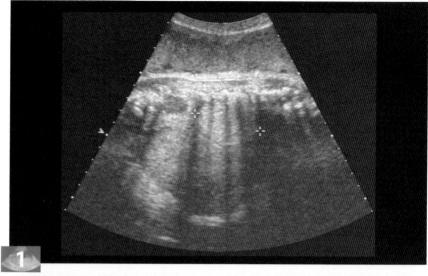

◨ Abb. 60.2.
Pleuraergüsse bei kongenitalem thorakalem Neuroblastom: Sagittalschnitt durch den kindlichen Thorax und das fetale Abdomen mit ausgeprägter intrathorakaler Flüssigkeitsansammlung

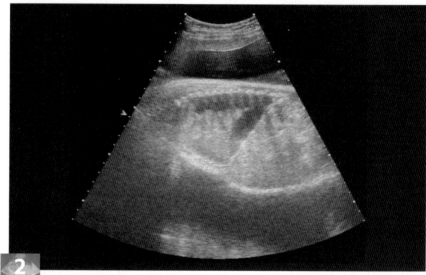

◨ Abb. 60.3.
Postnatale Thoraxröntgenübersicht bei kongenitalem Neuroblastom: Linksverlagerung von Ösophagus und Trachea im oberen Mediastinum. Bilateraler Hydro-/Chylothorax (entsprechend dem pränatalen Befund aus der vorangehenden Abbildung)

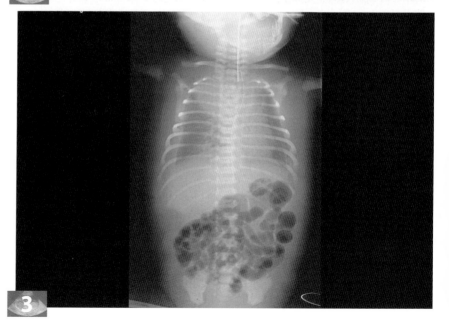

60 Kongenitales adrenales Neuroblastom

Die fetalen Nebennieren sind, bedingt durch den proportional vergrößerten Kortex, in Relation zum Körpergewicht 10- bis 20-mal größer als beim Erwachsenen. Die Medulla entspringt dem Ektoderm, der Kortex dem Mesoderm (6. SSW). Sonomorphologisch sind die Nebennieren ab der 10. SSW als echoarmer Ring, mit zentral echoreichem Areal am kranialen Nierenpol abzugrenzen.

Das kongenitale adrenale Neuroblastom (Adrenoblastom, embryonales Adenosarkom) entsteht durch einen Defekt der Neuroblastenreifung. Meist ist nur eine Nebenniere betroffen. Zum Zeitpunkt der Geburt treten bei der Hälfte der Patienten Metastasen auf. Die Tumorzellaussaat erfolgt per continuitatem zu zwei Dritteln in die Niere oder Leber bzw. zu einem Drittel subkutan und in die Plazenta.

Epidemiologie

Mit 12,3% aller perinatalen Neoplasien ist dieser Nebennierentumor die häufigste abdominelle tumoröse Neubildung bei Neugeborenen. Die Inzidenz beträgt 1:7.100–10.000 aller Lebendgeburten. In 20% wird ein genetischer Defekt vermutet.

Histologie

Man findet hoch maligne, niedrig differenzierte Neuroblastome, Ganglioneuroblastome oder reife Ganglioneurome. Häufig treten unterschiedlich maligne Anteile im selben Tumor auf. Die Histologie stellt jedoch keinen guten Prognoseparameter dar.

Sonographie

Im 3. Trimenon fällt ein zystisch-solider Tumor kranial der Niere, evtl. mit Kalzifizierungen, auf. Separat davon kommen die Nieren zur Darstellung. Gegebenenfalls sind auch nur Metastasen als echoarme, inhomogene Raumforderungen nachweisbar. Ein sonographisches Hinweiszeichen kann die Entwicklung eines Hydrops sein. Die Freisetzung von Katecholaminen (75–90%) führt zu maternalen Symptomen wie Übelkeit, Erbre-

chen, Nervosität, Schwitzen, Kopfschmerz und Hypertonus. Die mütterliche Symptomatik in Zusammenhang mit einem suspekten fetalen Tumor deuten diagnostisch auf ein fetales Adrenoblastom hin. Hilfreich kann auch die Bestimmung der Vanillinmandelsäure (Katecholaminmetabolit) im (Sammel-)Urin sein. Die sonographische Diagnose eines kongenitalen adrenalen Neuroblastom ist nicht nur pränatal sondern auch bei Kindern nach der Geburt schwierig. Häufig lässt sich eine Diagnose erst histologisch stellen.

Assoziierte Anomalien

Entwicklungsstörungen der Neuralleiste im Sinne eines Morbus Hirschsprung.

Differenzialdiagnose

Es kommen ein Wilms-Tumor, das renale mesoblastische Nephrom und multizystische Nieren in Betracht. Bei Tumoren oder Metastasen im Bereich der Leber ist insbesondere an ein Hamartom oder ein Hämangiom zu denken. Ein (adrenales) Tumorwachstum kann differenzialdiagnostisch als indirektes Hinweiszeichen gewertet werden.

Geburtshilfliches Vorgehen

Das geburtshilfliche Vorgehen richtet sich nach Tumorgröße, Hydropszeichen und dem Vorhandensein von Lebermetastasen. Die Möglichkeit der Entwicklung eines Hämatoperitoneums ist sowohl nach Spontanpartus als auch nach Sectio caesarea beschrieben.

Prognose

Selten wurden Totgeburten beobachtet. Die Prognose ist abhängig von Alter und Stadium. Je jünger die Patienten zum Zeitpunkt der Diagnose sind, desto besser ist die Prognose. Die Höhe der Katecholamine stellt ebenso wie die Histologie keinen sicheren Prognosefaktor dar. Es sind spontane Remissionen auch im metastasiertem Stadium beschrieben.

Therapie

Die therapeutischen Optionen bestehen in postnataler Operation, Radiatio und Chemotherapie.

◻ Abb. 61.1.
Steißbeinteratom: Sagittalschnitt des fetalen Steißes.
Unauffällige sonographische
Darstellung der (Doppel)struk-
tur des lumbosakralen Wirbel-
säulenanteils. Kaudal davon
das Teratom als zystische glatt
begrenzte echoleere Raumforderung (*im Bild links*)

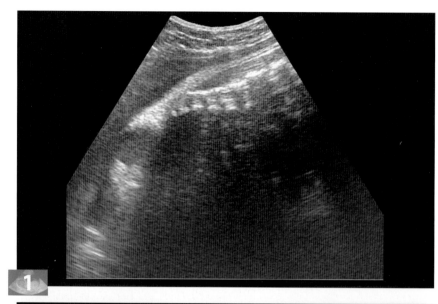

◻ Abb. 61.2.
Steißbeinteratom: Gesamt-
ausdehnung des zystischen,
echoleeren, glatten, mehr-
kammrigen Steißtumors (*im
Bild links*) aus Abb. 61.1 in
einem schrägen Schnitt durch
den kaudalen Pol des kindlichen Stammes

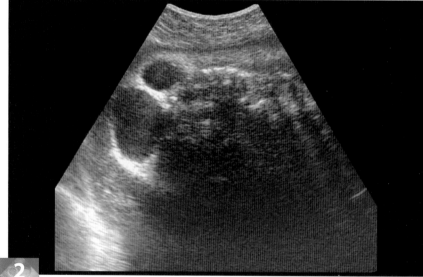

61 Steißbeinteratom

Solide fetale Tumoren treten äußerst selten auf und sind histologisch oft Teratome. Es handelt sich dabei um Keimzelltumoren, bestehend aus Anteilen aller 3 Keimblätter.

Epidemiologie

Das Steißbeinteratom wird mit einer Inzidenz von 1:40.000 als häufigster fetaler Tumor beobachtet. Der Tumor kommt meist sporadisch vor. Selten ist das familiäre Auftreten mit autosomal-dominanter Vererbung. Geschlechtsverteilung: m:w = 1:3.

Embryologie

Theorien zur Entstehung von Teratomen:
- Während der Wanderung aus dem Dottersack bleiben totipotente Zellen zurück und entwickeln sich nicht in normales Mesoderm weiter, wobei die resultierenden Teratome axial oder paraaxial zu liegen kommen.
- Es finden sich parthenogenetisch entstandene Zellen (unbefruchteten Zellen), die aus einer einzelnen Keimzelle hervorgehen, was (wenn überhaupt) nur die ovariellen Teratome betrifft.
- Besonders in der Laienpresse kursiert eine immer wieder verbreitete Theorie, bei Teratomen handele es sich um einen degenerierten Zwilling. Danach wird angenommen, dass Teratome auf eine frühembryonale Störung nach Art einer parasitären Zwillingsbildung zurückzuführen sind. Die Veränderungen können auch in den Körper eingeschlossen werden (Inklusion). Dieses Entstehungsmuster könnte auf Steißbeinteratome, Hirnteratome, mediastinale und abdominelle Teratome zutreffen.

Formen

Nach der Lokalisation werden 4 Typen mit variierender Prognose unterschieden:

Typ	Lokalisation	Histologie
I	Extern, mit Haut überdeckt (55–75%)	Benigne (relativ gut differenzierte Anteile aller 3 Keimblätter)
II	Extern mit hohem präsakralem Anteil (11–18%)	Undifferenziert (meist neuroepithelial)
III	Präsakral und geringer externer Anteil (7–13%)	Maligne (solider Dottersack oder endodermaler Sinustumor, α-Fetoproteinerhöhung)
IV	Nur präsakral (19%)	

Sonographie

 1-4

Der zystisch-solide Tumor (inhomogenes Binnenmuster bei glatter Oberfläche) im Bereich des Sakrums (mit teils intra- teils extrakorporalem Anteil) wird meist erst im 2. oder 3. Trimenon diagnostiziert. In 36% sind kalzifizierte Tumorareale darstellbar. Der Typ IV mit rein präsakralem Befund stellt eine schwierige pränatale Diagnose dar. Die Kranialverlagerung der Harnblase durch den Tumor kann hier als indirektes Hinweiszeichen wirken. Farbdopplersonographisch ist die ausgeprägte Hypervaskularisation (*Cave*: Herzinsuffizienz) nachweisbar. Eine Blutung in den Tumor kann zu einer bedrohlichen Anämie führen.

II

◘ Abb. 61.3.
Steißbeinteratom: Sagittalschnitt durch einen großen
(12 cm), runden, überwiegend
solide imponierenden Tumor
am fetalen Steiß (*im Bild rechts*).
Dieses Steißbeinteratom ist
dabei vorwiegend extern
entwickelt, jedoch von Haut
überdeckt

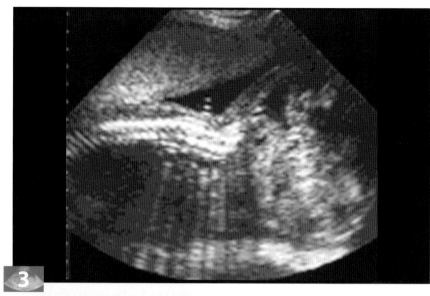

◘ Abb. 61.4.
Postpartaler, postoperativer
**Zustand nach Operation
eines großen kongenitalen
Steißbeinteratoms.** Die neu-
rologische Funktion beider
unterer Extremitäten, von
Harnblasenverschluss und
Darmfunktion war unauffällig

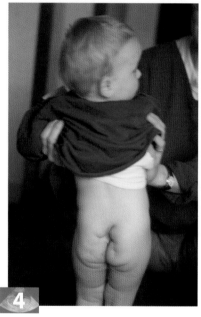

Assoziierte Anomalien

Begleitfehlbildungen finden sich in 5–25% (Spina bifida, obstruktive Uropathien, Gaumenspalten und Fußdeformitäten). Gelegentliche Assoziationen zu Chromosomenaberrationen (7q-) kommen vor. Im Zusammenhang mit fetalen Steißbeinteratomen ist auf der mütterlichen Seite ein »Maternal-mirror-Sydrom« (Hypertonus, periphere und pulmonale Ödeme und Proteinurie, entsprechend dem Bild einer Präeklampsie) möglich.

Differenzialdiagnose

Gegebenenfalls kann eine Abgrenzung zur Myelomeningozele schwierig sein. Im Falle eines Teratoms ist die Wirbelsäule intakt, man findet eine intraabdominale oder präsakrale Ausdehnung. Weitere, schwierige Differenzialdiagnosen stellen die neuroendokrine Zyste, das Chordom, Sarkom und Ependymom dar.

Weiterführende Diagnostik

Zur Erfassung einer möglichen nervalen Störung ist insbesondere die sonographische Abschätzung der Blasenfunktion und die Bewegung der unteren Extremitäten von Bedeutung. Darüber hinaus sollte auf die Möglichkeit der Entwicklung eines Polyhydramnions und Hydropszeichen (kardial, anämisch) geachtet werden. In jedem Fall sollte eine eingehende Fehlbildungsdiagnostik erfolgen. Auch der Nachweis erhöhter α-Fetoproteinwerte ist möglich.

Geburtshilfliches Vorgehen

Eine engmaschige Verlaufsbeobachtung soll zur frühzeitigen Erkennung einer fetalen Dekompensation (Hydrops) beitragen. Bei zystischem nichtvaskularisiertem Tumor kann präpartal eine intrauterine Punktion erwogen werden. Günstigster Geburtsmodus bei großem Tumor ist die Sectio caesarea (*Cave*: Einblutung durch mechanisches Trauma). Unmittelbar postnatal sind die sterile Abdeckung des Teratoms und ein vorsichtiges Handling

erforderlich, da Blutungen aus Tumorgefäßen infolge einer Traumatisierung lebensbedrohlich sein können. Die postnatale α-Fetoproteinbestimmung beim Kind kann Hinweise auf die Dignität des Tumors geben. Mittels der Sonographie, CT und MRT ist die Ausdehnung des Tumors im kleinen Becken zu beurteilen. Die chirurgische Entfernung ist in jedem Fall erforderlich.

Prognose

Die Prognose wird vor allem von der Histologie und der Größe bestimmt. Metastasen kommen in Abhängigkeit des Typs vor (Typ I keine; Typ II 6%; Typ III 20%; Typ IV 76%). Für undifferenzierte Teratome ist eine Mortalitätsrate von 37–55% beschrieben. Bei benignen Teratomen beträgt die Mortalität 3–12%. Die häufigste Todesursache stellen hierbei Blutungen bei der chirurgischen Versorgung dar. Wenn das Teratom nur von einer dünnen oberflächlichen Membran umgeben ist, kann es zu einem lebensbedrohlichen Flüssigkeits- und Wärmeverlust kommen.

Zwei Drittel der bei der Geburt nicht direkt erkennbaren, rein intrakorporalen Tumoren fallen erst in den ersten 2 Lebensmonaten auf. 10% davon sind maligne. Teratome, die im Verlauf des Säuglings- und Kleinkindalters durch Harnwegsobstruktion oder Subileus diagnostiziert werden, sind zu 90% maligne. Als Spätkomplikation kann aufgrund einer langfristigen (intraurinen) Nervenkompression in bis zu 25% eine persistierende Harn- oder Stuhlinkontinenz auftreten.

Therapie

Eine intrauterine Therapie des Steißbeinteratoms wird nur an wenigen Zentren experimentell durchgeführt. Neben der Laserung der zuführenden Gefäße ist bei Hydrops verursachenden Tumoren auch die Radiofrequenzablation einsetzbar. Aufgrund der damit assoziierten hohen Mortalitätsrate bleibt die postnatale Chirurgie allerdings auch weiterhin die Therapie der Wahl.

II

◘ Abb. 62.1.
Normale männliche äußere Genitale bei beiden Zwillingen in der 20. SSW

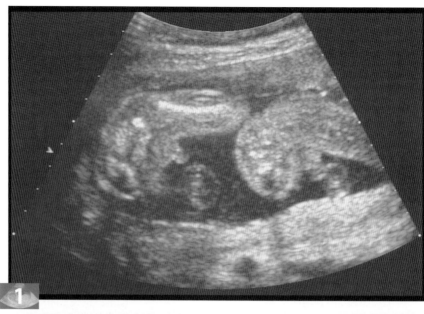

◘ Abb. 62.2.
Normales männliches äußeres Genitale der 15. SSW

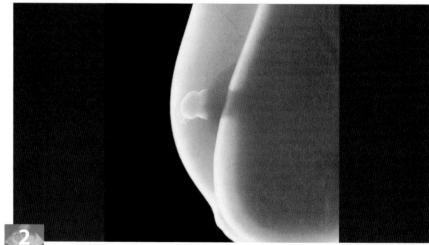

◘ Abb. 62.3.
Normales weibliches äußeres Genitale: echoreiche Doppelkontur der großen Labien

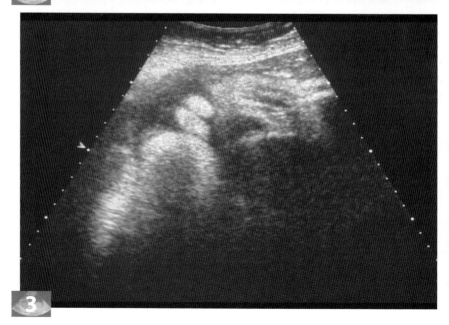

62 Sonographische Geschlechtsbestimmung

Das kindliche Geschlecht wird bei der Befruchtung festgelegt. Bis zur 7. SSW erfolgt die Entwicklung des Embryos jedoch im Sinne eines Intersex.

In der 6. SSW entwickelt sich der Urnierengang oder Wolff-Gang, aus dem bei männlichen Embryonen der Ductus deferens entsteht. Aus dem Müller-Gang entwickeln sich bei weiblichen Embryonen Eileiter, Uterus und der größte Teil der Vagina. Das äußere Genitale bildet sich aus den Kloakenfalten. Aus den Genitalhöckern entwickeln sich Phallus bzw. Klitoris und aus den Genitalwülsten Skrotalwülste bzw. Labia majora. Der penile Anteil der Urethra bildet sich im 3. Monat. Zu dieser Zeit befinden sich die Hoden in der Inguinalregion. Ihr Deszensus beginnt ab dem 7. Monat. Abgeschlossen ist er bei 62% in der 30. SSW und bei 93% in der 32. SSW. Ohne die Einwirkung von Testosteron (8. bis 10. SSW) entwickelt sich auch bei chromosomal männlichen Anlagen ein weibliches äußeres Genitale.

Indikation

Die häufigste Motivation zur pränatalen Geschlechtsbestimmung (Sonographie) ist die Neugier der werdenden Eltern. Eine medizinische Indikation zur Geschlechtsbestimmung besteht vor allem dann, wenn bei den Eltern eine X-chromosomal vererbbare Erkrankung vorliegt:

- *X-chromosomal-rezessiv*: Männer erkranken und bei einem erkrankten Mann sind die Töchter Konduktorinnen, die Söhne gesund. Konduktorinnen übertragen die Erbanlage zu 50% auf ihre Söhne.
- *X-chromosomal-dominant*: Erkrankte Männer übertragen die Erkrankung auf alle Töchter, die Söhne sind dagegen alle gesund. Erkrankte Frauen übertragen die Erbanlage auf 50% ihrer Kinder.

Beispiele X-chromosomal vererbbare Erkrankungen:

Rezessiv	Dominant
Farbblindheit (1:500–2.000)	Incontinentia pigmenti (1:75.000)
Muskeldystrohie Typ Duchenne (1:3.000)	Orofaziodigitales Syndrom (1:80.000)
Hämophilie A (1:10.000)	
Hämophilie B (1:25.1000)	
Lesh-Nyhan-Syndrom (1:300.000)	

Auch zur Klärung der Zygotie bei Mehrlingen ist die sonographische Geschlechtsbestimmung geeignet, da ein unterschiedliches Geschlecht immer Dizygotie bedeutet. Sollten bei einer **CVS** oder Amniozentese in der Zellkultur Mischzellpopulationen beobachtet werden, so kann mittels sonographischen Nachweises eines männlichen Feten eine maternale Zellkontamination nachgewiesen werden. Bei bestimmten Skelettdysplasien kann eine Klärung der genotypischen/phänotypischen Diskrepanz von diagnostischer Relevanz sein. Des Weiteren bestehen bei verschiedenen Krankheitsbildern geschlechtsspezifische Häufungen. Differenzialdiagnostische Fragen können so erhellt werden: So ist zum Beispiel die hintere Urethralklappe vornehmlich bei männlichen Feten zu finden. Eine Ovarialzyste oder ein Hydrokolpos ist dagegen nur bei weiblichen Feten möglich.

II

◘ Abb. 62.4.
Hypospadie: Die Glans des fetalen Penis ist pilzförmig verändert

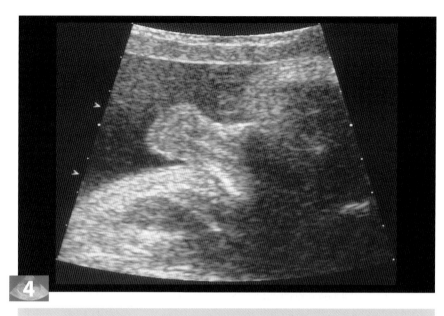

◘ Abb. 62.5.
Hypospadie: Postnataler Befund der Hypospadie aus der vorangehenden Abbildung

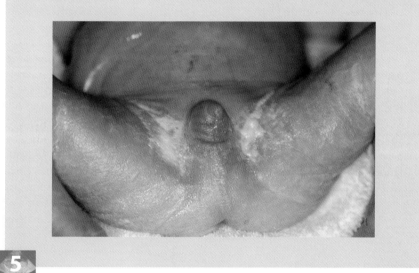

◘ Abb. 62.6.
Bilaterale Hydrozele: Bei der transversalen Darstellung des Hodensacks finden sich beidseits Flüssigkeitsansammlungen, die die Hoden gut kontrastierend umgeben

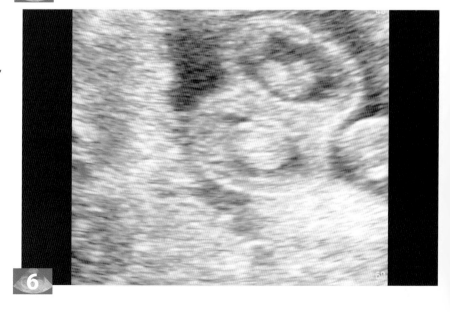

Sonographie

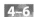

Wenn nicht medizinisch indiziert, sollte eine Geschlechtsbestimmung nur in Rücksprache mit der Mutter bzw. beiden Elternteilen erfolgen und immer auf die Irrtumsmöglichkeit bei der sonographischen Diagnose hingewiesen werden.

Die Darstellung erfolgt am geeignetsten im koronaren oder tangentialen Schnittbild. Das männliche Geschlecht kann durch die Identifizierung von Penis (Urethra) oder Skrotum in der 12. bis 14. SSW in 80% erfolgen. Im Vergleich hierzu ist der Nachweis fetaler Zellen im maternalen Blut bei einem männlichen Geschlecht in 83% möglich. In der 20. SSW ist der Nachweis sonographisch in bis zu 98% möglich.

Beim weiblichen Geschlecht erfolgt die Darstellung der Labia majora als 2 parallele echoreiche Linien. Dazwischen befindet sich eine weitere echoreiche Struktur, die den geschlossenen Labia minora entspricht. Das weibliche Geschlecht erscheint somit insgesamt als 3 parallele »helle« Schallreflexe. Eine Diagnose kann so bereits in der 15. SSW möglich sein. Im weiteren Verlauf der Schwangerschaft imponieren die großen Labien zunehmend wulstförmig (Verwechslungsgefahr: Skrotum). Als hilfreicher zusätzlicher Parameter gilt die Ausrichtung der Klitoris oder des Penis in einem medianen sagittalen Schnitt. Die Klitoris ist kaudal gerichtet, der Penis dagegen kranial.

Mögliche Fehlerquellen

Zu nennen sind Gestationsalter- oder lagebedingte Sichteinschränkung, fehlgedeutete Nabelschnuranteile, fetale Finger, Dorsalverlagerung des Skrotum, Ödem der Labia majora. Gelegentlich kann der Genitalhöcker in der 12. SSW wie ein Penis imponieren.

Pathologische Befunde

4–6

— *Hydrozele*: Hierbei handelt es sich um eine Flüssigkeitsansammlung entlang des Processus vaginalis; bei einer Zunahme während der Schwangerschaft spricht dies häufig für die kommunizierende Form mit Assoziation zu einer Leistenhernie.

— *Hypospadie*: Diese kann sonographisch durch eine Erweiterung des Penis an der Glans auffallen. Es zeigt sich eine Assoziation zu chromosomalen Störungen und Syndromen. Hierbei vor allem zu Trisomie 13, Triploidie und zum 13p-Syndrom.

Bei Verdacht auf Intersex sollte eine Chromosomenanalyse und eine genaue Untersuchung des Urogenitaltrakts erfolgen. Als mögliche Ursache sollte immer eine maternale Hyperandrogenämie als Ursache (z. B. Ingestion oder endogene Produktion bei Ovarial- oder Nebennierentumor) ausgeschlossen werden. Die häufigste Ursache eines Intersex bei chromosomalen weiblichen Feten (46 XX) ist das AGS (Inzidenz: 1:5.000–15.000). Eine Amniozentese sollte in diesen Fällen zur Bestimmung des 21-Hydroxylase-Defekts durch Messung des 17-β-Hydroxyprogesterons in Betracht gezogen werden. Zusätzlich ist eine Dexamethasonbehandlung der Mutter zu erwägen.

Skelettsystem

◘ Abb. 63.1.
Thanatophore Dysplasie:
Asphyxierender Zwergwuchs
mit deutlicher Prominenz der
Ossa frontalia. In der Darstellung des fetalen Profils stark
vorspringende Stirn. Glocken-
förmiger Thorax (»Short-rib-
Syndrom«)

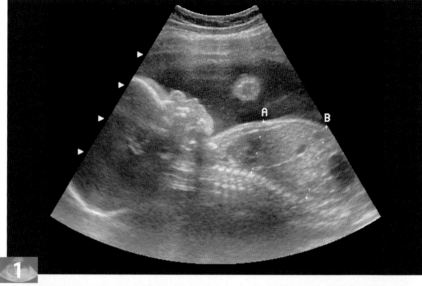

◘ Abb. 63.2.
(Postnatales) Babygramm
bei asphyxierendem
(letalem) Zwergwuchs:
Die Röntgendarstellung der
Rippen weist eine ausgeprägte
Glockenform des Thorax mit
begleitender (letaler) Lungenhypoplasie nach

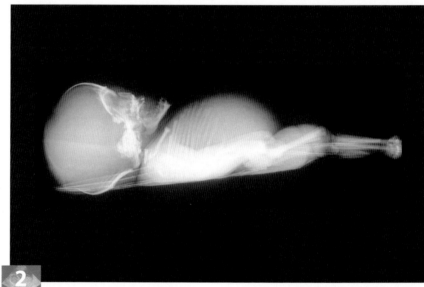

◘ Abb. 63.3.
Short-rib-Syndrom: Asphyxierender Zwergwuchs. Der
echoreiche Anschnitt der Rippen zeigt bereits pränatal
die glockenförmige Form
des Thorax bei ausladendem
Abdomenmaß (*rechts*) an

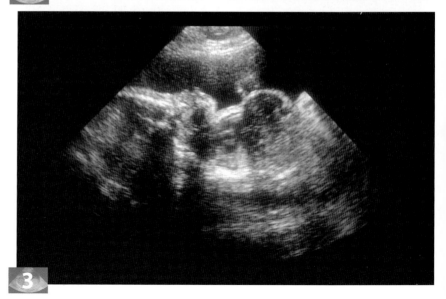

63 Extremitätenfehlbildungen I (Knochenverkürzungen, Zwergwuchsformen)

Das Skelettsystem ist mesodermalen Ursprungs. Die Röhrenknochen entwickeln sich über endochondrale Ossifikation.

Extremitätenfehlbildungen können auftreten
- als isolierte Knochenfehlbildungen (Fehlentwicklung oder Entwicklungsstörung, unter anderem auch exogen bedingt durch Medikamente, Strahlenexposition, Strangulation bei Amnionband-Syndrom),
- infolge generalisierter Knochenentwicklungs- und Wachstumsstörungen (Skelettdysplasien),
- in Zusammenhang mit Syndromen, monogenen Erbkrankheiten, Aneuploidien.

Sonographie

Die sonographische **(Basis-)Knochendiagnostik** beinhaltet die Biometrie der langen Röhrenknochen, die Einschätzung des Mineralisationsgrades, die Beurteilung der Knochenbiegung sowie die Suche nach Frakturhinweisen. Die Darstellung der Hand- und Fußknochen bzw. die Beurteilung der Stellung der Extremitätenanteile gelingt bei verminderter Fruchtwassermenge und/oder fortgeschrittenem Gestationsalter nicht immer.

Leitsymptome dieser Art von Skelettdysplasien sind neben symmetrischen oder asymmetrischen Knochenverkürzungen auch das Fehlen bzw. die Überzähligkeit von Knochenanlagen sowie der Achsendeviation von Händen und/oder Füßen.

Mikromelie – symmetrische Verkürzung aller Extremitätenanteile

 1–6

- Bei der **thanatophoren Dysplasie** liegt eine Störung der enchondralen Ossifikation vor, die zur Ausbildung deutlich verkürzter, gebogener Röhrenknochen führt. Sie wird autosomal-rezessiv vererbt und ist mit einer Inzidenz von 1:30.000 Geburten die häufigste letale Skelettdysplasie (asphyxierender Zwergwuchs). Sonographisch pathognomonisch wirken sich eine hohe Stirn und eine Sattelnase aus.

Urogenitale, intestinale und kardiale Begleitfehlbildungen sowie ein Polyhydramnion treten hinzu. Der Erkrankungsgruppe liegt ein Gendefekt auf Chromosom 7 zugrunde.

- Auch bei der enchondralen Ossifikationsstörung der **Achondrogenesis (Typ I–III)** liegt eine deutliche Hypomineralisation und Dystrophie sämtlicher Röhrenknochen vor. Die letale Erkrankung (**asphyxierender Zwergwuchs**) hat eine Inzidenz von 1:43.500 Geburten, wird autosomal-rezessiv vererbt und fällt intrauterin zudem durch Hydrops fetalis und/oder Polyhydramnion auf.

- Die letale, autosomal-rezessiv vererbte **dyssegmentale Dysplasie (Rolland-Langer-Dinno-Syndrom)** ist ebenfalls durch eine Mikromelie charakterisiert. Daneben treten Wirbelfehlbildungen, okzipitale Enzephalozele und ein schmaler Thorax (asphyxierender Zwergwuchs, »Short-rib-Syndrom«) auf.

- Die autosomal-rezessiv vererbte **kampomelische Dysplasie** mit einer Inzidenz von 1:200.000 Geburten zeigt eine milde Mikromelie mit sehr deutlicher Krümmung der Röhrenknochen. Die phänotypisch weiblichen Kinder haben zu 50% einen männlichen Karyotyp. Sonographisch finden sich oft ein Hydrozephalus, Mikrognathie, Lippen-Kiefer-Gaumen-Spalte, Herzfehler und Hydronephrose. Die Erkrankung führt (unmittelbar) postnatal häufig zu respiratorischen Komplikationen mit hoher Mortalität.

- Bei der autosomal-rezessiv vererbten **diastrophischen Dysplasie (Zwergwuchs)** bestehen, bedingt durch einen generalisierten destruierenden Knorpelschaden, vorwiegend Gelenkkontrakturen, die zu einer nicht letalen, generalisierten Habitusbehinderung führen. Pränatal sind zu diagnostizieren: Klumpfußbildung, Handfehlstellungen (gespreizte Finger, »hitchhiker thumb«), Lippen-Kiefer-Gaumen-Spalte und skoliotische Wirbelsäulenverkrümmung.

- Bei der **Osteogenesis imperfecta** wird zwischen 4 Typen unterschieden, wobei nur Typ II für das Kind letal verläuft. Bei dieser zu 90% autosomal-dominant vererbten Kollagenstoffwechselstörung mit einer Inzidenz von 1:45.000 Geburten führen multiple Frakturen zu einer Verkürzung der Knochen. Sonographisch fallen echoarme Knochen (»Glasknochen«) und Frakturen auf, weitere Fehlbildungen sind nicht gehäuft.

II

◘ Abb. 63.4.
Postpartaler, postmortaler
**Befund eines extremen
Short-rib-Syndroms aus der
vorangehenden Abbildung:**
Letale Lungenhypoplasie bei
Glockenthorax

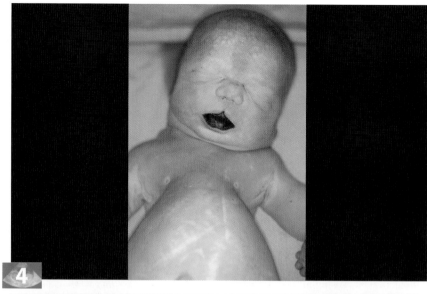

◘ Abb. 63.5.
**Kernspintomographische
Darstellung eines prämatu-
ren Nahtverschlusses der
Stirnnaht:** Die Stirn (*oben*) ist
bugförmig vorgewölbt

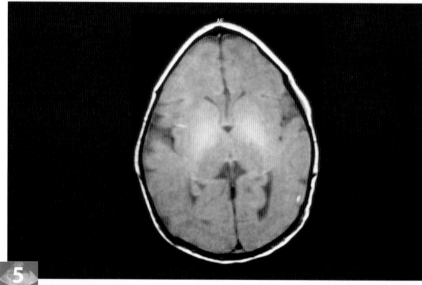

◘ Abb. 63.6.
Mikromelie: Verkürzung der
proximalen (Markierung) wie
auch distalen Röhrenknochen

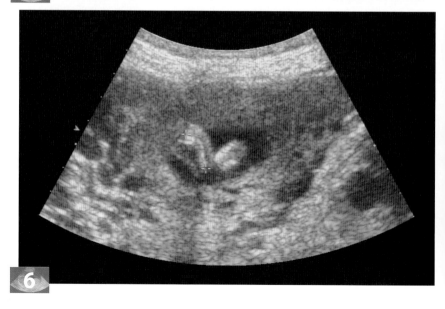

Rhizomelie – Überproportionale Verkürzung des proximalen Extremitätenanteils (Humerus/Femur)

■ Die autosomal-dominant vererbte heterozygote **Achondroplasie** wird oft erst im 3. Trimenon diagnostiziert, da die relativ milde Knochenverkürzung erst dann zum Tragen kommt. Die Knorpeldysplasie ist nicht mit speziellen Begleitfehlbildungen assoziiert, und die Kinder sind in ihrer mentalen Entwicklung nicht beeinträchtigt. Allerdings kann sich bei kleinem Foramen magnum und Spinalkompression sekundär ein Hydrozephalus entwickeln. Der postnatale Lebensabschnitt ist vor allem geprägt von orthopädischen Komplikationen.

■ Die **Chondrodysplasia punctata** tritt mit einer Inzidenz von 1:11.1000 Geburten auf. Folgende Formen werden unterschieden:

– die **rhizomelische (letale) Variante**, die autosomal-rezessiv vererbt wird und besonders die oberen Extremitäten betrifft. Neben der Rhizomelie finden sich Kontrakturen, Gesichtsdeformitäten, Ichtyosis und Katarakt,

– die **nicht rhizomelische Variante** (Conradi-Hünermann-Syndrom), eine mildere Verlaufsform, die nach einem heterogenen Modus vererbt wird. Sonographisch sind Kontrakturen zu diagnostizieren, daneben fallen fetaler Aszites und Polyhydramnie auf.

Mesomelie – Überproportionale Verkürzung des distalen Extremitätenanteils (Radius, Ulna/Tibia, Fibula)

Die mesomelische Dysplasie fasst eine heterogene Gruppe von Fehlbildungssyndromen zusammen, die bis auf eines autosomal-dominant vererbt werden. Dazu zählen das Nievergelt-, Langer- (autosomal rezessiv), Robinow-, Reinhardt-und-Werner-Syndrom.

Bis auf das Robinow-Syndrom gehen alle genannten Syndrome mit normaler Intelligenz einher und ziehen vor allem kinderorthopädische Probleme nach sich. Je nach Ausprägung wird die Diagnose oft erst im Kindesalter gestellt. Bislang ist eine pränatale Diagnose nicht die Regel.

Bei dem Ellis-van Creveld-Syndrom (chondroektodermale Dysplasie) treten neben Akromesomelie eine postaxiale Polydaktylie, die Dysplasie ektodermaler Gewebe (Nägel, Zähne, feines Haar), ein langer schmaler Thorax und Herzfehler (50%) auf. Ein Drittel dieser Kinder versterben im 1. Lebensjahr.

Abb. 64.1.
Acheira der rechten Hand:
Oberarm und Unterarm im
Ellenbogengelenk maximal
gebeugt bei vollständigem
Fehlen der gesamten Hand

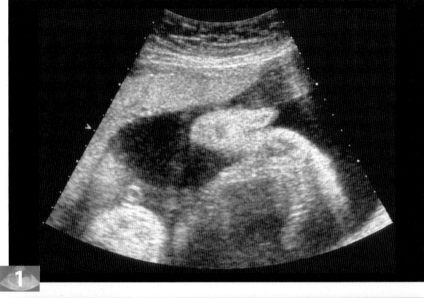

Abb. 64.2.
Daumenaplasie: Bei der
Darstellung der einzelnen
Finger fehlt bei gestrecktem
Zeige- und Mittelfinger, ge-
beugtem 4. und 5. Finger der
Daumen (*oben*) vollständig

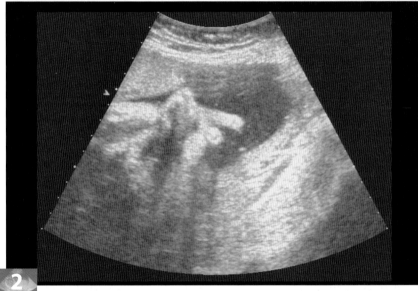

Abb. 64.3.
Hexadaktylie: Postpartale
Aufnahme eines Fußes mit
6 Zehen bei zusätzlicher Spaltbildung zwischen Zeh I und II

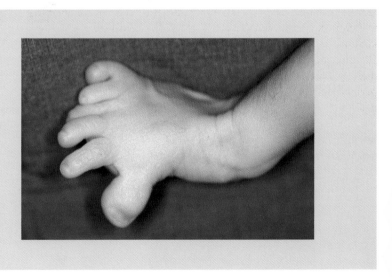

64 Extremitätenfehlbildungen II (»limb reduction defects«, Hand- und Fußfehlbildungen)

Kongenitale Fehlbildungen, die auf die Extremitäten beschränkt sind, stellen nicht nur wegen ihrer Vielfalt ein diagnostisches Problemfeld dar. Der Sonographie sind die kindlichen Extremitäten oft nicht ohne Weiteres in allen Strukturdetails zugänglich.

Limb reduction defects – Vollständiges oder partielles Fehlen von Gliedmaßen

- *Amelie*: Fehlen von gesamten Gliedmaßen.
- *Hemimelie*: Fehlen eines Teils einer Gliedmaße (z. B. Radiusaplasie). Diese Störung der Extremitätenanlage wird z. B. bei einem **Holt-Oram-Syndrom** beobachtet (s. Kap. 69 Holt-Oram-Syndrom). Dieses wird autosomaldominant vererbt. Die Kinder weisen eine Radiusaplasie und Herzfehler, meist einen »Vorhofseptumdefekt II« oder einen Ventrikelseptumdefekt auf. Die Prognose hängt von der Herzbeteiligung ab. Die Hemimelie ist auch Teil des autosomal-rezessiven Krankheitsbildes, das als Thrombozytopenie (<100.000/mm³) mit bilateraler Radiusaplasie, Klumpfuß, Handfehlstellung, Herzfehler (33%), Nierenfehlbildung, Spina bifida und Syndaktylie einhergeht. Die Prognose ist ungünstig (hohe Sterblichkeit in den ersten Lebensmonaten, 8% mentale Retardierung durch meist milde zerebrale Blutungen). Intrauterin ist evtl. eine Nabelschnurpunktion mit Thrombozytentransfusion erforderlich.
- *Phokomelie*: Hypoplasie einer Gliedmaße (Hand/Fuß sitzt an Schulter/Hüfte). Diese Erkrankung wird beobachtet beim autosomal rezessiven **Robert-Syndrom**. Hierbei kommt eine Tetraphokomelie mit Mittelgesichtsspalte vor. Häufig tritt daneben eine intrauterine Wachstumsretardierung auf. Aus dem Krankheitsbild resultiert eine hohe peripartale Mortalität. Exogene Ursache: Thalidomidexposition in graviditate.
- *Acheira*: Fehlen der Hand.
- *Apodia*: Fehlen des Fußes.
- *Acheiropodia*: Fehlen von Hand und Fuß.

Ätiologie

Ätiologisch werden »limb reduction defects« neben dem erblichen Vorkommen bei diversen syndromalen Krankheitsbildern (s. oben) auch mit Chorionzottenbiopsien, die früh im 1. Trimenon (8./9. SSW) erfolgen, in Zusammenhang gebracht.

Hand- und Fußfehlbildungen

Polydaktylie – Überzählige Finger oder Zehen

Die Polydaktylie wird als **postaxial** bezeichnet, wenn Zusatzfinger an der ulnaren oder fibularen Seite angelegt sind, und als **präaxial**, wenn die radiale oder tibiale Seite betroffen ist.

Die Polydaktylie kann Symptom vieler Syndrome sein (»Short-rib-polydactyly-Syndrom«, Osteochondrodysplasie, Carpenter-Syndrom, Ellis-van Creveld-Syndrom, Meckel-Gruber-Syndrom, Towne-Syndrom, Trisomie 13, Bloom-Syndrom, Conradi-Hünermann-Syndrom, Goltz-Syndrom, Smith-Lemli-Opitz-Syndrom). Aufgrund der begleitenden Lungenhypoplasie gelten die 3 Formen des Short-rib-polydactyly-Syndroms als primär letal. Die Prognose der übrigen Syndrome wird vom Ausprägungsgrad der jeweiligen Begleitfehlbildungen bestimmt.

Bei dem X-chromosomal-rezessiv vererbten **Otopalatodigitalen Syndrom Typ II** ist die Polydaktylie mit Lippen-Kiefer-Gaumen-Spalten, Taubheit, Syndaktylie, gebogenen Röhrenknochen, Mikrognathie und Klinodaktylie kombiniert.

II

◘ Abb. 64.4.
Spalthand: Unterarm, Hand und Finger. Zwischen dem Daumen und den Fingern IV und V breiter, spaltförmiger Defekt (Finger II und III ausgeprägt deformiert)

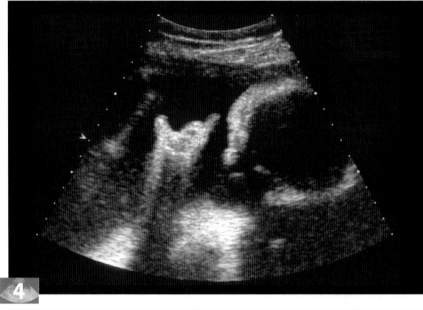

◘ Abb. 64.5.
Syndaktylie: Postnatale Aufnahme einer Hand mit Verwachsung des 4. und 5. Fingers bei gleichzeitiger starker Flexion

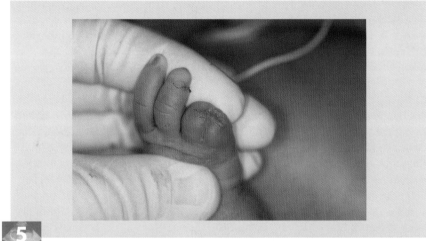

◘ Abb. 64.6.
Klumpfußstellung: Oberschenkel, Knie, Unterschenkel und Fußsohle kommen in einer Ebene zur Darstellung. Dies gelingt nur bei ausgeprägter Supinationsstellung im Sprunggelenk

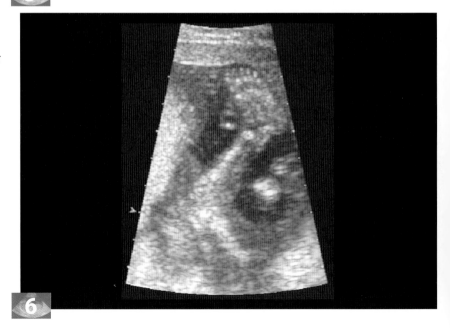

Syndaktylie – Ausbleibende Weichteil- oder knöcherne Trennung von Extremitäten

4–5

Die Finger wie auch die Zehen können durch das Ausbleiben der Trennung in separate Strahlen (Syndaktylie) aber auch durch das Bild einer Spalthand oder eines Spaltfußes verändert sein. Wie auch die Polydaktylie ist die Syndaktylie Symptom vieler Syndrome. Stellvertretend sei das autosomal-dominant vererbte kraniofaziale Fehlbildungssyndrom – Apert-Syndrom – mit einer Inzidenz von 1:160.000 genannt. Neben Syndaktylien finden sich Turmschädel, Gesichtsdysmorphien, Mikromelie sowie kardiale, urogenitale und intestinale Fehlbildungen.

Klinodaktylie – Richtungsdeviation eines oder mehrerer Finger/Zehen

Eine Klinodaktylie wird besonders (pathognomonisch!) bei der Trisomie 18 beobachtet. Eine Mittelphalanxhypoplasie mit Klinodaktylie des 5. Fingers ist als Hinweiszeichen auf eine Trisomie 21 zu werten.

Klumpfuß – Pes equinovarus

6

Klumpfüße werden mit einer Inzidenz von 1,2:1.000 Lebendgeburten und einer Geschlechtsverteilung zugunsten männlicher Neugeborener von 2:1 beobachtet. Morphologisch zeigt sich eine mediale Deviation und Inversion der Fußsohle. Ursächlich finden sich:

- genetische Erkrankungen,
- Umgebungsbedingungen (Oligo-/Ahydramnion, uterine Raumforderungen, Amnionband),
- Skelettdysplasien,
- neurologische Störungen (Spina bifida) oder eine
- Arthrogryposis multiplex congenita bzw. Pena-Shokeir-Syndrom.

Sonographisch ist die Diagnose zu stellen, wenn der gesamte Unterschenkel und die Fußsohle eines Beines in einer Ebene gleichzeitig darstellbar sind. Bei verminderter Fruchtwassermenge oder Beckenendlage ist die diagnostische Abgrenzung zur physiologisch lagebedingten Zwangshaltung mitunter schwierig.

II

◘ Abb. 65.1.
Transversalschnitt des kindlichen Kopfes bei Osteogenesis imperfecta: Deutliche Minderung der Knochendichte. Die erhöhte Transparenz der Calvaria ist vorwiegend an der fehlenden Auslöschung der Strukturen des Gehirns in der schallkopfnahen Hemisphäre erkennbar

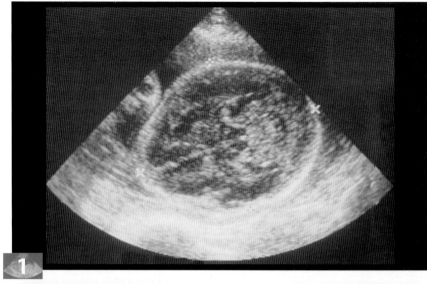

◘ Abb. 65.2.
Osteogenesis imperfecta: Darstellung der Mikromelie der proximalen Extremität. Stark verkürzte, verdickte Röhrenknochen

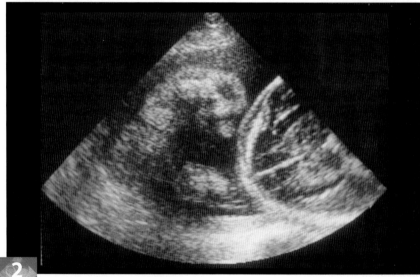

◘ Abb. 65.3.
Osteogenesis imperfecta: Darstellung der beiden stark verkürzten und durch multiple Frakturen formveränderten Oberschenkelknochen (fetales Abdomen mit der echoleeren Harnblase *rechts*)

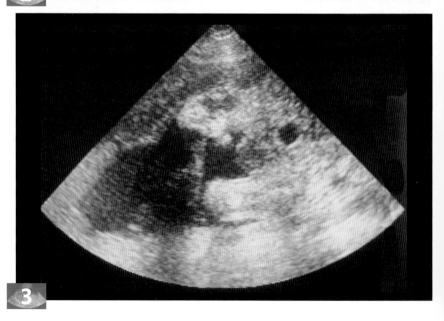

65 Osteogenesis imperfecta

Osteogenesis imperfecta (**OI**) bezeichnet eine Gruppe (Typ I–IV) angeborener Knochenmineralisationsstörungen.

Formen und Epidemiologie

Klassifikation (mod. nach Sillence):

- Die **Osteogenesis imperfecta** *Typ I* wird autosomal-dominant vererbt (1:28.500 Lebendgeborene). Die Kinder haben blaue Skleren, brüchige Knochen (typischerweise treten jedoch keine Frakturen auf) und sind taub. Bei Typ A der Erkrankung tritt eine abnorme Zahnentwicklung (Dentiogenesis imperfecta) auf, die bei Typ B nicht beobachtet wird.
- Die **Osteogenesis imperfecta** *Typ II* wird autosomal-rezessiv vererbt (1:54.000 Lebendgeborene) mit einem Wiederholungsrisiko von weniger als 25% (seltene Formen sind nicht erblich). Diese Form der Erkrankung ist letal, ebenfalls gekennzeichnet durch blaue Skleren, abnorme Knochenbrüchigkeit, die typischerweise mit multiplen Frakturen bereits intrauterin vergesellschaftet ist, kurze und dicke Extremitätenknochen, kurzen Thorax und intrauterine Wachstumsretardierung.
- Die **Osteogenesis imperfecta** *Typ III* kann autosomal-rezessiv oder dominant vererbt werden. Die Skleren der Patienten sind in der Kindheit blau, nehmen später jedoch andere Farben an. Intrauterin treten oft Frakturen auf, die Extremitätenknochen sind kurz und dick, die Wirbelsäule ist verformt.
- Die **Osteogenesis imperfecta** *Typ IV* wird autosomal-dominant vererbt. Sie stellt die mildeste Variante der Erkrankung dar. Die Kinder zeigen blaue, später weiße Skleren und eine normale Knochenlänge mit nur geringer Verkrümmung der Röhrenknochen. Wie beim Typ I tritt bei Typ A der Erkrankung eine abnorme Zahnentwicklung auf, die bei Typ B nicht beobachtet wird.

Sonographie 1–3

Die Osteogenesis imperfecta Typ II und III können pränatal anhand der kurzen und verdickten Röhrenknochen und einem glockenförmigen Thorax diagnostiziert werden. Daneben sind multiple Frakturen der Extremitätenknochen wie auch Rippenfrakturen durch die Kontinuitätsunterbrechung bzw. Achsendeviation der Knochenstruktur darstellbar. Aus multiplen Frakturen resultiert ggf. kindliche Bewegungsarmut. Sonographisch beweisend ist allerdings die generelle **Knochendemineralisation (Knochentransparenz)**. Hiervon sind Röhrenknochen, aber auch Geflechtknochen (Caput membranaceum) betroffen. Die Ultraschalldarstellung von Schädel und Wirbelsäule ist zur pränatalen Dichteeinschätzung besonders geeignet.

Differenzialdiagnose

Auch bei der **Hypophosphatasie** besteht eine intrauterine Frakturneigung. Diese Erkrankung tritt mit einer Inzidenz von 1:100.000 Lebendgeborenen auf und wird autosomal rezessiv vererbt. Eine pränatale molekulargenetische Diagnostik aus Plazentazotten ist möglich. Pathogenetisch liegt dem Erkrankungsbild ebenfalls eine Demineralisation der Knochen zugrunde. Allerdings besteht die Kombination mit einer verminderten Aktivität der alkalischen Phosphatase. Es werden eine neonatale oder kongenitale von einer juvenilen und latenten adulten Form (eher milder Verlauf) unterschieden. Sonographisch erscheinen die Knochen der Feten transparent, kurz und gebogen. Daneben sind Frakturhinweise zu finden. Die Fruchtwassermenge ist oft vermehrt. Andere Formen von Skelettdysplasien müssen sicher ausgeschlossen werden, bevor bei der infausten Prognose der Erkrankung ggf. der Schwangerschaftsabbruch diskutiert werden kann.

Weiterführende Diagnostik

Eine molekulargenetische Diagnostik über Chorionzottenbiopsie oder Amniozentese ist möglich, wenn die potenziell vererbte Mutation bekannt ist. Des Weiteren besteht die Möglichkeit, das von den über CVS gewonnenen Zellen produzierte Kollagen biochemisch zu untersuchen und damit die Kollagensynthesestörung nachzuweisen.

Geburtshilfliches Vorgehen

Bei der sicheren Diagnose der Osteogenesis imperfecta Typ II ist, neben den anderen Möglichkeiten der Betreuung einer pränatal diagnostizierten Erkrankung mit infauster Prognose, ggf. ein Schwangerschaftsabbruch zu diskutieren. Bei Kindern mit Osteogenesis imperfecta Typ I, III, und IV sollte zur Minimierung der mechanischen Knochenbelastung bei der Geburt die Entbindung per Sectio caesarea erfolgen.

Prognose

Die Prognose der Osteogenesis imperfecta ist sehr unterschiedlich und abhängig von dem zugrundeliegenden Typ der Erkrankung. Intrakranielle Blutungen durch Schädelfrakturen können zum intrauterinen Fruchttod führen. Auch der variable Ausprägungsgrad von vorgeburtlichen Frakturen (Rippen) kann zur relevanten Bewegungseinschränkung (z.B. des Thorax) bis hin zum IUFT führen. Die Überlebensqualität wird geprägt durch die Frakturfolgen und der zum Krankheitsbild gehörenden Taubheit. Typ IV hat die beste Prognose, da bei dieser relativ milden Verlaufsform Frakturen und Deformierungen unüblich sind. Typ I und III sind durch signifikante Handikaps gezeichnet. Die Kinder überleben allerdings in der Regel die Erkrankung. Einzig der Typ II einer Osteogenesis imperfecta gilt als letal.

66 Kaudales Regressionssyndrom

Unter einer kaudalen Regression versteht man ein angeborenes Fehlbildungssyndrom vorwiegend des unteren Drittels der Wirbelsäule und des Beckens. Zugrunde liegt eine Differenzierungsstörung des kaudalen Mesoderms während der 3. bis 12. SSW.

Epidemiologie

Die Inzidenz des kaudalen Regressionssyndroms liegt bei 1:60.000 Lebendgeborenen. Männliche Neugeborene sind hierbei 2- bis 3-mal häufiger betroffen als weibliche. Die Pathogenese ist bisher noch unklar. Bei Kindern diabetischer Mütter mit unbefriedigender präkonzeptioneller Stoffwechsellage konnte ein erhöhtes Risiko einer kaudalen Regression gegenüber der Normalbevölkerung nachgewiesen werden, sodass der mütterliche (Prä-)Diabetes als einer der wichtigsten kausalen Faktoren anzusehen ist. Als weitere mögliche Ursachen gelten eine genetische Prädisposition, der Einfluss organischer Lösungsmittel, Infektionskrankheiten sowie eine embryonale Hypoperfusion, vor allem der unteren Extremitäten. Ohne dass bisher ein Erbgang beschrieben wurde, existieren Hinweise auf familiäre Häufungen von Kindern mit kaudalem Regressionssyndrom. Das Wiederholungsrisiko gilt als äußerst gering, ist jedoch bei Diabetikerinnen erhöht.

Klinik

Das klinische Erscheinungsbild des kaudalen Regressionssyndrom ist sehr variabel. Je nach dem Ausmaß des Gewebedefekts im kaudalen Mesoderm reicht das Spektrum von milden Fehlbildungen bis zu schweren Formen. Aufgrund eines variablen Ausprägungsgrades der Agenesie der Lendenwirbelsäule stellen hypoplastische untere Extremitäten sowie Fußfehlstellungen die am häufigsten anzutreffenden Symptome dar. Ebenso findet man häufig Beckenanomalien, wie z.B. die Hüftdysplasie. In seltenen Fällen kommt es zu einem völligen Fehlen der gesamten Beckenknochen. Oftmals lassen sich assoziierte Fehlbildungen der inneren Organe, wie z.B. Analatresie, Nierenagenesie, gastrointestinale bzw. kardiovaskuläre Fehlbildungen, nachweisen.

Sonographie

Zu den sonographischen Merkmalen, die zur Verdachtsdiagnose des kaudalen Regressionssyndrom führen, gehören im 1. Trimenon eine verminderte Scheitelsteißlänge sowie ein deformierter Dottersack um die 9. SSW. Weiterhin auffällig ist eine Vorwölbung der kaudalen Wirbelsäulenregion, darstellbar ab der 11. SSW, und das Fehlen der normalen Krümmung des Sakrums im Sagittalschnitt (17. SSW). Die Wirbelsäule erscheint verkürzt und endet abrupt. Teilweise sind deformierte Wirbelkörper im Bereich der Lendenwirbelsäule, Beckenfehlbildungen oder gar das Fehlen jeglicher Beckenknochen zu finden. Die unteren Extremitäten können eine generelle Hypoplasie und/oder Beugekontrakturen aufweisen. Auffallend ist die verminderte Beweglichkeit der unteren Extremitäten. Eine gezielte Suche nach fakultativ assoziierten Fehlbildungen der inneren Organe ist angezeigt.

Assoziierte Anomalien

Nierenagenesie, vergrößerte Harnblase, Analatresie, Lungenhypoplasie, Rückenmarksdefekte und Herzfehler.

Differenzialdiagnose

Differenzialdiagnostisch ist die **Sirenomelie** vom kaudalen Regressionssyndrom abzugrenzen. Hierunter versteht man das Fehlen einer ganzen unteren Gliedmaße oder das Verschmelzen beider unteren Gliedmaßen zu einer Extremität. Pathogenetisch liegt diesem Erkrankungsbild ein sog. »vascular steal phenomen« durch eine meist aberrierende Nabelarterie zugrunde, die den unteren Extremitäten Blut entzieht und somit die Ausbildung zweier getrennter unterer Gliedmaßen verhindert. Die Sirenomelie ist, im Gegensatz zur kaudalen Regression, meist mit einem Oligohydramnion assoziiert. Des weiteren können eine bilaterale Nierenagenesie, Bauchwanddefekte, Analatresie, fehlende Genitalien wie auch schwerwiegende Herzfehler vorliegen. Diese Gesamtheit an Fehlbildungen macht eine Sirenomelie zu einer Erkrankung mit infauster Prognose.

Geburtshilfliches Vorgehen

Da ein kausaler Zusammenhang mit einer diabetischen Stoffwechsellage der Schwangeren besteht, zielt die Prophylaxe von potenziellen Schädigungen bereits präkonzeptionell auf eine adäquate Blutzuckereinstellung. Weiterhin sollten engmaschige Blutzuckerkontrollen vor allem in den ersten Schwangerschaftswochen erfolgen und ggf. eine Insulintherapie begonnen werden. Entscheidungen zum Geburtsmodus werden dagegen durch die Präsenz und den Ausprägungsgrad des Syndroms nicht beeinflusst.

Prognose

Die Prognose des sehr variabel ausgeprägten kaudalen Regressionssyndroms ist abhängig vom Ausmaß der assoziierten Fehlbildungen und Komplikationen. Meistens leiden diese Patienten langfristig unter einer persistierenden neurogenen Blasenentleerungsstörung sowie einer orthopädisch geprägten Körperbehinderung durch die Fehlbildung der unteren Gliedmaßen. Die intellektuelle Entwicklung ist jedoch in der Regel nicht beeinträchtigt.

Therapie

Für die Langzeittherapie ist eine umfassende interdisziplinäre Zusammenarbeit vor allem von Kinderorthopäden und Urologen erforderlich.

Syndromale Krankheitsbilder

◘ Abb. 67.1.
Cornelia-de-Lange-Syndrom: auffälliges Profil (kleiner Gehirnschädel, fliehende Stirn, auffällige Nasenkontur, Retrognathie)

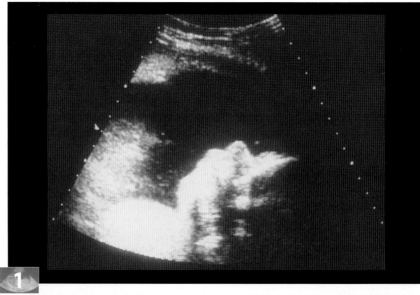

◘ Abb. 67.2.
Cornelia-de-Lange-Syndrom: tiefer Ohransatz mit prominenter Ohrmuschel

◘ Abb. 67.3.
Postnatale Profilaufnahme des Kindes mit Cornelia-de-Lange-Syndrom aus der vorangehenden Abbildung. Auch die Darstellung des Ohransatzes korrespondiert zur vorangehenden pränatalen Abbildung

◘ Abb. 67.4.
Klinodaktylie bei Cornelia-de-Lange-Syndrom

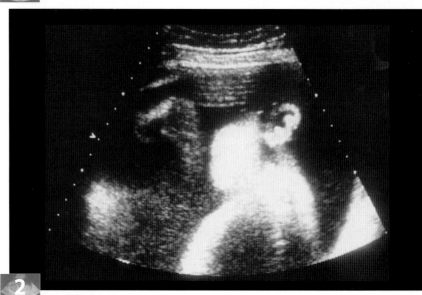

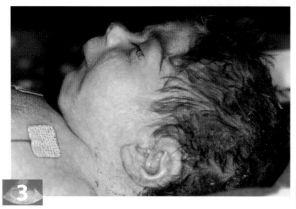

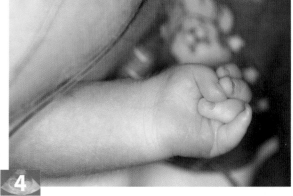

67 Cornelia-de-Lange-Syndrom

Das Cornelia-de-Lange-(**CDL**-) oder Brachmann-de-Lange-Syndrom vereinigt die Kombination zentralnervöser wie auch fazialer Anomalien mit Gliedmaßenauffälligkeiten, intrauteriner aber auch postpartaler Wachstumsrestriktion und mentaler Retardierung. Die Erstbeschreibung erfolgte durch Brachmann (1916) und de Lange (1933).

Epidemiologie

Die Inzidenz des CDL-Syndroms ist mit 1:10.000–30.000 Lebendgeborenen zu erwarten. Hinsichtlich des Wiederholungsrisikos sind die Angaben uneinheitlich. Einzelne Studien beziffern die Wahrscheinlichkeit des Wiederauftretens des Krankheitsbilds in derselben Familie mit bis zu 2–4%.

Ätiologie

Die Ursachen des CDL-Syndroms sind unbekannt. Da Kinder mit einer Duplikatur des Chromosoms 3q (partielle Trisomie 3) ähnliche Symptome wie beim CDL-Syndrom aufweisen, wird eine Assoziation mit einem Gendefekt postuliert. In Einzelfällen wird ein autosomal-dominanter Erbgang vermutet.

Klinik

Bei intrauteriner Wachstumsretardierung und niedrigen Geburtsgewichten kommt es auch postnatal zu verzögerter Gewichtszunahme. Die Kinder weisen eine zarte Statur, dünne, median fusionierte Augenbrauen, lange Wimpern und dichte Haare auf. Die Nase erscheint kurz, ihre Spitze weist nach oben. Die Mundwinkel hängen nach unten. Bei Mikrozephalie kommt es gehäuft zu Krampfleiden und Trinkschwierigkeiten mit gastroösophagealem Reflux. Extremitätendefekte können die proximalen und/oder unteren Gliedmaßen wie auch bevorzugt die distalen oberen betreffen. Mit dem CDL-Syndroms assoziiert kommen gastrointestinale Anlagestörungen bzw. Malrotationen vor.

Sonographie 1–4

Das CDL-Syndrom stellt vorgeburtlich mangels genetischem Nachweis eine sonographische Verdachtsdiagnose dar, die sich aus der Summe der zu diagnostizierenden Anomalien ergibt. Die Diagnose wird postnatal anhand der Entwicklungsretardierung und der charakteristischen Dysmorphiezeichen gestellt. Eine pathologische NT und Gliedmaßenauffälligkeiten sind bereits im 1. Trimenon erkennbar. Bei Fortschreiten der Schwangerschaft (2. Trimenon) übernimmt eine ausgeprägte Wachstumsretardierung die Rolle des führenden Symptoms. Über das allgemein verminderte Wachstum hinaus ist die Entwicklung des kindlichen Köpfchens im Besonderen reduziert (Mikrognathie, Brachyzephalie). Das Herz kann mit Septumdefekten (»atrial septum defect«, Ventrikelseptumdefekt) Teil des Syndroms sein. Das Genitale ist mit Maldeszensus testis oder Hypospadie beteiligt. An den Extremitäten kommen Mikromelie, Syndaktylie, Oligodaktylie, Dysplasie der Ulna und Kontrakturen im Bereich der oberen Extremitäten vor. Differenzialdiagnostisch wegweisend kann der Nachweis eines besonders starken, sonographisch als Doppelkontur um die Schädelkalotte nachweisbaren Haarwuchses sein.

Differenzialdiagnose

Differenzialdiagnostisch kommen folgende Krankheitsbilder in Betracht:
- Apert-Syndrom (NT, Gliedmaßenanomalien),
- Chromosomenaberrationen (NT, Gliedmaßenanomalien),
- Fanconi-Anämie (kurze radiale Strahlen),
- Holt-Oram-Syndrom (kurze radiale Strahlen, CHD),
- Multiples-Pterygium-Syndrom (NT, Gliedmaßenanomalien),
- Smith-Lemli-Opitz-Syndrom (NT, Gliedmaßenanomalien),
- Thrombozytopenie-Radiusaplasie-Syndrom.

Weiterführende Diagnostik

Eine Chorionzottenbiopsie oder eine Amniozentese können aufgrund der beschriebenen partiellen Trisomie des Chromosoms 3 diagnostisch hilfreich sein. Zur Beurteilung zentralnervöser Auffälligkeiten kann die additive pränatale MRT-Diagnostik diskutiert werden.

Prognose

Die Prognose ist unmittelbar postnatal nur schwer abschätzbar. Schwere und Behandelbarkeit der zentralnervösen und kardialen Fehlbildungen sind hierbei die entscheidenden Parameter. Normale körperliche und geistige Entwicklung ist in Einzelfällen möglich.

Therapie

Eine operative Korrektur der Herzfehler und der Extremitätenfehlbildungen ist nur entsprechend der Gesamtkonstellation zu indizieren. Der individuelle Ausprägungsgrad des Syndroms bestimmt nach ausführlicher interdisziplinärer Beratung der Eltern den Therapieplan. Krampfleiden und Trinkschwierigkeiten werden unter entsprechender pädiatrischer Aufsicht medikamentös bzw. diätetisch behandelt.

II

◘ Abb. 68.1.
Omphalozele (*Markierung*)
bei einem Fetus mit **Beckwith-Wiedemann-Syndrom** im
Sagittalschnitt (Wirbelsäule
unten)

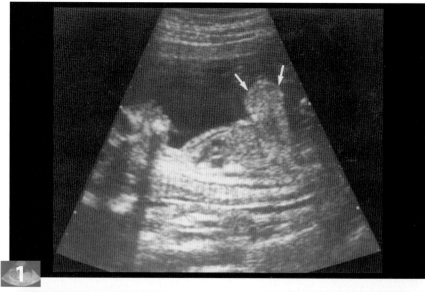

◘ Abb. 68.2.
Makroglossie (*Markierung*)
mit Protrusion der Zunge bei
einem Fetus im Profil mit **Beckwith-Wiedemann-Syndrom**

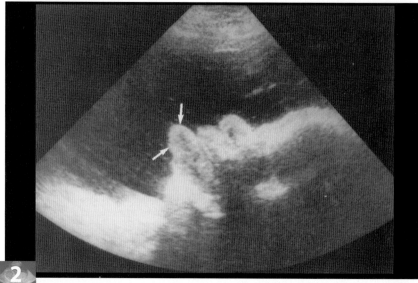

◘ Abb. 68.3.
Transversaler Schnitt bei **Beckwith-Wiedemann-Syndrom
mit Omphalozele**. In der
Plazenta stellen sich multiple
echoleere Areale dar, Hinweis
auf Hydrops, Bild ähnlich wie
bei partiellen Molen

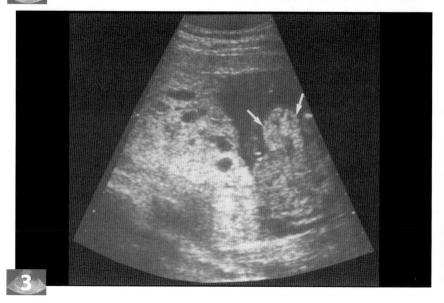

68 Beckwith-Wiedemann-Syndrom

Das Exomphalos-Makroglossie-Gigantismus(**EMG**)-Syndrom wurde erstmals von Beckwith (1963) und Wiedemann (1964) beschrieben. Die Mehrzahl der typischen Merkmale des Syndroms – fetale Makrosomie, Makroglossie, Omphalozelenbildung und renale Fehlbildungen – werden damit beschrieben.

Epidemiologie

Die Inzidenz des Beckwith-Wiedemann Syndroms wird mit 1:13.700 Geburten angegeben. Erwachsene mit Beckwith-Wiedemann-Syndrom gebären selbst gehäuft Zwillinge. Das Auftreten der EMG-Erkrankung ist sporadisch. Es existieren allerdings Berichte über autosomal-dominante und autosomal-rezessive sowie multifaktorielle Vererbungsfälle. Der Gendefekt ist auf Chromosom 11p15? lokalisiert. Die Expression des normalerweise inaktivierten mütterlichen Gens soll hierbei ursächlich wirken. Interessanterweise ist das Insulingen ebenfalls auf Chromosom 11p15 lokalisiert.

Sonographie

Neben dem Polyhydramnion wird die Omphalozele häufig zum pränatal wegweisenden Befund. Es lassen sich zusätzlich eine Makrosomie bei allgemeiner Organhypertrophie mit Vergrößerung der echoreichen Nieren sowie eine Makroglossie mit Protrusion der Zunge finden. Gelegentlich können auch Hemihypertrophien, Kryptorchismus, Hypospadie, Kardiomyopathie und plazentare Störungen wie partielle Molen, Plazentomegalie sowie eine lange Nabelschnur vorhanden sein.

Klinik

Feten mit EMG-Syndrom haben ein erhöhtes Frühgeburtsrisiko. Dieses ist z. T. durch das die Erkrankung begleitende Polyhydramnion und die kindliche Makrosomie bedingt. Betrachtet man das Größenwachstum der Kinder, fällt auf, dass sie intrauterin und postnatal bis zum 4. bis 6. Lebensjahr deutlich über der 90. Perzentile ihres jeweiligen Altersnormwertes liegen, danach allerdings eine normale Wachstumsdynamik aufweisen. Die kindliche Makroglossie bedingt oftmals respiratorische Probleme. Irving (1967) beschrieb eine typische Fältelung der Ohrmuschel. Koseff (1972) berichtet von Flecken an der Spitze der Ohrmuschel. Viszeromegalie, insbesondere im Bereich der Nebennieren (adrenokortikale Zytomegalie), und Nierendysplasien können beobachtet werden. Die Bauchwand ist weist typischerweise einen Defekt im Sinne einer Omphalozele auf. In der Neonatalperiode kommt es gehäuft zum Auftreten von Hypoglykämien sowie zu einer Hyperviskosität des Blutes.

Assoziierte Anomalien

Bei Kindern mit Beckwith-Wiedemann-Syndrom treten in der Folge vermehrt Nebennierenkarzinome, Nephroblastome, Neuroblastome, Hepatoblastome und Rhabdomyosarkome auf.

Geburtshilfliches Vorgehen

Die pränatale Diagnose ermöglicht ein entsprechendes peripartales Management mit Vermeidung geburtsmechanischer Komplikationen (Makrosomie). Darüber hinaus können postnatale Hypoglykämien antizipiert und ausgeglichen sowie die Behandlung einer Hyperviskosität des Blutes frühzeitig eingeleitet werden. Die perinatale Mortalitätsrate von 20% kommt durch neonatale Hypoglykämien, Krämpfe und Herzfehler zustande. Die mentale Entwicklung der EMG-Betroffenen verläuft dagegen ungestört.

Postnatal wird eine Nierensonographie alle 3 Monate bis zum 3. Lebensjahr und danach im 6-monatigen Intervall empfohlen. Die Tumorsuche (Röntgenthorax) kann im Kindesalter erfolgen.

◘ Abb. 69.1.
Holt-Oram-Syndrom:
Längsschnitt beider fetaler
Unterarme. Dabei ist aufgrund
der Radiusaplasie jeweils
nur ein langer Röhrenknochen
(Ulna) darstellbar

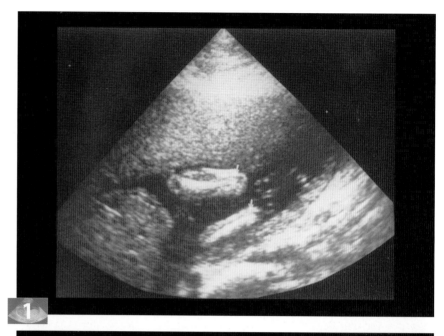

◘ Abb. 69.2.
Holt-Oram-Syndrom: Longi-
tudinaler Schnitt des fetalen
Arms mit normal entwickeltem
Humerus, jedoch stark verkürz-
tem und deformiertem Unterarm (Radiusaplasie). Nur ein
kleiner Teil der Ulna (*Markierung*) ist darstellbar. Die Hand
steht zum Unterarm in rechtem Winkel.

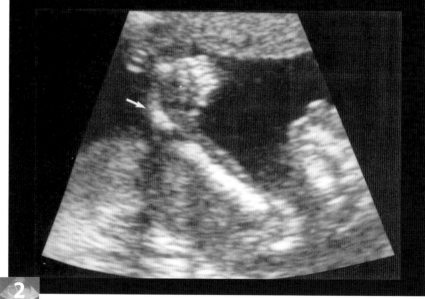

69 Holt-Oram-Syndrom

Das 1960 erstmals von den britischen Pädiatern Mary Holt und Samuel Oram beschriebene syndromale Krankheitsbild ist gekennzeichnet durch Skelettmalformationen, vor allem der oberen Extremität (Hypoplasie oder Aplasie des Radius) sowie Herzfehler (»atrial septum defect«/ASD, Ventrikelseptumdefekt/VSD).

Als Synonyme werden folgende Begriffe verwendet:
- »atriodigitale Dysplasie«,
- »cardiac limb syndrome«,
- »upper limb cardiovascular syndrome«,
- »cardiomelic syndrome«,
- »heart upper limb syndrome«.

Epidemiologie

Die Inzidenz des Holt-Oram-Syndroms beträgt 1:100.000. Die Erkrankung wird autosomal-dominant mit variabler Expression vererbt. Der betroffene Genlokus liegt auf dem langen Arm von Chromosom 12 (12q2), Gen TBX5.

Sonographie

Der Daumen ist hypoplastisch bzw. sonographisch nicht darstellbar. Eine Syndaktylie der Finger, eine Phokomelie, die Hypoplasie des Radius, Strukturauffälligkeiten im Bereich der Ulna, des Humerus und der Klavikula sind bei der Untersuchung der oberen Extremität zu beachten. Ein kongenitales Herzvitium ist bei 85% aller betroffenen Feten nachweisbar. Insbesondere Scheidewanddefekte (ASD, VSD) aber auch die Fallot'sche-Tetralogie oder die Aortenkoarktation sind zu erwarten.

Klinik

Charakteristisch sind Anomalien im Bereich der oberen Extremität. Der Daumen weist eine Hypo- bzw. Dysplasie und ggf. eine Digitalisierung (Dreigliedrigkeit) auf. Bei weiblichen Individuen ist die Digitalisierung des Daumens oft ausgeprägter. Daneben kann die Dysplasie auch die Handwurzelknochen betreffen. Syndaktylien, Dysplasien im Bereich des Schultergürtels, eine Phokomelie sowie Malformationen des Humerus, der Ulna oder des Radius gehören in variabler Expression zum Krankheitsbild. Die untere Extremität ist nicht betroffen. Das Herz ist vorwiegend durch Defekte der Scheidewand in das Krankheitsbild miteinbezogen. Durch die Herzvitien bedingte irreguläre Arrhythmieformen (z. B. Rechtsschenkelblock) oder Sinusbradykardie komplizieren die Symptomatik.

Differenzialdiagnose

Differenzialdiagnostisch sind weitere syndromale Krankheitsbilder wie das Cornelia-de-Lange-Syndrom, die Fanconi-Anämie, das Nager-Syndrom, das Roberts-Syndrom, die TAR-Thrombozytopenie und die VATER-Assozation zu erwägen. Darüber hinaus sind das isolierte Fehlen des Radius und numerische Aneuploidien (Trisomie 13, Trisomie 18) als diagnostische Alternative zu überlegen.

Weiterführende Diagnostik

Eine Karyotypisierung ist zum Ausschluss von Differenzialdiagnosen und zur Diagnose des Holt-Oram-Syndroms zu erwägen.

Geburtshilfliches Vorgehen

Weder die Schwangerschaftsbetreuung noch der Entbindungsmodus wird durch das Holt-Oram-Syndrom wesentlich beeinflusst (Ausnahme: kardiale Dekompensation).

Prognose

Die kindliche Prognose ist abhängig von der Beteiligung des Herzens und Schwere des jeweiligen Herzfehlers. Die funktionelle Einschränkung im Bereich der oberen Extremitäten (abhängig vom Ausprägungsgrad der Fehlstellung) bedingt die Notwendigkeit einer kinderorthopädischen Korrektur. Die geistige Entwicklung der Kinder verläuft ungestört.

Abb. 70.1.
Kraniosynostosis: Verengung
der Schädelkalotte im Bereich
der Kranznaht

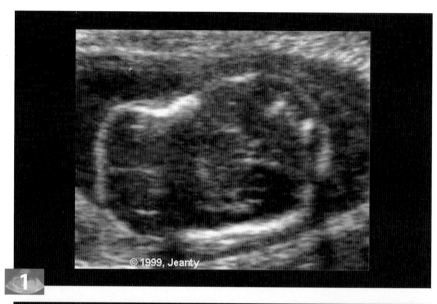

Abb. 70.2.
**Auffälliges Profil mit tief
eingesunkener Nasenwurzel**

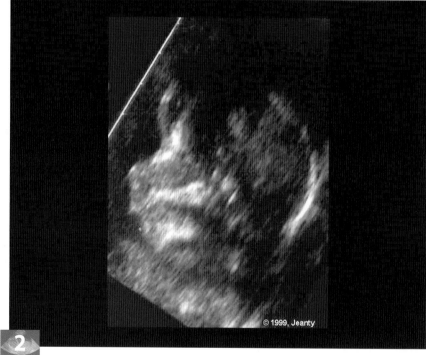

70 Apert-Syndrom

Das Apert-Syndrom ist ein komplexes faziodigitales Missbildungssyndrom.

Epidemiologie

Das Apert-Syndrom wird dominant vererbt. Es wird einmal unter 160.000 Lebendgeborenen beobachtet. Meistens handelt es sich um Neumutationen, begünstigt durch fortgeschrittenes väterliches Alter. Das Wiederholungsrisiko ist bei Spontanmutation nicht erhöht, bei einem erkrankten Elternteil bei 50%.

Von den insgesamt 5 bekannten kraniofazialen Fehlbildungssyndromen – Apert-Syndrom, Crouzon-Syndrom, Carpenter-Syndrom, Pfeiffer-Syndrom und Saethre-Chotzen-Syndrom – sind die Fehlbildungen beim Apert-Syndrom am stärksten ausgeprägt.

Sonographie

Bei geeigneten Untersuchungsbedingungen kann ab der 15. SSW das genannte charakteristische Fehlbildungsmuster je nach Ausprägung aufgedeckt werden. Zu den sonographisch typischen Befunden zählen neben der Kraniosynostose (Turmschädel) auch die bilateral-symmetrische Syndaktylie (Löffelhand) und die Mittelgesichtshypoplasie (hohe, vorspringende Stirn und eingesunkene Nasenwurzel). Weitere Skelettfehlbildungen sind faziale Spaltbildung, Prognathie (insgesamt auffälliges Profil), Ventrikelseptumdefekte und kurze Röhrenknochen der oberen Extremitäten. Kardial finden sich Pulmonalstenosen und eine reitende Aorta. An ZNS-Anomalien werden Hydrozephalus und Balkenmalformationen beschrieben. Liegt eine fetale Schluckstörung vor, kann ein Polyhydramnion auftreten.

Klinik

Das Krankheitsbild ist durch Fehlbildungen von Schädel und Gesicht (Turmschädel, eingesunkene Nasenwurzel, tiefsitzende Ohren, Gaumenspalte, Hypertelorismus), des Skeletts (Syndaktylien an Händen und Füßen, kurze Röhrenknochen der oberen Extremitäten, Skoliose), des Herzens sowie des Urogenital- und Intestinaltrakts gekennzeichnet. Postnatal zeigen sich häufig Intelligenzminderung (50%), Schwerhörigkeit und Erblindung durch Optikusatrophie.

Ätiologie

Das Syndrom kann neuerdings auf eine Mutation des »Fibroblast-growth-factor-receptor-2-Gens« auf Chromosom 10 zurückgeführt werden. Dadurch wird die Diagnose (bei familiärer Belastung) durch Chorionzottenbiopsie bereits ab der 11. SSW zugänglich.

Geburtshilfliches Vorgehen

Nach Austragen der Schwangerschaft wird ein spezifisches peripartales Management nicht generell empfohlen. Aufgrund der hohen perinatalen Mortalität (Hirndruckproblematik) wird allerdings die Entbindung ggf. als primäre Sectio caesarea (in Abhängigkeit des Schädel- oder ZNS-Befundes) in einem Perinatalzentrum empfohlen. Eine Schwangerschaftsbeendigung kann nach frühzeitiger Diagnose erfolgen.

Prognose

Je nach Ausprägung der kranialen Malformationen werden ein Hydrozephalus und die Beeinträchtigung des Hör- und Sehvermögens beobachtet (letzteres oft operativ nicht zu korrigieren). Schwere mentale Retardierung kann sich als Folgeerscheinung entwickeln. Die häufigste zentralnervöse Auffälligkeit der Kinder ist allerdings die Hyperaktivität. Bewegungseinschränkungen, bedingt durch Gelenkfehlstellungen und Gleichgewichtsstörungen sowie skoliotische Wirbelsäulenverkrümmungen haben trotz kinderorthopädischer Behandlungen meist dauerhaften Bestand.

Therapie

Überlebenden Kindern stehen multiple Korrekturoperationen ihrer kranialen Störungen und ihrer Extremitätenfehlbildungen bevor. Postnatal kann eine Kraniotomie bzw. Shuntanlage notwendig sein. Daneben kann eine konservative und/oder operative kinderorthopädische Funktionsverbesserung der Extremitätenfunktion angestrebt werden.

◘ Abb. 71.1.
Enzephalozele: Koronar-schnitt durch den fetalen Kopf im 3. Trimenon. Die halbrunde glatte Kontur der Calvaria ist durch eine kugelige Vorwöl-bung von Hirnhaut und ZNS-Gewebe im Bereich des kind-lichen Scheitels unterbrochen

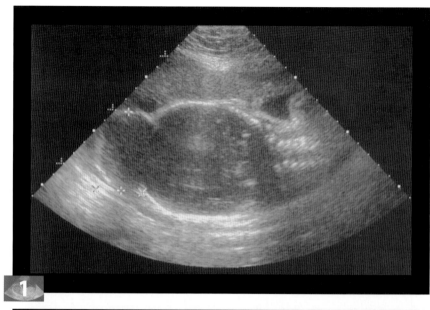

◘ Abb. 71.2.
Enzephalozele: Kugelförmige Raumforderung am Hinter-haupt des Feten. Die Großhirn-struktur ist pathologisch ver-ändert, das Ventrikelsystem erweitert

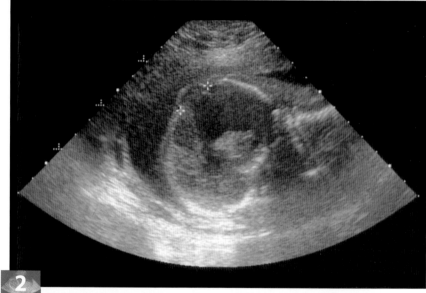

◘ Abb. 71.3.
Postnatale Aufnahme einer okzipitalen Enzephalozele bei Meckel-Gruber-Syndrom

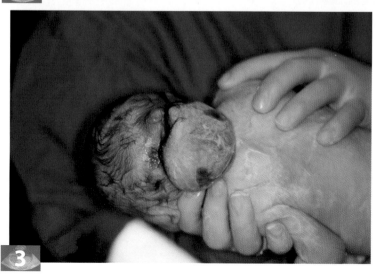

71 Meckel-Gruber-Syndrom

Das Krankheitsbild ist durch eine okzipitale Enzephalozele, Polydaktylie und (bilaterale) polyzystische Nieren gekennzeichnet.

Epidemiologie

Das Meckel-Gruber-Syndrom, auch Dysenzephalia splanchnozystika, wird weltweit mit einer Inzidenz von 1:400.000 Lebendgeburten beobachtet. In bestimmten Bevölkerungsgruppen (Finnland, Gujarat/Indien, jüdische Bevölkerung) kommt es jedoch gehäuft (1:9.000) vor. Bei einem betroffenen Kind beträgt das Wiederholungsrisiko 25%.

Ätiologie

Zwei Genloci sind für die autosomal-rezessiv vererbte Erkrankung bekannt: für Typ 1 17q21-q24 und für Typ 2 11q13. Bei heterozygoten Eltern liegt das Erkrankungsrisiko bei 1:3, heterozygote Träger sind phänotypisch gesund. Eine pränatale Gendiagnostik ist bislang allerdings nicht für alle Fälle möglich.

Sonographie

Bedingt durch die Nierenfunktionsstörung entwickelt sich typischerweise ein schweres Oligohydramnion. Wird während der Schwangerschaft ein Oligohydramnion und/oder eine bilaterale schwere Nierenanomalie diagnostiziert, sollte das zentrale Nervensystem eingehender nach Anomalien im Sinne eines Meckel-Gruber-Syndroms untersucht werden. Der zusätzliche Nachweis einer okzipitalen Enzephalozele ist dann für die Klassifikation des Krankheitsbildes beweisend.

Bei anamnestischem Verdacht auf ein Meckel-Gruber-Syndrom sollten frühzeitige Ultraschallkontrollen erfolgen. Ein sicherer Erkrankungsausschluss ist sonographisch allerdings meist erst im 2. Trimenon (16. bis 20. SSW) möglich. Eine Embryo-/Fetoskopie kann bei belasteter Anamnese (betroffenes Geschwister) oder hochgradigem sonographischen Verdacht im Einzelfall auch schon im ersten Schwangerschaftsdrittel erwogen werden. Je nach Ausprägung der ZNS-Störung kann auch das α-Feteprotein (maternales Serum, Fruchtwasser) erhöht sein.

Assoziierte Anomalien

Das Syndrom kann mit einer großen Anzahl weiterer fetaler Fehlbildungen einhergehen und wird damit oft fälschlicherweise anderen Syndromen zugeordnet. Zu diesen zählen Hydrozephalus, Mikrozephalie, Dandy-Walker-Malformation, Zerebellumhypoplasie, Arnold-Chiari-Malformation, Mayer-Rokitansky-Küster-Hauser-Syndrom, Duodenalatresie und Leberanomalien.

Prognose und geburtshilfliches Vorgehen

Die Prognose des Meckel-Gruber-Syndroms ist infaust. Die meisten Neugeborenen überleben nur wenige Tage, selten bis zu 2 Jahren. Bei frühzeitiger Diagnose kann ein Schwangerschaftsabbruch erwogen werden. Sollten sich die Eltern gegen eine vorzeitige Beendigung der Schwangerschaft entscheiden, stellt die differenzialdiagnostische und damit auch prognostische Einschätzung des Krankheitsbildes dennoch eine wichtige Aufgabe des Pränatalmediziners dar. Bei der prinzipiell operablen isolierten Enzephalozele ist der Kaiserschnitt (maternales Trauma) zum Schutz des kindlichen Gehirngewebes vor der Vaginalflora und der mechanischen Belastung durch die vaginale Geburt die Entbindungsmethode der Wahl. Dieser ist dagegen bei infauster Prognose eines Kindes mit Meckel-Gruber-Syndrom nicht indiziert.

Chromosomenstörungen

II

◘ Abb. 72.1.
Atrioventrikularkanal bei
Trisomie 21: Im Vierherzkammerblick (Herzspitze *links
unten*) farbdopplersono-
graphische Darstellung des
gemeinsamen Bluteinstroms
in beide Ventrikel über eine
gemeinsame Atrioventrikularklappe

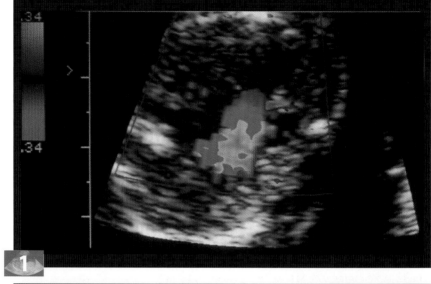

◘ Abb. 72.2.
Ventrikelseptumdefekt bei
Trisomie 21: Im Vierherzkammerblick (Herzspitze *oben*)
stellt sich die Trennwand der
beiden Herzkammern als echoreiche Membran in der Mitte
des Herzens dar. Unmittelbar
unterhalb der Atrioventrikular-
klappenebene Lücke im Inter-
ventrikularseptum

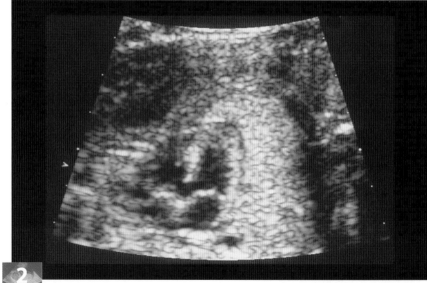

◘ Abb. 72.3.
Flaches Profil eines Kindes
mit Trisomie 21

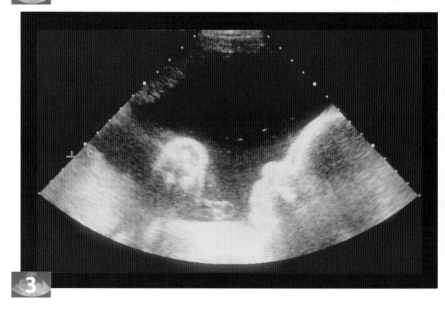

72 Trisomie 21 (Down-Syndrom)

Langdon Down beschrieb im Jahre 1866 erstmals die Charakteristika (geringe Elastizität der Haut, flaches Profil, kleine Nase, hohen Gaumen, mongoloide Lidspaltenstellung) eines erblichen Krankheitsbilds, das durch die Verdreifachung des Chromosoms 21 bedingt ist.

Epidemiologie

Eine Trisomie 21 kommt bei etwa 1:600–800 Kindern vor. Die Inzidenz ist vor allem vom Lebensalter der Mutter abhängig. So beträgt das Risiko zwischen 20–24 Jahren 0,006%, mit 30 Jahren 0,5% und mit 40 Jahren 2%. In 95% tritt sie als freie Trisomie auf, 2–4% sind Mosaiktrisomien und 1–2% Translokationstrisomien, die familiär gehäuft vorkommen. Das Wiederholungsrisiko beträgt bei freier Trisomie 21 im Verwandtenkreis 1. Grades 1%. Bei elterlichen balancierten Translokationen, insbesondere wenn diese die Mutter betreffen, ist jedoch von einem höheren Risiko auszugehen.

Sonographie

Erstes sonographisches Hinweiszeichen auf ein Down-Syndrom kann eine Verdickung der fetalen Nackentransparenz bereits im 1. Trimenon darstellen. Die Trisomie 21 ist in bis zu 50% mit einem Herzfehler (AV-Kanal, Ventrikelseptumdefekt) assoziiert. Im Gastrointestinaltrakt sind gehäuft Stenosen oder Atresien (vor allem Duodenalstenosen, seltener Ösophagus- und Analatresien) vorhanden. Auch ein Mikrozephalus gilt als Hinweiszeichen einer Trisomie 21. »Soft marker« für ein Down-Syndrom sind kurze Hände und Füße (Brachydaktylie, besonders Hypoplasie der Mittelphalanx des kleinen Fingers), Klinodaktylie (Schiefstellung

der Finger und Zehen) und Sandalenlücken. Weitere charakteristische »weiche Zeichen« sind ein tiefer Ohrenansatz, flaches Profil durch eine kurze Nase mit eingesunkener Nasenwurzel (Aplasie oder Hypoplasie des Nasenknochens) und eine Hypoplasie der Maxilla und der Mandibula, wodurch ein Vorstehen der meist normal großen Zunge imponiert. Auch eine milde Hydronephrose, eine Veränderung der Fruchtwassermenge, ein »echogenic spot« im Ventrikellumen des Herzens, ein echoreiches Ultraschallmuster des kindlichen Darmes oder ein kurzer Femur werden als Hinweiszeichen gewertet. Die postnatal ins Auge fallenden Stigmata des Krankheitsbilds Plantarfurche, mongoloide Lidachsenstellung und hoher Gaumen sind vor der Geburt nicht zu diagnostizieren.

Weiterführende Diagnostik

Neben der sonographischen Suche nach Hinweiszeichen ist durch biochemisches Serummarkerscreening (Triple-Diagnostik) zu Beginn des 2. Trimenons eine Risikoeingrenzung möglich. Eine sichere Diagnose gelingt aber nur durch invasive pränatale Diagnostik (Amniozentese, Chorionzottenbiopsie, Fetalblutentnahme). Für die Beratung werdender Eltern kann darauf hingewiesen werden, dass ein unauffälliges Organscreening im 2. Trimenon mit einer Halbierung der individuellen Risikoeinschätzung einhergeht.

Postnatale Symptome

Die Kinder zeigen meist eine ausgeprägte Minderbegabung. Der IQ liegt meist zwischen 25–50. Die Ausprägung kann jedoch erheblich variieren. Klinisch zeigen die Kinder eine Muskelhypotonie (Taschenmesserphänomen) und eine verzögerte motorische Entwicklung. Das Leukämierisiko ist 18fach erhöht und die Kinder weisen eine deutlich erhöhte Infektanfälligkeit auf.

II

◘ Abb. 72.4.
Duodenalstenose bei Trisomie 21: pathologische Verengung des proximalen Zwölffingerdarms. Im Transversalschnitt stellt sich neben der echoleeren Magenblase (*M*) eine zweite echoleere Raumforderung, entsprechend einem dilatierten Anteil des Duodenums (*D*) dar (»Double-bubble-Phänomen«)

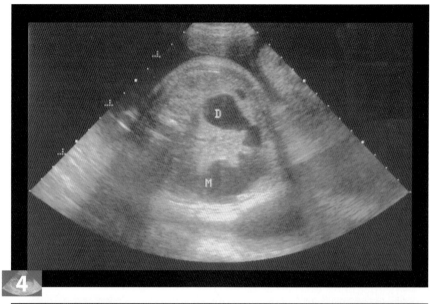

◘ Abb. 72.5.
Hypoplasie der Mittelphalanx des 5. Fingers (*Markierung*). Daraus resultiert eine für das Down-Syndrom charakteristische Klino-Brachy-Daktylie des kleinen Fingers

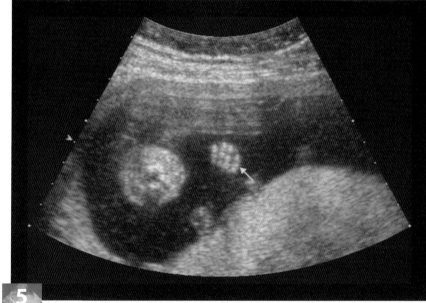

◘ Abb. 72.6.
Sandalenlücke: Postnatale Aufnahme der Füße eines Kindes mit Down-Syndrom. Zwischen dem 1. und dem 2. Zeh findet sich eine für die Trisomie 21 charakteristische U-förmige Lückenbildung

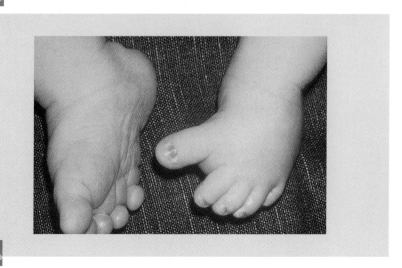

Geburtshilfliches Vorgehen

Das Vorgehen bei pränataler Diagnose eines Down-Syndroms ist gesellschaftlich umstritten. Intensive interdisziplinäre medizinische wie auch psychosoziale Beratung ist zur individuellen Lösung des krisenhaften Dilemmas erforderlich, das sich aus der Diagnose für die Eltern ergibt. Häufig optieren die Eltern bei dem prinzipiell ohne Einschränkung der Lebenserwartung einhergehenden körperlich-geistigen Krankheitsbild für einen Schwangerschaftsabbruch.

Prognose

Die Prognose ist vor allem von der Art des Herzfehlers und dem Leukämie-Risiko abhängig. Es kann eine vorzeitige Alterung mit seniler Demenz schon ab dem 30. Lebensjahr beobachtet werden. Die Lebenserwartung ist jedoch nicht wesentlich vermindert.

◘ Abb. 73.1.
Bilaterale Zysten des Plexus choroideus (*Markierung*) im Transversalschnitt des ZNS bei Trisomie 18

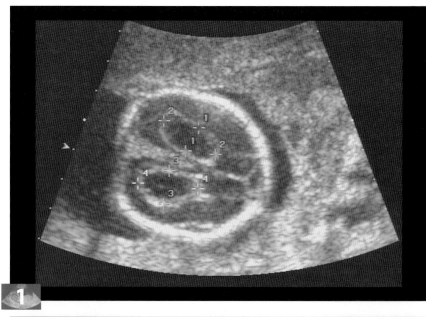

◘ Abb. 73.2.
Klinodaktylie bei Trisomie 18: Während wiederholter pränataler Untersuchungen sind die Finger nie gestreckt darstellbar. Die Faust ist daneben durch das Überkreuzen der Finger IV und V über II und III in seiner Form bestimmt (siehe auch Abb. 73.3)

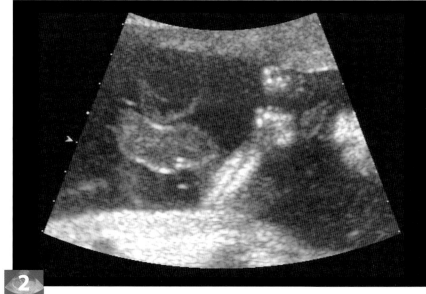

◘ Abb. 73.3.
Klinodaktylie bei Trisomie 18: Postnatale Aufnahme der für die Trisomie 18 charakteristischen Fingerfehlstellung mit Überkreuzen der Finger IV und V über II und III.

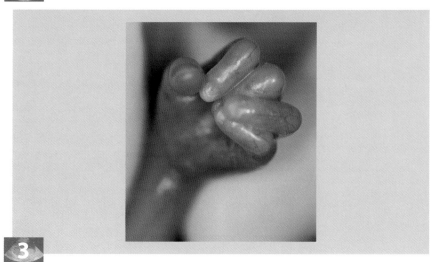

73 Trisomie 18, Trisomie 13

Die Trisomie 18 (Edwards-Syndrom, Erstbeschreibung 1960) ist nach dem Down-Syndrom die zweithäufigst vorkommende numerische Aneuploidie. Dabei ist das Chromosom 18 in jeder Körperzelle des Kindes dreifach vorhanden.

Die Trisomie 13 (Pätau-Syndrom, Erstbeschreibung 1960) ist durch die numerische Chromosomenaberration des Chromosoms 13 (Trisomie) bedingt.

Trisomie 18

Epidemiologie

Das Edwards-Syndrom tritt fast immer als freie Trisomie 18 auf. Deutlich seltener als bei der Trisomie 21 kommt es zu Translokationen und Mosaiken. Die Inzidenz des Krankheitsbilds beträgt 1:3.000 Kindern mit Überwiegen des weiblichen Geschlechts von 4:1. Als Ursache wird eine höhere pränatale Sterblichkeit beim männlichen Geschlecht vermutet. Das Risiko steigt deutlich ab einem maternalen Alter von 35 Jahren. Bei freier Trisomie 18 ist das Wiederholungsrisiko nicht erhöht.

Sonographie

Ein frühes Hinweiszeichen kann eine Verdickung der Nackentransparenz darstellen. Darüber hinaus ist eine Assoziation zu Plexus-chorioideus-Zysten, insbesondere bei beidseitigem Auftreten, beschrieben worden. Die Ätiologie und Pathogenese sind unklar. Plexuszysten zeigen meist eine regressive Tendenz im Verlauf der Schwangerschaft. Aufgrund neuerer Daten sind Plexuszysten als »soft marker« für eine Trisomie 18 zu werten. Ein weiteres in der Frühschwangerschaft darstellbares Hinweiszeichen kann die Megazystis darstellen.

Im 2. Trimenon liegt der Verdacht einer Trisomie 18 vor allem bei gleichzeitigem Auftreten von Polyhy-

dramnie (21%) und fetaler Wachstumsretardierung (59%) nahe. Gehäuft finden sich ferner eine kleine, dicke Plazenta (stärker als 50 mm) und eine singuläre Nabelschnurarterie (13%). In diesen Fällen ist in etwa 20% mit assoziierten Fehlbildungen, insbesondere auf Seite der fehlenden Nabelschnurarterie (z. B. Nierenagenesie) zu rechnen.

Ein charakteristisches Merkmal (80%) stellt die Flexionshaltung beider Hände dar (Klinodaktylie: 2. und 5. Finger überragen den 3. und 4. Finger). Auch im Bereich der unteren Extremitäten können Fehlstellungen beobachtet werden. Eine kurze dorsalflektierte Großzehe und ein prominenter Kalkaneus bestimmen das Erscheinungsbild der sog. Wiegenkufenfüße (20%).

Die Trisomie 18 ist in ebenfalls 80% der Fälle mit Herzfehlern assoziiert: In über 90% dieser Fälle liegt ein Ventrikelseptumdefekt, ein »double outlet right ventricle« oder eine Fallot'sche-Tetralogie vor. Hochverdächtig ist zudem die Kombination von Herzfehler und IUGR, da eine Wachstumsretardierung bei einem isolierten Herzfehler nicht typisch ist.

Weitere Fehlbildungen betreffen das ZNS (30–40%), den Darm (Omphalozelen in 20%), die Nieren (15%) und das Zwerchfell (20%). Im Bereich des Gesichtes werden Mikrognathie (70%), ein kleiner Mund, enge Lidspalten, tiefer Ohrenansatz und ein ausladender Hinterkopf beschrieben.

Weiterführende Diagnostik

Wie bei allen Chromosomenaberrationen ist eine sichere Diagnose nur durch eine invasive Maßnahme zu erzielen. Ein unauffälliges Organscreening vermindert das Risiko deutlich.

Prognose

Häufig versterben die Kinder bereits intrauterin. Lebend geborene Kinder mit Trisomie 18 versterben meist postpartal oder im 1. Lebensjahr. Bei Diagnosestellung kann eine Schwangerschaftsbeendigung erwogen werden.

II

◘ Abb. 73.4.
Abgeflachtes Profil bei Trisomie 18: Die Nasenkontur ist vollständig eingeebnet

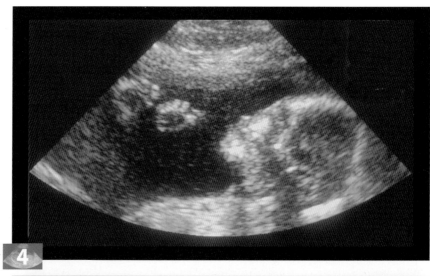

◘ Abb. 73.5.
Profil eines Kindes mit Trisomie 13: stark einge-sunkene Nasenwurzel (*Markierung*), Mikrognathie

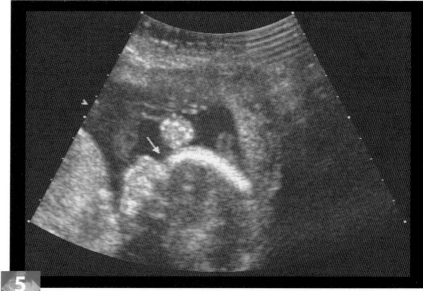

◘ Abb. 73.6.
Trisomie 13 in der Früh-schwangerschaft: Holopro-senzephalie und Hexadaktylie (14. SSW)

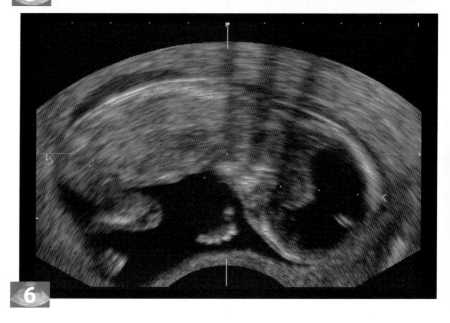

Trisomie 13

Epidemiologie

Die Inzidenz ist vom Lebensalter der Mutter abhängig und beträgt insgesamt 1:5.000. Meistens liegt eine freie Trisomie in Folge einer chromosomalen Non-Disjunktion bei der Reifeteilung der Gameten vor. Nicht selten werden aber auch Mosaike und Translokationstrisomien beobachtet. Translokationstrisomien treten familiär gehäuft auf.

Sonographie

Ein frühes Hinweiszeichen (1. Trimenon) kann wie bei der Trisomie 21 und 18 eine vergrößerte fetale Nackentransparenz darstellen.

Darüber hinaus sind häufig Fehlbildungen an Kopf, Gesicht, Herz und Händen zu erwarten: Diagnose im frühen 2. Trimenon: Über 90% der Feten entwickeln eine Wachstumsretardierung, die schon in niedrigem Gestationsalter als erstes Symptom apparent werden kann. In 80% der Feten finden sich darüber hinaus Herzfehler, in 75% Lippen-Kiefer-Gaumen-Spalten und ZNS-Störungen (Holoprosenzephalie, Balkenagenesie, Dandy-Walker-Malformation, Hydrozephalus). Typische Handfehlstellungen zeigen 65% der Feten (Polydaktylie und Klinodaktylie), und seltener (30%) finden sich Nierenzysten, Hydronephrose oder Omphalozelen.

Weiterführende Diagnostik

Zur Bestätigung des sonographischen Verdachts stehen die invasiven Methoden der Pränataldiagnostik zur Verfügung. Aufgrund der Häufigkeit körperlicher Anomalien reduziert ein unauffälliges sonographisches Organscreening das Risiko für das Vorliegen einer Trisomie 13 deutlich.

Prognose

Die Prognose der Trisomie 13 ist infaust. 50% der Neugeborenen versterben binnen der ersten 4 Lebenswochen, 75% binnen der ersten 6 Monate und nicht einmal 5% überleben bis zum 3. Lebensjahr. Bei pränataler Diagnosestellung kann ein Schwangerschaftsabbruch erwogen werden.

II

◻ Abb. 74.1.
Trisomie 20: auffällige Kopfanlage (*links*) in der 8. SSW. Unauffälliger Dottersack unterhalb des Embryos

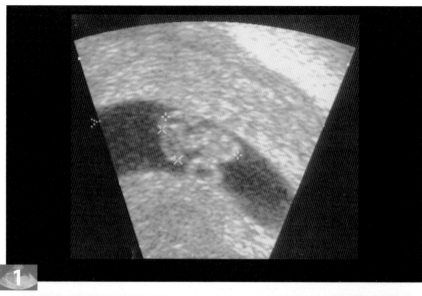

◻ Abb. 74.2.
Triploidie: stark vergrößerte, vorwiegend verdickte Vorderwandplazenta ventral des Fetus bei triploider Chromosomenaberration

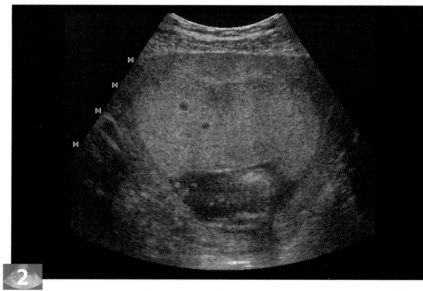

◻ Abb, 74.3.
Fetales Profil bei Triploidie: auffälliges fetales Profil durch Retrogenie und postpartale Aufnahme des kindlichen Profils mit **Retrogenie, tiefsitzende dysplastische Ohren**

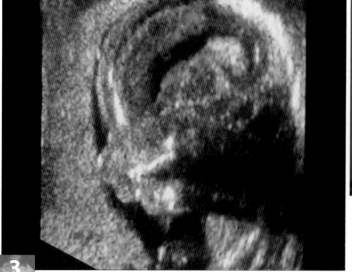
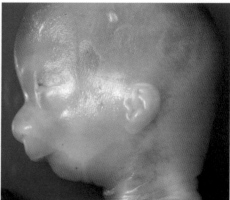

74 Triploidie, Fehlverteilung gonosomaler Chromosomen

Während der Meiose trennen sich die homologen Chromosomenpaare einer diploiden Zelle (46 XX oder 46 XY) paritätisch auf die beiden Tochterzellen auf. Dadurch entsteht ein haploider Chromosomensatz (23 X oder 23 Y).

Als Störung dieses Mechanismus kommt es infolge einer »non-disjunction« (Nichtauseinanderweichen) eines oder mehrerer Chromosomenpaare zu numerischen Chromosomenaberrationen. Zahlenmäßige Veränderungen einzelner Chromosomen innerhalb des haploiden Satzes führen zu Aneuploidien (Mono- oder Trisomien); aus einer Vervielfachung des gesamten (haploiden) Genoms resultiert eine Polypoidie.

Triploidie

Bei der Triploidie liegt ein dreifacher Chromosomensatz vor, d. h. der fetale Chromosomensatz zählt 69 XXX, 69 XXY oder 69 XYY.

Epidemiologie

Die Inzidenz ist nicht vom Lebensalter der Eltern abhängig und liegt bei 2% aller Konzeptionen. Es ist davon auszugehen, dass 15% aller Spontanaborte einen triploiden Chromosomensatz tragen. Nur 0,1% der konzipierten Triploidien, d. h. etwa 1:50.000 Lebendgeburten, werden bis zum Termin ausgetragen. Ein erhöhtes Wiederholungsrisiko ist nicht beschrieben.

Sonographie

Als frühes Hinweiszeichen (1. Trimenon) kann eine vergrößerte fetale Nackentransparenz auffallen. Darüber hinaus sind eine asymmetrische Wachstumsretardierung für eine Triploidie mütterlichen Ursprungs, beziehungsweise eine auffällige Plazentastruktur (hydropisch, vakuolig, wolkiges Echomuster) für eine Triploidie väterlichen Ursprungs kennzeichnend. Des Weiteren werden Oligohydramnie, Herzvitien, zerebrale Ventrikeldilatation und Dandy-Walker-Malformationen als häufigste pränatalsonographische Befunde beschrieben.

Weiterführende Diagnostik

Zur Bestätigung des sonographischen Verdachts stehen wie bei allen vermuteten Chromosomenaberrationen die invasiven Methoden der Pränataldiagnostik zur Verfügung.

Prognose

Die Prognose einer Triploidie ist infaust. Die Mehrzahl der Neugeborenen versterben binnen der ersten Lebensstunden, die längste dokumentierte Überlebenszeit liegt bei 10,5 Monaten.

Fehlverteilung gonosomaler Chromosomen

Zu dieser Gruppe von Chromosomenaberrationen gehören Trisomien bzw. Monosomien der Geschlechtschromosomen. Im Gegensatz zu autosomalen Chromosomenaberrationen sind die Folgen für das betroffene Kind deutlich weniger schwerwiegend.

Klinefelter-Syndrom (47 XXY)

Die Inzidenz des Klinefelter-Syndroms beträgt 1:650 männliche Neugeborene. Eine Assoziation mit Organfehlbildungen ist nicht typisch, daher wird die pränatale Diagnose meist nur zufällig über invasive Karyotypisierung gestellt. Postnatale Probleme umfassen asymmetrisches Wachstum, Gonadendystrophie mit folgender Infertilität, Gynäkomastie und ausbleibende Pubertät; zudem besteht ein deutlich erhöhtes Dysgerminom-Risiko. Eine geistige Retardierung ist nicht beschrieben. Über eine Häufung von asozialen Verhaltensmustern besteht keine einheitliche Auffassung.

XYY-Syndrom (47 XYY)

Die Häufigkeit des XYY-Syndroms beträgt 1:1.000 männliche Neugeborene und ist nicht mit pränatal zu diagnostizierenden Fehlbildungen assoziiert. Postnatal wird die Diagnose evtl. erst durch Hyperaktivität, Konzentrationsstörungen und ggf. gesteigertes Wachstum gestellt. In stabilem Umfeld mit emotionalem Ausgleich und ausreichender körperlicher Aktivität entwickeln sich die Knaben normal; die Reproduktionsfähigkeit ist nicht beeinträchtigt.

Triple-X-Syndrom (47 XXX)

Die Inzidenz des Triple-X-Syndroms liegt bei 1:1.000 weibliche Neugeborene. Mosaike sind häufig und zeigen weniger ausgeprägte klinische Symptome. Wie beim XYY-Syndrom sind keine typischen, pränatal zu diagnostizierenden Organfehlbildungen bekannt. Postnatal steht eine potenziell verlangsamte psychomotorische Entwicklung im Vordergrund, der IQ der Mädchen liegt in der Regel um 10% unter dem von chromosomal unauffälligen Geschwisterkindern. Die Fertilität der Mädchen ist nicht gestört. Die Prognose mit entsprechender psychosozialer Unterstützung sehr gut.

II

◘ Abb. 75.1.
**Prätibiales Ödem bei Mono-
somie X0**

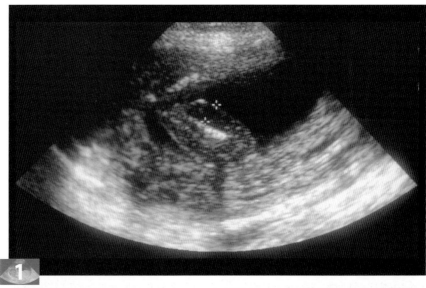

◘ Abb. 75.2.
**Septiertes Nackenhygrom
bei Monosomie X0**

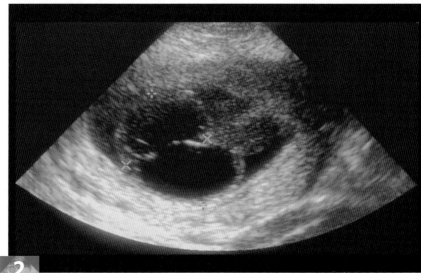

◘ Abb. 75.3.
**Nackenhygrom bei Monoso-
mie X0** (kindlicher Kopf im
Transversalschnitt im Bild *links*)

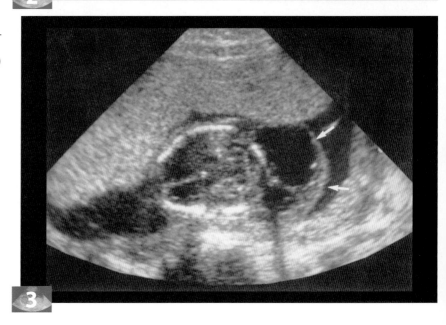

75 Monosomie X0

Das Ullrich-Turner-Syndrom (Monosomie X0), benannt nach Henry H. Turner, Endokrinologe, Oklahoma City, geb. 1892, ist bedingt durch das Fehlen eines der beiden X-Chromosomen eines weiblichen Individuums. Auch Mosaike (X0/XX, X0/XXX und X0/XY)) sind möglich. Die Monosomie X0 verursacht eine Trias bestehend aus sexuellem Infantilismus, Kleinwuchs sowie einem Dysmorphiesyndrom.

Epidemiologie

Die Inzidenz beträgt 1:2.500–3.000 weibliche Lebendgeborene. Der Anteil an frühen Aborten ist 9%. Rund 98% aller betroffenen Embryonen sterben bereits im 1. Trimenon. Das Alter der Mutter ist ohne Einfluss hinsichtlich des Auftretens der Monosomie X0. Das Alter des Vaters ist dagegen oft erhöht.

Sonographie

1–6

- Zystisches Hygroma colli: Entwicklungsfehlbildung des lymphatischen Systems. Der Anschluss des jugulären Lymphsackes an die venösen Gefäße erfolgt verspätet oder ist gestört. Es kann eine Fehlbildung der Lymphgefäße insgesamt vorliegen oder die Anzahl der Lymphgefäße reduziert sein. Diese septierten Hygrome können vom Kopf bis zur Lumbalregion reichen. Teilweise besteht eine hohe Proteinkonzentration in der Flüssigkeitsansammlung, welche wiederum eine Hypoproteinämie mit konsekutiver Entstehung eines generalisierten Ödems und Hydrops fetalis begünstigt.
- Nackenödem,
- Generalisierter Hydrops fetalis,
- Kardiovaskuläre Fehlbildungen bei 25–48% (Anomalien des linksventrikulären Ausflusstraktes – Aortenisthmusstenose, Aortenhypoplasie, Unterbrechung des Aortenbogens),
- Gonadendysgenesie,
- Urogenitaltrakt (Hufeisennieren, Nierenagenesie, -Hypoplasie, Pyelektasie),
- Verkürzte Femurlänge.

Klinik

Die Neugeborenen weisen prallelastische lymphangiektatische **Ödeme** an Händen, Füßen, Unterarmen und Unterschenkeln auf. Das Gesicht wirkt »alt« mit vergleichsweise großem Mund, tiefen Hautfalten unterhalb der Augenlider, großen, modellierten Ohren und loser Haut im Nackenbereich als Folge zystischer Hygrome während der Fetalperiode. Durch Flüssigkeitsverlust, Sklerosierung und Vernarbung des überdehnten Nackengewebes entsteht das **Pterygium colli** (flughautähnliche, vom Mastoid zum Akromion ziehende Hautfalte).

Im Kleinkindalter bilden sich die Hand- und Fußödeme zurück, es entsteht eine orangenartige Hautstruktur mit schlaffem Bindegewebe und zahlreichen Pigmentnävi. Die Mädchen weisen einen breiten und flachen Thorax (**Schildthorax**) mit weitem Mamillenabstand und ein sphinxähnliches Gesicht bei tiefem Haaransatz und inversem Haarstrich auf. An inneren Fehlbildungen kommen Aortenisthmusstenose und Urogenitalfehlbildungen (Hufeisenniere) vor. Das Skelettsystem kann mit Cubitus valgus, Fehlbildungen der Wirbelsäule, vergröberter Knochenstruktur im Bereich der Hand und kleinem Karpalwinkel beteiligt sein.

Bei der Jugendlichen/Erwachsenen ist **sexueller Infantilismus** das führende Symptom. Bis zum 3. Lebensmonat findet die ovarielle Differenzierung statt, danach erfolgt eine Degeneration der Keimdrüsen (seltener bei Vorliegen eines Mosaiks X0/XX). Die Ovarien imponieren als bindegewebige Stränge (»streak ovaries«). Es besteht eine **primäre Amenorrhö** sowie ein **Minderwuchs** (140–150 cm). Die Intelligenz ist normal entwickelt. Bei Vorliegen eines Mosaiks mit XY-Anteilen kann es in den Ovarien zu gehäuftem Auftreten von Gonadoblastomen und Dysgerminomen kommen. Auch das Endometriumkarzinom sowie extragonadale Tumoren (Gliome, Ganglioneurinome, Adenokarzinome des Verdauungstrakts und Schilddrüsenkarzinom) sind gehäuft.

Differenzialdiagnose

Nackenödem bei Trisomie 21 oder kardialen Anomalien, Hydrops fetalis immunologischer oder nichtimmunologischer Ursache (pränatale Infektion, Tumor, Herzinsuffizienz).

◘ Abb. 75.4.
Sehr ausgeprägtes septiertes Nackenhygrom bei Monosomie X0

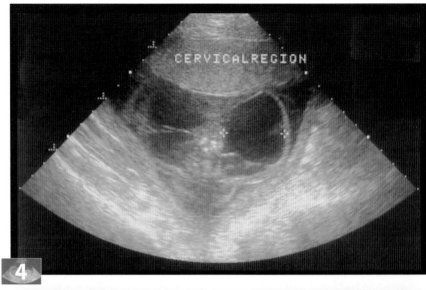

◘ Abb. 75.5.
Hydrops bei Monosomie X0: ausgeprägtes Hautödem (*Markierung*), Aszites (Transversaldarstellung)

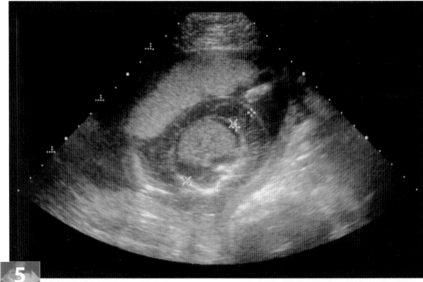

◘ Abb. 75.6.
Generalisierter Hydrops: Sagittalschnitt eines Fetus mit Monosomie X0 (Hautödem, Aszites und Hydrothorax)

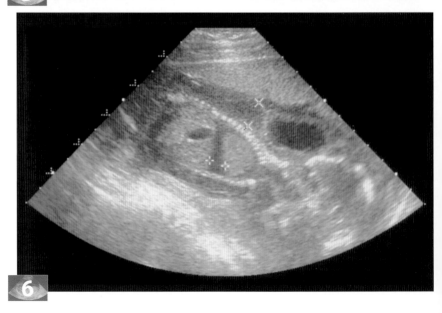

Geburtshilfliches Vorgehen

In Abhängigkeit des Hygroma colli sowie des Allgemein-
zustands des Feten (Hydrops fetalis) ist die Spontangeburt möglich. Bei Hydrops kommt es häufig zum IUFT im
1. oder 2. Trimenon.

Prognose

Bei lebendgeborenen Kindern ohne relevante Organfehlbildungen sind die Lebenserwartung und die intellektuelle Entwicklung nicht eingeschränkt. Die Prognose richtet
sich nach dem Ausprägungsgrad von zusätzlichen Anomalien.

Therapie

Etwa ab dem 13. Lebensjahr ist die Pubertätsinduktion mit
einem Östrogenpräparat indiziert. Nach Erreichen der
vorausberechneten Endlänge wird auf eine Östrogen-
Gestagen Kombination umgestellt evtl zusätzlich mit
DHEAS. Anabole Steroide können als Wachstumsinitia-
tor eingesetzt werden. Heutzutage werden Wachstums-
hormongaben erfolgreich zur Verbesserung der Endlänge schon im Kleinkindesalter eingesetzt. Der Infertilität der Frauen mit Turner-Syndrom ist nur durch eine
(in Deutschland nicht zugelassene) Eizellspende zu begegnen.

◘ Abb. 76.1.
Karyogramm eines Kindes mit struktureller Chromosomenstörung: balancierte reziproke Translokation von Chromosom 2 auf das Chromosom 3 (ungeordneter Chromosomensatz) (Pfeile markieren die Translokation)

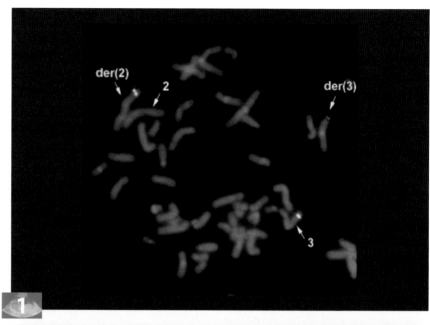

◘ Abb. 76.2.
Karyogramm eines Kindes mit struktureller Chromosomenstörung: balancierte reziproke Translokation von Chromosom 2 auf das Chromosom 3 (Chromosomen in Gruppen sortiert)

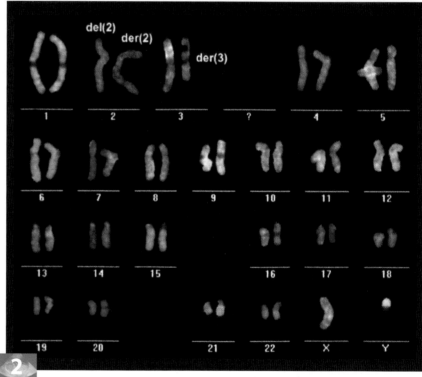

76 Strukturelle Chromosomenaberrationen

Zu einer Störung der normalen Chromosomen-struktur führt eine Translokation (z. B. reziproke oder Robertson-Translokation), Inversion, Duplika-tion, Deletion, Isochromosomen- oder Ringchro-mosomenbildung (intrachromosomal oder inter-chromosomal).

1–2

Strukturveränderungen ohne Verlust oder Zuge-winn von chromosomalem Material führen zu ba-lancierten Karyotypen, die häufig keinen Einfluss auf den Phänotyp haben und über mehrere Gene-rationen vererbt werden können. Bei Verlust oder Zugewinn von Chromosomensegmenten im Zuge von unbalancierten Strukturveränderungen des Karyotyps können partielle Monosomien oder Trisomien von Chromosomenfragmenten entste-hen. Diese sind für alle Autosomen bekannt und verursachen diverse Fehlbildungs-, Retardierungs- oder Dysmorphiesyndrome.

Epidemiologie

Für die genetische Beratung muss zwischen ererbten und de-novo-Erkrankungen unterschieden werden. Da etwa 50% der Chromosomenaberrationen de novo in der Ga-metogenese eines Elternteils entstehen, ist in diesen Fällen die Kenntnis des elterlichen Chromosomensatzes wich-tig. Die Häufigkeit balancierter Translokationen bei phä-notypisch unauffälligen Eltern beträgt 1:500 Lebend-geburten. Das Risiko der Geburt eines Kindes mit einer unbalancierten strukturellen Aneuploidie beträgt in Ab-hängigkeit des betroffenen Chromosoms und der Lage der Brüche 0–60%.

Klinik

Die häufigsten gemeinsamen Symptome bei autosomalen strukturellen Chromosomenaberrationen stellen die kör-perliche und geistige Entwicklungsretardierung, das Vor-kommen von Dysmorphiezeichen (Kopf, Hände, Füße), Auffälligkeiten der Hautleisten/-furchen und Fehlbildung innerer Organe dar. Selten sind Infertilität bei Männern oder monogen bedingte Erkrankungen (z. B. Neurofibro-matose bei balancierter Translokation 17q) die Folge des Strukturbruchs eines Chromosoms.

Cri-du-Chat-Syndrom

Genetik

Partielle Monosomie 5p.

Epidemiologie

1:50.000. Auftreten meist sporadisch, 20% bei balancierter Translokation mit erhöhtem Wiederholungsrisiko.

Klinik

Auffallend ist eine kraniofaziale Dysmorphie mit Verän-derungen von Kopf und Gesicht. Fast alle Neugeborenen haben einen abnorm kleinen, dolichozephalen Kopf, weit auseinanderliegende Augen (Hypertelorismus) sowie eine verbreiterte und abgeflachte Nasenwurzel und Mikrogna-thie. Kennzeichnend ist das eigenartige Schreien, welches besonders beim Neugeborenen und Säugling dem Miau-en einer Katze täuschend ähnelt. Der Muskeltonus ist überwiegend vermindert, Herzvitien sind häufig. Neben der Wachstumsretardierung ist in allen Fällen eine psy-chomotorische und geistige Entwicklungsverzögerung verschiedenen Ausmaßes (Persistenz archaischer Reflexe) beobachtet worden (IQ <20).

Sonographie

Pränatal können unspezifische kraniofaziale Dysmor-phiezeichen, ein auffallend kleiner, dolichozephaler Kopf, Wachstumsretardierung und evtl. Herzfehler auf-fallen.

Prognose

Die Letalität ist gering, geistige und körperliche Retardie-rung sind ausgeprägt.

◨ Abb. 76.3.
Postnatale Aufnahme eines Kindes mit Wolff-Hirschhorn-Syndrom: Mikrozephalie, ausgeprägte intrauterine Wachstumsretardierung, tiefsitzende Ohren

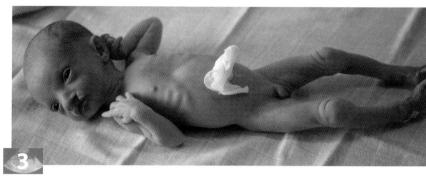

◨ Abb. 76.4.
Kraniofaziale Dysmorphie bei einem Kind mit Wolff-Hirschhorn-Syndrom: Hyperteleorismus, Lippenspalte, Mikrozephalus

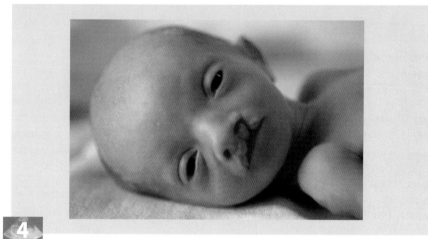

DiGeorge-Syndrom

Synonym: Velocardia-facial-Syndrom.

Genetik

Mikrodeletion Chromosom 22q11.

Häufigkeit

Es handelt sich um eine meist sporadisch auftretende Erkrankung die bei 1:50.000 Lebendgeborenen auftritt. Nur wenige Einzelberichte beschreiben eine familiäre Häufung.

Klinik

Das klinische Bild der Erkrankung ist sehr variabel und kann mild ausfallen. Das Vollbild zeigt allerdings eine Kombination schwerer Anomalien, darunter Aplasie des Thymus mit T-Zell-Defekt und Immunschwäche, Hypoplasie der Parathyreoideae mit Hypokalzämie und Krämpfen, Herzfehler (besonders konotrunkale Defekte), faziale Dysmorphien (Hypertelorismus, kurze Lidachsen, Epikanthus, breite, kurze Nase mit evertierter Nasenbodenebene, kurzes Philtrum, kleiner gespitzter Mund, Mikroretrogenie, tiefsitzende, dysmorphe Ohren), Arrhinenzephalie, Nierenaplasie und Skelettfehlbildungen.

> ### Sonographie
> Pränatalsonographisch können Herzfehler, einige faziale Dysmorphien (Mikroretrogenie, Hypertelorismus, tiefsitzende Ohren), die Nierenaplasie und Skelettfehlbildungen erfasst werden.

Prognose

Die Prognose der Erkrankung ist variabel und hängt von der Ausprägung der verschiedenen möglichen Störungen ab.

Wolff-Hirschhorn-Syndrom

Genetik

Monosomie 4p.

Häufigkeit

Es handelt sich um eine meist sporadisch auftretende Erkrankung, die bei 1:50.000 Lebendgeborenen auftritt, 10–20% bei balancierter Translokation mit erhöhtem Wiederholungsrisiko.

Klinik

3-4

Das klinische Bild der Erkrankung ist gekennzeichnet durch eine ausgeprägte körperliche und geistige Retardierung, kraniofaziale Dysmorphiezeichen (Mikrozephalie, Hypertelorismus, Epikanthus, Mikrognathie, tiefsitzende Ohren, Spaltbildungen) und Herzvitien (Ventrikelseptumdefekt).

> ### Sonographie
> Pränatalsonographisch können Herzfehler, einige faziale Dysmorphien [Mikrozephalie, Mikro(retro)gnathie, Hypertelorismus, tiefsitzende Ohren], und Wachstumsretardierung diagnostiziert werden.

Prognose

Es wird eine hohe perinatale und Säuglingsmortalität berichtet. Überleben die Kinder das 1. Lebensjahr, ist die Lebenserwartung unklar. Geistige und körperliche Retardierung sind kennzeichnend, zerebrale Krampfleiden sehr häufig.

Pränataldiagnostik

Die ausschließlich sonographische Pränataldiagnostik ist schwierig, da sich meist nur unspezifische Fehlbildungen erfassen lassen. Es stehen im allgemeinen neben einer generellen Wachstumsretardierung auch kraniofaziale Dysmorphien, kardiale Vitien (Aortenfehlbildungen, Septumdefekte), urogenitale Veränderungen (Hufeisennieren, Nierenzysten, Nierenaplasien) oder Spaltfehlbildungen (Lippen-Kiefer-Gaumen-Spalten, Meningomyelozelen) im Vordergrund. Bei anamnestischem oder ultrasonographischem Verdacht sollte eine invasive Diagnostik zur fetalen Karyotypisierung angeboten werden. Weitere seltene, pränataldiagnostisch erfassbare, strukturelle Chromosomenaberrationen sind unter anderem das Williams-Beuren-Syndrom (Chromosom 7), Langer-Giedion-Syndrom (Chromosom 8), Prader-Labhart-Willi-Syndrom und Angelman-Syndrom (beide Chromosom 15), sowie Lisenzephalie- und Smith-Magenis-Syndrom (beide Chromosom 17). Die weitere genetische Beratung muss individuell je nach Prognose der jeweiligen Aneuploidie erfolgen.

◘ Tabelle 77.1. **Autosomal-rezessive Erkrankungen**

Erkrankung	Häufigkeit	Sonographische Auffälligkeiten
Zystische Fibrose	1:2.000	~ Echoreicher Darm
Tay-Sachs	1:3.000	
α_1-Antitrypsin-Defekt	1:4.000	
AGS	1:5.000	~ Unklares Genitale
Phenylketonurie	1:5.000–10.000	~ Herzfehler
Spinale Muskelatrophien	1:20.000	
Morbus Gaucher	1:25.000	
Meckel-Gruber-Syndrom	1:90.000	~ Enzephalozele, Hexadaktylie, zystische Nierendysplasie
Homozystinurie	1:45.000–200.000	

◘ Tabelle 77.2. **Autosomal-dominante Erkrankungen**

Erkrankung	Häufigkeit	Sonographische Auffälligkeiten
Polyzystische Nieren (adult)	1:1.000	
Crouzon-Syndrom	1:2.500	~ Frontonasale Dysplasie
Neurofibromatose Typ I	1:3.000	
Apert-Syndrom	1:10.000	~ Frontonasale Dysplasie (multizystische Nierendysplasie)
Chorea Huntington	1:10.000	
Familiäre Polyposis coli	1:10.000	
Myotone Dystrophie	1:10.000	
Achondroplasie	1:10.000–30.000	~ Skelettauffälligkeiten
Retinoblastom	1:20.000	
Marfan-Syndrom	1:25.000	~ Herzfehlbildung

77 Monogene Erbkrankheiten

Grundlage der Betrachtung monogener Erkrankungen sind die Mendel-Gesetze mit der Unterscheidung in rezessive und dominante Merkmale. Es handelt sich dabei um eine Frage der Gendosis: Bei einer dominanten Erkrankung kommt es bei einem Gendefekt **einer** Kopie (Allele) bereits zur Erkrankung, während bei einer rezessiven Erkrankung ein Defekt bei **beiden** Kopien vorliegen muss. Bei Stoffwechselstörungen ist **eine** funktionsfähige Kopie oft ausreichend (evtl. nur 50% Enzymaktivität), während die für die Zell- oder Gewebestruktur zuständigen Gene bei einem Defekt neben dem normalen auch das veränderte Produkt bilden. Dies führt dann zur Erkrankung oder Fehlbildung.

Autosomal-rezessive Vererbung (Tabelle 1)

Die Erkrankung wird manifest bei homozygoter Mutation, während der homozygote Wildtypträger und Heterozygote (Überträger) nicht erkranken. Sind beide Eltern heterozygot, besteht ein Risiko von 25% für ein krankes Kind. Diese Erkrankungsgruppe ist sehr selten (>1:10.000) und betrifft zumeist Stoffwechselstörungen. Höhere Inzidenzen finden sich unter Verwandtenehen oder in Isolaten (Amish-People oder Aschkenasim-Juden). Oft ist die Heterozygotenhäufigkeit einer Population bekannt und Heterozygotentests können molekulargenetisch oder biochemisch durchgeführt werden. Die **zystische Fibrose** (Mukoviszidose) ist die häufigste autosomal-rezessive Erkrankung der weißen Bevölkerung. Die Erkrankungshäufigkeit liegt zwischen 1:2.000 2.500 mit einer Heterozygotenfrequenz von 1:20–25. Visköses Sekret führt zur Obstruktion von pulmonalen und intestinalen Drüsenausführungsgängen. Beim Neugeborenen manifestiert sie sich in vielen Fällen als Mekoniumileus, bei Männern gelegentlich ausschließlich als (Aplasie) beider Vasa deferentes. Das Gen liegt auf Chromosom 7. Delta F 508 (Deletion von 3 Basen). In Exon 10 ist die häufigste Mutation (70% in D) lokalisiert. Allerdings sind mehr als 1.000 verschiedene Mutationen bekannt. Nicht nur Homozygote, sondern auch compound Heterozygote können die Erkrankung ausbilden. Das Genprodukt, ein Membranprotein, welches für den Transport von Chloridionen durch die Zellmembran zuständig ist, wurde bisher gut charakterisiert und verspricht erste Ansätze für eine Gentherapie.

Autosomal-dominante Vererbung (Tabelle 2)

Heterozygote und Homozygote, sowie 50% der Nachkommen von Heterozygoten erkranken. Schwere Verlaufsformen bleiben oft ohne Nachkommen. Dafür gibt es eine beachtliche Anzahl an Neumutationen. Die Erkrankungen (Fehlbildungen) sind oft äußerlich sichtbar, allerdings können folgende zusätzliche Parameter das Gesamtbild beeinflussen: unvollständige Penetranz, Spätmanifestation, Pleiotropie oder das Vorliegen eines Keimzellmosaiks. Risikoberechnungen können durch das Bayes-Theorem präzisiert werden. Beim *Marfan-Syndrom* tritt eine Störung der Kollagensynthese auf, bei der meist das Skelett, die Augen und das kardiovaskuläre System betroffen sind. Die Erkrankung zeichnet sich durch eine variable Expressivität aus. Das Gen liegt auf Chromosom 15. Bisher sind 80 verschiedene Mutationen beschrieben, die zu unterschiedlichen Funktionsstörungen führen. Genotyp-Phänotyp-Korrelationen sind für bestimmte Bereiche im Gen möglich, jedoch sind diese für den neonatalen Marfan nicht zuverlässig. Es besteht Heterogenität durch ein Gen auf Chromosom 5q, welches zu einem ähnlichen Krankheitsbild ohne kardiovaskuläre Symptome führt. **Chorea Huntington** ist eine neurodegenerative Erkrankung mit vollständiger Penetranz, die zu unwillkürlichen choreatischen Bewegungen, psychischen Störungen und Demenz führt und die ausschließlich durch Spätmanifestation gekennzeichnet ist. Das Gen liegt auf Chromosom 4. Expandierende Trinukleotide – CAG – werden in bis zu 37 Repeats bei Gesunden gefunden, über 39 Repeats führen zur Erkrankung.

X-chromosomale Vererbung (Tabelle 3 und Tabelle 4)

Rezessive Erkrankungen treten fast nur bei Männern in Erscheinung, da für das X-Chromosom Hemizygotie vorliegt. Frauen sind meist nur Überträgerinnen. Töchter erkrankter Männer sind Überträgerinnen, während alle Söhne gesund sind. Bei Überträgerinnen erkranken 50% der Söhne, während 50% der Töchter selbst zu Überträgerinnen werden. Die **Muskeldystrophie Duchenne** tritt mit einer Häufigkeit von etwa 1:3.000 Jungen auf. Diese sind zunächst gesund, bekommen aber später Probleme beim Treppensteigen. Ab dem 8. bis 12. Lebensjahr werden die meisten Kinder gehunfähig. Die Lebenserwartung beträgt weniger als 20 Jahre. Das Gen liegt auf Xp21. Das Genpro-

◻ Tabelle 77.3. X-chromosomal-rezessive Erkrankungen

Erkrankung	Häufigkeit	Sonographische Auffälligkeiten
Farbblindheit	1:500–2.000	
Martin-Bell-(fragiles-X-)Syndrom	1:1.000	
Muskeldystrophie Typ Duchenne	1:3.000	
Hämophilie A	1:10.000	Hydrops fetalis
Hämophilie B	1:25.000	Hydrops fetalis
Lesh-Nyhan-Syndrom	1:300.000	
Norrie-Syndrom	Selten	
Wiskott-Aldrich-Syndrom	Selten	

◻ Tabelle 77.4. X-chromosomal-dominante Erkrankungen

Erkrankung	Häufigkeit	Sonographische Auffälligkeiten
Incontinentia pigmenti	1:75.000	
Orofaziodigitales Syndrom	1:80.000	~ Zystennieren
Aicardi-Syndrom	Selten	

dukt Dystrophin wird nicht ausreichend gebildet. Bei einem Drittel aller Erkrankungen handelt es sich um Neumutationen, während in etwa 60% Deletionen des Genbereichs verantwortlich sind. In einigen Fällen wurden Keimzellmosaike beschrieben. Nach der **Lyon-Hypothese** wird in jeder weiblichen Zelle der größte Teil eines der beiden X-Chromosomen nach dem Zufallsprinzip inaktiviert. Damit tritt eine Dosiskompensation für Gene ein, die kein homologes Gen auf dem Y-Chromosom besitzen. Frauen sind damit funktionell hemizygot und X- rezessive Erkrankungen treten somit in unterschiedlicher Ausprägung auf. Bei der **dominanten Vererbung** erkranken hemizygote Männer und heterozygote Frauen. Dabei erkranken alle Töchter und keine Söhne von betroffenen Männern und 50% aller Kinder von betroffenen Frauen. Männer sind oft deutlich schwerer betroffen. Die Erkrankungen verlaufen häufig letal.

Nomenklatur

Ein **Allel** bezeichnet die Lokalisation eines Gens auf einem bestimmten Chromosomenabschnitt, wobei der **Wildtyp** ein in der jeweiligen Bevölkerungsgruppe häufiges oder »normales« Allel darstellt, während die **Mutation** eine Veränderung in der DNA im Vergleich zum Wildtyp meint. Bei **Homozygotie** sind beide Allele identisch, bei **Hetero**zygotie unterschiedlich. **Hemizygotie** ist das natürliche Vorliegen nur eines Allels, bei dem rezessive und dominante Wirkung identisch ist. Die **Heterogenität** beschreibt unterschiedliche Mutationen im gleichen Gen (allelische Heterozygotie – compound Heterozygotie) oder das Vorhandensein unterschiedlicher Gene (nichtallelische Heterozygotie). Das Vorkommen von 2 oder mehr Allelen am gleichen Genort wird **Polymorphismus** genannt. Unter **Pleiotropie** versteht man einen Gendefekt (z. B. Protein) der verschiedene Manifestationen haben kann. **Variable Expressivität** liegt vor, wenn die Krankheitserscheinungen sich in der Ausprägung variabel präsentieren und gelegentlich nur Mikrosymptome zu finden sind. Bei **reduzierter Penetranz** sind nicht alle Träger einer Mutation betroffen. Manche Erkrankungen, insbesondere Karzinome sind durch **somatische Mutationen** gekennzeichnet, die postzygotisch auftreten. Bei Mosaiken liegen 2 oder mehr genetisch unterschiedliche Zelllinien in einem Gewebe vor. Das Auftreten von **Keimzellmosaiken** muss bei monogenen Erkrankungen in die Risikoberechnung miteinbezogen werden. Unter **Antizipation** versteht man eine von Generation zu Generation schwerer oder früher auftretende Manifestation. **Expandierende Trinukleotide** sind Wiederholungen (Repeats) von meist 3 Nukleotiden, die der Antizipation unterliegen, dabei haben Gesunde wenige Repeats, Erkrankte oft mehrere hundert Repeats.

Maternale und fetale Schwangerschaftserkrankungen

◘ Abb. 78.1.
**Pathologischer Doppler
der A. umbilicalis:** Patientin in
der 27. SSW. mit stark erhöhten
Blutdruckwerten. Verminderter
diastolischer Fluss in der A. umbilicalis. Resistance-Index bei
0,85 pathologisch

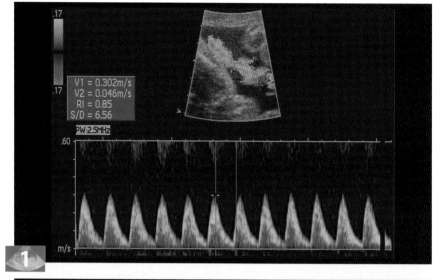

◘ Abb. 78.2.
**Dieselbe Patientin wie
in Abb. 78.1:** Flussmessung
in der A. cerebri media.
Normalwert mit Resistance-
Index 0,81

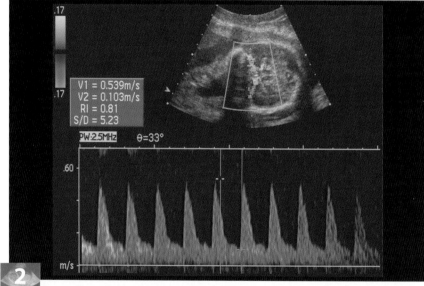

◘ Abb. 78.3.
Notching der A. uterina:
Dieselbe Patientin wie in
Abb. 78.1: Deutliche früh-
diastolische Einkerbung des
Blutflusses in der A. uterina
(»Notching«)

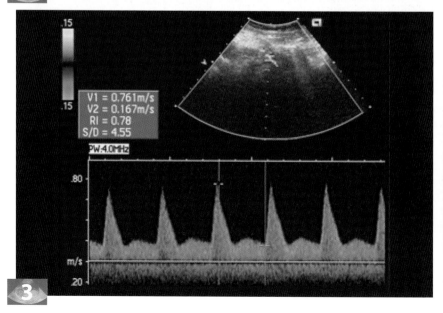

78 Schwangerschaftsinduzierte Hypertonie, Präeklampsie, Eklampsie, HELLP-Syndrom

Erkrankungen, die mit einer Blutdruckerhöhung in der Schwangerschaft einhergehen, sind relativ häufig (5–10% aller Schwangeren). Sie können je nach Ausprägungsgrad einen mehr oder weniger dramatischen Verlauf für Mutter und Kind nehmen.

Definition

Kriterien der International Society for the Study of Hypertension in Pregnancy (ISSHP 1986):

- Eine **schwangerschaftsinduzierte Hypertonie** (SIH) wird definiert durch einen diastolischen Blutdruckwert von 110 mmHg bei einmaliger Messung oder einem Wert von 90 mmHg bei zweimaliger Messung im Abstand von 4–6 h. Die systolische Grenze des Normbereichs wird mit 140–160 mmHg angegeben (für die Klassifikation nicht ausschlaggebend). Bei präexistenter essentieller Hypertonie können die Blutdruckwerte im 1. Trimenon durch die schwangerschaftsbedingte Vasodilatation transient niedriger sein. Die klassische SIH tritt im 2. Trimenon auf.
- Die **Präeklampsie** (früher EPH-Gestose) ist als gemeinsames Auftreten von Schwangerschaftshypertonie und Schwangerschaftsproteinurie (mindestens 0,3 g/l im 24-Stunden-Sammelurin oder mindestens 1 g/l bei 2 Proben im Abstand von mehr als 4 h) definiert. Daneben können Augenflimmern, Kopf- und Oberbauchschmerzen, Hyperreflexie und Dyspnoe (Lungenödem) zum Bild der schweren Präeklampsie führen.
- Die **Eklampsie** beschreibt eine Komplikation der schweren Präeklampsie mit plötzlichem Auftreten von generalisierten, tonisch-klonischen Krampfanfällen, Apnoe, Zyanose und Bewusstlosigkeit bis hin zum tiefen Koma.
- Das **HELLP-Syndrom** (»haemolysis, elevated liver enzymes, low platelets«) wird als seltene, aber potenziell lebensbedrohliche Erkrankung für Mutter und Kind verstanden. Die Hypertonie gilt hier nicht als Leitsymptom und muss nicht zwingend vorliegen. Pathophysiologisch wird eine akute Endothelschädigung postuliert, der Gefäßveränderung, Gerinnungsstörung (Thrombopenie bis DIC), Leberschädigung und Blutungsgefahr bzw. akute Schwangerschaftsfettleber folgen können. Klinisch zeigen sich starke Oberbauchschmerzen, Blutbildveränderungen (s. oben), schwere Entzündungsreaktionen (z. B. Leber, Magen, Nieren, Galle) und Bewusstseinsstörungen. Es ist eine mütterliche Sterberate von bis zu 4%, eine kindliche von bis zu 23% zu erwarten. Die derzeit einzig etablierte Therapie ist in der sofortigen Entbindung und folgenden intensivmedizinischen Behandlung zu suchen.

Epidemiologie

Hypertone Blutdruckwerte finden sich bei 5–10% aller werdenden Mütter. In 1–2% werden schwere Verlaufsformen (schwere Präeklampsie, Eklampsie) beobachtet. Die maternale Mortalität der Eklampsie liegt bei 12–22%. Nach Thromboembolien, Hämorrhagien und Infektionen steht die Präeklampsie an 4. Stelle der mütterlichen Todesursachenstatistik. Insgesamt 20% der Frühgeburten in Deutschland sind SIH-assoziiert. Das Wiederholungsrisiko für eine Präeklampsie-Eklampsie in einer Folgeschwangerschaft liegt bei 20–65%, für ein HELLP-Syndrom bei 3–24% und steht in Abhängigkeit zum Zeitpunkt des Auftretens der Erkrankung bei der vorhergehenden Schwangerschaft (je früher, desto wahrscheinlicher).

Pathophysiologie

Die Ursache der maternalen Blutdruckdysregulation in der Schwangerschaft ist nach wie vor ungeklärt. Vermutet wird eine Implantationsstörung, die zu einer pathologischen Interaktion zwischen mütterlichem Immunsystem und dem Schwangerschaftsprodukt führt. Ein sich daraus ergebendes Ungleichgewicht im Arachidonsäurestoffwechsel (die Thromboxan-Prostacyclin-Homöostase ist betroffen) unterhält das Krankheitsbild.

Risikofaktoren

Folgende Faktoren gelten als Risiko für das Auftreten einer Präeklampsie:

- SIH oder Präeklampsie in vorangegangener Schwangerschaft (besonders bei Auftreten vor der 28. SSW)
- Junge bzw. alte Erstgebärende
- Diabetes
- Geminigravidität
- Genetische Prädisposition (Präeklampsie bei Mutter oder Schwester in der Schwangerschaft, bekannte Thrombophilie bzw. Lues)
- Junge Partnerschaft (<1 Jahr)
- Body-mass-Index >30 (präkonzeptionelle Gewichtsreduktion empfehlenswert)
- Chronische Hypertonie

▣ Tabelle 78.1. Antihypertensive medikamentöse Therapie in der Schwangerschaft

	Medikament	Wirkmechanismus	Dosierung	Nebenwirkungen
1. Wahl	α-Methyldopa (Presinol)	zentraler α_2-Rezeptor-agonist	500–3.000 mg/Tag (2–4 Dosen p. o.)	Keine, sicherstes Medikament nach einer medianen Nachbeobachtungszeit von 10 Jahren
2. Wahl (oder zur Kombinations-behandlung)	Metoprolol (Beloc)	selektiver β_1-Blocker	50–150 mg/Tag (2–3 Dosen p. o.)	Selten IUGR, fetale/maternale Bradykardie postparal, 1:1 Plazentapassage, senkt den Sympathikotonus, das HZV sowie die Reninsekretion
2. Wahl (Akutmedi-kation)	Dihydralazin (Nepresol)	Vasodilatation (direkte periphere Gefäßwirkung)	30–300 mg/Tag (p. o. oder i. v.)	Reflextachykardie, Kopfschmerz, Unruhe, Unwohlsein, Ödeme, CTG-Alterationen, lange HWZ von 2,5 h insgesamt stehen wenige Untersuchungsdaten zur Verfügung
2. Wahl (als Alternative zur i. v.- und p. o.-Therapie geeignet)	Urapidil (Ebrantil)	Postsynaptischer α_1.Blocker	2 mg/h (4 Amp. mit 30 ml NaCl), gute Dosierbar-keit durch i. v.-Titrierung, p. o. oder i. v.	Schnell wirksam, kein Reboundeffekt, kein erhöhter Sympathikotonus, Blut-drucksenkung ohne Reflextachykardie, keine fetale Bradykardie, keine vermin-derte Plasmareninaktivität, Übertritt in die Muttermilch 1:1 (in der Stillzeit kon-traindiziert)
Supplementär	Magnesium		p. o. oder i. v.	

Screening durch Dopplersonographie

Als Präeklampsie/IUGR-Screening wird die Kontrolle der Widerstandsindizes der Aa. uterinae im 2. Trimenon verstanden. Als Folge einer sekundären Trophoblastinvasionsstörung (Ersatz der Muskularis durch throphoblastäres Einsprossen) können Widerstandsveränderungen im plazentaren Gefäßbett nachgewiesen werden. Je nach Schwangerschaftsalter sind dabei Notching (frühdiastolische Inzisur), sowie Pulsatilitäts- und Resistance-Indizes oberhalb der 95. Perzentile als pathologisch zu werten. In der 20. SSW lässt sich ein bilaterales Notching bei 20–40% der Mütter nachweisen (physiologisches Flussmuster in der Frühschwangerschaft), ab der 25. SSW noch bei 5% der Patientinnen. Etwa 70% der Patientinnen mit Präeklampsie gehören zu diesem Kollektiv. Daher wird bei diesen Patientinnen eine regelmäßige ambulante Blutdruckmessung und eine engmaschigere Schwangerschaftsüberwachung mit fetaler Wachstums- und Dopplerkontrolle (A. umbilicalis) empfohlen.

Sonographie

Die fetale Überwachung sollte je nach Grad der Hypertonie in 1- bis 2-wöchentlichen Abständen erfolgen. Hierbei sind das kindliche Wachstum (IUGR-Gefahr) 10- bis 14-tägig und die Flussparameter des fetoplazentaren Kompartiments je nach Ausmaß der Widerstandsveränderungen wöchentlich (pathologische Verhältnisse auf die A. umbilicalis beschränkt) oder 2- bis 3-mal wöchentlich (höhergradige Dopplerauffälligkeiten) zu kontrollieren. Die Entscheidung zum Entbindungszeitpunkt ist anhand der Dynamik der biometrischen und dopplersonographischen Veränderungen, dem Erfolg der antihypertensiven Behandlung und dem jeweiligen Gestationsalter individuell zu stellen.

Prophylaxe und Therapie

Die prophylaktische Aspiringabe (ASS 100 mg/Tag bis 36. SSW) bei Risikopatienten ist nebenwirkungsarm, in ihrer Wirkung allerdings umstritten. Auch hochdosierten Vitamin-C- und -E-Gaben (1.000 bzw. 400 mg/Tag) wird von einigen Autoren ein gewisser Nutzen zugeschrieben. Bei genetischer Prädisposition gemeinsam mit einer vererbbaren Thrombophilie (z. B. Faktor-V-Leiden-Mutation) wird zusätzlich eine Prophylaxe mit niedermolekularem Heparin und Folsäure empfohlen.

Die antihypertensiv medikamentöse Therapie ist erst nach Überschreiten der oben genannten Grenzwerte indiziert. Zudem sollte zur körperlichen Schonung geraten werden. Die Tabelle 1 beschreibt die empfohlenen Therapeutika.

Eine zu rasche Blutdrucksenkung über 10%/h ist zu vermeiden. Systolische Zielwerte liegen im oberen Normbereich. Typische Komplikationen einer antihypertensiven Therapie in der Schwangerschaft sind Reflextachykardie und Kopfschmerzen, selten Lungenödeme und Oligurie. Initial ist die Behandlung als Monotherapie vorzunehmen. Eine Kombination von Anithypertensiva ist erst bei Therapieversagen (unterschiedlichen Wirkungseintritt der verwendeten Einzelsubstanzen beachten) einzusetzen. Kalziumantagonisten sind nur bei sehr strenger Indikation zu erwägen, ACE-Hemmer und Diuretika immer kontraindiziert. Postpartal sind bei stillenden Müttern α-Methyldopa und Dihydralazin Medikamente der ersten Wahl, da β-Blocker und Urapidil unverdünnt in die Muttermilch übergehen und dann ein strenges Neugeborenenmonitoring notwendig wird.

Antikonvulsive Therapie

Krampfanfälle stellen eine schwere Komplikation einer Präeklampsie und stets einen akuten geburtshilflichen Notfall dar. Gelegentlich, bei rasch progredienten Ödemen und Proteinurie, können eklamptische Krämpfe auch ohne Hypertonie auftreten. Zur symptomatischen Akuttherapie werden Magnesium i.v. initial 2–4 g in 10–20 min, danach 1–2 g/h bis 48 h postparal empfohlen. Daneben können 10–20 mg Diazepam langsam i. v. verabreicht werden, hierbei muss mit einer Rezidivrate von 5% gerechnet werden. Als kausale Behandlung der Eklampsie steht nur die rasche Schwangerschaftsbeendigung (durch Sectio caesarea) zur Verfügung.

Postnatale Behandlung

Allen betroffenen Patientinnen ist eine nachstationäre Blutdruckkontrolle 4–6 Wochen nach der Geburt zu empfehlen. SIH-Patientinnen sind auch in Folgeschwangerschaften vermehrt gefährdet, an Präeklampsie und im späteren Leben auch an Hypertonie zu erkranken.

■ Abb. 79.1.
Normwerte des oralen Glukosetoleranztexts: zeitliche Abfolge der Toleranzwerte noch oraler Zuckerbelastung mit 100 g Glukose

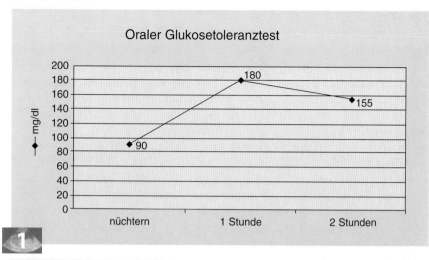

■ Abb. 79.2.
Polyhydramnion: Deutliche Vermehrung des Fruchtwassers bei ausgeprägtem Gestationsdiabetes

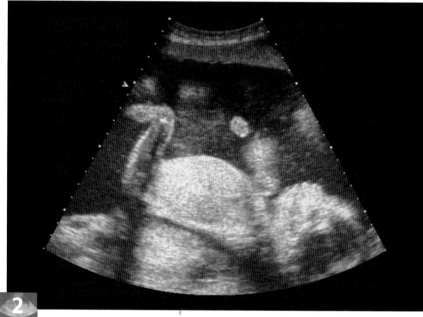

Komplikationen für Mutter und Neugeborenes bei einem Geburtsgewicht >4000 g	
Komplikation	**Relatives Risiko [%]**
Schulterdystokie	2,0–38
Brachialplexuslähmung	16–21,6
Knöcherne Verletzungen/Frakturen	1,4–9,7
Protrahierte Geburt	2,2–3,2
Asphyxie/niedriger APGAR-Wert	1,7–5,6
Zangengeburt/Vakuumextraktion	1,5–2,6
Verletzungen der Geburtswege/des Dammes	1,6–5,1
Atonische Nachblutung	1,6–5,2
Kopf-Becken-Missverhältnis	1,9–2,2
Sectio caesarea	1,2–2,9

79 Diabetes mellitus

Bei Störungen des Kohlenhydratstoffwechsels in der Schwangerschaft ist zwischen einem präexistenten juvenilen Diabetes mellitus und einem schwangerschaftsinduzierten Diabetes zu unterscheiden.

Die Bedeutung eines Diabetes in der Schwangerschaft beruht für das Ungeborene neben einem 2- bis 3fach erhöhten Fehlbildungsrisiko, der Plazentainsuffizienz, der Gefahr eines intrauterinen Fruchttodes und der erhöhten perinatalen Mortalität durch Frühgeburtlichkeit auch auf dem erhöhten Risiko einer postpartalen Stoffwechselentgleisung und eines Atemnotsyndroms.

Inzidenz

Der Diabetes mellitus zählt zu den häufigsten endokrinen Erkrankungen. Etwa 0,2% aller Schwangeren sind von einem präexistenten Diabetes mellitus betroffen. Ein schwangerschaftsinduzierter Diabetes kommt in Mitteleuropa bei ca. 5% aller Schwangeren in unterschiedlichen Ausprägungen vor. Da es in Deutschland derzeit kein Screening auf eine diabetische Stoffwechsellage in der Schwangerschaft gibt, ist eine gezielte Anamnese notwendig. Folgende Hinweiszeichen sollten Anlass zu weiterführender Diagnostik sein: positive Familienanamnese, Gestationsdiabetes in einer vorangegangenen Schwangerschaft, Kind mit >4.000 g Geburtsgewicht in der Vorgeschichte, Zustand nach rezidivierenden Spontanaborten, Zustand nach Präeklampsie, rezidivierende Harnwegsinfekte, Adipositas.

Sonographie

Bei präexistentem Diabetes mellitus und bei neu diagnostiziertem Gestationsdiabetes ist aufgrund der kindlichen Gefahren (s. oben) eine gründliche Ultraschalldiagnostik notwendig. Folgende Punkte sollten hierbei Beachtung finden:

- Besteht eine fetale Makrosomie? (Biometrie – BIP, FRO, AU, FL) ggf. Überprüfung des errechneten Entbindungstermins (Frühultraschall)
- Gewichtsschätzung (*Cave*: Schätzungen besonders im hohen Gewichtsbereich mit erheblichen Messfehlern behaftet)
- Polyhydramnion (»amniotic fluid index«)
- fetale Fehlbildungen (Herz, ZNS, Lippen, Thorax, Magen Gastrointestinaltrakt, Niere, Blase, 3 Nabelschnurgefäße, Wirbelsäule, Extremitäten)
- Plazentainsuffizienz, Wachstumsretardierung (dopplersonographische Überprüfung des Flusswiderstandes in der A. umbilicalis, ggf. A. cerebri media, Aa. uterinae (Notching; s. Kap. Dopplersonographie). Biometrie – BIP, FRO, AU, FL

Bei einer diabetischen Stoffwechselsituation werden ab der Mitte des 2. und im 3. Trimenon eine 14-tägige Verlaufskontrolle des kindlichen Wachstums, der Fruchtwassermenge und der Dopplerparameter notwendig, um frühzeitig eine kindliche Gefährdung zu erkennen. Bei Normabweichungen des Wachstums, der Fruchtwassermenge oder eines oder mehrerer Dopplerparameter ist die Überwachung entsprechend engmaschiger zu gestalten.

Die Diagnose eines Schwangerschaftsdiabetes wird, gemessen an der Inzidenz, zu selten gestellt!

Weiterführende Diagnostik

Orale Glukosetoleranztests (oGTT) können unter unterschiedlichen Prämissen (Zeitdauer des Tests, Nüchternheitsstatus) mit 50 oder 100 g Glukose durchgeführt werden.

Geburtshilfliches Vorgehen

Aufgrund der bei Diabetes potenziell auftretenden Plazentainsuffizienz ist eine Terminüberschreitung zu vermeiden. Je nach Blutzuckereinstellung, den Ergebnissen der geburtshilflichen Überwachungsparameter (CTG, Doppler) und der Compliance der Patientin ist die Geburtseinleitung individuell zu gestalten (spätestens zum Entbindungstermin). Eine neonatologische Überwachung und ggf. Behandlung des Kindes einer insulinpflichtigen Mutter ist aufgrund der Gefahr postnataler Hypoglykämien und dem gesteigerten Risiko eines Atemnotsyndroms (erhöhte perinatale Mortalität) indiziert.

Postpartal sinkt der Insulinbedarf (juveniler Diabetes) drastisch ab. Ein Gestationsdiabetes erfordert in der Regel postpartal keine weitere Therapie. Trotz Normalisierung der BZ-Werte ist eine weitere Betreuung beim Internisten im Intervall (6–12 Monate) indiziert, da das Risiko, in den folgenden Jahren einen Diabetes mellitus zu entwickeln, deutlich erhöht ist (Inzidenz 30–50% innerhalb von 10 Jahren).

Therapie

Das Ziel ist die Normalisierung und in der Folge das Einhalten normaler Glukosewerte (Nüchternwerte zwischen 60 und 120 mg%, postprandial Werte stets unter 130 mg%). Die diätetische Behandlung ist zur Stoffwechselkontrolle bei den meisten Gestationsdiabetikerinnen (BZ-Selbstmessung) ausreichend. Schwere Formen (BZ-Werte des oGTT deutlich im pathologischen Bereich) erfordern die Hospitalisierung und die Einleitung einer Insulintherapie in Kooperation mit den Internisten. *Cave*: Der Insulinbedarf in der Schwangerschaft unterliegt bei starken interindividuellen Schwankungen einer spezifischen Dynamik, welche im Monitoring und bei der Insulindosierung beachtet werden muss.

▼

II

◘ Abb. 80.1.
**Hydrozephalus internus
bei pränataler Infektion
mit Toxoplasma gondii:**
Beidseitige Erweiterung der
echoleeren Hinterhörner der
Seitenventrikel

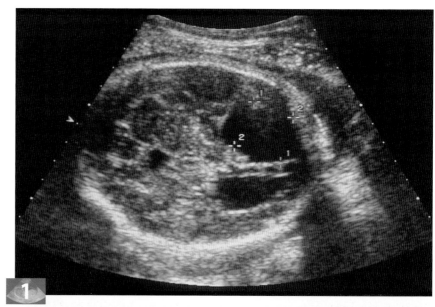

◘ Abb. 80.2.
**Pränatale Toxoplasmose-
infektion:** im Koronarschnitt
bilaterale Ventrikulomegalie
der Seitenventrikel mit peri-
ventrikulären, intrazerebralen
Verkalkungsherden (echoreich)

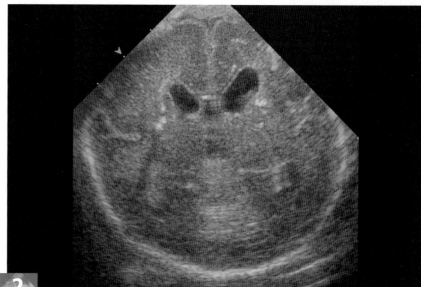

80 Intrauterine Infektionskrankheiten

Seit der Entdeckung der Rötelnembryopathie durch Gregg 1941 fand die pränatale Infektiologie zunehmend die Aufmerksamkeit der Pränataldiagnostiker. Krankheitserreger können während der Schwangerschaft auf das Kind und die Plazenta übertragen werden. Kritisch ist dabei meist die Erstinfektion der Mutter. Je nach Zeitpunkt und Schweregrad resultiert ein intrauteriner Fruchttod, eine Embryopathie mit Fehlbildungen oder eine Fetopathie mit generalisierter, lokalisierter oder asymptomatischer Infektion.

Die pränatal relevanten Infektionen werden unter dem Akronym **TORCH** subsumiert:
- T (Toxoplasma gondii),
- O (»other infectious microorganisms«, darunter Varizella-Zoster-, Masern-, Mumps-, Coxsackie B-/Adeno-, Papilloma-, Parvo-B19-Virus – Ringelröteln, Treponema pallidum, Listerien, Borrelien, Gonokokken, Chlamydien, B-Streptokokken),
- R (Rötelnvirus),
- C (Zytomegalievirus),
- H (Herpes simplex, Hepatitis, HIV).

Die Mehrzahl dieser Erreger führen zu prä- oder peripartalen Komplikationen. Ein nichtimmunologischer Hydrops fetalis kann bei Adenovirus-, Treponema-pallidum-, Herpes-simplex-, Listerien- und Chlamydieninfektionen beobachtet werden. Zudem sind Listerien- und Chlamydieninfektionen mit Frühgeburtsbestrebungen bzw. septischen Aborten assoziiert. Schwerpunktmäßig sollen im folgenden die sechs wichtigsten Infektionen diskutiert werden, die pränataldiagnostisch durch ein gehäuftes Auftreten von Embryo- bzw. Fetopathien beachtet werden müssen:

Toxoplasmose

Erreger

Toxoplasma gondii zählt zu den Protozoen. Sie vermehren sich geschlechtlich im Katzendarm und befallen den Mensch als Zwischenwirt.

Epidemiologie

Die Inzidenz einer kongenitalen Toxoplasmoseinfektion liegt bei 1:600 Lebendgeburten. Die Durchseuchungsraten in Deutschland liegen in der Altersgruppe zwischen 16 und 20 Jahren bei 27%, zwischen 21 und 30 Jahren bei 32%, zwischen 31 und 36 Jahren bei 37%, zwischen 37 und 40 Jahren bei 45% und bei Frauen über 40 Jahre bei 50%.

Infektionsquelle

Fäkal-orale Infektion über zystenhaltiges Fleisch oder Katzenkot.

Inkubationszeit

Die mit dem Katzenkot ausgeschiedenen Zwischenstufen benötigen mindestens 3 Tage Luft, Feuchtigkeit und Wärme zur weiteren Entwicklung, bevor sie eine Infektion beim Zwischenwirt Mensch auslösen können.

Infektionsrisiko

Der Erreger benötigt in den ersten Gestationswochen mehr Zeit zur Plazentapassage, was der mütterlichen Immunabwehr eine längere Zeitspanne zur Eradikation einräumt. Allerdings verhält sich der Schweregrad des fetalen Schädigungsmusters umgekehrt zum Infektionsrisiko. Die fetale Schädigung fällt umso schwerer aus, je früher die Infektion stattfindet. Das fetale Infektionsrisiko beträgt im 1. Trimenon 15–17%, im 2. Trimenon 45% und im 3. Trimenon 68%.

Mütterliche Symptome

Die Mutter erlebt die Infektion meist asymptomatisch. Selten treten Fieber, zervikale Lymphadenitis, Myokarditis, Meningitis oder Pneumonie auf.

Kongenitale Infektion

Zu den fetalen Symptomen zählen Hydrozephalus, Mikrozephalus, intrazerebrale Verkalkungen, Chorioretinitis, Hepatosplenomegalie und Mangelgeburt. Spätmanifestation der intrauterinen Toxoplasmoseinfektion sind postnatale Krampfanfälle. Die klassische Symptomtrias zerebrale Verkalkung, Chorioretinitis und Hepatosplenomegalie wird allerdings oft erst im Kindesalter manifest. Ein Abort oder IUFT sind durch die Infektion nicht zu erwarten.

◘ Abb. 80.3.
Pränatale CMV-Infektion:
im Sagittalschnitt von frontal
bis okkzipital durchgehende
Erweiterung der Seitenventrikel. Die echoreichen intrazerebralen Verkalkungsherde
sind diffus in den Hemispären
verteilt

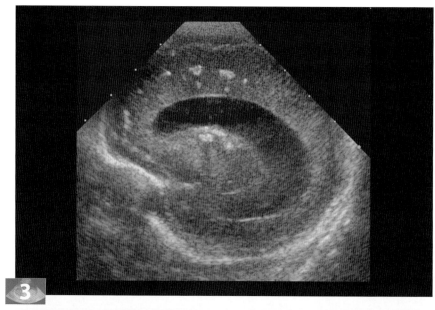

◘ Abb. 80.4.
Pränatale CMV-Infektion:
im Koronarschnitt symme-
trische Ventrikulomegalie der
Seitenventrikel mit echoreichen intrazerebralen Verkalkungsherden

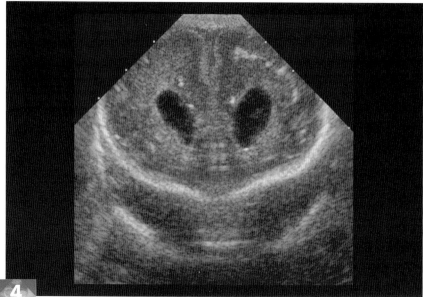

Diagnostik

Der initiale Infektionshinweis ist meist über die maternale Serologie gegeben. IgM-Antikörper werden in der ersten Woche post infectionem positiv und persistieren in der Regel 2–5 Wochen. Sonographisch wird beim Feten besonders auf Zeichen eines Hydrozephalus, intrazerebrale Verkalkungen, Aszites, und Hepatosplenomegalie geachtet. Der sichere Infektionsnachweis beim Feten kann über den Nachweis von Toxoplasmen-DNA aus Fruchtwasser oder fetalem Blut (Eosinophilie, Thrombozytopenie) mittels Polymerase-Chain-Reaktion (PCR) erfolgen. Ein direkter Erregernachweis ist nur durch Überimpfung auf die Maus möglich, dauert aber 4–6 Wochen und ist daher in der klinischen Routine nicht praktikabel.

Prophylaxe

Expositionsprophylaxe.

Therapie

Bei einer Infektion vor der 16. SSW wird Spiramycin über 4 Wochen, bei einer Infektion nach der 16. SSW die Kombinationstherapie mit Pyrimethamin, Sulfamethoxydiazin und Folsäure über 4 Wochen empfohlen. Eine sofortige Therapie vermindert die Infektionsraten und das Ausmaß der fetalen Schädigung.

Listeriose

Erreger

Listeria monocytogenes ist ein kokkoides, begeißeltes, grampositives Stäbchenbakterium und wird über tierische Ausscheidungen verbreitet. Es ist relativ temperaturresistent, jedoch sehr säureempfindlich.

Epidemiologie

Die Inzidenz von Listerieninfektionen in der Schwangerschaft ist mit 0,3% anzugeben. Eine saisonale Häufung ist in den Frühlings- und Sommermonaten zu beobachten.

Infektionsquelle

Infektion über verunreinigtes Wasser oder biologisch gedüngtes Gemüse sowie nicht sterilisierte Milch und Milchprodukte oder Lamm- und Kalbfleisch. Eintrittspforten sind vermutlich Auge, Haut und der Intestinaltrakt.

Inkubationszeit

Bei unklarem Übertragungsweg wird auch die Inkubationszeit sehr breit gefasst zwischen 3 Tagen und 2 Monaten angenommen.

Mütterliche Symptome

Die Erkrankung verläuft in der Schwangerschaft gewöhnlich zweiphasisch mit der Primärsymptomatik eines fiebrigen Gastrointestinal-, Pharyngeal- oder Urogenitalinfekts. Nach einer Latenz von etwa 2 Wochen treten dann erneut Fieber und die Zeichen eines Amnioninfektionssyndroms mit Kontraktionen bis hin zum Vollbild eines *febrilen (septischen) Abortes* auf. Danach erfolgt üblicherweise rasch die Entfieberung.

Kongenitale Infektion

In der Neugeborenenphase wird zwischen der Früh- (pränatale intrauterine Übertragung), Intermediär- und Spätform (postnatale nosokomiale oder subklinisch persistente prä-/peripartale Übertragung) der Infektion unterschieden. Bei der Frühform stehen Trinkschwäche, Dyspnoe (»respiratory distress«), Erbrechen, Krämpfe, schleimige Stühle, Aspirationspneumonie und Zeichen meningealer Reizung im Vordergrund. Die Spätform zeichnet sich durch Meningitis- oder Meningoenzephalitissymptome aus. Die Letalität liegt trotz Therapie zwischen 33 und 70%.

Cave: Die Neugeborenenlisteriose ist meldepflichtig!

Diagnostik

Der Infektionsnachweis wird im optimalen Fall durch den Erregernachweis geführt. Bei Infektionsverdacht sind sofort Blut, Rachen- und Vaginalabstriche, Urin und evtl. Fruchtwasser oder Abortmaterial über Ausstrichpräparat und/oder kulturell zu untersuchen. Eine serologische Diagnostik ist ebenfalls möglich, aber schwierig, da die Antikörperentwicklung oft gering ausfällt und trotz anderweitig nachgewiesener Infektion fehlen kann. Serologische Titer sind erst ab 1:200 bzw. Titeranstiege sind erst bei mehr als 2 Verdünnungsstufen diagnostisch relevant. Des weiteren erschweren Kreuzreaktionen mit Enterokokken und Staphylokokken die serologische Diagnostik.

Prophylaxe

Bei unklarem Infektionsweg wird in der Schwangerschaft zur allgemeinen Expositionsprophylaxe mit Verzicht auf rohe Eier, Rohmilchprodukte, rohes Fleisch und ungewaschene Rohkost geraten.

Therapie

Bei einer Infektion in der Schwangerschaft sind Penicillin oder Ampicillin Mittel der ersten, Erythromycin Mittel der zweiten Wahl. Bei klinischem Verdacht sollte die antibiotische Therapie evtl. noch vor Eintreffen des bakteriologischen Befundes zur Vermeidung der kindlichen Infektion (Abort, Totgeburt oder kongenitale Listeriose) begonnen werden.

■ Abb. 80.5.
Infektiologisch bedingter
Hydrops fetalis in der
19. SSW: Wirbelsäule links,
Magen unten im Bild. Die Haut
ist vom Thorax komplett
flüssigkeitsgefüllt abgehoben

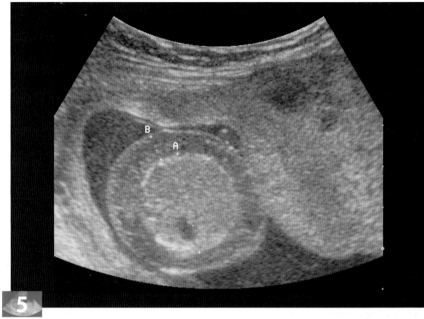

■ Abb. 80.6.
Präpartal diagnostizierte
CMV-Infektion: Entbindung
bei exessivem Hydrops fetalis
in der 27. SSW. Abbildung
direkt nach der Erstversorgung
des Neugeborenen

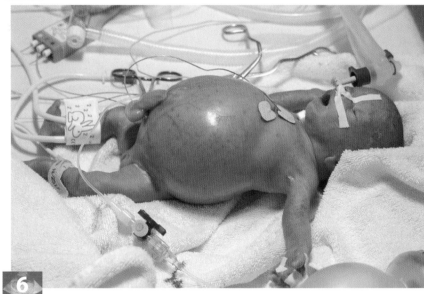

Varizellen

Erreger

Das Varizella-Zoster-Virus (VZV) zählt zur Familie der Herpesviren und persistiert meist latent in den sensorischen Ganglien. Die Primärinfektion verursacht die Windpockenerkrankung. Eine Reaktivierung des Virus, z. B. bei abgeschwächter Immunlage, kann zu einer Zostererkrankung führen.

Epidemiologie

Der Durchseuchungsgrad von Frauen im reproduktionsfähigen Alter beträgt in Deutschland 93–94%.

Inkubationszeit

Die Inkubationszeit beträgt zwischen 16 und 21 Tagen.

Eintrittspforte

Tröpfcheninfektion über Erkrankte, die das Virus bereits 1 Tag vor bis 1 Woche nach Exanthembeginn im Rachen ausscheiden. Etwa 90% der exponierten Empfänglichen erkranken.

Mütterliche Symptome

Die Primärinfektion führt zum Windpockenexanthem, das typischerweise auch die Kopfhaut befällt (frische papulovesikuläre neben bereits älteren Effloreszenzen – Sternenhimmel). Komplizierte, mitunter letale Verläufe (Varizellenpneumonie) werden bei Erwachsenen und Schwangeren häufiger beobachtet.

Kongenitales Varizellensyndrom

Die kongenitale Varizelleninfektion ist selten und wurde in Einzelfällen bei maternaler Infektion im 1. bis 2. Trimenon beobachtet. In Einzelfällen ist allerdings das Vollbild der intrauterinen Erkrankung mit Wachstumsretardierung, Hautskarifikationen, Gelenkkontrakturen und verkürzten Extremitäten zu erwarten. Postnatal zeigt sich eine generalisierte Narbenbildung, Cutis laxa der Bauchwand, Kleinwuchs, Sehstörungen, neurogene Blasenstörungen und milde mentale Retardierung. Einer aktuellen pathogenetischen Hypothese zufolge wird das kongenitale Varizellensyndrom in seiner klinischen Symptomatik als intrauterine Herpes-Zoster-Manifestation angesehen.

Bei peripartaler Primärinfektion der Mutter ist mit einer schweren Verlaufsform der mütterlichen Varizellen ebenso wie mit einer Krankheitsübertragung auf das Kind in 25– 30% zu rechnen. Der Verlauf einer neonatalen Infektion ist abhängig vom maternalen Infektionsstadium: Bricht das mütterliche Exanthem 5–21 Tage pränatal aus und tritt das neonatologische Exanthem binnen 4 Tagen auf, verläuft die Krankheit meist gutartig. Entwickelt die Mutter das Exanthem 4 Tage vor bis 2 Tage nach der Geburt, kann binnen 6–12 Tage postnatal eine fulminant verlaufende neonatale Varizelleninfektion mit einer Letalität von bis zu 31% auftreten.

Die Herpes-Zoster-Erkrankung der Mutter gefährdet als lokalisierte Virusreaktivierung (keine generalisierte Virämie – kein diaplazentarer Virustransfer) das Ungeborene nicht.

Diagnostik

Die maternale Serologie weist bei einer frischen Infektion neben IgG- auch hohe IgM-Titer auf. Sonographisch ist auf eine fetale Wachstumsretardierung bzw. ein verlangsamtes Wachstum speziell der langen Röhrenknochen zu achten. Über eine Nabelschnurpunktion können fetale Antikörpertiter (nach der 22. SSW) und die direkte Virusisolierung erfolgen. Am praktikabelsten zur Diagnostik (Nutzen-Risiko-Abwägung) erweist sich wie bei anderen pränatalen Infektionen auch hier die PCR aus Fruchtwasser.

Prophylaxe und Therapie

Eine aktive Impfung (Lebendimpfung) gegen Windpocken ist erhältlich, kann aber bei Schwangeren nicht durchgeführt werden. Stattdessen steht bei Windpockenkontakt in der Schwangerschaft eine passive Immunisierung zur Verfügung, die 24–96 h nach Exposition verabreicht werden muss. Bei ausgebrochenem Exanthem kann durch eine passive Impfung der Mutter eine passive IgG-Übertragung auf den Feten erreicht werden. Als effektivste Prophylaxe ist der Schwangeren die Vermeidung des Kontakts zu Windpockenkranken anzuraten (Expositionsprophylaxe).

Ringelröteln, Erythema infectiosum

Erreger

Das Parvovirus B19 gehört zur Familie der kleinsten bekannten Virusstämme.

Epidemiologie

Epidemien von 3 Monaten Dauer treten alle 4–6 Jahre auf.

Durchseuchungsgrad

Der Durchseuchungsgrad von Frauen im reproduktionsfähigen Alter beträgt in Deutschland 40–60%.

Infektionsmodus

Tröpfcheninfektion über Erkrankte.

Inkubationszeit

Die Inkubationszeit beträgt 13–18 Tage. Die Virämie beginnt eine Woche vor Exanthemausbruch. Erkrankte sind ausschließlich zu diesem Zeitpunkt infektiös.

Mütterliche Symptome

Das typische Bild der Ringelrötelnerkrankung besteht in einem makulopapulösen, im Zentrum verblassten Wangenerythem mit Ausbreitung über den gesamten Körper (»slapped cheek disease«). Begleitend treten Fieber, Kopfschmerz, Lymphknotenschwellung und Arthralgien auf. Bei Patientinnen mit chronisch hämolytischer oder Sichelzellanämie sind aplastische Krisen möglich.

Fetale Infektion

Da die Zielzellen der Parvo-B19-Viren im erythropoetischen System zu suchen sind, besteht für den Feten ausschließlich die Gefahr der infektionsbedingten, hämolytischen Anämie. Diese wird bei 18–40% der perinatologischen Infektionen beobachtet. Mit einer Latenz von 2 Wochen bis 3 Monaten kann es bei Infektion im 1. Trimenon meist zum Abort, bei Infektion im 2. Trimenon zum nichtimmunologischen Hydrops fetalis (NIHF) und bei Infektion im 3. Trimenon zur Totgeburt kommen.

Diagnostik

Im mütterlichen Blut sind IgM-Antikörper beginnend nach 10–15 Tagen post infectionem über Wochen positiv. IgG-Antikörper bleiben dagegen lebenslang nachweisbar. Darüber hinaus kann eine AFP-Erhöhung auftreten. Sonographisch und dopplersonographisch muss beim Feten auf alle Zeichen des NIHF geachtet werden. Eine Nabelschnurpunktion (in Transfusionsbereitschaft) weist bei betroffenen Kindern charakteristischerweise eine Anämie und fakultativ eine begleitende Retikulopenie, Thrombopenie, Leukopenie und Lymphopenie nach. Die fetale Antikörperbestimmung kann den Infektionsverdacht bestätigen. Über PCR ist der Nachweis von Erreger-DNA aus Fruchtwasser möglich.

Prophylaxe

Expositionsprophylaxe. Eine Impfung ist nicht möglich.

Therapie

In Abhängigkeit des Anämiegrades des Feten ist die wiederholte intrauterine Bluttransfusion (symptomatische Therapie) indiziert. Im 3. Trimenon ist das Risiko der Cordozentese gegenüber dem Grad an Frühgeburtlichkeit durch vorzeitige Entbindung abzuwägen.

Prognose

Bei rechtzeitiger Diagnosestellung und in Abhängigkeit der Ausprägung der Anämie bzw. des Therapieerfolges ist die Prognose sehr gut.

Röteln

Erreger

Das Rötelnvirus stammt aus der Familie der Togaviren.

Inzidenz

Die Inzidenz der Rötelninfektion konnte in den vergangenen Jahrzehnten durch verbesserte Diagnostik und Lebendimpfungen von 1–4:1000 auf 1:6.000–10.000 reduziert werden. Die Seronegativität bei 15- bis 20-jährigen Frauen beträgt heute noch 12%, bei Frauen im gebärfähigen Alter nur 7,5%.

Infektionsquelle

Tröpfcheninfektion über Erkrankte.

Inkubationszeit

14–16 Tage. Die Virämie beginnt 8–9 Tage post infectionem. Die Virusausscheidung und damit der Zeitraum der Infektiosität der Erkrankten ist zwischen dem 12. bis 13. Tag post infectionem bis eine Woche nach Exanthemausbruch zu erwarten.

Infektionszeitpunkt und Häufigkeit der Rötelnembryopathie

Je früher die Infektion in der Schwangerschaft auftritt, desto häufiger die transplazentare Transmission und desto schwerer der Embryopathieverlauf. Ein späterer (2. und 3. Trimenon) Erregerkontakt führt allenfalls zu Hörstörungen. Die Embryopathieinzidenz verteilt sich bei Infektion in den verschiedenen Schwangerschaftswochen wie folgt:

- perikonzeptionell: <4%,
- 1. bis 6. SSW: 56%,
- 7. bis 9. SSW: 25%,
- 10. bis 12. SSW: 10%,
- 18. bis 21. SSW: <4%,
- >22. SSW: 0%.

Mütterliche Symptome

Die typische Rötelnerkrankung betrifft als mittelfleckiges, nicht konfluierendes Exanthem den Rücken und die Streckseiten der Extremitäten, ohne dass katarrhalische Symptome auftreten. Neben Arthralgien und Blutbildveränderungen (Leukopenie, mäßige Linksverschiebung, Lymphozytose) treten zervikale und nuchale Lymphknotenschwellungen auf.

Rötelnembryopathie

Zum Symptomkomplex der Rötelnembryopathie (Gregg-Syndrom) zählen Katarakt, Mikrophthalmie, Taubheit, Hydrozephalus, Agenesie des Corpus callosum, Pulmonalstenose, Ventrikelseptumdefekt/VSD, »atrial septum defect«/ASD, persistierender Ductus arteriosus Botalli und Hepatomegalie. In 38–46% treten Mehrfachdefekte, in 39–43% Einzeldefekte auf.

Diagnostik

Im mütterlichen Blut sind IgM-Antikörper beweisend für eine frische Rötelninfektion. Daneben werden auch IgG-Antikörpertiter bestimmt oder ein Hämaglutinationshemmtest zur serologischen Diagnostik verwendet. Sonographisch muss beim Feten auf die Zeichen des **Gregg-Syndroms** (Mikrophthalmie, Hydrozephalus, Agenesie des Corpus callosum, Pulmonalstenose, VSD, ASD und Hepatomegalie) geachtet werden. Eine Nabelschnurpunktion kann zur fetalen IgM-Antikörperbestimmung (>22. SSW) zum Einsatz kommen. Der PCR-Nachweis von Erreger-DNA ist aus Fruchtwasser möglich.

Differenzialdiagnose

Entero-, Adeno-, Reo-, Ebstein-Barr-Virusinfektionen.

Prophylaxe

Die sinnvollste Prophylaxe liegt in der rechtzeitigen (Schulalter) Immunisierung außerhalb der Schwangerschaft. Besteht bei Schwangerschaftseintritt keine ausreichende Immunität, muss zur Expositionsprophylaxe geraten werden. Die Impfung in der Schwangerschaft ist kontraindiziert.

Therapie

Nach Exposition im 1. Trimenon ist eine Immunglobulingabe bis maximal 8 Tage nach Exposition zur Verhinderung der Virämie möglich. Durch eine spätere Gabe kann nur noch eine Verzögerung der Virämie (höheres Gestationsalter bedeutet geringeres Erkrankungsrisiko) erreicht werden. Bei manifester Infektion im 1. Trimenon kann aufgrund des hohen Fehlbildungsrisikos eine Abruptio indiziert werden. Die mütterliche Infektion nach der 22. SSW bedarf dagegen keiner Intervention.

Zytomegalievirus (CMV, Einschlusskörperkrankheit)

Erreger

Das Zytomegalievirus zählt zur Familie der Herpesviren.

Epidemiologie

Die CMV-Infektion ist mit einer Inzidenz von 1% aller Schwangerschaften die häufigste kongenitale Infektion.

Durchseuchungsgrad

Der Durchseuchungsgrad für CMV liegt in Deutschland in der Altersgruppe zwischen 15 und 30 Jahren bei 45–55%. Risikofaktor für eine Infektion stellt ein niedriges soziales Milieu der Mutter dar.

Infektionsmodus

Tröpfcheninfektion über Erkrankte.

Mütterliche Symptome

Ein typisches Erkrankungsbild ist aufgrund einer sehr unspezifischen Symptomatik nicht eindeutig charakterisierbar. Katarrhalische Symptome können gelegentlich mit Fieber oder generalisierten Lymphknotenschwellungen einhergehen.

Kongenitale CMV-Infektion

Im 1. und 2. Trimenon führt eine maternale Infektion in 40% zum Miterkranken des Fetus. Jedoch nur 10% der infizierten Kinder entwickeln ein kongenitales CMV-Syndrom.

Kongenitales CMV-Syndrom

Zu den typischen Symptomen des kongenitalen CMV-Syndroms zählen Chorioretinitis, Mikrozephalus, Hydrozephalus, Enzephalitis mit oder ohne intrazerebrale Verkalkungen, Taubheit, Hepatosplenomegalie, Blutbildveränderungen (Thrombozytopenie, atypische Lymphozytose, Hyperbilirubinämie, hämolytische Anämie), Hydrops fetalis sowie postnatal petechiale Blutungen und Krampfanfälle.

Diagnostik

Im mütterlichen Blut können IgM- und IgG-Antikörper (allerdings hoher Durchseuchungsgrad) bestimmt werden. Sonographisch muss beim Feten auf (disseminierte) intrazerebrale Verkalkungen, Zeichen des Hydrops fetalis, Hepatosplenomegalie und Mikro/Hydrozephalus geachtet werden. Über eine Nabelschnurpunktion können fetale Antikörpertiter oder das Blutbild bestimmt werden bzw. der Versuch der Virusisolierung erfolgen. Fruchtwasser ist als Medium zum PCR-Nachweis von Virus-DNA (frische Infektion) geeignet.

Prophylaxe

Eine Expositionsprophylaxe ist aufgrund des uncharakteristischen Krankheitsbildes praktisch nicht möglich.

Therapie

Eine Therapiemöglichkeit ist nicht bekannt. Auch eine Hyperimmunoglobulintherapie ist nicht praktikabel. Um adäquat hohe Titer zu erzielen, wären enorm hohe Dosen und eine kontinuierliche Applikation erforderlich.

⬛ Abb. 81.1.
Bilateraler Pleuraerguss:
Sagittalschnitt durch Thorax
und Abdomen: massive Flüssigkeitsansammlung (echoleer)
im rechten wie linken Pleuraspalt (zentral das Herz)

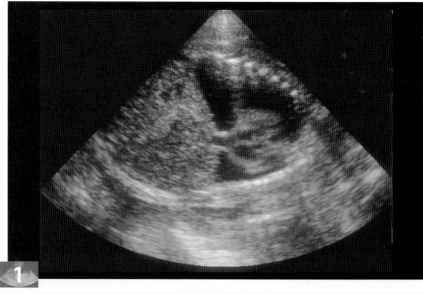

⬛ Abb. 81.2.
Aszites: Transversalschnitt
durch das fetale Abdomen
(Wirbelsäule *oben*): im Retroperitoneum beide Nieren abgrenzbar. Um die in der Abbildung zentral gelegene Leber
(homogen echoarm) findet
sich die pathologische, echoleere intraabdominelle Flüssigkeitsansammlung

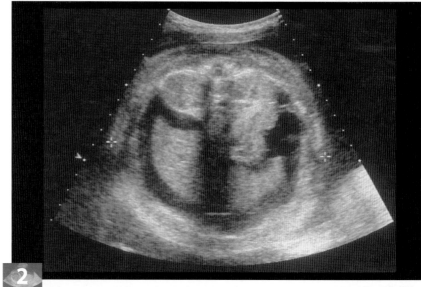

⬛ Abb. 81.3.
**Kombination von Aszites
und Hydrothorax** im Sagittalschnitt durch den Körperstamm des Fetus. Die Flüssigkeit stellt sich in beiden Körperhöhlen jeweils als die
Organe umgebender echoleerer Saum dar

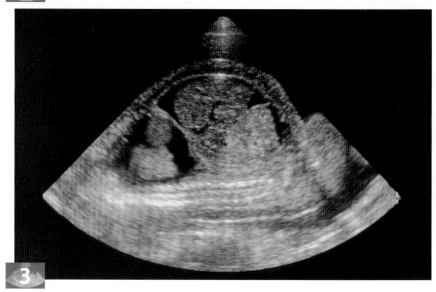

81 Nichtimmunologischer Hydrops fetalis

Unter Hydrops fetalis versteht man die generalisierte Flüssigkeitsansammlung in diversen Körperhöhlen und in der Haut des Ungeborenen. Die Ursachen können immunologischer und nichtimmunologischer Natur sein.

Epidemiologie

Der nichtimmunologische Hydrops fetalis (**NIHF**) wird mit einer Inzidenz von 1:1.500–4.000 Schwangerschaften beobachtet. Das Wiederholungsrisiko liegt bei 2%.

Formen

NIHF kann in 23% **kardiovaskulär** (Herzvitien, Rhythmusstörungen, V.-cava-inferior-Thrombose, Indometacin bedingte Hypervolämie) bedingt sein. In 15% der Fälle liegt eine **Chromosomenaberration** vor (Monosomie X0, Trisomie 13, 18, 21, Triploidie, strukturelle Aneuploidie). In 10% wird prä- oder erst postnatal ein Syndrom diagnostiziert (Fryns-Syndrom, Pena-Shokeir-Syndrom Typ I, Noonan-Syndrom). In 9% findet sich ein **fetofetales Transfusionssyndrom** und 4% lassen sich auf eine **intrauterine Infektion** zurückführen (Parvovirus B19, Toxoplasmose, Zytomegalievirus, Herpes-simplex-Virus, Hepatitis, Varizellen, Syphilis, Coxsackie-Virus). In Einzelfällen wurden auch renale (kongenital-nephrotisches Syndrom) und gastrointestinale Erkrankungen (Volvulus, Malrotation, Mekoniumperitonitis, Atresie im Gastrointestinaltrakt) sowie Tumoren (Neuroblastom, Teratom), Nabelschnurstrikturen oder -hämatome, metabolische Störungen (Morbus Gaucher, Hurler-Syndrom, Mukopolysaccharidosen) und Skelettdysplasien (Achondrodysplasie, Osteogenesis imperfecta) beschrieben. In 30% der Fälle wird ein **idiopathischer Hydrops fetalis** beobachtet, der auf keine definierte Ursache zurückzuführen ist.

Sonographie

 1–6

Der Hydrops ist durch multiple Ergüsse (echoleer) in fetalen Körperhöhlen gekennzeichnet. Typischerweise finden sich neben Aszites auch Pleura- und/oder Perikardergüsse sowie ein Hautödem >5 mm. Zusätzlich kann ein Polyhydramnion bestehen. Dopplersonographisch lassen sich kardiale Insuffizienzzeichen (AV-Klappeninsuffizienz, Pulsatilitätszunahme im venösen Kapazitätsgefäßsystem) und evtl. Anämiezeichen (Erhöhung der maximalen Flussgeschwindigkeiten der Aorta oder A. cerebri media) nachweisen. Bei einer Plazentadicke >50 mm ist an einen begleitenden Hydrops placentae zu denken.

Diagnostik

Die häufigste Ursache des Hydrops fetalis ist immunologisch, daher muss stets die maternale Immunserologie überprüft werden. Daneben ist der Ausschluss einer infektiologischen Ursache des Hydrops mit Hilfe einer TORCH-Serologie möglich. Sonographisch ist vor allem auf Herzvitien (kardial bedingter NIHF) zu achten. Je nach Gestationsalter kann eine Karyotypisierung über Plazento- oder Amniozentese angestrebt werden. Aus dem gewonnenen Fruchtwasser kann neben dem Chromosomensatz die Höhe des α-Fetoproteins und Information zur direkten bakteriologischen Diagnostik (PCR) gewonnen werden. Die Diagnose kongenitaler Stoffwechselerkrankungen ist durch Diagnostik an fetalen Lymphozyten (Nabelschnurpunktion) zu gewährleisten. Engmaschige sonographische Kontrollen mit Dopplerdiagnostik sind unbedingt notwendig.

Differenzialdiagnose

Neben der immunologischen Genese des Hydrops kann differenzialdiagnostisch unter anderem an einen kongenitalen Chylothorax, ein isoliertes Nackenhygrom, urinösen Aszites (z. B. Prune-belly-Syndrom) oder an intraabdominelle Zysten gedacht werden.

II

◨ Abb. 81.4.
Ausgeprägtes Hautödem:
Im Kopfbereich ist die Subkutis
durch massive Flüssigkeitsansammlung (hier bereits im
1. Trimenon) massiv verdickt

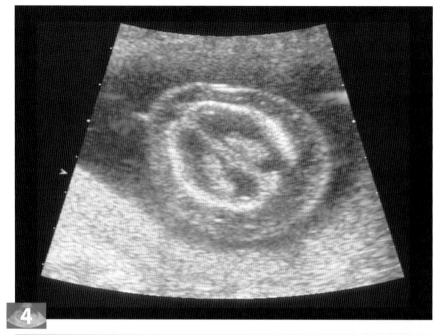

◨ Abb. 81.5.
**Generalisierter Hydrops
fetalis:** deutliches, betont den
Kopf und den Stamm des Fetus
betreffendes Hautödem

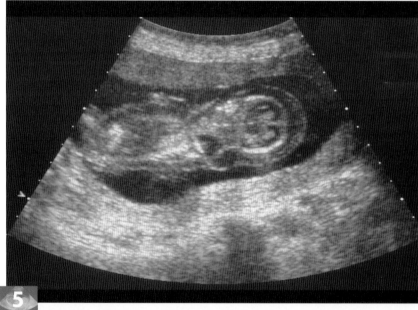

◨ Abb. 81.6.
**Postnatale Aufnahme eines
Kindes mit generalisiertem
Hydrops fetalis:** Hautödem
(Abflachung des Profils), durch
Aszites aufgetriebenes Ab-
domen

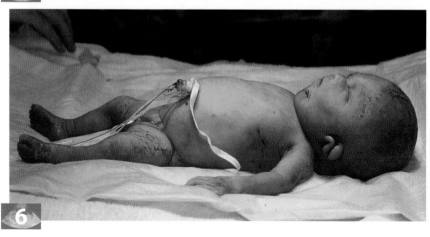

Mütterliche Komplikationen

Bei 40–50% der Mütter mit kindlichem Hydrops tritt im Schwangerschaftsverlauf eine Präeklampsie auf. Daneben muss auch auf maternale Anämie, Hypalbuminämie und die Gefahr postpartaler Hämorrhagien aufgrund Plazentaretention durch begleitenden Hydrops placentae geachtet werden.

Prognose

Im Allgemeinen ist die Prognose der Feten mit NIHF als kritisch anzusehen. Prognostisch ungünstig sind Pleuraergüsse und komplexe Krankheitsbilder besonders bei Vorliegen assoziierter Fehlbildungen zu werten. Die perinatale Mortalität liegt je nach Ätiologie zwischen 50–98%. Spontanremissionen sind nur selten zu erwarten. Die Prognose eines durch fetale Anämie bedingten Hydrops (Parvo-B19-Virus-Infektion) ist bei adäquater, möglichst frühzeitiger Therapie gut.

Pränataltherapie und geburtshilfliches Vorgehen

Liegt ein Polyhydramnion vor, kann eine Fruchtwasserentlastungspunktion indiziert sein. Wenn als Ursache des Hydrops eine fetale Anämie erkannt wird, können bei Erreichen der kritischen dopplersonographischen Kriterien eine Cordozentese und intrauterine Transfusion vorgenommen werden. Als experimentell anzusehen sind Albuminsubstitutionen, Thorakozentesen und abdominelle Parazentesen. Je nach Ursache können schließlich antibiotische oder kardiale Medikamente eingesetzt werden. Die Ultraschallüberwachung und Schwangerschaftsbetreuung ist je nach Ursache und Dynamik der Veränderungen zu adaptieren. Der Entbindungszeitpunkt und -modus ist für den Einzelfall individuell festzulegen. In Fällen des Auftretens in niedrigem Gestationsalter und erheblicher Dynamik ist bei suspekter Prognose auch der Abbruch der Schwangerschaft zu diskutieren.

82 Alkoholembryopathie

Eine Schädigung des Ungeborenen ist durch Alkoholgenuss der Mutter möglich. Es entwickelt sich ein charakteristisches toxisch bedingtes, polydystrophes Fehlbildungssyndrom unterschiedlichen Ausprägungsgrades.

Davon abzugrenzen sind Alkoholeffekte ohne klinisch auffällige körperliche Schäden, mit vornehmlich zerebralen Dysfunktionen und Verhaltensstörungen.

Unter Alkoholkonsum in der Schwangerschaft sind erhöhte Raten an Aborten (2- bis 3fach), vorzeitige Plazentalösungen, Beckenendlagen, Aneuploidien und eine 3fach häufigere Frühgeburtenrate zu beobachten. Schätzungen zufolge bedingen alkoholbedingte pränatale Störungen bis zu 5% aller kongenitalen Anomalien.

Die Erstbeschreibung der Alkoholembryopathie erfolgte erst 1973.

Epidemiologie

Alkoholembryopathie betrifft 1,9:1000 Lebendgeburten, unter den (anamnestisch) alkoholkonsumierenden Frauen 71:1000 Lebendgeburten.

Pathogenese

Das fetale Alkoholsyndrom kann ab einer Alkoholmenge von 2 g/kg/Tag auftreten. Allerdings gibt es weder eine absolut unschädliche Schwellendosis noch ein typisches Alkoholkonsummuster. Sowohl der einmalige Alkoholexzess in der Frühschwangerschaft wie auch der kontinuierliche Genuss geringer Alkoholmengen während der Schwangerschaft können die typischen fetalen Veränderungen verursachen. Ursächlich für die Schädigung ist der Alkoholmetabolit Acetaldehyd, ein plazentagängiges Zell- und Mitosegift. Alle Körperzellen, insbesondere solche mit gesteigertem Stoffwechsel, können betroffen sein. Zusätzlich wird die kindliche Entwicklung auch deutlich durch die häufig begleitende Mangelernährung der Mutter negativ beeinflusst.

Klinik

Eine ZNS-Beteiligung ist häufig Bestandteil der Alkoholembryopathie. Rund 90% der betroffenen Kinder sind minderbegabt. Andere zeigen in unterschiedlichem Ausprägungsgrad neurologische Auffälligkeiten, neonatale Irritabilität, Hyperaktivität, Entwicklungsverzögerung, mentale Retardierung und psychosoziale Auffälligkeiten.

Phänotyp

Diagnostisch hinweisend können folgende charakteristische faziale Dysmorphiezeichen sein, von denen mindestens 2 vorliegen müssen:

- Mikrozephalie,
- Mikrophtalmie,
- Philtrumhypoplasie,
- kurze Augenlider,
- dünne Oberlippe,
- fliehendes Kinn.

Für die Diagnose besonders wichtig ist die Anamnese der Alkoholkrankheit der Mutter. Klinischer Status, Dysmorphiezeichen des Kindes, geistige, psychosoziale und verhaltensbezogene Entwicklung des Kindes können häufig auch erst postnatal Hinweise auf die Erkrankung bieten. Daher ist die Diagnose nicht aufgrund der körperlichen Stigmata, der geistigen und verhaltensbezogenen Symptome, sondern nur in Zusammenhang mit der Anamnese zu stellen.

Es existiert kein spezifischer, messbare Marker für das fetale Alkoholsyndrom. Verlaufsmessungen von α-Fetoprotein, eine Erhöhung der Glutamyl-Transferase-Aktivität oder eine Erhöhung des mittleren Blutzellvolumens können allerdings Hinweise liefern.

Sonographie

Die Rate an intrauterinen Fruchttoden und die Ausprägung einer möglichen intrauterinen Wachstumsretardierung zeigen eine Abhängigkeit von Dosis und Dauer des Alkoholkonsums. Weitere sonographisch erfassbare Hinweiszeichen und/oder erst postnatal zu diagnostizierende Zeichen der Alkoholembryopathie:

- kraniofaziale Dysmorphie,
- Mikrozephalie,
- schmales Lippenrot,
- abgeflachtes Philtrum,
- kurzer Nasenrücken,
- Mikrognathie,
- Handfurchen,
- Zahnanomalie,
- Lippen-Kiefer-Gaumen-Spalte,
- Augen-, Skelettfehlbildung,
- Neuralrohrdefekt,
- Hämangiom,
- Herzfehler,
- Atresie der Lunge,
- Persistierender Ductus arteriosus Botalli,
- Nierenfehlbildung,
- Hypospadie,
- Labienhypoplasie,
- ZNS (Hypoplasie des N. opticus 48%),
- Zwerchfellhernie,
- Gastroschisis.

Differenzialdiagnose

Differenzialdiagnostisch ist an ein Dubowitz-Syndrom, ein Cornelia-de-Lange-Syndrom, ein Smith-Lemli-Opitz-Syndrom, ein Noonan-Syndron oder auch ein Turner-Syndrom zu denken.

Prognose

Die körperliche Hypotrophie kann sich im Laufe des Lebens leicht bessern, der Mikrozephalus und seine Folgen beeinflussen dagegen maßgeblich die Langzeitprognose der Alkoholembryopathie.

Therapie

Zentraler Ansatzpunkt einer möglichen Therapie ist die Prophylaxe und die Informationsvermittlung zur Ernsthaftigkeit des Krankheitsbildes. Während einer bestehenden Schwangerschaft sollte eine Minimierung des Alkoholkonsums und ggf. auch ein Entzug unter Substitution mit z. B. Valium oder β-Blocker angestrebt werden. Da Ethanol die Prostacyclin- und Thromboxansynthese erhöht, ist Acetylsalicylsäure als mögliches Therapeutikum zumindest denkbar.

Teil III Invasive Pränataldiagnostik

83 Genetische Beratung

Die genetische Beratung erklärt den Zusammenhang und die Entstehung einer Erkrankung mit den genetischen Grundlagen. Sie erläutert den Stand der aktuellen diagnostischen und therapeutischen Möglichkeiten und exploriert das Erkrankungsrisiko einer Familie. Im wesentlichen liefert sie die Informationen zu einer genetischen Disposition als Hilfestellung für die eigene Entscheidung.

Inhalt

Inhalt einer genetischen Beratung ist die ausführliche Anamnese mit Stammbaumerstellung und ggf. die klinische Untersuchung einschließlich der Untersuchung auf Dysmorphiezeichen und Minorformen. Die Durchführung zytogenetischer, biochemischer oder molekulargenetischer Labordiagnostik schließt sich an. Die Beratung und/oder Untersuchung anderer Familienmitglieder sowie die interdisziplinäre Beratung sind ein weiterer Untersuchungsbestandteil. Daraus lässt sich das Risiko für die individuelle Patientin berechnen, über das Basisrisiko von 2–5% bei jedem Neugeborenen hinaus, ein Kind mit einer Fehlbildung oder einer genetischen Erkrankung zu bekommen.

Indikation

Die genetische Beratung wird von Patientinnen oder deren Familien (Eltern), bei denen der Verdacht oder die Diagnose einer genetischen Erkrankung, einschließlich Tumorerkrankung besteht, in Anspruch genommen, ebenso von Patientinnen mit Risikofaktoren vor einer geplanten Schwangerschaft. Beispiele: Familienmitglieder, die Träger einer genetischen Erkrankung sind oder sie übertragen, Verwandtenehen (Häufung in bestimmten ethnischen Gruppen), Patientinnen nach Bestrahlung oder Einnahme mutagener Medikamente, Patientinnen mit habituellen Aborten oder Fertilitätsstörungen und Schwangere höheren Alters. Während einer Schwangerschaft ergibt sich die Indikation zur genetischen Beratung bei Entdeckung fetaler Auffälligkeiten im Ultraschall, bei Poly- oder Oligohydramnion oder bei auffälligen Laborparametern (Hormonwerte, Triple-Test).

Labordiagnostik

Indikationen zur Labordiagnostik und insbesondere zur **zytogenetischen Untersuchung** ergeben sich aus einer Gedeihstörung, geistigen Retardierung, Fehlbildung des ZNS, Dysmorphie, Extremitätenfehlbildung, Fehlbildung innerer Organe und Auffälligkeiten der Geschlechtsmerkmale sowie im Rahmen der pränatalen Diagnostik bei erhöhtem mütterlichen Alter oder Auffälligkeiten in der Schwangerschaft. Eine **biochemische Untersuchung** ist bei Verdacht auf eine Stoffwechselerkrankungen bzw. zum Nachweis von Speicherprodukten und/oder Enzymen indiziert. **Molekulargenetische Untersuchungen** werden bei Verdacht auf eine monogene Erkrankung durchgeführt.

Wiederholungsrisiko

Die Risikoberechnung ist von vielen Faktoren, insbesondere von der Heterogenität und vom Erbgang der Erkrankung abhängig. Folgende Parameter sind zu berücksichtigen: verminderte Penetranz, variable Expressivität, mögliche Neumutation, mögliche Phänokopie, Keimzellmosaik, genomische Prägung, Antizipation und fragliche späte Manifestation. Zusätzlich ist das Bayes-Theorem zur Risikoabschätzung für bedingte Wahrscheinlichkeiten hilfreich. Bei multifaktoriellen Erkrankungen gibt es in vielen Fällen empirische erfasste Risikoziffern, die häufig von den untersuchten Populationen abhängen. Das Risiko einer altersabhängigen Chromosomenstörung bei Geburt des Kindes einer 30-Jährigen beträgt etwa 3:1.000, das einer 40-Jährigen dagegen etwa 16:1.000.

Nomenklatur angeborener Fehlbildungen

— Eine **Fehlbildung** ist der morphologische Defekt eines Organs oder Organteils, welcher primär oder sekundär entstehen kann.

— Eine **Disruption** ist ein nachträglich eintretender Defekt eines ursprünglich normal entwickelten Organs.

— Eine **Deformation** ist dagegen auf eine mechanisch bedingte Form- und Lageveränderungen zurückzuführen ist.

— Eine **Dysplasie** stellt einen Gewebedefekt eines Organs dar, dessen Entwicklung noch nicht abgeschlossen ist (Tumor).

— Die **Agenesie/Aplasie** charakterisiert die Nichtanlage bzw. das Fehlen eines Organs.

— Die **Dysmorphie** beschreibt kleine, mit anthropometrischen Messungen erfassbare, charakteristische Abweichungen der äußeren Körperformen.

◘ Abb. 83.1.
Stammbaumanalyse

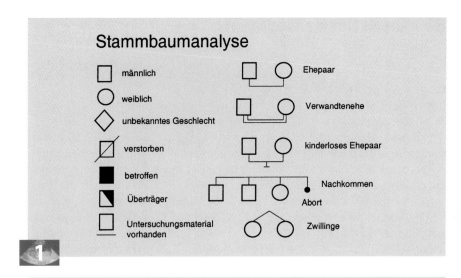

Stammbaumanalyse

☐ männlich

◯ weiblich

◇ unbekanntes Geschlecht

▨ verstorben

■ betroffen

◩ Überträger

☐ Untersuchungsmaterial
vorhanden

☐—◯ Ehepaar

☐—◯ Verwandtenehe

☐—◯ kinderloses Ehepaar

Nachkommen

● Abort

◯—◯ Zwillinge

◘ Tabelle 83.1. Häufigkeit genetischer Erkrankungen

Art der genetischen Erkrankung	Häufigkeit pro 1.000 Lebendgeborene
Chromosomale Störungen	5
Monogene Erkrankungen	
Autosomal-dominant	1
Autosomal-rezessiv	2
X-chromosomal-rezessiv	2
Multifaktorielle Erkrankungen oder Fehlbildungen	90
Mitochondriale Vererbung/ »genomic imprinting«	?

◘ Tabelle 83.2. Chromosomenstörungen bei Geburt

Art der Chromosomenstörung	Häufigkeit
Balancierte Translokation	1:500
Nichtbalancierte Translokation	1:2.000
Perizentrische Inversion oder Deletionen, Insertionen, Duplikationen, Isochromosomen, Markerchromosomen	1:100
Trisomie 21	1:700
Trisomie 18	1:3.000
Trisomie 13	1:5.000
47 XXX	1:1.000
47 XXY	1:1.000
47 XYY	1:1.000
45 X	1:10.000
Polyploidien	Einzelfälle

- Eine **Sequenz** bezeichnet mehrere Anomalien, die pathogenetisch auf eine einzelne Störung zurückführen sind (Potter-Sequenz).
- Ein **Felddefekt** liegt dagegen vor, wenn nach Einwirkung einer Noxe auf ein Entwicklungsfeld während der Embryonalperiode nachfolgend mehrere Organe geschädigt sind.
- Eine **Assoziation** beschreibt einzelne Defekte, die sich pathogenetisch nicht verbinden lassen.
- Bei einem **Syndrom** dagegen liegt ein Krankheitsbild mit obligat kombinierten Symptomen vor.

Ursachen von angeborenen Fehlbildungen

Als Ursachen für angeborene Fehlbildungen kommen häufig multifaktorielle Ereignisse (20%) in Betracht. Seltener sind monogene (7,5%) oder chromosomale (6%) Störungen. Mütterliche Erkrankungen (3%), kongenitale Infektionen (2%), sowie Alkohol, Drogen, Medikamente, Strahlen (1,5%) können ebenfalls eine ursächliche Rolle spielen. In einer Mehrzahl der Fälle bleibt die Ursache jedoch unbekannt (60%).

Tumorgenetik

Hinweisende Faktoren für eine mögliche genetische Ursache sind frühes Erkrankungsalter, familiäre Häufung und das Auftreten mehrerer Primärtumoren. Dabei sind eine monogene Vererbung sowie Chromosomenaberrationen als Ursache möglich. Die »Two-hit-Hypothese« vermutet ein Allel mit einer entsprechenden Mutation, das über die Keimbahn vererbt wird, während ein zweites Allel gleichzeitig durch eine somatische Mutation inaktiviert wird. Zum Beispiel ist das Mammakarzinom insgesamt in 5% genetisch bedingt, wobei die derzeit bekannten Mutationen BRCA1 und BRCA2 auch mit weiteren Tumoren assoziiert sind.

III

◻ Abb. 84.1.
Schema Amniozentese:
Unter kontinuierlicher Ultraschallkontrolle wird die Fruchthöhle mit einer Spinalnadel
transabdominal punktiert

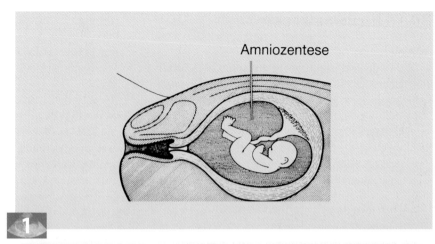

◻ Abb. 84.2.
Amniozentese: Die Punktionsnadel wird von links oben
in die Fruchthöhle eingeführt.
Der Fetus (Abdomen) kommt
in der Abbildung rechts zu
liegen

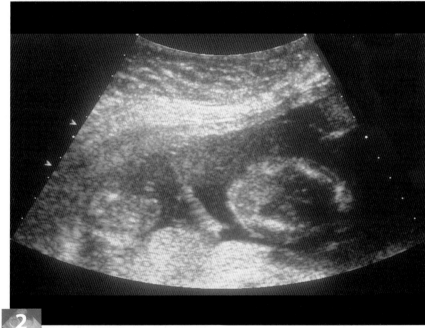

◻ Abb. 84.3.
**Setting der Fruchtwasser-
punktion:** Das mütterliche
Abdomen wird im Bereich des
geplanten Einstichs desinfi-
ziert. Neben dem Punkteur ist
zur Führung des Schallkopfes
eine weitere Person erforderlich. Der Eingriff wird unter
Ultraschallführung vorge-
nommen

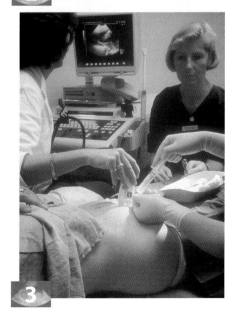

84 Amniozentese

Wichtige, aber nicht alle Veränderungen des kindlichen Erbguts sind mit der Fruchtwasseruntersuchung (Amniocentesis/**AC**) zu erfassen. Es stehen verschiedene Punktionstechniken zur Verfügung.

Unter einer Amniozentese versteht man die transabdominale Punktion der Amnionhöhle zur Fruchtwasserentnahme. Dabei handelt es sich um den Standardeingriff zur pränatalen Karyotypisierung. Die Standardamniozentese ist ab der 15. SSW durchführbar. Alternativ wird dieselbe Eingriffstechnik in der 13. bis 14. SSW als Frühamniozentese angeboten. Hierbei ist allerdings eine deutliche Erhöhung des Eingriffsrisikos (»Tenting-Phänomen«) und eine gesteigerte Rate an nicht auswertbaren Befunden (Kulturversagen) zu erwarten.

Untersuchungsziel

Das Untersuchungsziel der Fruchtwasseruntersuchung sind die Karyotypisierung, die Bestimmung der α-Fetoprotein(AFP)-Konzentration im Fruchtwasser, die Diagnostik intrauteriner Infektionskrankheiten, die kindliche Blutgruppenbestimmung, die morphologische Analyse von Lymphozyten bei familiären Stoffwechselerkrankungen, die photometrische Bilirubinbestimmung bei Immuninkompatibilität oder Ringelrötelninfektion, die Lungenreifediagnostik über die Bestimmung der Lezithin-/Sphingomyelinratio oder die Diagnostik eines Amnioninfektionssyndroms durch die Anfertigung eines Gram-Präparats, die Bestimmung der Leukozytenzahl oder der intraamnialen Glukosekonzentration.

Indikation

Die Indikationen zur Chromosomenuntersuchung sind ein erhöhtes mütterliches Alter, ein auffälliges Serummarkerscreening, ein auffälliger Ultraschallbefund, eine familiäre Belastung und die Karyotypisierung bei Mehrlingsschwangerschaften.

Untersuchungsmaterial und Untersuchungstechnik

Als Untersuchungsmaterial werden im Fruchtwasser (15–20 ml) gelöste, abgeschilferte fetale Epithelien (Urothel, Haut, Bronchialepithel) bzw. gelöste biochemische Stoffe verwendet.

Sonographisch geführter Untersuchungsgang

 1–6

Die Untersuchung wird unter sterilen Kautelen als transkutane, transabdominale ultraschallgesteuerte Punktion mit einer 90–150 mm langen Spinalnadel mit Mandrin (20–22 Gauge) durchgeführt. Die paraplazentare Punktionsroute wird aufgrund geringerer Komplikationsraten bevorzugt. Die praktische Durchführung beinhaltet zunächst die orientierende Ultraschalluntersuchung mit Markierung der Punktionsstelle und Desinfektion des maternalen Abdomens. Die Punktion der Fruchthöhle erfolgt unter kontinuierlicher sonographischer Sicht. Entfernung des Mandrins. Aspiration von 1–2 ml Fruchtwasser. Diese werden zum Ausschluss einer Kontamination der Probe verworfen. Zur Untersuchung wird anschließend etwa 1 ml Amnionflüssigkeit/SSW entnommen. Vor der Entfernung der Punktionsnadel aus der Fruchthöhle Absetzen der Spritze zur Vermeidung der Kontamination der Punktionsflüssigkeit mit maternalen Zellen. Entfernen der Punktionsnadel. Sonographische Kontrolle der kindlichen Vitalparameter (Herzaktion, kindliche Bewegungen) und der Fruchtwassermenge unmittelbar nach der Amniozentese und nochmals 24 h nach dem Eingriff. Eine Blutgruppenbestimmung ist Voraussetzung zur Amniozentese. Rhesus-negativen Schwangeren ist zur Vermeidung einer Sensibilisierung die Rh-Prophylaxe mit Rhesogam oder Partobulin anzuraten.

Abb. 84.4.
Amniozentese bei einer Geminigravidität: Die Trennwand der beiden Amnionhöhlen ist in der Mitte der Abbildung zwischen den Thoraces beider Zwillingskinder dargestellt. Die Punktionskanüle wird von links oben zunächst in die im Bild linke Fruchthöhle eingeführt (echoreiche Nadelspitze) und die Fruchtwasserprobe aspiriert

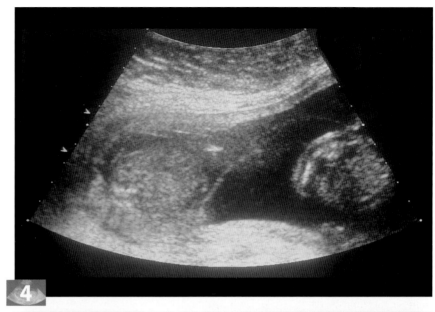

Abb. 84.5.
Amniozentese bei einer Geminigravidität ausgehend von einem Einstich: Ausgehend von der Amniozentese der ersten Fruchthöhle in der vorangehenden Abbildung Erreichen der zweiten Fruchthöhle durch Durchstoßen der amnialen Trennwand der beiden Amnionhöhlen. Die echoreiche Spitze der Punktionsnadel befindet sich knapp in der im Bild rechten Fruchthöhle

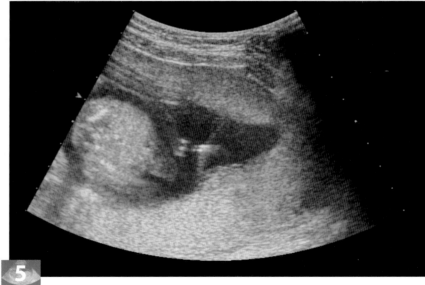

Abb. 84.6.
Karyogramm (46 XY): unauffälliger Chromosomensatz als Ergebnis einer Amniozentese

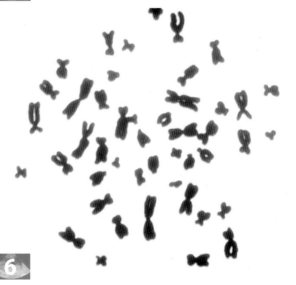

Komplikationen

Als Komplikationen sind die Auslösung eines Abortes in 0,5–0,7%, vorzeitiger Blasensprung, vorzeitige Wehen, intrauterine Infektion (Chorioamnionitis), intraamniale bzw. extraamniale Blutung und das Tangieren des Feten mit der Nadelspitze möglich. Sehr selten kann es zur Amnionstrangbildung als Spätkomplikation kommen. Die Frühamniozentese (13. bis 14. SSW) ist mit einem Abortrisiko von etwa 1,3% behaftet. Als technische Erschwernis des Eindringens in die Fruchthöhle ist das Tenting-Phänomen, ein vor der Nadelspitze Herschieben der Eihäute, durch die besondere Elastizität derselben speziell in niedrigerem Gestationsalter und bei kindlichen Chromosomenstörungen zu beachten.

Vorteile

Vorteile einer Amniozentese gegenüber anderen Karyotypisierungsmethoden (Chorionzottenbiopsie, Plazentozentese, Cordozentese) sind ein relativ geringes Eingriffsrisiko, die Möglichkeit einer biochemischen Fruchtwasseranalyse als Zusatzdiagnostik (AFP, ACHE), die direkte Diagnostik an fetalen Zellen, die Möglichkeit der Infektionsdiagnostik durch PCR, serologische Untersuchungen oder ein direkter Erregernachweis und eine hohe diagnostische Sicherheit durch eine geringe Rate unklarer Befunde (Kulturversager, Mosaikbefunde). Die Fruchtwasserentnahme bewährt sich als komplikationsärmste Methode zur Karyotypisierung in der Mehrlingsschwangerschaft (*cave*: Verwechslung der Feten).

Nachteile

Die Nachteile dieser Form der invasiven Pränataldiagnostik sind, trotz der Möglichkeit eines vorläufigen Ergebnisses mittels FISH-Technik (Fluoreszenz-in-situ-Hybridisierung), die langen Kulturzeiten von 10–14 Tagen und damit die Dauer (für Eltern wie für den Untersucher) bis zur endgültigen Diagnosestellung. Fruchtwasser bietet keine direkte Möglichkeit der Anämiediagnostik. Unsicherheiten in der Infektionsdiagnostik sind bedingt durch mangelhafte intrauterine Antikörperproduktion und sehr lange Kultivierungszeiten beim direkten Erregernachweis.

Kontraindikationen

Eine Amniozentese ist zu vermeiden bei Abortus imminens, mütterlicher HIV- oder Hepatitis-B- und -C-Infektion, der Gefahr der Boosterung immunologischer Unverträglichkeiten, zervikaler Infektion (relativ), vorzeitiger Wehentätigkeit (relativ), vaginaler Blutung (relativ).

◘ Abb. 85.1.
Schema transabdominale Chorionzottenbiopsie: Unter kontinuierlicher Ultraschallkontrolle wird die (Vorderwand-)Plazenta transabdominal punktiert. Unter Sog in der Punktionskanüle werden Teile des Chorion frondosum »abgezupft«. Die Fruchthöhle verbleibt dabei intakt

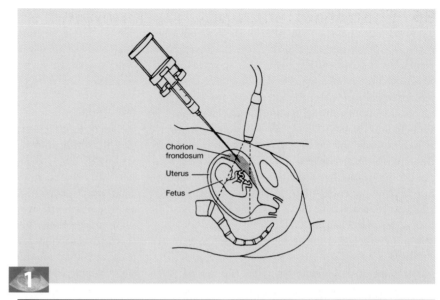

◘ Abb. 85.2.
Chorionzottenbiopsie: Die echoreiche 20-Gauge-Punktionsnadel wird in der Abbildung von rechts oben in die Vorderwandplazenta eingeführt

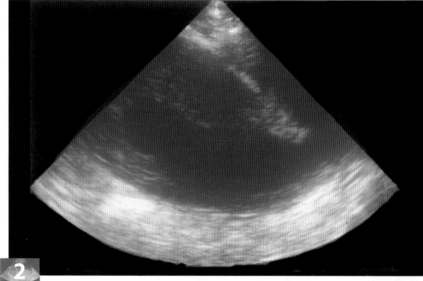

◘ Abb. 85.3.
Chorionzottenbiopsie: Nach der Punktion lässt sich das Punktionsmaterial (Gewebeart, Menge des Aspirats) unter dem Mikroskop als Chorionzottenbäumchen identifizieren

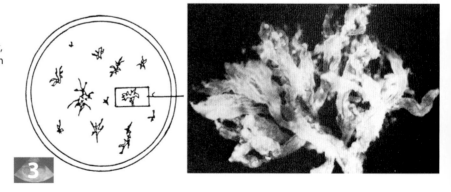

85 Chorionzottenbiopsie, Plazentozentese

Die Chorionzottenbiopsie (Chorionic villous sampling/**CVS**) kann ab der vollendeten 10. SSW zur Karyotypisierung durchgeführt werden. Sie ermöglicht somit die erste Information über das Erbgut des Kindes.

Von dieser »frühen« Punktion des Chorion frondosum ist die Gewinnung von plazentaren Zellen im weiteren Verlauf der Schwangerschaft abzugrenzen. Die Plazentozentese unterscheidet sich somit vorwiegend durch das Gestationsalter (2. bzw. 3. Trimenon) und weniger durch die Punktionstechnik.

Indikation

Die Indikation ist weitgehend identisch zur Fruchtwasseruntersuchung. Nachteilig wirkt sich aus, dass sich keine Fruchtwasserbestandteile (AFP, ACHE, Bilirubin) analysieren lassen. Nur die Karyotypisierung bzw. die molekulargenetische Untersuchung sind möglich.

Untersuchungsmaterial und Untersuchungstechnik

Als Untersuchungsmaterial werden Chorionzotten aus dem Chorion frondosum bzw. Plazentazotten verwendet. Die Untersuchung wird unter sterilen Kautelen als transkutane, transabdominale ultraschallgesteuerte Punktion mit einer 90–150 mm langen Spinalnadel mit Mandrin (20 Gauge) durchgeführt. Die transzervikale Punktionsroute ist alternativ durch vaginales Einführen eines speziellen (stumpfen) Kathetersets bei nochmals etwas gesteigertem Eingriffsrisiko möglich.

Sonographisch geführter Untersuchungsgang

Bei der praktischen Durchführung entsprechen die Punktionsvorbereitungen denen der Amniozentese. Die transabdominale Punktion einer möglichst dicken Plazentastelle erfolgt unter kontinuierlicher sonographischer Sicht. Bei der Auswahl der Punktionsrichtung ist das Eingehen in Richtung des plazentaren Nabelschnuransatzes zu vermeiden. Entfernung des Mandrins. Aufsetzen einer 10 ml Spritze, gefüllt mit 1 ml heparinisiertem Nährmedium und Aufbau eines Unterdrucks. Durch fächerförmiges Vor- und Zurückführen der Punktionsnadel werden die Chorionzotten »gezupft«. Entfernung der Punktionskanüle aus dem Abdomen unter Aufrechterhaltung des Sogs. Kontrolle des aspirierten Materials unmittelbar im Anschluss an die Chorionzotten/Plazentabiopsie unter dem Auflichtmikroskop. Bei einer zu geringen Menge an Untersuchungsmaterial (<30 μg) ist ein Zweiteinstich indiziert. Die Postpunktionskontrollen entsprechen denen der Amniozentese. Die Rhesusprophylaxe ist analog der Fruchtwasserpunktion vorzunehmen.

Komplikationen

Als Komplikationen sind die Auslösung eines Abortes in 1–1,6%, eine retro- oder intraamniale Blutung, ein retroplazentares Hämatom, ein vorzeitiger Blasensprung, vorzeitige Wehentätigkeit oder eine intrauterine Infektion (Chorioamnionitis) möglich. Rund 0,5% der Punktionen sind aufgrund von fehlendem oder zu wenig Material erfolglos. Die Rate an unklaren Kulturbefunden ist mit etwa 1% um den Faktor 10 höher als bei der Fruchtwasseruntersuchung.

III

◘ Abb. 85.4.
Abbildung einer Frucht-höhle mit Embryo und Chorion frondosum in der 9. SSW

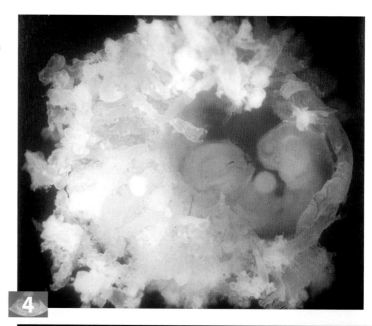

◘ Abb. 85.5.
Chorionzottenbiopsie einer Hinterwandplazenta: Die echoreiche Punktionsnadel wird in der Abbildung von rechts außen an der Frucht-höhle vorbei zum Mutter-kuchen geführt

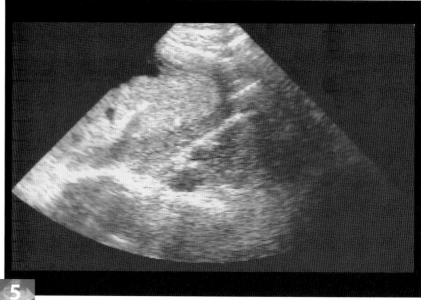

◘ Abb. 85.6.
Schema transzervikale Chorionzottenbiopsie: Unter kontinuierlicher Ultraschall-kontrolle wird die (Vorder-wand-)Plazenta durch einen transvaginal, transzervikal ein-gebrachten Katheter erreicht. Die Fruchthöhle wird nicht punktiert

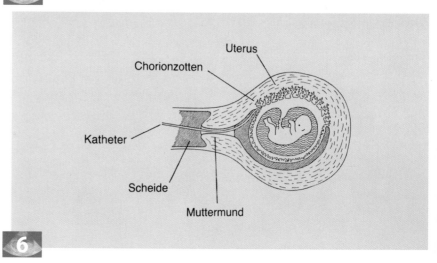

Vorteile

Vorteil der CVS ist vorwiegend der frühe Eingriffszeitpunkt. Die rasche Diagnostik und dadurch kurze Wartezeit (24–48 h) auf das Ergebnis durch Direktpräparation von vitalen Zellen des Chorion frondosum entlastet die häufig unter erheblicher psychischer Belastung stehenden Eltern. Eine Plazentozentese ist anders als die Amniozentese auch bei pathologischer Fruchtwassermenge (Oligo-/Ahydramnion) möglich.

Nachteile

Nachteilig wirkt sich bei einer Chorionzottenbiopsie im Vergleich zur Amniozentese das etwas höhere Abortrisiko (Amniozentese: 0,5–0,7% vs. CVS: 1–1,6%) und die fehlende Möglichkeit der Bilirubin-, AFP- oder ACHE-Bestimmung aus. Die Rate an Fehleinschätzungen des kindlichen Karyotyps durch Plazentamosaikbefunde und technische Probleme bei ungünstiger Plazentalokalisation (Hinterwand, Plazenta praevia) sind ebenso wie eine fragliche Assoziation mit Extremitätenanomalien (»limb defects«) bei sehr früher Punktion (<70 Tage post conceptionem) bei der CVS zu berücksichtigen. Subjektiv wird die Punktion von den Patientinnen meist etwas schmerzhafter empfunden als eine Amniozentese.

Kontraindikationen

Abortus imminens, zervikale Infektionen (relative Kontraindikation), vorzeitige Wehentätigkeit (relative Kontraindikation), vaginale Blutung (relative Kontraindikation), maternale HIV- oder Hepatitis-B- und -C-Infektion, Gefahr der Boosterung immunologischer Unverträglichkeiten, ungünstige Plazentalokalisation (relative Kontraindikation), Mehrlingsschwangerschaften bei nicht eindeutiger Plazentenzuordnung (relative Kontraindikation), Gestationsalter geringer als 11. SSW.

III

◘ Abb. 86.1.
**Cordozentese bei Vorder-
wandplazenta** und parazen-
tralem Ursprung der Nabelschnur. Die Punktionsnadel
ist von rechts oben durch die
Plazenta an die Nabelvene
herangeführt

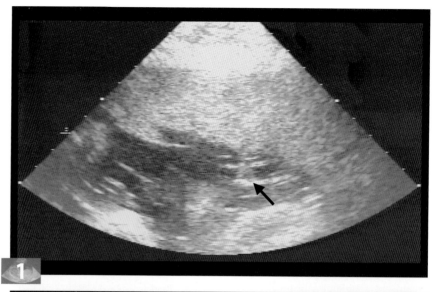

◘ Abb. 86.2.
**Nabelschnurpunktion bei
Vorderwandplazenta:** Ausgehend von der Situation in
der vorangehenden Abbildung
wird die Punktionsnadel
(echoreiche Spitze) in die Nabelschnur (Nabelvene) vorge-
schoben

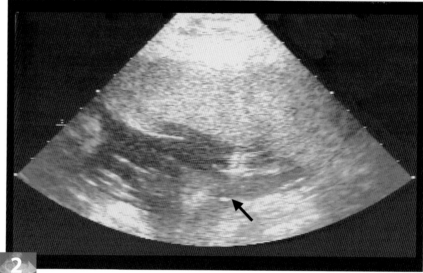

86 Cordozentese

Eine Nabelschnurpunktion (Cordozentese, »fetal blood sampling«/**FBS**) wird zur ultraschallgesteuerten, direkten transabdominalen Gewinnung von kindlichem Blut unter sterilen Kautelen durchgeführt.

Am besten geeignet sind hierfür das plazentare oder fetale Ende der Nabelschnur oder der intrahepatische Verlauf der kindlichen Nabelvene (z. B. bei Hydrops fetalis). Die Cordozentese ist technisch ab der 18. SSW möglich; der Durchmesser der Nabelvene muss mehr als 4 mm betragen.

Untersuchungsziel

Das Untersuchungsziel der Nabelschnurpunktion umfasst die rasche Karyotypisierung, die Bestimmung des kindlichen Blutbildes (Hämoglobin, Hämatokrit, mittleres korpuskuläres Erythrozytenvolumen, Retikulozytenzahl, Thrombozytenzahl) und Blutgruppenbestimmung, die Blutgasanalyse (fragliche Indikation), die Diagnostik intrauteriner Infektionskrankheiten (DNA-Nachweis mittels PCR, ab der 22. SSW IgM-Nachweis), die morphologische Analyse von Lymphozyten bei familiären Stoffwechselerkrankungen oder Enzymdefekten bzw. die Diagnostik bei Alloimmunerkrankungen bzw. Hydrops fetalis. Sowohl die Diagnostik bei pränatalen Infektionserkrankungen als auch Alloimmunerkrankungen ist heute weitgehend durch die Analyse von Fruchtwasser/Amniozentese (geringeres Eingriffsrisiko) ersetzt.

Indikation

Die Indikation zur Chromosomenuntersuchung aus kindlichem Blut ist bei erhöhtem mütterlichem Alter, einem auffälligen Serummarkerscreening, einem auffälligen Ultraschallbefund (differenzierte sonographische Fehlbildungssuche, 19. bis 22. SSW), einer familiären Belastung und einer Karyotypisierung bei Mehrlingsschwangerschaften gegeben. Darüber hinaus dient die Cordozentese zur Klärung von unklaren Chromosomenverteilungen bzw. Mosaikbefunden nach anderen Karyotypisierungsmethoden (Amniozentese, CVS).

Untersuchungsmaterial und Untersuchungstechnik

Als Untesuchungsmaterial werden 2–3 ml Nabelschnurblut sowie Lymphozyten zur Karyotypisierung verwendet.

Die Untersuchung wird als transkutane, transabdominale ultraschallgesteuerte Punktion mit einer 90–150 mm langen Spinalnadel mit Mandrin (20 Gauge) durchgeführt.

Praktische Durchführung

 1–4

Die praktische Durchführung eines FBS beginnt mit einer orientierenden Ultraschalluntersuchung und der exakten Markierung der Punktionsstelle am mütterlichen Abdomen. Bei der Punktion ab der kindlichen Lebensfähigkeit (>25. SSW) ist zum Eingriff Sectiobereitschaft herzustellen. Eine Desinfektion der Punktionsstelle erfolgt z. B mit Betaisodonna oder Braunol. Gegebenenfalls wird zum Eingriff eine Lokalanästhesie bzw. eine maternale Sedierung vorgenommen. Die eigentliche Punktion der Nabelschnur erfolgt unter kontinuierlicher sonographischer Sicht. Ein VW-Nabelschnuransatz ermöglicht die transplazentare, extraamniale direkte Punktion der Nabelvene. Die Hinterwandplazenta gewährt dagegen mehr Verkehrsraum in der Amnionhöhle bei der transamnialen Punktion des Nabelschnuransatzes. Mögliches Problem dieser Punktionsroute ist die eingeschränkte Zugangsmöglichkeit durch eine ungünstige Kindslage (Blockade des Zugangs zum Nabelschnuransatz). Eine zu tangentiale Punktionsrichtung (Gefahr der langstreckigen Nabelschnurläsion) ist zu vermeiden. Das Eingehen in eine freie Schlinge der Nabelschnur, weit entfernt von Ansatz und Ursprung, kann aufgrund der Mobilität technisch schwierig sein. Nach Entfernung des Mandrins werden aus der Nabelvene 2–3 ml kindliches Blut aspiriert. Nach erfolgreicher Blutgewinnung Entfernen der Punktionsnadel aus der Nabelschnur und der Fruchthöhle. Eine sonographische Kontrolle der kindlichen Vitalparameter (Herzaktion, kindliche Bewegungen), der Fruchtwassermenge und der Nabelschnurdurchblutung (Dopplersonographie) erfolgt unmittelbar nach der Cordozentese und nochmals 24 h post punctionem. Eine Blutgruppenbestimmung ist Voraussetzung zum Eingriff. Rhesus-negativen Schwangeren ist zur Vermeidung einer Sensibilisierung eine Prophylaxe mit Rhesogam oder Partobulin anzuraten. Eine perioperative Tokolyse ist in der Regel nicht erforderlich.

Komplikationen

Als Komplikationen sind die Auslösung eines Abortes in 1–2% zu erwarten. Je nach Risikokonstellation (durch Hydrops fetalis oder Plazentainsuffizienz gesundheitlich kompromittierte Feten) kann das Fehlgeburts-/Frühge-

III

◨ Abb. 86.3.
**Postnatale Aufnahme der
Nabelschnur eine Woche
nach Cordozentese:** Punkt-
förmige Einblutung an der
Stelle der ehemaligen Einstich-
stelle

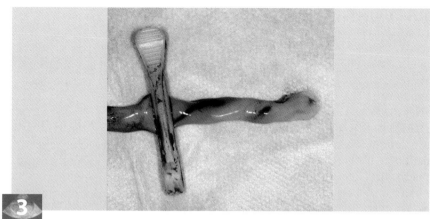

◨ Abb. 86.4.
Karyogramm (47 XX):
auffälliger Chromosomensatz
(Trisomie 21) als Ergebnis einer
Cordozentese

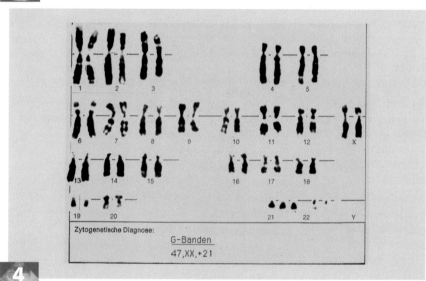

burtsrisiko aber auch auf bis zu 20% steigen. Vorzeitiger Blasensprung, vorzeitige Wehen, intrauterine Infektion (Chorioamnionitis), intraamniale bzw. extraamniale Blutung und das Tangieren des Feten mit der Nadelspitze sind als Punktionsrisiken aufklärungspflichtig. Eine spezielle Gefahr der Cordozentese ist die akzidentelle Punktion einer der Nabelschnurarterien und der daraus resultierende arterielle Vasospasmus. Auch eine Nabelschnurhämatombildung bzw. Gefäßthrombosierung kann sich für das Ungeborene fatal auswirken. Die resultierende fetale Bradykardie während oder nach dem Eingriff kann zum Abbruch des Eingriffs und/oder zur Notfallentbindung Anlass geben. In 0,5% der Fälle gelingt es nicht, ausreichend Material zu gewinnen. Dann wird eine Repunktion oder der Wechsel auf eine andere Untersuchungstechnik (Amniozentese, CVS) erforderlich.

Vorteile

Vorteile des FBS sind die rasche und sichere Diagnostik des Karyotyps. In 48–72 h ist das Ergebnis der Chromosomenuntersuchung zu erhalten. Eine sichere Zuordnung der Befunde zu fetalem Untersuchungsmaterial macht die Cordozentese auch für die Diagnostik in Mehrlingsschwangerschaften geeignet. Die Möglichkeit der Infektionsdiagnostik durch PCR, serologische Untersuchungen oder direkten Erregernachweis ergänzen die Anwendungsmöglichkeiten.

Nachteile

Nachteile dieser Form der invasiven Pränataldiagnostik ist das z. T. erhebliche Punktionsrisiko bei Hydrops fetalis. Die Eingriffstechnik ist wegen des kleinen Zielvolumens im Vergleich zu anderen Karyotypisierungsmöglichkeiten (Amniozentese, CVS) anspruchsvoller.

Kontraindikationen

Cordozentesen sind kontraindiziert bei Abortus imminens, vorzeitiger Wehentätigkeit, vorzeitigem Blasensprung (relative Kontraindikation), vaginaler Blutung, HIV- und Hepatitis-B- und -C-Infektion, Amnioninfektionssyndrom, florider zervikaler Infektionen (relative Kontraindikation), Gefahr der Boosterung immunologischer Unverträglichkeiten (relative Kontraindikation).

87 Molekulargenetische Blutgruppendiagnostik

Alle Transfusionen und die Gabe von Hämotherapeutika beruhen auf dem serologischen Blutgruppennachweis. Benötigt werden dazu jene Zellen, auf denen die Merkmale A, B oder 0 lokalisiert sind.

Die Merkmale A, B oder 0 sind durch endständige Zuckerreste der Kohlenhydratkette von Glykoproteinen und Glykolipiden an der Zelloberfläche determiniert. Die individuelle Eigenschaft A oder B wird durch die auf dem Chromosom 9q34 lokalisierten Gene mit 7 Exons und 1.059 Basenpaaren festgelegt. A und B unterscheiden sich hierbei in 7 Positionen mit 353 Aminosäuren, was die hohe Antigenität der Blutgruppenmerkmale A und B erklärt.

Molekulare Blutgruppendiagnostik bekommt ihre Bedeutung in der Pränatalmedizin durch ihre Anwendung an Zellen, die bei einer Amniozentese gewonnen werden. Die unterschiedliche Nukleotidsequenz der Blutgruppen-Gene erlaubt ihren spezifischen Nachweis mit Hilfe der sequenzspezifischen Polymerasekettenreaktion (»polymerase chain reaction«/PCR). Damit kann diese neue Methode die früher notwendig gewordene fetale Nabelschnurpunktion ersetzen.

Rhesussystem

Die genetischen Eigenschaften des Rhesussystems werden durch die Rh-Gene RhCE und RhD festgelegt. Die Unterschiede beider Gene sind gering (<10%). Sie kodieren die nicht glykolisierten Proteine RhCcEe und RhD. Im Unterschied zum AB0-System haben hier die Gene direkt (und nicht die von ihnen replizierten Enzyme) antigene Eigenschaften. Sie bestehen aus 417 Aminosäuren, welche direkt in die Zellmembran eingebettet sind. Ihre Funktion ist allerdings bisher unbekannt. Vermutet wird eine Aufgabe beim Molekültransport über die Zellmembran. Der Nachweis der Gene gelingt daher nur auf den gentragenden Erythrozyten und ihren Vorläuferzellen. Genlokus ist 1p34 bis 1p36. Individuen unterscheiden sich zunächst durch die An- oder Abwesenheit des Proteins D (»RhD$^+$« bzw. »RhD$^-$«). Etwa 18% der Europäer, weniger als 7% der Afrikaner und weniger als 1% der Asiaten sind Rhesus-negativ (Rh$^-$). Das Vorhandensein oder Fehlen des Merkmals RhD bedeutet einen Unterschied von 37 Aminosäuren. Als Konsequenz ergibt sich allerdings eine Immunisierungsrate von 85% im Falle einer Fehltransfusion rhesusinkompatiblen Blutes. Des weiteren unterscheiden sich einzelne Individuen durch die verschiedene Expression der Merkmale Cc und Ee. Diese beiden Merkmale unterscheiden sich nur in 2 Aminosäuren voneinander, wodurch nur 5% der mit dem falschen C- oder E-Merkmal Transfundierten immunisiert werden. Selten kommt es nach Gabe von RhD-kompatiblen Transfusionen zur Entstehung von Alloantikörpern durch die Expression von sog. Partial-D-Typen, welche durch Punktmutationen entstehen.

Molekulargenetische Rh-Diagnostik

Die Hälfte aller mütterlichen Alloimmunisierungen wird durch D-Inkompatibilitäten hervorgerufen. Der fetale Blutgruppennachweis hilft bei vorhandener mütterlicher Immunisierung (meist durch eine vorangegangene Schwangerschaft), das Monitoring der Schwangerschaft festzulegen. Zum Blutgruppennachweis war die Gewinnung von fetalen Erythrozyten durch Cordozentese Standard. Seit 1993 steht als molekulargenetische Alternative die Blutgruppenbestimmung an Amnionzellen mittels PCR zur Verfügung. Die weniger riskante Amniozentese ersetzt damit bezüglich der Indikation »Blutgruppenbestimmung« die Nabelschnurpunktion. Wird bei einer sensibilisierten Mutter (Rh$^-$) ein ebenfalls Rh-negativer Fetus diagnostiziert, entfällt das sonst notwendige Anämiemonitoring komplett, da die mütterlichen Antikörper nur gegen das Merkmal Rh$^+$ gerichtet sind. Dies reduziert Kosten und die Anzahl der evtl. notwendigen und den Feten gefährdenden Cordozentesen. Wegen der verschiedenen vorhandenen Rh-Varianten sind hierbei mehrere Abschnitte des Gens per PCR zu untersuchen. Bei Nicht-Europäern schränken nicht exprimierte Rh-Gene die Aussagekraft der Methode ein. Insgesamt gelingt die Bestimmung der Rh-Eigenschaft allerdings verlässlich.

Die molekulargenetische Blutgruppenbestimmung ist neben dem AB0- und dem Rhesussystem auch für die Blutgruppenmerkmale im Kell- und Kidd-System geeignet.

Ausblick

Eine fetale Blutgruppenbestimmung aus mütterlichem Blut ist zu erwarten. Derzeit ist eine Bestimmung der fetalen Blutgruppe noch relativ teuer und nicht überall verfügbar. Durch die Reduktion der Invasivität des Eingriffes (Amniozentese statt Cordozentese) wird sich die molekulargenetische Blutgruppendiagnostik des Feten durchsetzen.

◘ Abb. 88.1.
Diagnostische Fetoskopie:
Unter sonographischer Kontrolle wird die starre Optik in der Abbildung von links in die Fruchthöhle eingeführt. Sie kommt oberhalb der beiden unteren Extremitäten des Fetus in der Fruchthöhle zu liegen

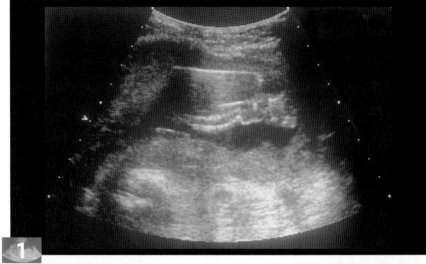

◘ Abb. 88.2.
Simultane Darstellung von Ultraschallübersicht und Fetoskopie: Das Ultraschallbild zeigt die sonographische Führung des Endoskops in der Fruchthöhle. Im Bildauschnitt des Fetoskops ist vor der Seitenwand der Fruchthöhle links die unauffällige Nabelschnur zu sehen

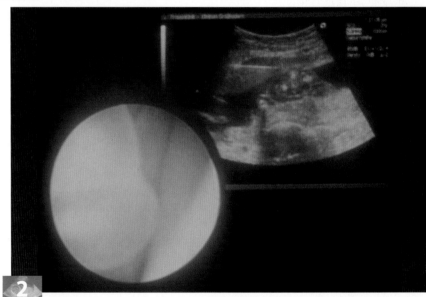

◘ Abb. 88.3.
Diagnostische Fetoskopie: Darstellung des kindlichen Rückens im Bereich des Beginns der Rima ani

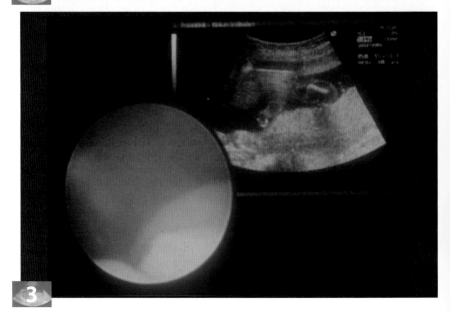

88 Embryoskopie, Fetoskopie

Die Embryoskopie und Fetoskopie eignen sich besonders zur Beurteilung der kindlichen Körperoberfläche, des Gesichtsbereichs und der Extremitäten. Sie geht aber mit einem erheblichen Eingriffsrisiko einher.

Embryoskopie

Bei der Embryoskopie wird ein starres Endoskop (Ø 2–5 mm) ultraschallgesteuert transzervikal an die Amnionmembran herangeführt. Vom extraembryonalen Zölom aus kann so der Embryo durch das transparente Chorion capsularis inspiziert werden.

Dabei gelingt die Ganzkörperdarstellung mit Weitwinkeloptik bei noch geringer Scheitel-Steiß-Länge in 75–90%. In über 20% der Fälle kommt es als Komplikation der direkten Betrachtung des Embryos zur Amnionruptur.

Fetoskopie

 1–6

Die Fetoskopie ist dagegen ein transamnialer Eingriff, bei dem ultraschallgesteuert ein Endoskop transabdominal nach intrauterin geführt wird. Die Fetoskopie wird mit Hilfe einer Lokalanästhesie bei sedierter Mutter und unter perioperativer Antibiotikaprophylaxe durchgeführt. Bei der rein diagnostischen Fetoskopie kommen derzeit Optiken mit minimal Ø 0,7 mm, bei therapeutischen Eingriffen Instrumente mit zusätzlichem Arbeitskanal für Laser oder Zange mit minimalem Ø 1,8 × 2,4 mm bis zu Ø 6,8 mm zum Einsatz. Therapeutische Eingriffe mit mehreren Ports (3–5 mm) bedingen das höchste Eingriffsrisiko (vorzeitiger Blasensprung, vorzeitige Wehentätigkeit, Amnioninfektion).

Indikation

Fortschritte der hochauflösenden zweidimensionalen Sonographie, aber auch des 3D-Ultraschalls rücken die Embryo-/Fetoskopie unter dem diagnostischen Aspekt immer mehr in den Hintergrund. Dennoch werden die Eingriffe bei dem Verdacht seltener Krankheitsbilder oder zur Feindifferenzierung von Oberflächendefekten indiziert, z. B. bei Door-Syndrom (geistige Retardierung kombiniert mit Nägelhypoplasien, Dysmorphien).

Die Fetoskopie ist international vor allem in der **Therapie komplizierter Geminigraviditäten** etabliert. So erreichen verschiedene Zentren bei einem fetofetalen Transfusionssyndrom durch fetoskopische Laserkoagulation der anastomosierenden Gefäßverbindungen eine Überlebensrate von 60% für einen Geminus. Ebenso kommt die fetoskopische Nabelschnurligatur bei einer Akranius-Akardius-Geminischwangerschaft zur Anwendung. Die fetoskopisch gesteuerte FBS (Nabelschnurblutentnahme) bzw. Nabelschnurtransfusion oder die Anlage fetoamnialer Drainagen (Shunts) ist ebenfalls möglich, wird allerdings durch die risikoärmeren ultraschallgesteuerten Punktionsverfahren weitgehend ersetzt. Sie sind nur speziellen Situationen vorbehalten. Zentren berichten in Einzelfällen von erfolgreichen fetoskopisch gesteuerten Haut-, Leber-, Nieren- oder Muskelbiopsien zum Ausschluss hereditärer Erkrankungen. Als experimentell zu betrachten sind Ansätze der intrauterinen Chirurgie (Trachealokklusion, Vesikostomie, retrograde Urethrozystoskopie, NTD-Repair, CCAML-Chirurgie), die in Forschungszentren fetoskopisch wie offen-chirurgisch vorgenommen werden. Bislang konnte jedoch noch keine der Operationstechniken über das Experimentalstadium hinaus etabliert werden.

Abb. 88.4.
Fetoskopie der Wirbelsäule in Höhe des lumbosakralen Übergangs: Die hügelartige Erhebung am kaudalen Ende der Wirbelsäule entspricht einem offenen Neuroporus posterior

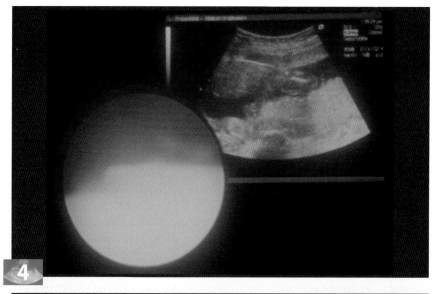

Abb. 88.5.
Fetoskopie: Fetus in der 23. SSW mit 6 Zehen

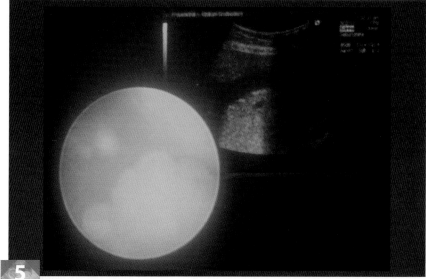

Abb. 88.6.
Fetoskopie: Hexadaktylie beider Füße (die Großzehen im Bild jeweils links)

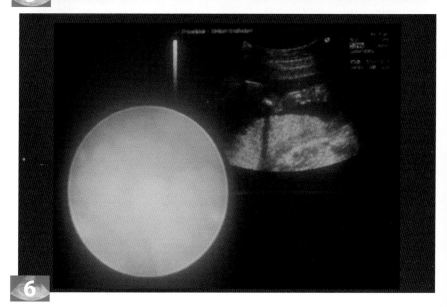

Eingriffszeitpunkt

Die Embryoskopie ist ab der 10. SSW, die Fetoskopie zwischen der 15. bis 20. SSW optimal durchzuführen. In höherem Gestationsalter herrschen durch trübes Fruchtwasser zunehmend schlechtere Sichtverhältnisse. Dennoch ist die Fetoskopie prinzipiell bis ins 3. Trimenon möglich.

Komplikationen

Als Komplikationen werden ein vorzeitiger Blasensprung (10%), vorzeitige Wehentätigkeit (8–10%), ein retroplazentares Hämatom (5%), eine potenziell embryonale Retinaschädigung durch die intrauterine Lichtexposition (daher keine Anwendung vor 9. bis 10. SSW), eine fetale Blutung (3%) oder sonstige kindliche Verletzungen (selten), eine fetale Bradykardie (2%), die Gefahr der Boosterung immunologischer Unverträglichkeiten (0,8%), eine intrauterine Infektion (0,5%), mütterliche Schmerzen, Blutung oder Organverletzung (selten) und die belastende Dauer der Prozedur (>30 min) beschrieben.

Technische Schwierigkeiten, die den Erfolg einer Fetoskopie maßgeblich beeinflussen können, sind Eintrübungen des Fruchtwassers durch geringfügige Blutungen (10%), ein eingeschränkter Blickwinkel (durch das starre Instrumentarium), die Dunkelheit in der Amnionhöhle und eine ungünstige kindliche Lage und/oder Bewegungen.

Kontraindikationen

Bei drohendem Abort, akuter vaginaler Blutung, vorzeitiger Wehentätigkeit, vorzeitigem Blasensprung, florider zervikaler Infektion (relative Kontraindikation), maternaler HIV-, Hepatitis B- oder C-Infektion und bei der Gefahr einer Boosterung immunologischer Unverträglichkeiten (relative Kontraindikation) ist der Eingriff kontraindiziert.

Eingriffsrisiko

Die punktionsassoziierte Mortalität liegt allgemein bei etwa 5%. Manche Zentren geben auch Raten von mehr als 2% an.

89 Rechtliche Grundlagen des Schwangerschaftsabbruchs – Beratung der Schwangeren in einer Not- und Konfliktlage

Die deutsche Regelung zum Schwangerschaftsabbruch findet sich im Strafgesetzbuch (§§ 218 und 219 in der Fassung vom 29.06.1995). Generell ist jeder Schwangerschaftsabbruch rechtswidrig, sofern sich das befruchtete Ei eingenistet hat.

§ 218 legt fest, dass Maßnahmen vor Abschluss der Einnistung straffrei bleiben (z. B. Intrauterinpessar, »Pille danach«) während nach der Einnistung Geld- oder Freiheitsstrafen verhängt werden können.

In § 218a werden die Voraussetzungen aufgeführt, unter denen ein Schwangerschaftsabbruch straffrei bleibt. Hierbei handelt es sich im wesentlichen um die viel diskutierte und mehrfach geänderte Beratungs- und Fristenlösung.

Danach ist laut Absatz 1 der Abbruch zwar rechtswidrig, bleibt aber straffrei, wenn
1. die Schwangere den Eingriff verlangt und sich mindestens 3 Tage vor dem Eingriff hat beraten lassen,
2. der Abbruch von einem Arzt vorgenommen wird (der nicht identisch mit dem beratenden Arzt sein darf) und
3. seit der Empfängnis nicht mehr als 12 Wochen vergangen sind (12. SSW post conceptionem oder 14. SSW post menstruationem).

Nicht rechtswidrig und ebenfalls straffrei gemäß Absatz 2 ist der Schwangerschaftsabbruch, wenn

unter Berücksichtigung der gegenwärtigen und zukünftigen Lebensverhältnisse der Schwangeren ein Abbruch nach ärztlicher Erkenntnis angezeigt ist, um eine Gefahr für das Leben oder die Beeinträchtigung des körperlichen oder seelischen Gesundheitszustandes der Schwangeren abzuwenden, und die Gefahr nicht auf eine andere für sie zumutbare Weise abgewendet werden kann.

Unter diesem Absatz ist mittlerweile zum einen die ehemals »mütterliche« oder »medizinische« Indikation subsumiert, die ohne zeitliche Frist bis zur Geburt bzw. bis zum Einsetzen muttermundswirksamer Wehen gilt, da in Deutschland nach gesellschaftlichem Konsens das Leben

der Mutter Vorrang vor dem Leben des ungeborenen Kindes hat. Seit dem Wegfall der ehemals »kindlichen« oder »embryopathischen« Indikation 1995 wird unter diesen Absatz – ebenfalls ohne Frist – der Abbruch wegen Erkrankung oder Behinderung des Kindes subsumiert. Hier kommt es ausschließlich auf die »Zumutbarkeit« für die betroffene Schwangere an.

Während bis 1995 nur bis zur Grenze der extrauterinen Lebensfähigkeit aus kindlicher Indikation abgetrieben werden durfte (22. SSW post conceptionem oder 24. SSW post menstruationem), ist durch die Subsumierung unter die mütterliche Indikation diese zeitliche Begrenzung entfallen. Der Abbruch bleibt bis zur Geburt straffrei. Nach der Geburt wären bei ungewollt lebend geborenem Kind hingegen alle Maßnahmen der Reanimation zu ergreifen, da auch unter den Bedingungen des § 218a (2) eine postnatale Kindstötung wie Totschlag bzw. Mord geahndet würde.

Ebenfalls nicht rechtswidrig ist der Abbruch nach sexuellem Missbrauch innerhalb von 12 Wochen post conceptionem oder 14. SSW post menstruationem.

§ 218b besagt, dass Ärzte, die unter falschen Voraussetzungen einen Schwangerschaftsabbruch durchführen (Fehlen der Indikation oder der Beratung), bestraft werden.

§ 218c regelt die ärztlichen Pflichten bei einem Schwangerschaftsabbruch inklusive der Verpflichtung zur Aufklärung über mögliche physische und psychische Auswirkungen des Eingriffs.

§ 219 führt aus, wie die Beratung der Schwangeren in der Konfliktlage zu erfolgen hat. Generell dient laut Gesetzgeber die Beratung dem Schutz des ungeborenen Lebens. Die Frau soll zur Fortsetzung der Schwangerschaft ermutigt werden und das Recht des Ungeborenen gegenüber der Frau wird betont. Der Schwangerschaftsabbruch wird als Ausnahmesituation in einer akuten und anders nicht zu bewältigenden Notlage dargestellt. Die Beratung darf nur durch anerkannte Beratungsstellen (staatlich z. B. Pro Familia, kirchlich z. B. Donum vitae) erfolgen.

Gemäß § 219a ist jegliche Werbung für einen Schwangerschaftsabbruch verboten, gemäß § 219b ebenso das in Verkehr bringen von Hilfsmitteln zum Abbruch einer Schwangerschaft.

90 Embryonenschutzgesetz

Das deutsche Embryonenschutzgesetz (EschG) wurde im Dezember 1990 verabschiedet und ist seit Januar 1991 in Kraft. Es ist das weltweit strengste EschG und gliedert sich in Strafvorschriften und Definitionen:

1. Verbot einer missbräuchlichen Anwendung der künstlichen Befruchtung für andere Zwecke als Schwangerschaft und Erhaltung des Embryos sowie Verbot der Geschlechtswahl (§§ 1 bis 4).

Unter Strafe wird gestellt
- § 1 (1) »wer es unternimmt, eine Eizelle zu einem anderen Zweck künstlich zu befruchten, als eine Schwangerschaft der Frau herbeizuführen, von der die Eizelle stammt« bzw.
- § 2 (1) »wer einen extrakorporal erzeugten Embryo zu einem nicht seiner Erhaltung dienenden Zweck verwendet ...«

Aus diesem Paragraph lesen viele Juristen eine Strafbarkeit der Präimplantationsdiagnostik (PGD) heraus, obwohl bereits bekannt ist, dass die PGD nicht ausdrücklich im Gesetzestext geregelt wurde. Gegner argumentieren, dass zwar das *Ziel* der PGD eine Schwangerschaft und Geburt sei, jedoch die Befruchtung zunächst unter *Vorbehalt* durchgeführt bzw. an Bedingungen geknüpft werde, da der Embryo im Falle eines auffälligen Untersuchungsergebnisses in der Regel nicht in die Gebärmutter transferiert werde. Befürworter der PGD argumentieren hingegen, dass »verwenden« nicht im aktiven Sinn verstanden werden solle, und bloßes »Unterlassen« nicht zur Strafbarkeit ausreiche. Laut *Gesetzeskommentar* verstößt die PGD nicht gegen das Embryonenschutzgesetz, jedoch gegen das Arztrecht, nach dem künstliche Befruchtungsverfahren nur bei Sterilität durchgeführt werden dürfen. Dies

läge bei genetisch belasteten, aber fruchtbaren Paaren nicht vor. In Deutschland bemüht sich derzeit eine Kommission aus Ärzten, Juristen, Theologen, Philosophen und Ethikern um die Klärung der Widersprüche, die einen Einsatz der PGD in Deutschland bisher verbieten. Der wissenschaftliche Beirat der Bundesärztekammer arbeitet an einem Konsens, um den schätzungsweise 100 ratsuchenden Hochrisikopaaren pro Jahr eine Diagnostik anbieten zu können. Mehrere Fachgesellschaften und -verbände haben im April 2001 ein Diskussionspapier als Grundlage für das vom Bundestag in Vorbereitung befindliche Fortpflanzungsmedizingesetz verabschiedet. Darin wird u.a. zu den Themen Samen- und Eizellspende, Blastozystenkultivierung, PGD und Embryonenforschung, Leihmutterschaft, Homosexualität, Keimbahntherapie, Klonen, Stammzellforschung und artifizieller Uterus Stellung genommen.
- § 2 (2) »wer zu einem anderen Zweck als der Herbeiführung einer Schwangerschaft bewirkt, dass sich ein menschlicher Embryo extrakorporal weiterentwickelt«.

2. Verbot von Keimbahntherapie und Klonen (§§ 5 bis 7),
3. Ausführungen zum Embryobegriff (§ 8),
- § 8 (1) »Als Embryo gilt bereits die befruchtete, entwicklungsfähige menschliche Eizelle vom Zeitpunkt der Kernverschmelzung an, ferner jede einem Embryo entnommene totipotente Zelle...«
4. Ausführungen zum Arztvorbehalt (§§ 9 bis 13).

Es wird festgelegt, dass sowohl Befruchtung wie Übertragung und Konservierung menschlicher Embryonen nur von einem Arzt vorgenommen werden dürfen, und dass die Mitwirkung an derartigen Maßnahmen stets freiwillig ist.

Die Pränataldiagnostik bleibt vom EschG unberührt. Nach dem Wegfall der embryopathischen (»eugenischen«) Indikation regelt der reformierte § 218 die Abruptio aus mütterlich-medizinischer Indikation.

III

◘ Abb. 91.1.
Intrazytoplasmatische Spermieninjektion I: Aspiration der Oozyte (Fixierung)

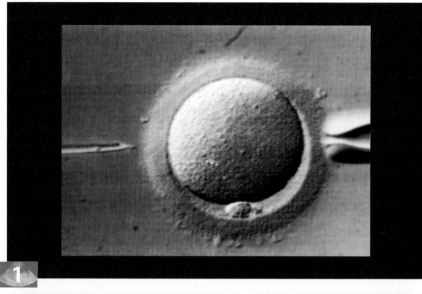

◘ Abb. 91.2.
Intrazytoplasmatische Spermieninjektion II: Einführen der Glaskanüle in die Eizelle

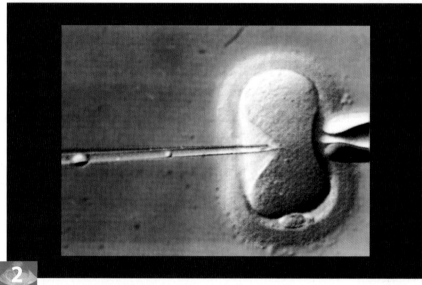

◘ Abb. 91.3.
Intrazytoplasmatische Spermieninjektion III: Injektionsphase des Spermiums

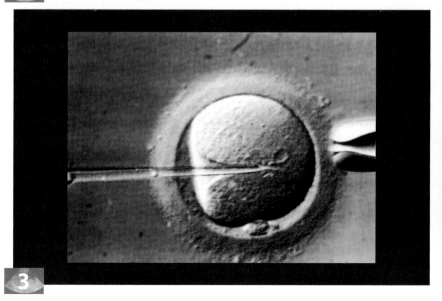

91 Präimplantationsdiagnostik

Bei der Präimplantationsdiagnostik (»prenatal genetic diagnosis«/**PGD**) handelt es sich um die genetische Untersuchung von 1–2 Zellen einer künstlich befruchteten Eizelle im 8- bis 12-Zell-Stadium vor dem Retransfer in den Uterus.

Methodik

PGD setzt eine künstliche Befruchtung voraus. Hormonelle Stimulation, Eizellgewinnung, Befruchtung und Kultivierung erfolgen wie bei der intrazytoplasmatischen Spermieninjektion (ICSI). Durch Biopsie werden den Embryonen im 8- bis 12-Zell-Stadium 1–2 Zellen zur genetischen Untersuchung entnommen. Nach den bisherigen Erfahrungen hat diese Zellentnahme keine negativen Auswirkungen auf die Entwicklung des Embryos. Zu diesem Zeitpunkt ist nach derzeitigem Wissensstand keine Totipotenz mehr gegeben. Eine Zellentnahme vor Abschluss des Totipotenzstadiums käme einem Embryonenverbrauch gleich, der laut Embryonenschutzgesetz in Deutschland verboten ist (s. Kap. 90). Die momentan gebräuchlichen Labormethoden sind die

- PCR zur allgemeinen Gendiagnostik und
- die Fluoreszenz-in-situ-Hybridisierung (FISH) zur Geschlechtsbestimmung bei geschlechtsbezogenen Erbkrankheiten und zur Diagnostik auf Chromosomenstörungen.

Bei unauffälligem Untersuchungsergebnis werden gemäß den Richtlinien zur künstlichen Befruchtung 2 der maximal 3 Embryonen in den Uterus retransferiert. Auch bei unauffälligem Befund der PGD sind Chromosomenstörungen und Fehlbildungen selbstverständlich nicht ausgeschlossen. Eine pränataldiagnostische Begleitung der Schwangerschaft wird durch PGD nicht ersetzt.

Bei auffälligem Untersuchungsergebnis kann die betroffene Frau nicht gezwungen werden, sich den Embryo einsetzen zu lassen. Sowohl die Kryokonservierung als auch das Verwerfen von Embryonen können im Widerspruch zum derzeit gültigen deutschen Embryonenschutzgesetz (s. Kap. 90) gesehen werden.

Fehldiagnosen

Fehldiagnosen sind sehr selten, jedoch nicht ausgeschlossen. Hauptursache von falsch-negativen Befunden sind Verunreinigungen, die zur Analyse von mütterlichem oder väterlichem Genom anstelle des embryonalen Genoms führen. Für die FISH-Technik charakteristisch ist die Hybridisierungsineffizienz, bei der Signale zu schwach oder fehlend sind und somit nicht erfasst werden. Für die PCR typisch ist das Problem der »preferential amplification« (»allelic drop out«), bei der von 2 Allelen nur eines kopiert wird, was zu Fehldiagnosen führen kann. Daher wird im jetzigen Stadium der PGD zur Sicherung der Diagnose eine zusätzliche Pränataldiagnostik empfohlen.

Sonderformen

Bei der Blastozystenbiopsie werden mehrere Zellen eines bis zur Blastozyste in vitro gereiften Embryos entnommen. Dabei wird Throphektoderm (plazentares Gewebe) untersucht. Problematisch sind sowohl die erhöhte Rate an Mosaikbefunden (etwa 7%), als auch die niedrige Anzahl von Blastozysten in der Kultur.

Bei der Polkörperbiopsie wird noch vor der Befruchtung der Polkörper die Eizelle untersucht, was lediglich eine Aussage über das mütterlichen Genom erlaubt.

Indikationen

Die Präimplantationsdiagnostik als früheste Form der vorgeburtlichen Diagnostik noch vor Einnistung des Embryos soll einer besonders strengen Indikationsstellung unterliegen. Die Indikation ist somit nicht anhand eines Kataloges, sondern immer anhand des Einzelfalls (Überprüfung durch Ethik-Kommission) sorgfältig abzuwägen. Bisher wurde die PGD z. B. eingesetzt bei Mukoviszidose (zystischer Fibrose), Muskeldystrophie Duchenne, Hämophilie A, Morbus Tay-Sachs, α_1-Antitrypsinmangel, Retinitis pigmentosa, Lesch-Nyhan-Syndrom, fragiles X-Syndrom. Da es sich nicht bei allen genannten Störungen um letale Krankheiten handelt und z. T. eine mögliche Therapie in den letzten Jahren Fortschritte gemacht hat, sind die genannten Beispiele nicht unumstritten. Insgesamt muss mit einer Rate von etwa 25–50% auffälligen Befunden gerechnet werden, da die meisten Erkrankungen, die eine PGD nach sich ziehen, mit dieser Wahrscheinlichkeit weitervererbt werden. Die Schwangerschaftsrate pro Zyklus liegt mit 17% unter der durchschnittlichen Schwangerschaftsrate von etwa 25% für IVF/ICSI in entsprechend spezialisierten Zentren.

III

◘ Abb. 91.4.
Polkörperchendiagnostik:
Punktion der Zona pellucida
und Aspiration des Polkörper-
chens zur Präimplantationsdiagnostik

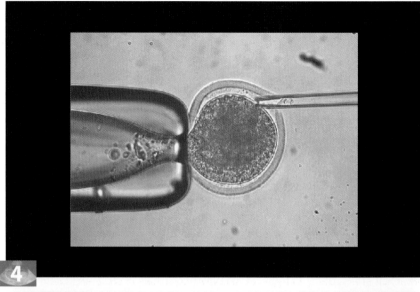

◘ Abb. 91.5.
Präimplantationsdiagnostik:
Blastozyte im Achtzellstadium

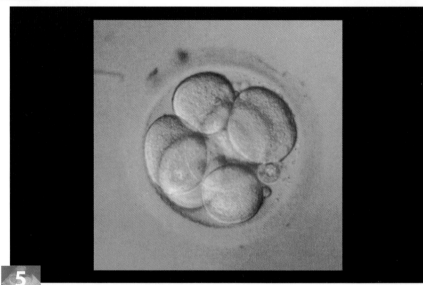

◘ Abb. 91.6.
Mehrfarben Fish-Diagnostik
(Einzelzellanalyse)

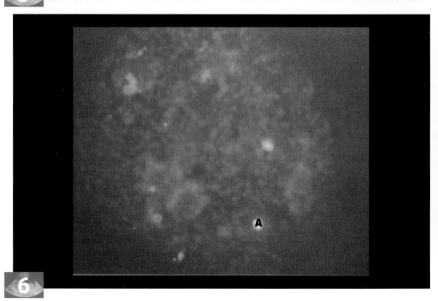

Beratung

Die betroffenen Paare werden über die Untersuchungsrisiken (Degeneration des Embryos), die Begrenztheit der Aussage (Befund bezieht sich nur auf untersuchtes Gen oder Chromosom) sowie den zeitaufwendigen Ablauf von Planung, Vorbereitung und Durchführung der PGD intensiv aufgeklärt. Sie können sich nach der Beratung in jedem Fall auch gegen eine Präimplantationsdiagnostik und für eine Schwangerschaft entscheiden und damit bewusst das Risiko eines behinderten Kindes eingehen. Ebenso stehen den Paaren – alternativ oder ergänzend – alle weiteren diagnostischen Verfahren der Pränataldiagnostik wie z. B. Ultraschallscreening, Chorionzottenbiopsie und Amniozentese offen. Da bei der PGD nur 1–2 Zellen zur genetischen Untersuchung zur Verfügung stehen, ist das Ergebnis weniger zuverlässig als bei Auswertung mehrerer Zellen, sodass eine Überprüfung der Diagnose durch konventionelle Pränataldiagnostik empfohlen wird. Vor der Entscheidung zur PGD sollten die hilfesuchenden Paare ausführlich über alternative Vorgehensweisen aufgeklärt werden. Auch eine Zukunftsperspektive ohne Kinder oder eine Adoption sollten offen angesprochen werden.

Diagnostik vs. Screening

Weltweit wird bereits die Präimplantationsdiagnostik von einem Präimplantationsscreening unterschieden.

Für die PGD ist Voraussetzung, dass es sich bei dem betroffenen Paar selbst um Träger einer genetischen Erkrankung handelt, die durch PGD diagnostizierbar ist und nach der gezielt beim Embryo gesucht wird. Im Gegensatz dazu wird bei einem Screening gleichzeitig nach mehreren Erkrankungen gefahndet, ohne dass bei dem Elternpaar eine Erkrankung vorliegt bzw. ein konkreter Verdacht besteht. Ein Screening kann u. a. Paaren angeboten werden, bei denen es trotz wiederholter reproduktionsmedizinischer Versuche aus unbekannten Gründen bislang nicht zu einer Schwangerschaft gekommen ist. Auch für Paare mit rezidivierenden Aborten soll diese Methode die Chance auf eine Schwangerschaft bis zur Geburt erhöhen. In Deutschland wird derzeit über eine Einführung der PGD diskutiert, während ein Screening mehrheitlich abgelehnt wird.

Teil IV   Pränatale Therapie

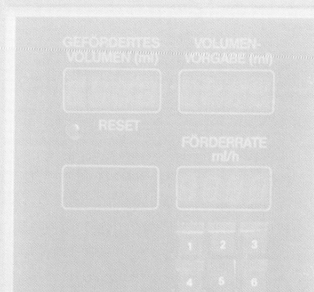

92 Fetale Analgesie und Relaxierung

Die Diskussion um eine fetale Analgesie und/oder Relaxierung ergibt sich bei jeder invasiven Prozedur am Feten (Punktion, offene fetale Chirurgie). Bisher ist hierfür kein einheitliches und verbindliches Vorgehen festgelegt worden.

Pharmakokinetik in der Schwangerschaft

Bei der Medikamentengabe in der Schwangerschaft ist die veränderte Pharmakokinetik zu berücksichtigen. So führt die Erhöhung der glomerulären Filtrationsrate (+50%) zu einer reduzierten Halbwertszeit der applizierten Pharmaka (e. g. Barbiturate und Antibiotika). Hydrophile Medikamente konzentrieren sich eher auf der maternalen Seite, lipophile kumulieren in der fetoplazentaren Zirkulation.

Plazentarer Transfer

Bisher existiert kein befriedigendes Modell, welches den Transport aller Stoffe über die Plazentaschranke befriedigend erklärt. Hauptmechanismus dürfte die Diffusion sein. Dieser passive Transport geschieht in Abhängigkeit vom Molekulargewicht (Grenze 250–500 Dalton). Bei Hydrops fetalis ist die Passage stark beeinträchtigt (s. auch Kap. 81). Dies bedeutet, dass das Anfluten eines Medikamentes auf der fetalen Seite lange Zeit in Anspruch nehmen kann (s. auch Kap. 47).

Indikation zur fetalen Analgesie

Die ärztliche Ethik gebietet, auch bereits intrauterin Patienten keine vermeidbaren Schmerzen zuzufügen. Ob, wann und wie eine fetale Schmerzbekämpfung notwendig ist und durchgeführt wird, ist allerdings nicht abschließend geklärt. Es gibt Hinweiszeichen (deutlich erhöhte fetale Kortisolausschüttung), dass bei längeren intrauterinen Eingriffen (>10 min) eine fetale Analgesie geboten ist. Offen ist allerdings die Frage, welche Erhöhung des Prozedurenrisikos durch Verlängerung des Eingriffes und durch die zusätzliche fetale Verletzungsgefahr in Kauf genommen werden soll, um eine Schmerzlinderung beim Ungeborenen zu erzielen.

Modus der fetalen Analgesie

- Transplazentar durch orale oder intravenöse Gabe an die Mutter (Opiode),
- systemisch fetale Gabe durch die Nabelschnur (Opiode),
- lokal-fetale Gabe durch lokale Punktion (Lokalanästhetika).

Indikation zur fetalen Relaxierung

Im Gegensatz zur fetalen Analgesie hat sich die fetale Relaxierung mit Kurarederivaten bereits ihren festen Stellenwert in der invasiven Pränataltherapie gesichert. Sie ist bei allen Eingriffen sinnvoll, bei denen fetale Bewegungen den Erfolg der Prozedur gefährden: Nabelschnurpunktionen, Pleura- und Blasenpunktion sowie intraperitoneale und intrakardiale Punktionen.

Modus der fetalen Relaxierung

Muskelrelaxantien werden ausschließlich direkt in die kindliche Zirkulation (durch Nabelschnurpunktion) verabreicht (Vercuroniumbromid 0,1 mg/kg, Atracurium 0,5–1 mg/kg – $t_{1/2}$=20 min).

Während 2 h medikamentöser Intervention (Analgesie oder Muskelrelaxation) im Rahmen intrauteriner Eingriffe ist ein fetales Herzfrequenzmonitoring bzw. eine CTG-Überwachung indiziert. Sonographisch sollte eine Überwachung der fetalen Bewegungen und eine dopplersonographische Beurteilung der fetalen Flussparameter erfolgen.

IV

◨ Abb. 93.1.
Amniondrainage: Das Polyhydramnion (Fetus am Boden
der Fruchthöhle) wird von
oben rechts transplazentar
zur Fruchtwasserentlastung
punktiert (Spinalnadel in situ)

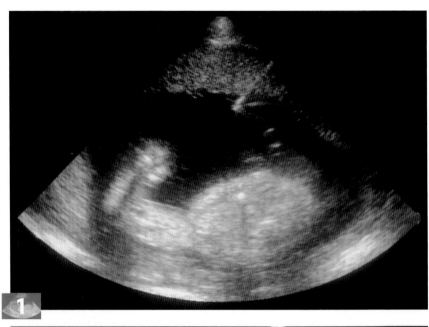

◨ Abb. 93.2.
**Punktionsset zur Amnion-
drainage:** 19-Gauge-Spinal-
nadel, Spritze zur Asservierung
von Fruchtwasser, steriles In-
fusionsschlauchsystem, Rollerpumpe

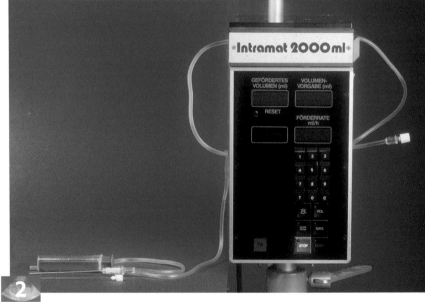

93 Amniondrainage

Die Fruchtwassermenge befindet sich während der Schwangerschaft in einem dynamischen Gleichgewicht. In der 16. SSW gelten 200 ml, in der 35. SSW 980 ml, um den Entbindungstermin 800 ml und in der 42. SSW 540 ml als Mittelwert.

Veränderungen der Fruchtwassermenge im Sinne eines Poly- oder Oligohydramnions sind mit einer gesteigerten perinatalen Morbidität und Mortalität verbunden (13–29%).

Von einem Polyhydramnion spricht man ab einem »amniotic fluid index« (AFI) von mehr als 250 mm und von einem schweren Polyhydramnion ab einem AFI von mehr als 400 mm. Hierbei ist das fetale Outcome abhängig von der Ursache des Polyhydramnions und möglichen Frühgeburtskomplikationen.

Epidemiologie

Ein Polyhydramnion kompliziert 0,2–1,6% aller Schwangerschaften.

Ätiologie

Idiopathisch	60%
Intrauterine Infektionen (TORCH)	12–19%
Kindliche Anomalien (ZNS, Respirationstrakt, Obstruktionen des Gastrointestinaltrakts, Schluckstörung, muskuloskelettale Anomalie, Tumor)	
Maternaler Diabetes mellitus	5–19%
Mehrlingsschwangerschaft (FFTS)	5–13%
Hydrops fetalis Immunologische Unverträglichkeit (Rhesus-, irreguläre Antikörper z. B. Kell, Kidd)	7%
Anenzephalus	67%
Abnormer Karyotyp (Trisomie 18, 21)	3–5%

Sonographie

Die Diagnostik erfolgt vor allem klinisch wie sonographisch (AFI). Als Kriterium eines milden Polyhydramnions gilt die Vermessung des MVP (»maximum vertical pocket«) mit 80–150 mm bzw. ein AFI von mehr als 250 mm (Vierquadrantenmethode = Summe der vier tiefsten senkrecht zur Uteruswand gemessenen Fruchtwasserdepots). Die schwere Form wird durch ein MVP größer als 150 mm oder AFI größer als 400 mm bestimmt. Diesen Kriterien des schweren Polyhydramnions entsprechen 5% der Fälle. Unbehandelt ist, bedingt durch die zugrundeliegende Störung einerseits und die sekundären Frühgeburtsbestrebungen andererseits, mit einem durch die jeweilige Ursache bedingten unvorteilhaften perinatalen Outcome zu rechnen.

Weiterführende Diagnostik

Der Nachweis einer Zuckerstoffwechselstörung als Ursache eines Polyhydramnions ist durch einen oralen Glukosetoleranztest möglich. Eine infektiologische Ursache sollte mittels einer TORCH-Serologie ausgeschlossen werden. Gegebenenfalls (sonographische Hinweiszeichen) ist mit den Eltern auch die Karyotypisierung zu erwägen.

Geburtshilfliches Vorgehen

Bei milden (asymptomatischen) Formen ist die expektative Schwangerschaftsbetreuung möglich. Ein (Gestations-)Diabetes als Ursache ist durch eine mütterliche Diät und ggf. eine intensivierte Insulintherapie zu behandeln. Häufig besteht allerdings keine kausale Therapiemöglichkeit. Im Falle einer fetalen Anämie ist eine intrauterine Transfusion anzustreben, bei intrakavitären fetalen Flüssigkeitsansammlungen eine Drainage (Thorakozentese, thorakoamniales Shunting, CCAML-Resektion). Im Vordergrund steht stets die Prävention von Komplikationen und die Tragzeitverlängerung.

IV

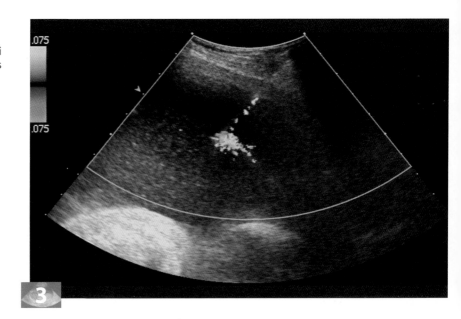

◘ Abb. 93.3.
Farbkodierte Darstellung einer Amniondrainage bei Polyhydramnion: Der Fetus liegt am unteren Bildrand

Medikamentöse Therapie

Medikamentös wirkt die Verabreichung des Prostaglandinsynthesehemmers Indometacin Fruchtwasser-reduzierend. Dosierung: 4-mal 25 mg/Tag p. o., Tagesdosis 50–200 mg). Die Ansprechdauer beträgt 4–20 Tage. Gleichzeitig kann ein gewisser tokolytischer Effekt erzielt werden.

Sulindac (200 mg/12 h) weist eine geringere Wirksamkeit auf, hat dafür aber keinen Effekt auf den Ductus arteriosus.

Nimesulide ist ein »reiner« Cyclooxygenase-2-Hemmer, hat keinen Effekt auf den Ductus arteriosus und eine ausgeprägtere tokolytische Wirkung.

Diuretika sind dagegen wenig sinnvoll (Reduktion der uteroplazentaren Perfusion, Hämokonzentration).

Amniondrainage

Neben der medikamentösen Behandlung des Polyhydramnions steht die (wiederholte) Drainage von Fruchtwasser als invasive Therapievariante zur Verfügung. Die intendierte intraamniale Druckreduktion (Verminderung der Frühgeburtsbestrebungen) ist bereits nach der Entnahme einer kleinen Flüssigkeitsmenge (100–300 ml) erreicht. Die Drainage kleiner Mengen in kürzeren Intervallen ist gegenüber einer einmaligen großvolumigen Fruchtwasserentnahme (bis zu 500 ml/Punktion) mit längeren Entlastungsintervallen, im Einzelfall abzuwägen. Bei FFTS kann die Druckentlastung zur verbesserten Perfusion des Donors und zur Abnahme des Hydrops fetalis führen (in 19% ist durch eine einmalige Drainage eine dauerhafte Normalisierung der Fruchtwassermengen zu erzielen).

2–3

Die Punktion wird in Links-Seitenlage durchgeführt. Die Patientin sollte möglichst bequem liegen, da die Dauer der Punktion bis zu einer Stunde betragen kann. Ein kontinuierliches Ultraschallmonitoring während der gesamten Prozedur sollte gewährleistet sein. Die Entlastung erfolgt über eine 19-Gauge-Nadel und unter Verwendung einer Rollerpumpe. Darüber hinaus ist eine perioperative antibiotische Prophylaxe und ggf. auch eine Tokolyse erforderlich. Das entnommene Fruchtwasser kann zusätzlich zur Karyotypisierung und/oder invasiven infektiologischen Diagnostik zur ätiologischen Abklärung des Polyhydramnions genutzt werden.

Risiken

Als Risiko der invasiven Fruchtwasserdrainage ist vor allem die vorzeitige Plazentalösung, besonders bei der großvolumigen Entnahme zu befürchten. Amniale Abhebungen können Folgepunktionen erschweren. Darüber hinaus kommen wie bei jedem invasiven pränatalen Eingriff als Risiken vorzeitige Wehen, vorzeitiger Blasensprung, intrauterine Infektionen, maternale und fetale Blutungen, fetale Verletzungen und eine punktionsassoziierte Bradykardie vor. Das punktionsassoziierte Risiko des Schwangerschaftsverlustes beträgt 1–1,5%.

IV

◻ Abb. 94.1.
Amnioninfusion I: Die Fruchthöhle (Ahydramnion) ist in der
dargestellten Ebene vollständig durch den kindlichen Kopf
und ein danebenliegendes
Nabelschnurkonvolut ausgefüllt. Von links oben ist die
Punktionsnadel (20 Gauge)
in den Fruchthöhlenspalt eingeführt. Farbdopplersono-
graphisch (*blaugrün*) kann der
Flüssigkeitseinstrom dargestellt werden

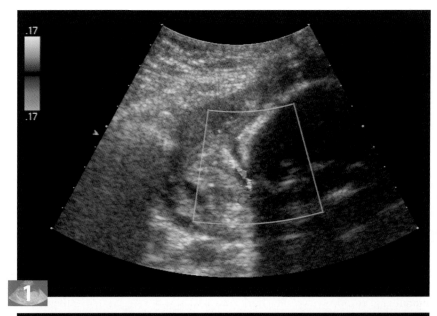

◻ Abb. 94.2.
Amnioninfusion II: Im weiteren Verlauf der Fruchtwasser-
infusion entfaltet sich die
Fruchthöhle, erkennbar am
Fruchtwasserdepot um die
Nadelspitze, zunehmend. Weiterhin Farbdopplerdarstellung
(*gelb*) des Flüssigkeitsein-
stroms

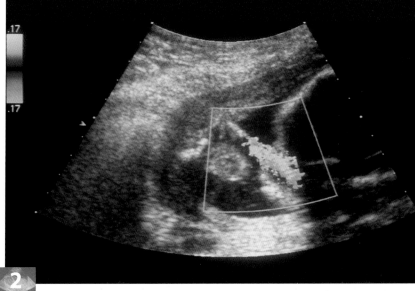

94 Amnioninfusion

Die Regulationsfaktoren der Fruchtwasserbildung und -resorption sind noch wenig transparent. In der frühen Phase der Schwangerschaft entspricht die Amnionflüssigkeit vorwiegend einem Filtrat des mütterlichen Serums.

Es erfährt mit Fortschreiten der Schwangerschaft sukzessive Veränderungen und entspricht in seiner Zusammensetzung schließlich fetalem Transsudat. Nach der 20. bis 25. SSW nimmt die progressive Keratinisierung der kindlichen Haut entscheidenden Einfluss auf die Fruchtwasserzusammensetzung. Eine zunehmend hypotone Amnionflüssigkeit mit wachsender Harnstoff- und Kreatininkonzentration weisen fetalen Urin als maßgebliche Produktionsquelle des Fruchtwassers im 3. Trimenon aus. Ein nach außen gerichteter pulmonaler Flüssigkeitsstrom aus der fetalen Trachea trägt, auch wenn ein Teil durch kindliche Schluckvorgänge die Fruchthöhle gar nicht erreicht, seinen Part zum Gesamtvolumen des flüssigen intrauterinen Milieus bei. Am Umsatz des Fruchtwassers sind neben fetalem Verschlucken auch Resorptionsvorgänge über semipermeable Membranen des fetalen, maternalen und amniotischen Kompartiments entlang osmotischer oder hydrostatischer Gradienten beteiligt. Die Sekretion vasoaktiver Peptide wie Vasopressin oder des »Atrial-natriuretischen-Faktors« (ANF) als Reaktion auf Veränderungen des fetalen oder maternalen intravaskulären Volumens nehmen ebenfalls Einfluss auf die Fruchtwassermenge.

Eine Verringerung der Fruchtwassermenge im Sinne eines Oligo-/Ahydramnions mit einem »amniotic fluid index« (AFI) unter 50 mm wird im 2. Trimenon in 0,2% und im 3. Trimenon in 3–5% beobachtet.

Ätiologie

Fetus	Kongenitale Anomalien (2. Trimenon 26–35%), chromosomale Aberrationen (5–10%), Störungen des Urogenitaltrakts (33–57%), Übertragung
Mutter	Vorzeitiger Blasensprung (3–17%), plazentare Insuffizienz (IUGR, IUFT), schwangerschaftsassoziierter Hypertonus, Präeklampsie, Antiphospholipid-Antikörper-Syndrom, Kollagenosen, diabetische Gefäßerkrankungen, Hypovolämie (Blutung, Schock), Infektion in der Schwangerschaft
Medikamente	Prostaglandinsynthesehemmer (82%), ACE-Hemmer
Plazenta	Partielle vorzeitige Plazentalösung, FFTS
Idiopathisch	

Sonographie

Die Diagnostik erfolgt vor allem klinisch wie sonographisch (AFI). Als Kriterium eines Oligohydramnions gilt die Vermessung des MVP (»maximum vertical pocket«) mit 20 mm bzw. ein AFI von weniger als 50 mm (Vierquadrantenmethode = Summe der vier tiefsten senkrecht zur Uteruswand gemessenen Fruchtwasserdepots). Ein Ahydramnion wird durch einen AFI von mehr als 20 mm bestimmt. Diagnostisch stellt das Oligohydramnion ein weiteres Problem durch das Fehlen eines physikooptischen Fensters rund um das Kind dar. Es ist mit einer erhöhten perinatalen Morbidität und Mortalität in Abhängigkeit seiner Ursache vergesellschaftet. Im Besonderen stellt es jedoch durch die sekundäre Lungenhypoplasie einen bedrohlichen Zustand dar. Diese ist durch Kompression und mangelnde fetale Atembewegungsmöglichkeit bedingt. Kontrakturen und Klumpfüße stellen weitere typische Folgen des längerfristigen Bestandes eines Oligo-/Ahydramnions dar. Zum Nachweis eines nutritiv bedingten Oligohydramnions ist speziell der kindliche Wachstumsverlauf zu beurteilen.

IV

◘ Abb. 94.3.
Amnioninfusion III
(30 min nach Fruchtwasser-
auffüllung): Durch das
Schlucken der Infusionslösung
deutliche Flüssigkeitsfüllung
der Dünndarmschlingen
(schwammartiges Echomuster)
im Transversalschnitt durch das
fetale Abdomen

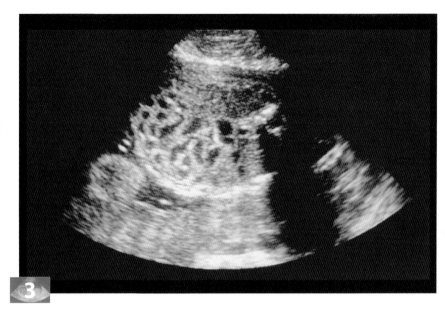

Assoziierte Anomalien

Chromosomale Anomalien	Triploidie, Trisomie 18 Turner-Syndrom
Andere	Amnionstrangsyndrom, Enzephalozele, Hypothyreoidismus, Fallot'sche-Tetralogie

Weiterführende Diagnostik

Zum Nachweis einer Fruchtwasserproduktionsstörung (Nierenagenesie) ist der differenzierte sonographische Fehlbildungsausschluss erforderlich. So sind auch mögliche sekundäre kindliche Veränderungen (Lungenhypoplasie, Extremitätenveränderungen) zu erheben. Eine infektiologische Ursache sollte mittels einer TORCH-Serologie ausgeschlossen werden. Gegebenenfalls (sonographische Hinweiszeichen) ist mit den Eltern auch die Karyotypisierung zu erwägen.

Diagnostische/therapeutische Amnioninfusion

Darunter wird die invasive Diagnostik zum Nachweis eines vorzeitigen Blasensprungs durch die Instillation einer mit Indigokarminblau angefärbten Fruchtwasserersatzlösung verstanden. Das Ablaufen über die Vagina nach abdomineller Punktion gilt als beweisend. Gleichzeitig kann eine Karyotypisierung über CVS oder Fruchtwasser bzw. Spülflüssigkeit erfolgen. Entscheidender Diagnostikzugewinn ist in der Verbesserung der sonographischen Visualisierung des Feten (Nieren, Extremitäten, Körperoberfläche) zu erzielen.

Die Normalisierung der Fruchtwassermenge über (serielle) Amnioninfusionen ermöglicht die ungestörte Lungen- und Extremitätenentwicklung. Bei obstruktiver Uropathie (als Ursache des Oligohydramnions) kann ein vesikoamnialer Shunt angelegt werden (<20. SSW zur Prävention der Folgeerscheinungen). Die kontinuierliche Amnioninfusion ist wegen des hohen Infektionsrisikos wieder verlassen worden. Die Tragzeitverlängerung und

damit auch die Maturierung der fetalen Lungen stellen die Hauptziele der Amnioninfusion dar. Durch die Instillation der Flüssigkeit kann darüber hinaus Einfluss auf die fetalen Blutflussparameter (Doppler, CTG) genommen werden. Diese Indikation zur Amnioninfusion kann auch noch nach der 28. SSW gegeben sein.

Interventionskriterien	Ahydramnion – AFI<20mm Thorax unter Kompression Magenblase nicht darstellbar Harnblasenfüllung nicht gegeben
Punktionstechnik	Transabdominale Freihandpunktion 20-Gauge-Punktionsnadel mit Mandrin (90–150 mm) Infusionslösung Glukose 5%, kaliumfrei, warm (37°C) Infusionsmenge 18. bis 20. SSW: 180 ml 24. bis 28. SSW: 250 ml 21. bis 23. SSW: 200 ml Langsame Infusionsgeschwindigkeit Perioperative Antibiotikaprophylaxe Genetische/biochemische/serologische Untersuchung des Punktats (diagnostische Blauauffüllung)
Komplikationen	Fehlinfusion extraamnial, intravaskulär, intrafunikulär, intrakavitär Vorzeitiger Blasensprung Vorzeitige Wehentätigkeit Intrauterine Infektion (2%) Blutung Verletzung des Feten Fetale Bradykardie Punktionsassoziierter Schwangerschaftsverlust 2%
Kontraindikationen	Frühgeburtsbestrebungen (relativ, individuelle Abwägung) Amnioninfektionssyndrom (maternales Fieber, uterine Druckdolenz, Laborwerte) Vorzeitiger Blasensprung Gestationsalter >28. SSW

95 Blutgruppenunverträglichkeit

Eine Blutgruppeninkompatibilität wird in etwa 1:1.000 Lebendgeburten (positiver direkter Coombs-Test bei der Geburt) beobachtet. Rund 9% der Patientinnen entwickeln einen Morbus haemolyticus neonatorum (**MHN**) mit einer Antikörperbildung in der Schwangerschaft und benötigen eine fetale Therapie im Sinne einer intrauterinen Transfusion. Die Einführung der Rhesusprophylaxe (330 µg Anti-D) hat die Inzidenz eines MHN um ein Vielfaches reduziert.

Ätiologie

Zur mütterlichen Sensibilisierung gegen kindliche Blutgruppeneigenschaften kommt es durch die Übertragung blutgruppenunverträglichen Blutes oder eine fetomaternale Transfusion im Rahmen einer vorangehenden Schwangerschaft/Geburt/Fehlgeburt. Als häufigste Ursache der maternofetalen Blutgruppeninkompatibilität findet sich eine Rhesuskonstellation mit maternalen Anti-D IgG-Antikörpern. Seltener, aber ähnlich bedrohlich kann sich ein Anti-c- oder Anti-Kell-Titer(-anstieg) auswirken.

Diagnostik

Maternale Serologie

Nach Mutterschaftsrichtlinien erfolgt im 1. und 3. Trimenon ein Antikörper-Suchtest, der in der Regel die maternale Sensibilisierung (Risikokonstellation) aufdeckt. Um Veränderungen des Antikörpertiters (bei immunologisch relevanten Antikörpern) erfassen zu können, ist bei auffälligem Ergebnis eine Kontrolle alle 2 Wochen sinnvoll. Im Allgemeinen gilt ein Titeranstieg von 2 Verdünnungsstufen (Voraussetzung: identische Laborbedingungen) als relevant. Weiterführende invasive Diagnostik ist bei derartigen Titerveränderungen oder bei hoher Antikörperkonzentration (z. B. Anti-D >1:32) zu erwägen. Eine kritische Konzentrationsgrenze der Antikörper existiert besonders im Kell- und Kiddsystem nicht.

Sonographie

Zeichen des Hydrops fetalis sind erst bei einem Hämoglobin um 4 g/dl zu erwarten. Als frühe Indikatoren der fetalen Anämie gilt die Erhöhung (>95. Perzentile) der maximalen systolischen Flussgeschwindigkeit im arteriellen Gefäßsystem (Aorta descendens PPV 73%; NPV 66%, oder der A. cerebri media). Darüber hinaus können eine Trikuspidal- oder Mitralklappeninsuffizienz und das Flussmuster des Ductus venosus als nicht-invasive Anämieparameter diagnostisch herangezogen werden.

Amniozentese

Die fetalen Blutgruppenantigene AB0, Rhesus, Kell, Kidd und HPA1 sind mittels Polymerasekettenreaktion auch im Fruchtwasser zu bestimmen. Bei Heterozygotie des Kindsvaters bezüglich der Blutgruppeneigenschaft, gegen die die mütterlichen Antikörper gerichtet sind, lässt sich die fetale Gefährdung präzisieren bzw. ausschließen. Von Liley wurde ein photometrisches Verfahren zur Bilirubinbestimmung (Photometrie bei 450 nm) im Fruchtwasser eingeführt. Bei Vorliegen einer klinisch relevanten Blutgruppeninkompatibilität sollte eine Wiederholung alle 10–14 Tage erfolgen. Im 2. Trimenon gelingt damit die indirekte Risikoabschätzung des Grades der fetalen Anämie (unterschiedliche Risikograduierung durch Liley-Zonen). Vorteil der Methode ist das im Vergleich geringe Eingriffsrisiko. Problematisch ist dagegen der indirekte Untersuchungsansatz mit im Vergleich zur Cordozentese unsichererem Ergebnis (durch Blutkontamination des Fruchtwassers u. a. durch wiederholte Punktionen).

Cordozentese

Der tatsächliche fetale Hämoglobin- oder Hämatokritwert lässt sich direkt nur über eine Nabelschnurpunktion feststellen. Diese ist indiziert, wenn sich die Fruchtwasserextinktionswerte (Bilirubin bei 450 nm) im oberen Bereich der Liley-Zone II befinden oder sonographisch der Verdacht einer kindlichen Anämie besteht. Hatte die Mutter bereits ein Kind mit schwerem Morbus haemolyticus fetalis, so sollte bereits im 2. Trimenon das kindliche Blutbild invasiv abgeklärt werden. Für jede dieser Cordozentesen ist Transfusionsbereitschaft herzustellen.

Therapie

Die Behandlung des Morbus haemolyticus fetalis kann intrauterin durch (wiederholte) Bluttransfusionen erfolgen. Transfusionsgrenze ist ein Hämatokrit <30%. Mögliche Zugangswege zur fetalen Zirkulation:

- intravenös (Umbilikalvene in der Nabelschnur oder intrahepatisch),
- intraperitoneal oder kombiniert intravasal und intraperitoneal,
- im Notfall kann auch eine intrakardiale Transfusion vorgenommen werden.

Erythrozytenkonzentrate

Es wird in der Regel Spenderblut der Blutgruppe 0 Rhesus negativ, möglichst frisch (K^+-arm), CMV-negativ und bestrahlt eingesetzt. Auch die Verwendung mütterlichen Blutes ist, unter der Voraussetzung der AB0-Kompatibilität möglich.

Prämedikation

Wenn nötig (Nabelschnurtransfusion) kann eine Immobilisierung des Feten mit Vercuroniumbromid 0,1 mg/kg geschätztes fetales Gewicht in die Nabelschnurvene erfolgen. Zur fetalen Analgesie (die Nabelschnur besitzt keine Schmerzrezeptoren) sind Midazolam (Dormicum) und Remifentanil (Ultiva) anwendbar.

Transfusionsvolumen und -intervall

Der Zielhämatokrit ist 40%. Bei kombiniertem Zugang, intravasal und intraperitoneal, ist zusätzlich das Volumen, das für einen Hämatokrit von 60% benötigt würde, in den kindlichen Peritonealraum zu geben. Bei Hydrops fetalis sollte der Hämatokrit nach Transfusion nicht über 25% liegen bzw. das 4fache des Ausgangswertes nicht überschreiten, da bei Hydrops und großem Transfusionsvolumen das Risiko einer fatalen kindlichen Transfusionskomplikation deutlich gesteigert ist. Der mittlere Abfall des Hämatokrits im Intervall beträgt etwa 1%/Tag; bei kombiniertem Vorgehen (intraperitoneale Bluttransfusion = Retardapplikationsform von Erythrozyten) weniger. Eine neuerliche Transfusionsnotwendigkeit (intravasal) ergibt sich damit nach 10–14 Tagen.

Komplikationen

Die punktionsassoziierte Schwangerschaftsverlustrate beträgt pro Punktion 1–3%. Das Komplikationsspektrum entspricht dem der diagnostischen Eingriffe (AC, CVS). Weitere Komplikationen sind eine fetale Bradykardie durch Vasospasmus der Umbilikalarterien, Nabelschnurtamponade oder Blutung aus der Nabelschnur. Bei fetalem Hydrops steigt das Risiko auf bis zu 20%. Nach intraperitonealer Transfusion werden vermehrt Leisten- und Nabelhernien beobachtet. Die Erkrankung kann durch (wiederholte) diagnostische/therapeutische Punktionen eine Boosterung erfahren.

Prognose

Die Prognose einer Schwangerschaft, kompliziert durch Blutgruppenunverträglichkeit, ist bei adäquater Betreuung gut. Die Überlebenswahrscheinlichkeit bei Rhesusinkompatibilität liegt nach entsprechender Schwangerschaftsüberwachung und ggf. notwendiger Therapie insgesamt bei 84% (bei Hydrops 74%, ohne Hydrops 94%).

IV

◻ Abb. 96.1.
**Intraperitoneale
Transfusion I:** Zur intraperitonealen Transfusion wird die
Punktionsnadel transabdominal (in der Abbildung von
links oben) in das kindliche Abdomen (Transversalschnitt,
Wirbelsäule und fetale Nieren
rechts) geführt

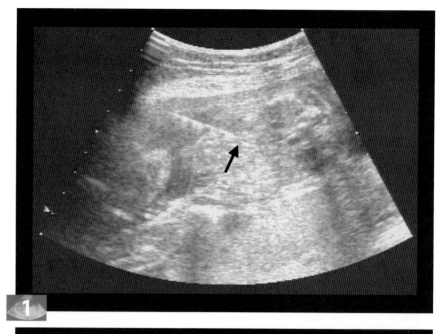

◻ Abb. 96.2.
**Intraperitoneale Trans-
fusion II:** Im Zuge der Transfusion entsteht zwischen den
Darmschlingen und der Bauchwand ein dem Transfusionsvolumen entsprechender
echoleerer Flüssigkeitssaum
(Punktionsnadel noch in situ)

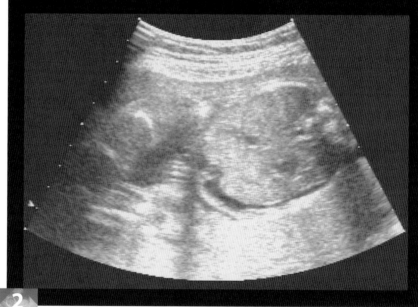

96   Intrauterine Transfusion

Die Transfusion von Blutzellen in die fetale Zirkulation repräsentiert historisch einen der ersten therapeutischen Ansätze in der pränatalen Therapie.

Die Erythroblastosis fetalis oder eine Anämie anderer Ursache (intrauterine Infektionserkrankung, Hämoglobinopathie) bzw. eine Thrombopenie (antithrombozytäre Antikörper) definieren in Abhängigkeit ihres Schweregrades auch schon vorgeburtlich die Indikation zur Transfusion der entsprechenden Blutbestandteile. Weniger häufig bzw. unter experimentellen Bedingungen werden auch eine intravaskuläre Gammaglobulin- bzw. Steroidzufuhr durchgeführt. Die intravenöse und/oder intraperitoneale Stammzelltransplantation bei Immundefizienzen unterschiedlicher Genese, Hämoglobinopathien, Stoffwechselspeicherkrankheiten befindet sich im Stadium des Experiments. Führendes therapeutisches Motiv der pränatalen Verabreichung von Stammzellen ist die fehlende Abstoßung im Präimmunstadium vor der 15. SSW. Zudem entfällt der Zeitverlust zwischen Diagnose und postnataler Therapie.

Punktionstechnik

Die transabdominale, transkutane Punktion der Nabelschnur (20-Gauge-Einmalpunktionsnadel mit Mandrin) zielt auf die direkte intravaskuläre, wenn möglich intravenöse Transfusion (»intrauterine intravascular transfusion«/**IVT**) ab. Technisch schwieriger ist dagegen eine intravaskuläre intrahepatische Transfusion. Erforderlich ist diese Punktionsvariante bei anderweitig unzugänglicher Nabelschnur (Kindslage, Plazentalokalisation, Fruchtwassermenge). Alternativ bzw. in Ergänzung der Standardpunktion steht die intraperitoneale (»intrauterine intraperitoneal transfusion«/**IPT**) mit einem Punktionsrisiko von 3–5% bzw. intrakardiale Transfusionsoption (»intrauterine intracardiac transfusion«/**ICT**) mit einem Punktionsrisiko von 2–17% zur Verfügung. Beide Transfusionsrouten sind bei Misslingen des vaskulären (venösen) Zugangs bzw. als Notfalleingriff nutzbar.

Indikation

Die Normalisierung der hämatologischen Parameter und die damit verbundene Tragzeitverlängerung markieren neben der Vermeidung intrauteriner fetaler Blutungen bzw. hypoxischer (zerebraler) Schäden die übergeordnete Eingriffsintention der In-utero-Transfusion. Eine immunologische Erkrankung in der Schwangerschaft begrün-

det in Abhängigkeit des verantwortlichen Antikörpers die Punktionsindikation ab einem Titer von mehr als 1:32 (Anti-D, c) bzw. mehr als 1:4 (Kell, Kidd). Bei manifestem Morbus haemolyticus neonatorum ist ein durchschnittlicher Abfall des Hämatokritwerts von 1,14 g/dl/Tag zu erwarten. Die Kombination einer intravaskulären mit einer intraperitonealen Blutübertragung verlängert die Zeitspanne bis zur nächsten Transfusion. Darüber hinaus ermöglicht die IPT, von Liley 1963 erstmalig durchgeführt, die Therapie von Kindern vor der 18. SSW mit einer Nabelvenendicke unter 4 mm. Die Volumenberechnung für die intraperitoneale Applikation der Erythrozyten erfolgt nach Brosman (Transfusionsvolumen (ml) = 20–SSW × 10). Die intrakardiale Eingriffsvariante kommt ebenfalls, bei nicht wesentlich höherem Eingriffsrisiko, in niedrigem Gestationsalter oder Hydrops fetalis bzw. als Notfalleingriff bei akuter fetaler Blutung zum Einsatz. Es erfolgt die fetale transthorakale Punktion des rechten, retrosternal gelegenen Ventrikels. Das transfundierte Volumen entspricht 50% der übertragenen Blutmenge der IVT. Bei Hydrops fetalis ist mit einer geringeren Belastbarkeit des Feten (besonders bei größeren Volumina) zu rechnen.

Praktische Durchführung

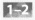

Die praktische Durchführung einer IVT entspricht der diagnostischen Nabelschnurpunktion (Ultraschallführung, sterile Kautelen). Als Punktionsinstrument wird eine sonographisch möglichst gut visualisierbare 20-Gauge-Einmalpunktionsnadel (90–150 mm) verwendet. Bei Vorderwandplazenta und gut zugänglichem Nabelschnuransatz ist die transplazentare, extraamniale Punktionsroute zu favorisieren. Die Verminderung der bewegungsinduzierten Komplikationen wird durch eine weitgehende fetale Immobilisierung während der Punktion durch Atracuriumbesilat i.v. (0,5–1 mg/kg) mit kurzer Halbwertszeit (<20 min) erreicht. Nach Aspiration von etwa 1 ml kindlichen Blutes erfolgt die umgehende Bestimmung des fetalen Blutbildes. Die Entscheidung über die Notwendigkeit einer Transfusion hängt von den Hämatokrit- bzw. Hämoglobinwerten ab. Transfundiert wird ein gefiltertes, bestrahltes CMV-negatives Erythrozytenkonzentrat der Blutgruppe 0 Rhesus-negativ (ggf. mütterliches Eigenblut) bzw. Thrombozytenkonzentrat oder Ge-

▼

IV

rinnungsfaktoren. Die Transfusionsmenge richtet sich nach dem fetalen Blutvolumen (16% des sonographisch geschätzten kindlichen Körpergewichts) und dem Grad der kindlichen Anämie bzw. Thrombopenie. Die Blutübertragung wird vorgeburtlich aufgrund der technischen Limits als hypervolämische Transfusion durchgeführt. Die Transfusion erfolgt in Schritten von jeweils 10 ml/min. Danach eine Minute Pause vor der Gabe des nächsten Aliquots. Eine postoperative fetale Hämatokritbestimmung sichert den Therapieerfolg. Entfernen der Punktionsnadel. Die Nachbetreuung entspricht der diagnostischen Cordozentese. Eine perioperative antibiotische Prophylaxe ist zu empfehlen.

Komplikationen

Die Nabelschnurtransfusion kann besonders durch ein Nabelschnurhämatom (Fehltransfusion in die Wharton-Sulze), einen Vasospasmus bei arterieller Punktion, eine fetale Bradykardie, eine intraamniale Blutung, vorzeitige Wehentätigkeit, vorzeitigen Blasensprung, eine intraute-rine Infektion und eine Verletzung des Kindes kompliziert sein. Eine immunologische Sensibilisierung der Mutter ist besonders bei wiederholter Transfusion zu befürchten. Das punktionsbedingte Fehl- bzw. Frühgeburtsrisiko beträgt 2–5(–20)%. Bei der intraperitonealen Transfusion ist zusätzlich das Risiko der Obstruktion des zentralvenösen Rückflusses, verursacht durch die intraperitoneale Druckerhöhung, zu beachten. Durch eine Reaspiration eines Teils des Transfusionsbluts kann die resultierende Bradykardie zum Teil wieder aufgehoben werden. Bei transfusionspflichtiger fetaler Erkrankung sind mit Hilfe dieser Therapiestrategie Überlebensraten von 78–95% zu erwarten. In 0,5–1% der Fälle ist die Transfusion aus technischen Gründen erfolglos.

Kontraindikationen

Abortus imminens, vorzeitige Wehentätigkeit, vorzeitiger Blasensprung (relative Kontraindikation), vaginale Blutung, HIV- und Hepatitis-B- und -C-Infektion, Amnioninfektionssyndrom, floride zervikale Infektionen (relative Kontraindikation), Gefahr der Boosterung immunologischer Unverträglichkeiten (relative Kontraindikation).

Gynäkologie

Teil V Gynäkologische Sonographie im kleinen Becken

◘ Abb. 97.1.
**Antevertierter, anteflektier-
ter Uterus:** Mediansagittalschnitt durch einen unauffälligen Uterus einer prämeno-
pausalen Frau. Echoarmes
Myometrium umgibt das
Cavum uteri (spaltförmig),
ausgekleidet von ebenfalls
echoarmem Endometrium
(Sekretionsphase)

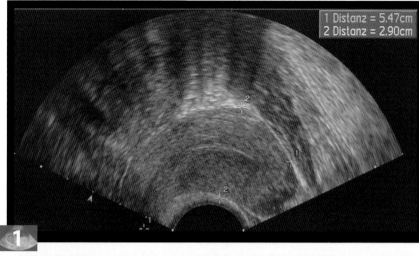

◘ Abb. 97.2.
Ovar der jungen Frau von
Abb. 97.1: Unregelmäßig be-
grenzte Oberfläche des im
Vergleich zur Umgebung echo-
armen Ovars mit Follikelzyste
(*Markierung*)

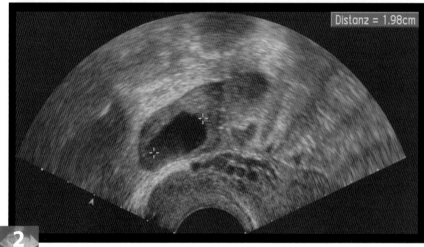

	Transabdominalschall	Transvaginalschall
Indikation	Wenn Transvaginalsono-graphie nicht möglich	Standardbildgebung
Vorteil	Geringere Patientinnen-belastung	Bessere Darstellungsmöglichkeiten möglichkeiten (gesteigertes Auflö-sungsvermögen u.a. durch die Ver-wendung höherer Schallfrequenzen)
Nachteil	Schlechte Darstellungs-möglichkeiten im kleinen Becken (Vorlaufstrecke, Blasenfüllung erforderlich)	Semiinvasive Untersuchung
Schallkopf	Curved array 2,5–6,5 MHz	Transvaginalsonde mit 5–8 MHz
Voraus-setzung	Harnblase gefüllt (Schallfenster)	Blase entleert
Lagerung	In Rückenlage auf der Untersuchungsliege	In Rückenlage auf der Untersuchungs-liege mit Keil zur Beckenerhöhung oder auf einem gynäkologischen Untersuchungsstuhl

97 Transabdominale und transvaginale Sonographie

Die Verbesserung der Gerätetechnik mit deutlich besserer Visualisierbarkeit der Organe des inneren Genitale hat die gynäkologische Sonographie zur Standardbildgebung des Fachs gemacht.

Der transvaginale Zugang hat sich durch eine hohe Detailgenauigkeit der Abbildung (direkter Kontakt zum Untersuchungsareal) und die praktikable Schallkopfführung als in besonderer Weise geeignet erwiesen, die Organe des kleinen Beckens darzustellen. Nur bei wenigen Patientinnen (Virgo intacta, im Senium, im Zustand nach vaginal stenosierenden Operationen oder Erkrankungen) kommt alternativ die transabdominale Sonographie zum Einsatz.

Sonographie

Damit Befunde nicht übersehen werden, empfiehlt sich ein standardisierter Untersuchungsgang:

Transvaginale Ultraschalluntersuchung

Zunächst Einstellung eines zentralen Längsschnittes mit Darstellung von Harnblase, Uterus mit Myometrium und Endometriumreflex, Douglas-Raum und Darm. Lateralbewegung zur rechten und danach linken Beckenwand zur Darstellung des Ovars und Adnexbereichs. Nach Rückführung des Schallkopfs zur Mediansagittalen Drehung um 90° und Darstellung des Uterus wie auch der Ovarien im Querschnitt.

Transabdominale Ultraschalluntersuchung

Zugang suprasymphysär unmittelbar an der Schamhaargrenze der Patientin. Zunächst Einstellung des Longitudinalschnittes. Darstellung von Harnblase, Uterus mit Endometriumreflex, Vagina und Darmecho. Drehen des Schallkopfes um 90° und Darstellung von Uterus und Endometriumreflex sowie beider Ovarien (diagonal durch das Schallfenster der Harnblase von der Gegenseite aus) im Transversalschnitt.

Normalbefunde

Uterus: Glatte Außenbegrenzung, echoarmes Myometrium mit zentral echoreichem (echoarmen) Endometriumreflex (s. Kap. 103). Bei der geschlechtsreifen Nullipara hat der Uterus folgende Maße: 70 × 30 × 20 mm, bei der Erst- oder Mehrgebärenden 100 × 50 × 60 mm, in der Postmenopause 45 × 15 × 20 mm. Im Randbereich lassen sich farbdopplersonographisch gelegentlich variköse Venenkonvolute (V. uterina) darstellen, die im B-Bild als echoarme Strukturen imponieren.

Ovarien: Bei der geschlechtsreifen Frau sind die Ovarien gut darstellbar, außen scharf, aber etwas unregelmäßig begrenzt, und erscheinen gegenüber dem Uterus etwas echoreicher. Maße: 30 × 15 × 20 mm. Je nach Zyklusphase finden sich zystische Veränderungen (Follikel). Bei der postmenopausalen Patientin gelingt die Darstellung der nun deutlich atrophischen Ovarien (keine Follikel) nicht in allen Fällen. Der sonographische Kontrast zur Umgebung (Darmschlingen) ist deutlich vermindert.

Tuben: Die Eileiter sind ohne pathologische (oder iatrogene) Flüssigkeitsansammlung im Inneren nicht darstellbar (s. Kap. 112). Manchmal gelingt es dennoch, den Tubenabgang uterusnah zu visualisieren.

Douglas-Raum: Bei der Sonographie des Douglas-Raums ist die Wandbeschaffenheit (Normalbefund: glatt) und das Vorhandensein von Flüssigkeitsansammlungen (Normalbefund: keine) zu beurteilen.

Dokumentation

Nicht nur aus forensischer Sicht ist eine eindeutige schriftliche und bildliche Dokumentation jedes Ultraschallbefundes notwendig. Metrische Angaben zu den Organen sind in 3 Raumrichtungen zu erheben. Daneben sind alle Auffälligkeiten in Bild und Schrift eindeutig zu fixieren. Gelingt die Darstellung einzelner Strukturen nicht, so ist auch dieses festzuhalten.

Häufige Fehler

- Sonde bei der Transvaginalsonographie zu tief im hinteren Scheidengewölbe: Untersuchungsbereich geht am Organ (Uterus) vorbei.
- Postmenopausal ist der Uterus häufig gestreckt. Daher sind die Uterusgrenzen und der Endometriumreflex schlechter darstellbar. Leichter Druck durch die Bauchdecke (zweite Hand des Untersuchers) mit Aufrichtung des Uterus kann das Problem beheben.
- Die Darstellung der Ovarien kann im Senium problematisch sein. Zur Lokalisationserleichterung: Aufsuchen der Gefäßgabelung der A. und V. iliaca communis in die externen und internen Iliakalgefäße (loco typico).

V

◨ Abb. 98.1.
Unauffälliges inneres Genitale: Dorsal der ausreichend gefüllten Harnblase *links* im Bild der Uterus im Querschnitt, *rechts* lateral die rechten Adnexe. Bemerke die Induration des Uterus an der Blasenhinterwand (Transabdominalsonographie)

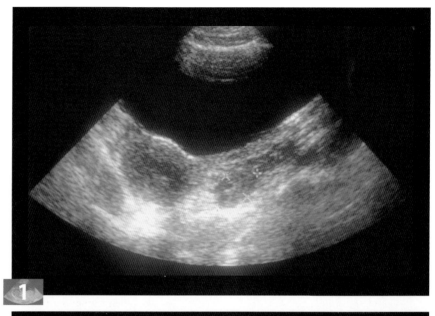

◨ Abb. 98.2.
Mayer-Rokitansky-Küster-Hauser-Syndrom: Dorsal der Blase kommt keine eindeutige Struktur zur Darstellung. Die echoarme, ovale Struktur mittig entspricht dem Vaginalansatz, es zeichnet sich keine Induration der Blasenhinterwand ab (Transabdominalsonographie)

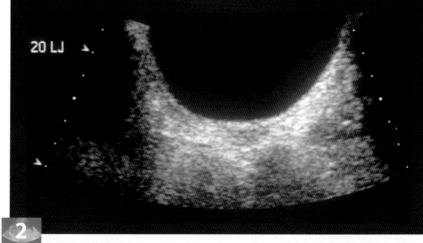

◨ Abb. 98.3.
Hämatometra/Hämatozervix und -vagina im Transversalschnitt: *Rechts* im Bild die Harnblase, *links* schallkopfnah der durch die Hämatometra/Hämatozervix dilatierte Uterus mit Verjüngung im Bereich der Zervix. Kaudal die ebenfalls dilatierte Hämatovagina mit Abflussstau bei Vaginalseptum (Transabdominalsonographie)

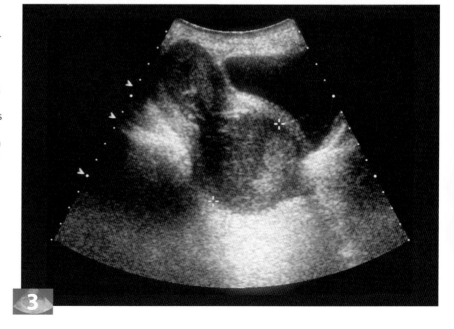

98 Sonographie in Kinder- und Jugendgynäkologie

Die Sonographie stellt auch in der Kinder- und Jugendgynäkologie die bildgebende Methode der Wahl dar. Sie empfiehlt sich bei Verdacht auf kongenitale Anomalien oder erworbene Erkrankungen, schwieriger Anamneseerhebung, klinisch eingeschränkten Untersuchungsbedingungen, zur Einsparung invasiver Diagnoseverfahren (Röntgen, Vaginoskopie) und zum Angstabbau vor oder anstelle der vaginalen Untersuchung.

Sonographie

Untersuchungstechnik

Meist wird das innere Genitale durch einen transabdominalen Zugang dargestellt. Zusätzliche Informationen können Perinealultraschall oder Farbdoppler liefern. Die Position des Kindes ist in Rückenlage oder halbsitzend auf dem Arm der Mutter zu wählen. Eine ausreichende Harnblasenfüllung ist für die transabdominale Untersuchung essenziell; dies sollte ausschließlich durch Trinken und geduldiges Abwarten erreicht werden. Es empfiehlt sich, bei schreckhaften Patientinnen und Babys angewärmtes Ultraschallgel zu verwenden (**Cave:** reflektorische Miktion beim Öffnen der Windel).

Normalbefunde

Altersabhängige Entwicklungsprozesse des Uterus:

 Neugeborenenphase (Stadium I, 1. Lebensjahr): Durch mütterliche Östrogenisierung ist der Uterus im 1. Lebensjahr tropfenförmig (»Zipfelmütze«), der Korpus-Zervix-Index (CCI) liegt bei 1:2. Das Endometrium ist als echo-

genes Band darstellbar. Der Uterus ist im Mittel 4,5 cm lang.

 Hormonelle Ruhephase (Stadium II, 2. bis 8. Lebensjahr): Der Uterus nimmt im 2. Lebensjahr eine Sichelform an und ist deutlich verkleinert (im Mittel 2,6 cm) mit einem Korpus-Zervix-Index von 1:1. Das Endometrium ist nicht mehr darstellbar.

 Präpubertäre Wachstumsphase (Stadium III, ab 9. Lebensjahr): Kurz vor der Pubertät tritt eine zunehmende Vergrößerung des Längendurchmessers des Uterus ein (3,5–4 cm). Dies geschieht durch ein Korpuswachstum bei gleichbleibender Zervixgröße.

 Postmenarche (Stadium IV): Bei Erreichen der Geschlechtsreife stellt sich die typische Birnenform des Uterus ein (im Mittel 5,2 cm). Der Korpus-Zervix-Index beträgt 2:1. Am Endometrium sind zyklusdynamische Veränderungen nachweisbar.

Die *Ovarien* weisen eine lineare Größenzunahme auf: In der Neugeborenenphase ist durch die maternale Östrogenisierung eine Follikelbildung möglich (Zystenbildung beim Neugeborenen oder Säugling fast immer spontan reversibel). Danach folgt die Ruhephase ohne ovarielle Aktivität (Volumen 1 ml). Ab dem 8. Lebensjahr treten ein erneutes Wachstum mit Follikelbildung auf (Volumen 2–4 ml). Als sonographische Leitstruktur können die internen Iliakalgefäße dienen. Die Darstellbarkeit der Ovarien beidseits ist neonatal und postpubertär in 80% zu erreichen. Die sichere Identifizierung gelingt im Kleinkindalter dagegen deutlich seltener.

Die *Vagina* ist im transabdominalen Strahlengang unter der Voraussetzung einer ausreichenden Blasenfüllung an einer typischen Dreischichtung zu erkennen (hintere und vordere Vaginalwand echoarm, dazwischen Scheidenluftecho), die im rechten Winkel zur Zervix darstellbar ist.

V

◘ Abb. 98.4.
Ovarialzyste: zart septierte,
echoleere, glatt begrenzte
Ovarialzyste (transabdominale
Sonographie)

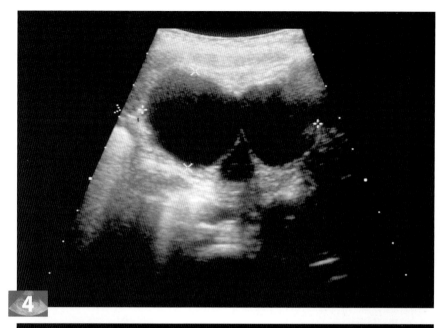

◘ Abb. 98.5.
Dermoid: Typisch inhomogen
zystischer Adnexprozess mit
stark echoreichen Anteilen entsprechend Verkalkungen oder
Haaren (transabdominale
Sonographie bei einer 16-jähri-
gen Patientin)

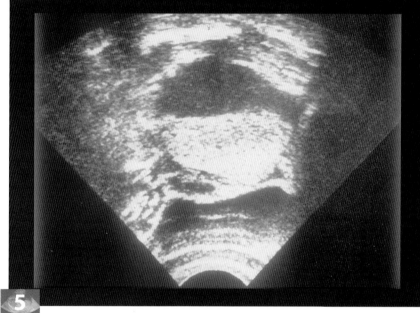

Anlagestörungen/Fehlbildungen

Hymenalatresie/Vaginalseptum

3

- **Definition:** Störung der anatomischen Entwicklung; gestörter Abfluss des Menstrualblutes
- **Klinik:** Abdominaltumor, Bauchschmerzen, Blasenentleerungsstörungen
- **Sonographie:** Hämato(hydro)metrokolpos (intrakavitäre Flüssigkeitsansammlung)
- **Assoziierte Anomalien:** Fehlbildungen der Nieren, des Magen-Darm-Trakts, des Herzens; Fisteln

Doppelbildungen

Uterus duplex, Uterus bicornis, Uterus septus, Scheidenduplikatur, Persistenz der Kloake mit/ohne Blasenekstrophie
- **Definition:** Hemmungsfehlbildungen
- **Klinik:** Evtl. Abflussbehinderungen des Menstrualblutes
- **Sonographie:** Septum in Uterus/Vagina; »herzförmiger« Uterus
- **Assoziierte Anomalien:** In 50% der Fälle mit Fehlbildungen der ableitenden Harnwege einhergehend

Mayer-Rokitansky-Küster-Hauser-Syndrom

2

- **Definition:** Differenzierungsstörung der Müller-Gänge; Vaginalaplasie bei rudimentärem Uterus
- **Klinik:** Primäre Amenorrhö, erfolglose Kohabitationsversuche
- **Sonographie:** Kein Uterus darstellbar, Ovarien vorhanden
- **Assoziierte Anomalien:** In 40% der Fälle mit Nierenfehlbildungen, in 12% mit Skelettanomalien (LWS, Rippen) einhergehend

Ullrich-Turner-Syndrom (Monosomie X0 s. Kap. 75)

- **Definition:** Chromosomale Entwicklungsstörung (45 X0)
- **Klinik:** Kleinwuchs, Pterygium colli, Fassthorax, primäre Amenorrhö
- **Sonographie:** Strangförmige Ovarien (»Streak«-Gonaden) in $^2/_3$ der Fälle

Swyer-Syndrom

- **Definition:** Reine Gonadendygenesie (46 XY); weiblicher Phänotyp; rudimentärer Uterus und beidseits rudimentäre, strangförmige Ovarien
- **Klinik:** Ausbleiben der Sexualentwicklung, primäre Amenorrhö

- **Sonographie:** Uterus und Ovarien nicht darstellbar
- **Assoziierte Anomalien:** »Streak«-Gonaden neigen zur malignen Entartung, daher frühzeitige Entfernung!

Intersexuelles Genitale

Entwicklungs-/Funktionsstörungen

- Pubertas praecox
- Gonadendysgenesie
- testikuläre Feminisierung
- Hypogonadismus
- Syndrom polyzystischer Ovarien (PCO)
- Amenorrhö
- vaginale Blutungen (Fremdkörper, Trauma, Tumor, Polyp, verstärkte endogene oder exogene Östrogenisierung, Infektion, Missbrauch)

Raumforderungen im kleinen Becken

4–5
- Ovarielle Torsion
- Ovarialzyste
- benigner Keimzelltumor (20% bilateral):
  - Dermoid (mesodermal und ektodermal)
  - Teratom (Anteile aller 3 Keimblätter) – 2% maligne (sonographisch uneinheitlich – zystisch/solide, Kalk)
- Malignome des Ovars
- leukämische Infiltration des Ovars
- Malignome von Uterus, Zervix, Scheide

Weiterführende Diagnostik

Die sonographische Darstellung der Nieren ist beim Nachweis von Anlagestörungen oder Fehlbildungen des inneren Genitale aufgrund der Assoziation mit renalen Fehlbildungen (Doppelbildungen der Nieren, Ureter) obligat. Gegebenenfalls ist darüber hinaus die radiologische Bildgebung (IUG, CT, MRT) indiziert.

Diagnostische Probleme

Optimale Untersuchungsbedingungen sind nur durch eine suffiziente Blasenfüllung gegeben. Diese ist stark von der Compliance der Patientin (Alter!) und der Mutter abhängig. Differenzialdiagnostik kann ein Querschnitt des M. iliopsoas oder eine gefüllte Darmschlinge mit dem Ovar verwechselt werden. Bei unklaren Unterbauchtumoren sollte immer auch an die Möglichkeit einer Beckenniere bedacht werden. Bei sekundärer Amenorrhoe ist immer eine Schwangerschaft auszuschließen.

◨ Abb. 99.1.
**Farbdopplersonograhische
Flussdarstellung in der
A. uterina:** Die im Parametri-
um zum Uterus verlaufende
A. uterina (*im Bild von links oben
nach rechts unten*) kreuzt die
Iliakalgefäße

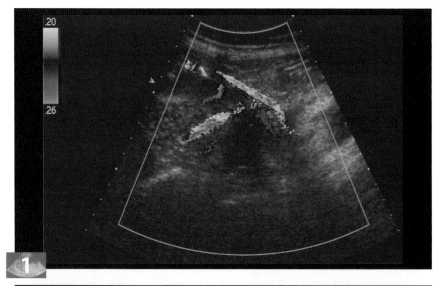

◨ Abb. 99.2.
**Dopplersonograhische
Flussuntersuchung in der
A. uterina:** Spektraldoppler-
sonographische Darstellung
eines physiologischerweise
hohen Flusswiderstands
(RI 0,51) in den die Gebärmut-
ter versorgenden uterinen
Gefäßen

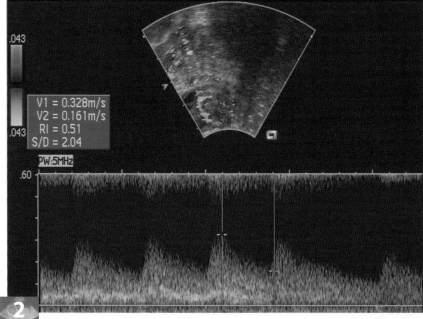

◨ Abb. 99.3.
**Mehrfach septierter Ovarial-
tumor:** Septendicke 2 mm.
Septen deutlich vaskularisiert

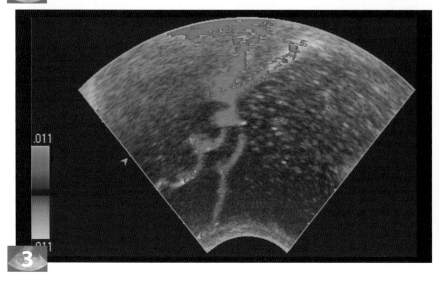

99 Dopplersonographie in der Gynäkologie

Bei der *Spektraldoppleranalyse* werden die im Dopplersignal erhaltenen Frequenzverschiebungen als Frequenz-Zeit-Diagramm abgebildet und daraus Flussgeschwindigkeiten sowie Widerstandsindizes bestimmt.

Im Gegensatz zum Spektraldopplerverfahren, das den zeitlichen Verlauf der Flussgeschwindigkeit an nur einem Messort ermittelt, können mittels »color flow mapping« der *Farbdopplersonographie* die Flusseigenschaften an mehreren Messorten gleichzeitig abgegriffen werden. Je nach Flussrichtung werden die registrierten Signale farbkodiert dem B-Bild überlagert dargestellt. Die Methode bildet im Gegensatz zur Spektraldopplersonographie also ein »Gesamtbild« des Tumorvaskularisationsmusters, in dem z. B. Hypervaskularität mit chaotischem Gefäßverlauf und variablen Anastomosen veranschaulicht werden können. Eine der zukünftigen Entwicklungen ist in der dreidimensionalen Darstellung der Gefäßarchitektur und damit der Durchblutungsintensität eines Organs zu sehen.

Sonographie

Normalbefund

- **Uterus:** Die Aa. uterinae bzw. arcuatae weisen typischerweise zyklusunabhängig hohe Gefäßwiderstände auf.
- **Ovar:** In den Aa. ovaricae werden typischerweise hohe Gefäßwiderstände gemessen. Die intraovarielle Durchblutung zeigt einen erhöhten Widerstand in der Postmenopause. Ebenso ist der Flusswiderstand in der frühen Follikelphase hoch, ein erniedrigter Widerstand ist dagegen ab dem 8. Tag der Follikelphase sowie in der Lutealphase zu erwarten.

Pathologische Flussmuster 3

- **Myome** zeigen chaotische Vaskularisationsmuster ohne typische Veränderungen der Widerstands- oder Flussindizes. Bislang lassen sich aus dem Flussverhalten der versorgenden Arterien keine Prognoseparameter für Entartungs- oder Komplikationsrisiken gewinnen. Bei gestielten Myomen ist präoperativ die Dicke und Lage des Stiels farbdopplersonographisch darstellbar.
- **Corpus luteum/IVF-Diagnostik:** Im Corpus luteum wird eine Widerstandsminderung, wahrscheinlich bedingt durch Neovaskularisation, bei gesteigertem Metabolismus (Östrogenproduktion) beobachtet. In Studien wurde ein erhöhter Widerstand als Zeichen einer Lutealphasenstörung bzw. als negativer Indikator für die Konzeption bei IVF beschrieben.
- **Extrauteringravidität** (EUG): Es besteht eine positive Korrelation zwischen dem β-HCG-Wert im Serum und der Vaskularisation der ektopen Gravidität; damit wird für ektope Schwangerschaften mit messbarer Vaskularisation eine erhöhte Ruptur- und Blutungsgefahr angenommen. Die Diagnose einer EUG ist neben den morphologischen Veränderungen (Eileiter, Cavum uteri, Douglas-Raum) anhand der Darstellung der ausgeprägten ringförmigen Vaskularisation der ektopen Fruchthöhle (»ring of fire« – Farbdopplersonographie) zu stellen.
- **Blasenmole:** Typischerweise zeigen Blasenmolen keine zentrale Vaskularisation. Differenzialdiagnostisch weisen invasive Molen Durchblutungsmuster mit vermindertem Widerstand und erniedrigter Flussgeschwindigkeit auf.
- **Ovarialkarzinom:** Bedingt durch Neovaskularisation wird bei malignen ovariellen Prozessen eine gesteigerte Durchblutung mit erniedrigtem Gefäßwiderstand beobachtet. Vor allem die Messungen bei der postmenopausalen und nicht hormonsubstituierten Patientin sind in ihrer Aussagekraft am verlässlichsten. Bei der prämenopausalen Patientin ist die Durchblutung der Ovarialgefäße zyklusabhängig schwankend und damit schwieriger einzuordnen. Aufgrund der Überlappungsbereiche der Messwerte konnte bislang trotz multipler Studien kein eindeutiger Grenzwert zur eindeutigen Identifizierung maligner Ovarialtumoren definiert werden. Als Richtwert potenziell entarteter Tumoren wurde ein niedriger intraovarieller Flusswiderstand (Resistance-Index <0,4) angenommen. Jeder Ovarialbefund im postmenopausalen Organ bzw. außerhalb der Lutealphase mit vermehrter Vaskularisation und erniedrigtem Flusswiderstand ist als kontrollbedürftig zu werten. Die Widerstandsbestimmung ist in diesem Zusammenhang nicht diagnostisch beweisend, sondern stellt im Zuge der Dignitätsbeurteilung von Adnexprozessen stets nur einen additiven Parameter dar.
- **Endometrium- und Zervixkarzinom:** Bei der Diagnostik des Endometriumkarzinoms ist aus der Dopplersonographie auch gegenüber dem B Bildultraschall kein Informationszugewinn zu ziehen. Sowohl beim Korpuskarzinom wie auch Zervixkarzinom gelten niedrige Widerstandsindizes als neoplasieverdächtig, sichere prädiktive Flussparameter sind aber nicht beschrieben. Am Gebärmutterhals kann allerdings der Aspekt einer chaotischen Gefäßvermehrung als prognostisch ungünstige Zusatzinformation gewertet werden.

Zusammenfassung

Ähnlich wie in der Geburtshilfe ist die Dopplersonographie in der Gynäkologie als ergänzende Methode zur morphologischen Diagnostik zu verstehen. Die Dopplersonographie kann vorwiegend in der Dignitätsdiagnostik Zusatzinformationen liefern, die eine Differenzialdiagnostik erleichtern.

⬛ Abb. 100.1.
Aszitespunktion: Als echoreicher Reflex lässt sich die
Punktionsnadel intraabdominell im Aszitesdepot darstellen

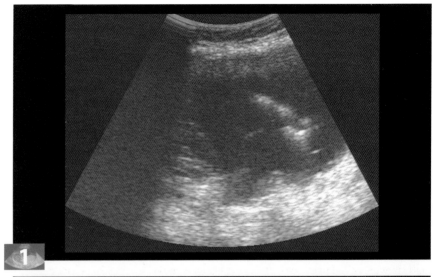

⬛ Abb. 100.2.
Mammaabszesspunktion:
Sonographische Darstellung
der Venenverweilkanüle in situ

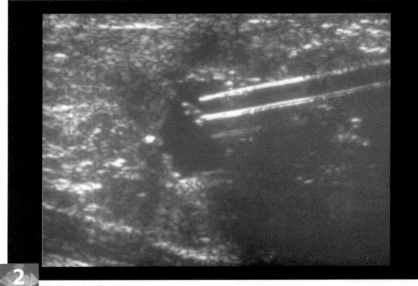

⬛ Abb. 100.3.
Mammaabszesspunktion:
nach Desinfektion sterile,
ultraschallgesteuerte Abszess-
punktion mittels 12-Gauge-
Venenverweilkanüle

⬛ Abb. 100.4.
Mammaabszesspunktion:
Spülung der Abszesshöhle

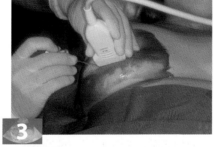

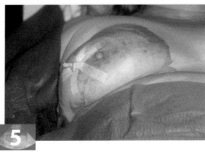

⬛ Abb. 100.5.
Mammaabszesspunktion:
Fixierung der Venenverweil-
kanüle mittels Steristrip zur
Drainage und serieller Spülung

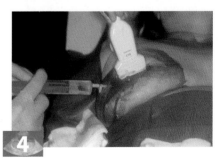

100 Punktionen in der Gynäkologie

Allen Punktionen gemeinsam ist die Entnahme von Flüssigkeiten oder Gewebe zu diagnostischen Zwecken (Zytologie oder Histologie) und/oder therapeutischen Zwecken (Entlastungspunktion) unter Ultraschallsicht.

Vorbereitung

Nach Aufklärung über Indikation, Alternativen und Risiken des geplanten Eingriffs mit schriftlicher Dokumentation erfolgt die Lagerung der Patientin, die Verabreichung einer Lokalanästhesie und die Suche und Desinfektion der günstigsten Punktionsstelle. Die Auswahl des Punktionsinstrumentes (z. B. Punktionsnadel 19–22 Gauge, großlumige Kanüle, Puffi, Hochgeschwindigkeitsstanze) hängt vom Inhalt der zu punktierenden Raumforderung ab. Sterile Kautelen sind bei jeder Punktion einzuhalten. Ein Assistent führt den Schallkopf und bedient das Ultraschallgerät.

Aszitespunktion transabdominal

Indikation: Entlastung oder Gewinnung von zytologischem Material. *Punktionsinstrument:* Venenverweilkanüle 12 oder 14 Gauge bei kleineren Mengen Flüssigkeit (unter 1 l), Puffi bei größeren Mengen. *Punktionsort:* wenn möglich unterer Quadrant des Abdomens in größtem Flüssigkeitsdepot. Eine Lokalanästhesie ist bei großlumigen Drainagen (Puffi) sinnvoll. Das *Punktionsrisiko* umfasst eine Fehlpunktion in Darmschlingen und Blutungen in die Bauchdecke. Eiweißsubstitution post punctionem ist in Abhängigkeit der punktierten Menge und des Gesamteiweißes der Patientin selten erforderlich.

Follikelpunktion transvaginal

Indikation: Entnahme von Eizellen bei geplanter IVF/ICSI. *Procedere:* Nach Stimulation und Follikelmonitoring erfolgt die Lagerung zur Punktion in Steinschnitt steil. Zum Eingriff wird eine auf den Transvaginalschallkopf aufsetzbare Punktionshilfe zur Nadelführung verwendet. Als Risiko ist auf die mögliche Verletzung von Nachbarorganen hinzuweisen.

Lymphzystenpunktion transvaginal oder transabdominal

Indikation: Entlastung oder Gewinnung von zytologischem Material. *Procedere:* wie bei Aszitespunktion oder bei transvaginaler Follikelpunktion. Lagerung je nach Punktion: Rücken oder Steinschnitt steil. Daneben ergibt sich aus großen Befunden eine therapeutische Indikation zur Volumensentlastung (Schmerzen, Harnstau, Thromboserisiko).

Mammaabszesspunktion

Indikation: abszedierende Mastitis puerperalis und nonpuerperalis. *Procedere:* Rückenlage, Arm der betroffenen Seite eleviert (hinter den Kopf der Patientin). Die Drainage erfolgt mit einem 12-Gauge-Venenverweilkatheter. Nach ultraschallgesteuerter Punktion erfolgt die sichere Fixierung der in situ verbleibenden Plastikkanüle (Steristrip). Spülung der Abszesshöhle mit Flucloxacillin und NaCl bzw. Desinfiziens. Eine Wiederholung der Spülbehandlung erfolgt täglich bis zur klinischen Besserung bzw. solange, bis das Aspirat klar erscheint. Zusätzlich ist eine systemische antibiotische Therapie, vorwiegend gegen Staphylokokkus aureus (z. B. Clindamycin i. v., Staphylex p. o.). Die Kanüle kann so bei entsprechender Fixierung mehrere Tage verbleiben und durch kontinuierliche Drainage den chirurgischen Eingriff vermeiden helfen.

Serompunktion (Mamma, Axilla)

Indikation: Schmerzen durch Ansammlung von seröser Flüssigkeit nach Operationen an der Brust. Wichtig ist ein sorgfältiges Aussuchen des geeigneten Punktionsorts unter Ultraschallsicht. *Procedere:* Rückenlage, Arm der betroffenen Seite hinter den Kopf eleviert. Die Stärke der verwendeten Kanüle richtet sich nach Größe der Flüssigkeitsansammlung (je kleiner, desto dünner). Bakteriologische Untersuchung des Aspirats ist möglich.

Hochgeschwindigkeitsstanzbiopsie (Mamma)

Indikation: Unklarer Mammatumor. Gewebegewinnung zur Histologie. *Procedere:* Rückenlage, Arm der betroffenen Seite hinter den Kopf eleviert. Zur Schmerzbekämpfung ist eine Lokalanästhesie angezeigt. Zunächst ist die exakte, ultraschallgesteuerte Lokalisierung des suspekten Areals erforderlich. Es sollen mindestens 5 Stanzzylinder aus dem verdächtigen Areal entnommen werden. Im Rahmen der Aufklärung ist ausführlich auf die diagnostische Aussagekraft der Stanzbiopsie (z. B. falsch-negatives Ergebnis durch Fehlpunktion) hinzuweisen. Alternativ muss immer auch eine Tumorexstirpation in Narkose erwogen werden. Darüber hinaus sind vor Durchführung der Stanzbiopsie die Risiken von Blutungen, Entzündungen und Thoraxwandverletzungen aufzuklären.

◪ Abb. 101.1.
**Intraluminale Ultraschall-
sonde in situ**

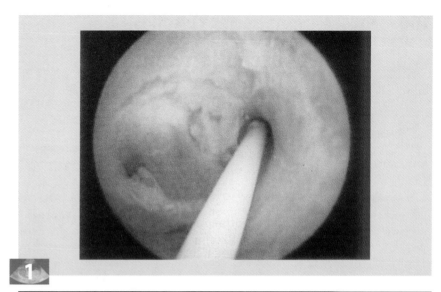

◪ Abb. 101.2.
Darstellung des Eileiters:
360°-Panoramabild durch 64
auf einem Kreissektor angeordnete Kristalle. Zirkuläre
Darstellung der Schichten des
Eileiters

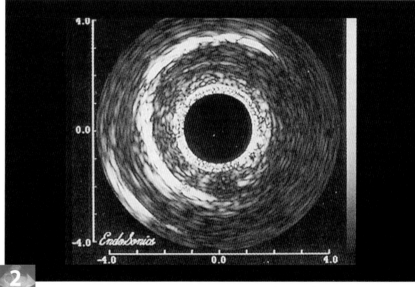

101   Intraoperativer Ultraschall

Die Symptomatik, das klinische Bild, das Ergebnis der bimanuellen Tastuntersuchung und der sonographische Befund sind bei manchen Patientinnen widersprüchlich und nur schwer in Übereinstimmung zu bringen. Dieses diagnostische Dilemma kann auch intraoperativ auftreten. Zur Bestätigung und/oder exakten Lokalisierung des Befundes kann das Heranziehen der Sonographie auch während der Operation wertvoll sein.

Intraluminalsonographie

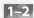

Durch die Entwicklung extrem kleiner Ultraschallköpfe (3,5–10 French) mit Frequenzen von 20–30 MHz wurde der Einsatz des intraluminalen Ultraschalls möglich. Die Eindringtiefe beträgt etwa 10 mm. Die Entwicklungen stammen vor allem aus der Gefäßdiagnostik in der Angiologie und Kardiologie. In diesem Bereich kann mit Hilfe von Ultraschall eine Darstellung von atherosklerotischen Plaques erfolgen. In der Gynäkologie erfolgt die Anwendung zur **Darstellung** des **Eileiterlumens**. Dabei kommt ein 360°-Panoramabild durch 64 auf einem Kreissektor angeordnete Kristalle zustande. Damit kann die Eileiterwand, die Muskularis der Tube und ihre Motilität beurteilt werden.

Die Nachteile der Methode bestehen darin, dass es sich um Einmalmaterial handelt, da der Schallkopf nicht sterilisierbar ist (Kosten), die Platzierung des Ultraschallkopfes nur unter hysteroskopischer und/oder laparoskopischer Führung möglich ist und in etwa 25% der Fälle die Darstellung der distalen Eileiteranteile nicht gelingt. Die endosonographische Eileiterdiagnostik hat sich vor allem aufgrund der genannten Nachteile und technisch einfacherer Alternativen (Hysterosalpingokontrastgraphie) bis heute in der Praxis nicht durchgesetzt, ist aber prinzipiell anwendbar.

Lapararoskopische Sonographie

Der Ultraschallkopf wird hierbei durch Endoskopietrokare eingeführt. Es stehen 11 mm-Systeme mit 7,5 MHz-Schallköpfen zur Verfügung. Die Eindringtiefe beträgt 7 cm und neben der B-Bild-Darstellung ist auch die dopplersonographische Blutflussbeurteilung möglich. Eingesetzt werden diese Systeme z. B., wenn die Ovarien intraoperativ nicht eingesehen werden können und der präoperative Ultraschall keine eindeutige Organzuordnung z. B. bei einem Unterbauchtumor ermöglicht. Es besteht dann die Möglichkeit der Organzuordnung und der Verifikation von Zusatzkriterien (Dopplersonographie). Des weiteren können stark vaskularisierte Zonen (Kapsel) bei Myomenukleationen dargestellt werden, womit eine Minimierung von intraoperativen Blutungen möglich ist. Insgesamt handelt es sich um ein gutes additives Verfahren zur intraoperativen Orientierung im Falle von Adhäsionen und zur Beurteilung von Dignitätskriterien.

Transabdominale intraoperative Sonographie

Eine weitere Einsatzmöglichkeit des intraoperativen Ultraschalls mit konventionellen Sektor- oder Curved-array-Schallköpfen stellt die sonographische Leitung der Präparation im Cavum uteri dar. Im transabdominalen Strahlengang ist die Führung des Instrumentariums (Hysteroskop) und sein Abstand zum Fundus möglich. Insbesondere bei Synechien in der Gebärmutterhöhle (z. B. Asherman-Syndrom) kann der Operationsvorgang durch Ultraschall kontrolliert erfolgen. Intraoperativ dem Ultraschallbefund nicht zuzuordnende (z. B. retroperitoneale) Raumforderungen können durch abdominelle oder vaginale Sonographie während einer (endoskopischen) Operation verifiziert bzw. exakt lokalisiert werden. Auf diese Art wird der Operationsgang sonographisch geführt.

�« Abb. 102.1
Endoskopische Sonographie einer Lebermetastase:
Echoleere Raumforderung mit dorsaler Schallauslöschung

�« Abb. 102.2
Instrumentarium zur endosonographisch geführten Kryotherapie z. B. von Leberfiliae

�« Abb. 102.3
Endoskopische Sonographie zur Therapie einer Lebermetastase: Echoreiches Korrelat (*Pfeile*) des Beginns einer radiologisch interventionellen Kryotherapie der in der vorangehenden Abbildung beschriebenen Lebermetastase

�« Abb. 102.4
Endoskopische Sonographie der Nierenarterie: Transverser Schnitt durch die Nierenarterie nach Endarterieektomie mit intraluminalem Intimalappen (*Pfeil*)

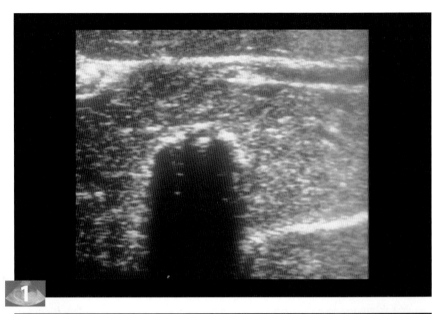

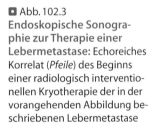

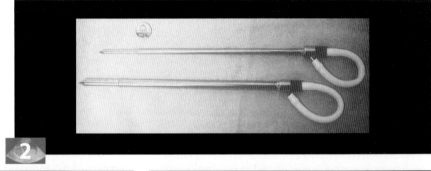

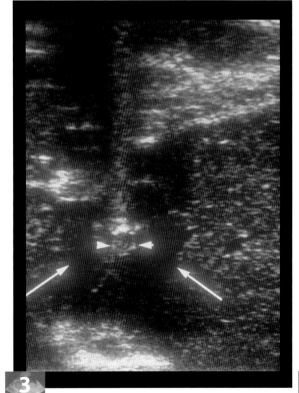

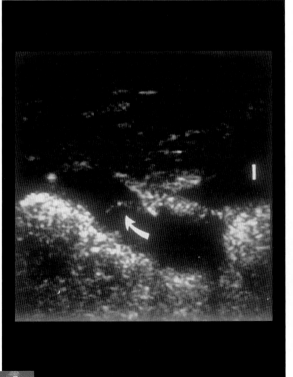

102   Endoskopischer Ultraschall

Beim »echten laparoskopischen (**LSK**) Ultraschall« wird der Schallkopf durch einen Trokar direkt ins Abdomen eingeführt. Gemeint ist nicht der transösophageal oder transanal durchgeführte Ultraschall und nicht eine im Rahmen eines laparoskopischen Eingriffs durchgeführte konventionelle (intraoperative) Sonographie.

Sonographie

Die verwendeten Schallköpfe arbeiten bei Frequenzen zwischen 5–7,5 MHz. Sie sind als Linear- oder Curved-array-Schallköpfe verfügbar. Zum Einführen in das Abdomen muss der Schaft des Schallkopfes passend zum verwendeten Trokar ausreichend lang und flexibel sein. Eine integrierte Spektral- und Farbdopplerfunktion ist wünschenswert. Die Steuerung umfasst die Rotation und Flexion in 2 Ebenen. Exakt passende sterile Überzüge sind notwendig.

Intraoperativ wird der Schallkopf unter laparoskopischer Sicht positioniert und direkt auf das zu untersuchende Organ/Gewebe aufgesetzt. Die Anlage eines künstlichen Aszites (Wasservorlaufstrecke) ist zur Orientierung wie auch Detailbetrachtung oft hilfreich. Der Laparoskopiemonitor und Ultraschallbildschirm sollten zur kontinuierlichen Korrelation der Bilder nebeneinander positioniert sein (Orientierung!). Als diagnostischer Zugewinn ist bei Ovarialtumoren eine Verbesserung der Differenzierung von »gesundem« Restovargewebe beschrieben. Ebenso ist bei Dermoiden die Lokalisation des Restovars und weiterer kleiner Dermoidkerne möglich. Eine weitere mögliche Anwendung ergibt sich bei Schwierigkeiten der intraoperativen Lokalisation des Trophoblasten einer Extrauteringravidität in niedrigem Gestationsalter (5. bis 6. SSW).

Indikationen

Gynäkologische Indikationen

Bisher eher selten eingesetzt, da auch die hochauflösende Vaginalsonographie bereits die exakte sonographische Inspektion des kleinen Beckens ermöglicht (transvaginaler Zugang ermöglicht ähnliche Nähe zu den Organen des inneren Genitale):

— Beurteilung von (komplexen) Adnextumoren,
— Beurteilung pelviner und paraaortaler Lymphknoten im Rahmen einer laparoskopischen Lymphonodektomie gynäkologischer Malignome,
— intraoperative Kontrolle während hysteroskopischer Uteruschirurgie,
— Suche einer Extrauteringravidität,
— verlorenes Intrauterinpessar (»lost IUP«).

Nicht-gynäkologische Indikationen

— Laparoskopische Nebennierenchirurgie: Kontrolle der Präparation und Tumorlokalisation,
— Staginguntersuchung beim Pankreaskarzinom: Bei inoperablem Situs kann evtl. eine Laparotomie vermieden werden,
— Detektion und Lokalisation hepatischer Metastasen: z. B. kolorektale Onkochirurgie,
— Gallengangsverletzungen: Prophylaxe im Rahmen der laparoskopischen Cholezystektomie,
— Kontrolle lokaler direkter Therapie von Lebertumoren: Hitzekoagulations- oder Kryobehandlung,
— Kontrolle nach Gefäßchirurgie: z. B. Nierenarterie.

Potenzielle zukünftige Anwendungsmöglichkeiten liegen in der Beurteilung der ovariellen Durchblutung bei Stieldrehung (ist ein Organerhalt sinnvoll?). Auch für die Abschätzung der Infiltrationstiefe eines Endometriumkarzinoms und die Frage der Indikation einer Lymphonodektomie – diese erfolgt bei laparoskopischem Zugang vor der Hysterektomie – zeichnet sich ein Anwendungsbereich für den endoskopischen Ultraschall ab.

Uterus

V

◘ Abb. 103.1.
Unauffälliges Endometrium:
echoreich und glatt begrenzt,
fast strichförmig. Typisches Bild
in der Postmenopause

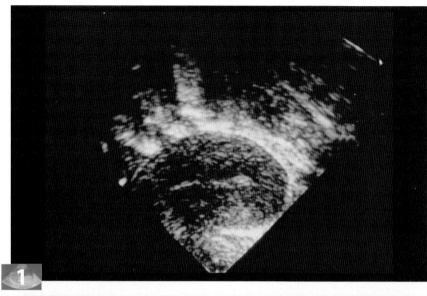

◘ Abb. 103.2.
Suspektes Endometrium:
inhomogen, hoch aufgebaut,
unscharf und unregelmäßig
begrenzt mit echoarm/zys-
tischen Arealen
(Histologie: Korpuskarzinom)

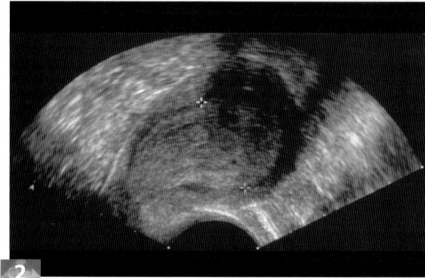

◘ Abb. 103.3.
**Sonographisch suspektes
Endometrium unter Tamo-
xifen:** inhomogen, hoch aufgebaut, unscharf begrenzt und
deutlich kleinzystisch durchsetzt

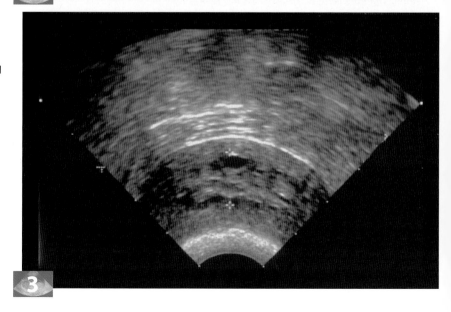

103 Endometrium

Die Gebärmutterschleimhaut unterliegt bei der jungen Frau im Verlauf ihres Menstruationszyklus charakteristischen Veränderungen. Die hormonell bedingte Umgestaltung des Endometriums ist auch sonographisch zu verfolgen. Auch in der Postmenopause verliert die Beurteilung des Endometriums nicht ihre Bedeutung und ist Teil einer erweiterten gynäkologischen Krebsvorsorgeuntersuchung.

Sonographie

Das Endometrium stellt sich als zwischen der echoarmen Uterusvorder- und -hinterwand verlaufendes, echoreiches, gelegentlich auch echoarmes, homogenes glatt begrenztes Band dar. Ein echoarmer Randsaum an seiner Außengrenze entspricht einer gut vaskularisierten Myometriuminnenschicht. Seine Abgrenzung kann bei gestrecktem Uterus bzw. bei ausgeprägter Harnblasenfüllung (antevertierter Uterus wird in Streckstellung gebracht) schwierig sein. Myome und Uterusfehlbildungen können den Endometriumsreflex partiell oder vollständig auslöschen. In der Postmenopause (ohne Hormonsubstitution) bildet sich der Endometriumreflex strichförmig schmal und echoreich ab. Daneben kann immer wieder eine schmale, wenige Millimeter messende echoleere Flüssigkeitsansammlung beobachtet werden. Diese Serometra ist erst bei deutlicher Progredienz abklärungsbedürftig. Ihre Breite wird bei der Messung der Endometriumreflexbreite nicht berücksichtigt.

Messung

Der Endometriumreflex wird an der dicksten Stelle senkrecht zur Uteruslängsachse von der Vorderwand zur Hinterwand gemessen. Dabei ist zu beachten, dass die Messstrecke der doppelten Endometriumhöhe entspricht. Hierzu ist auf eine ausreichende Vergrößerung zu achten, da sonst mit einer zunehmenden Messungenauigkeit zu rechnen ist.

Dicke und Echomuster des Endometriums

Die Zyklusphase, der Menopausenstatus und ggf. Hormoneinnahmen (HRT/»hormonal replacement therapy«) verändern das Endometrium in Dicke und Echomuster in charakteristischer Weise.

Proliferationstyp (P- oder Typ 1)	Mäßig echoreich, homogen, glatt begrenzt etwa 3 mm, tägliche Dickenzunahme zwischen 1 und 1,5 mm
Periovulations- oder mittzyklischer Typ (M- oder Typ 2)	Echoreicher Randsaum, sichtbares Mittelecho (Ödem der Superfizialzellen) Nebenbefunde: klaffender Zervikalkanal, Graaf-Follikel
Sekretionstyp I (S1- oder Typ 3)	Zunehmend echoreich, Mittelecho kaum mehr abgrenzbar
Sekretionstyp II (S2- oder Typ 4)	Echoreich, homogen (unmittelbar prä menstruationem 15–20 mm)
Postmenopausal	Echoreich, homogen, glatt begrenzt, »strichförmig« (ohne HRT <8 mm), Verkalkungen möglich
Postmenopausal unter HRT	Echoreich, homogen, glatt begrenzt (<10 mm)
Postmenopausal unter antiöstrogener Therapie (Tamoxifen)	Echoreich, inhomogen kleinzystisch, nur mäßig glatt begrenzt (<14–16 mm)

Eine Endometriumreflexdicke von 8 mm (Postmenopause ohne Hormoneinnahme) ist mit einer Sensitivität der Entdeckung sämtlicher Endometriumveränderungen (Hyperplasie, Polyp, Karzinom) von 80–100% und mit einem positiven Vorhersagewert von 87–93% verbunden. Für das Endometriumkarzinom allein beträgt die Sensitivität 94–100% bei allerdings nur 23–54% positivem Vorhersagewert (s. Kap. 109).

V

◘ Abb. 103.4.
Korpuspolyp: Am isthmo-
korporalen Übergang stellen
sich zwei Korpuspolypen von
10 mm echoreich und glatt
begrenzt dar (Nebenbefund
Serometra)

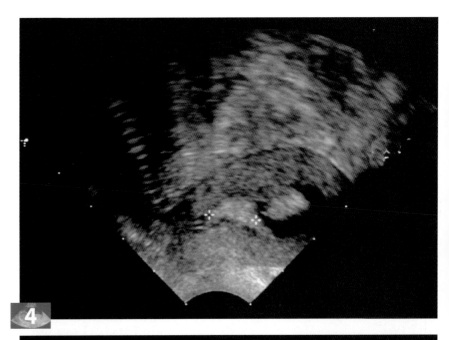

◘ Abb. 103.5.
Hämatometra: Das Cavum
uteri ist stark dilatiert, mit
einem homogen echoarmen
und glatt begrenzten intrakavitären Echomuster

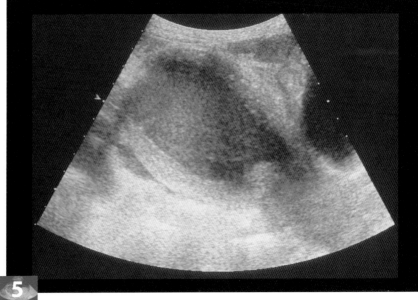

Endometriumhyperplasie

Bei einer postmenopausalen Patientin und einer Endometriumreflexdicke von >8 mm ist differenzialdiagnostisch an eine adenomatöse oder an eine glandulär-zystische Hyperplasie zu denken. Das Echomuster der Gewebsveränderung zeigt eine homogene oder kleinzystische Struktur bei glatter Begrenzung. Beide Hyperplasietypen sind sonographisch nicht zu unterscheiden und bedürfen der histologischen Klärung (Differenzialdiagnose: hochaufgebautes Endometrium unter HRT, Endometriumkarzinom). Dies gilt insbesondere dann, wenn weitere sonographisch negative Zusatzkriterien, wie deutliche Dickenprogredienz, unregelmäßige Begrenzung zum Myometrium oder mit Einschränkung eine deutliche Vaskularisation hinzu kommen.

Endometrium unter antiöstrogener Therapie (Tamoxifen)

Die Behandlung des rezeptorpositiven Mammakarzinoms mit Antiöstrogenen stellt die Standardnachbehandlung dar. Als Nebenwirkung ist bei langjähriger Einnahme eine geringe Erhöhung des Risikos für die Entwicklung eines Endometriumkarzinoms bekannt. Der Endometriumreflex ist unter antiöstrogener Therapie auf 5–10 mm verdickt und erscheint kleinzystisch (<3 mm) verändert. Ab 14–16 mm Dicke, bei unregelmäßiger Begrenzung und deutlicher Änderung des sonographischen Bildes (inhomogene Binnenstruktur) ist eine histologische Klärung (Differenzialdiagnose: Endometriumkarzinom) anzuraten.

Endometriumpolypen

Polypen treten variabel in Sitz, Zahl, Größe und Form auf. Sonographisch sind sie als runde, echoreiche, gut vaskularisierte Strukturen, meist mit wenigen Millimetern Durchmesser darstellbar. Sie verursachen häufig keine oder nur geringe Beschwerden, können jedoch durch (massive) Blutungsstörungen auffallen. Besonders kleinere Polypen werden nur bei vorliegender Serometra durch den sie umgebenden Kontrast (echoleerer Flüssigkeitssaum) sonographisch darstellbar. Bei gestielten Polypen kann der Gefäßansatz meist mittels Farbdopplersonographie dargestellt werden. Als spezifische Zusatzdiagnostik kann die Hydrosonographie zur Verbesserung der Darstellung eingesetzt werden.

Differenzialdiagnose: Karzinom, fokale Hyperplasie, Myom.

Procedere: Abtragung (Abrasio, Resektionshysteroskopie).

V

◨ Abb. 104.1.
Antevertierter, anteflektier-
ter Uterus mit korrekt
liegender Mirena-(R)-Spirale:
Dorsal der Hormonspirale
Schallauslöschung. Abstand
von 2,5 mm zwischen Spirale
und Cavumspitze

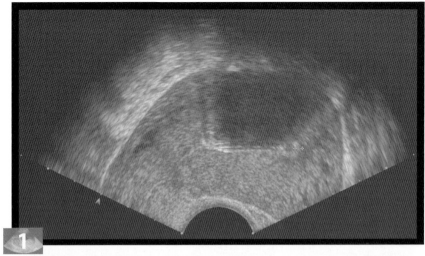

◨ Abb. 104.2.
Antevertierter, anteflek-
tierter Uterus mit korrekt
liegender Kupferspirale

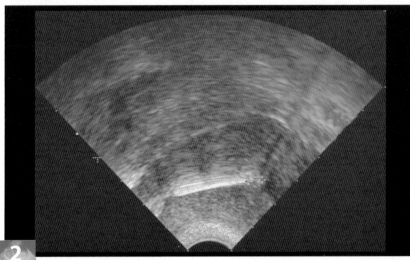

◨ Abb. 104.3.
Antevertierter, anteflek-
tierter Uterus mit korrekt
liegender Kupferspirale
(C3D-Darstellung)

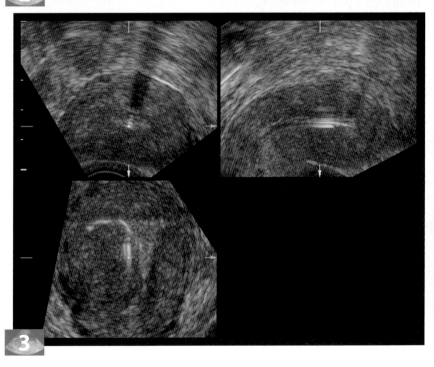

104   Intrauterinpessar

Das Intrauterinpessar (IUP, Spirale) ist die weltweit zweithäufigst verwendete Kontrazeptionsmethode. Alleine in Deutschland verwenden sie schätzungweise 2–3 Mio. Frauen.

Zu unterscheiden ist zwischen den in verschiedenen Größen erhältlichen kupfer- und den in 2 Präparationen verkäuflichen gestagenhaltigen IUP. Der Pearl-Index eines Intrauterinpessars ist mit 0,7–2,7 anzugeben. Maßgeblich für die kontrazeptive Sicherheit ist vorwiegend die korrekte Lage der Spirale.

Klinik

In Abwägung des Einzelfalles ist die Einlage eines IUP besonders für Frauen geeignet, bei denen altersbedingt die Fertilität abnimmt (>35 Lebensjahre), die schon mindestens ein Kind geboren haben und bei denen eine Kontraindikation oder Unverträglichkeit gegen orale Kontrazeptiva besteht. Als Nebenwirkungen sind Blutungsstörungen (Polymenorrhö, Spotting, Zwischenblutung), eine 3- bis 5fach erhöhte Rate an Genitalinfektionen, eine 5fach erhöhte EUG-Rate, die Ausstoßung des IUP (etwa 5% der Trägerinnen pro Jahr) oder die Uterusperforation bei der Einlage (1‰) beschrieben.

Streng ist die Indikation zur Spiraleneinlage bei jungen Frauen (hohe Fertilität, hohe Inzidenz aszendierender Infektionen), bei Zustand nach EUG und bei Polymenorrhö zu stellen. Nicht verwendet werden darf das IUP bei bestehender Schwangerschaft, unmittelbar postpartal, bei nicht abgeklärten Blutungsstörungen, bei einem großen Uterus myomatosus und submukösen Myomen, bei Uterusfehlbildungen (Uterus bicornis, subseptus) und bei Immunsuppression bzw. rezidivierenden Genitalinfektionen.

Sonographie

 1–3

Die kupferhaltigen Präparate sind intrauterin als gerade echoreiche Strukturen mit dorsaler Schallauslöschung darstellbar, während die gestagenhaltigen Spiralen wegen ihrer geringeren Echogenität deutlich eingeschränkt im Ultraschallbild zu sehen sind. Diese werden oft nur aufgrund ihrer dorsalen Schallauslöschung in ihrer Lage beurteilbar.

Die Spiraleneinlage erfordert die transvaginale sonographische Kontrolle vor und nach der Applikation und in der Folgezeit in regelmäßigen Abständen, um die korrekte Lage und somit die kontrazeptive Sicherheit zu prüfen. Vor der Einlage eines IUP ist sonographisch die Form, Lage und Größe des Uterus zu beurteilen. Gleichzeitig ist das Vorhandensein von Uterusfehlbildungen und submukösen Myomen auszuschließen und die Cavumlänge auszumessen. Direkt nach der Einlage des IUP erfolgt eine erste sonographische Lagekontrolle. In der Folge dient die Ausmessung des Abstandes zwischen Cavumspitze und IUP in Längsrichtung zur Lagekontrolle. Hohe kontrazeptive Sicherheit ist bis zu einem Wert von 8–10 mm (freie Endometriumstrecke) gegeben. Besonderes bei jungen Frauen mit einer höheren Inzidenz von IUP-Dislokationen ist eine Lagekontrolle 4–12 Wochen nach Einlage zu empfehlen. Weitere Kontrollen sollten im Rahmen der gynäkologischen Vorsorgeuntersuchungen erfolgen.

V

◻ Abb. 104.4.
Disloziertes Intrauterin-pessar in der Abdomen-übersicht

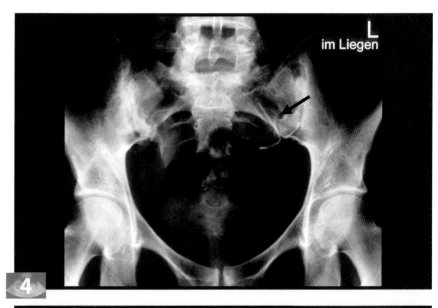

◻ Abb. 104.5.
Intrauterine Fehllage des Intrauterinpessars: Transvaginale Darstellung der Mediansagittalebene eines antevertierten, anteflektierten Uterus mit klar abgrenzbaren Endometriumreflex. Die Spirale (echoreich) liegt hier nicht zur Gänze intrakavitär, sondern dringt mit ihrer Spitze in Höhe des Corpus uteri in das Myometrium der Uterushinterwand ein

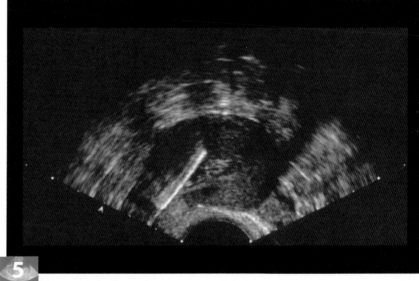

◻ Abb. 104.6.
Gravidität bei liegendem Intrauterinpessar: Retroplazentar (*links*) kommt das liegende Intrauterinpessar als strichförmiger echoreicher Reflex extraamnial zur Darstellung

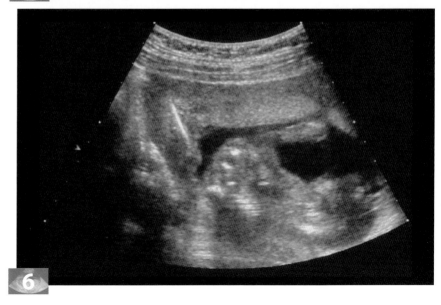

Komplikationen und weiterführende Diagnostik

Wenn das Bändchen im Rahmen der Kontrolle nicht mehr im Zervikalkanal sichtbar ist, sollte eine sofortige sonographische Lagekontrolle erfolgen. Kann bei der sonographischen Kontrolle das IUP nicht nachgewiesen werden, so ist an eine spontane, unbemerkte Ausstoßung oder eine Perforation des Uterus und Expulsion des IUP in die freie Bauchhöhle zu denken. Der sonographische Nachweis ist dann deutlich erschwert. Zur weiteren Abklärung wird eine Abdomenübersichtsaufnahme, eine Hysteroskopie, eine Laparoskopie oder Laparatomie erforderlich. Bei Blutungsstörungen einer IUP-Trägerin ist auch an eine EUG zu denken und diese auszuschließen.

IUP und Schwangerschaft

Kommt es durch Dislokation oder Versagen der Methode zu einer Schwangerschaft trotz liegendem IUP, ist zunächst eine eingehende Prüfung der Lagebeziehung von Schwangerschaft und der Spirale notwendig. Soll die Schwangerschaft weiter ausgetragen werden, ist das Ziehen des IUP nur bei ausreichender Entfernung zum Sitz der Schwangerschaft möglich. Im Regelfall sollte das IUP belassen werden. Es wird im Laufe der Schwangerschaft von dieser zur Seite gedrängt. Im 2. und 3. Trimenon ist das IUP damit sonographisch meist nicht mehr darstellbar.

V

◼ **Abb. 105.1.**
Subseröses Hinterwand-myom: typische echoarme, ovoide, gut abgrenzbare Rund-struktur von 27 mm subserös/intramural in der Hinterwand bei antevertiert-anteflektier-tem Uterus

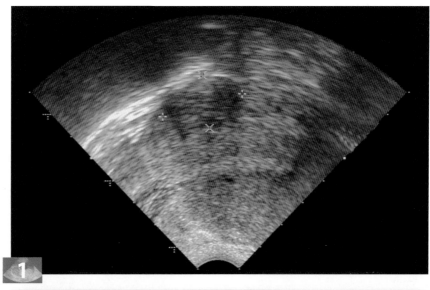

◼ **Abb. 105.2.**
Submukös gestieltes, intra-kavitäres Hinterwandmyom: Das submuköses, an der Hinter-wand gestielte Myom ist bei umgebender Serometra be-sonders gut abgrenzbar. Diffe-renzialdiagnostisch kommt auch ein Korpuspolyp in Be-tracht

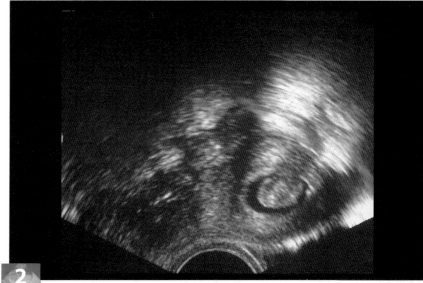

◼ **Abb. 105.3.**
Grobknolliges intraliga-mentäres Myom: lateral des Uterus (hier nicht dargestellt) ist eine inhomogene, glatt begrenzte Rundstruktur, von Uterus und Ovar abgrenzbar. Differenzialdiagnostisch müs-sen auch ovarielle bzw. tubäre Prozesse erwogen werden

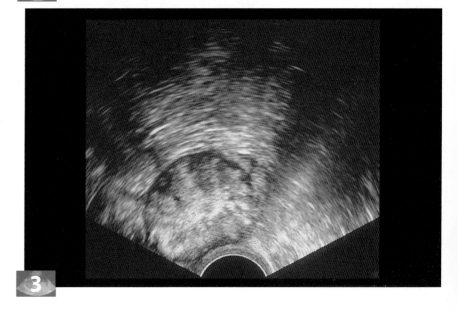

105 Myom

Myome sind gutartige, von der Muskulatur des Uterus ausgehende mesenchymale Tumoren und bilden die häufigsten soliden Raumforderungen am inneren Genitale der Frau.

Epidemiologie

Rund 25–30% aller Frauen über 35 Jahre sind von gutartigen Muskelknoten der Gebärmutter betroffen. Der Altersgipfel von Myomen liegt zwischen dem 35. und 50. Lebensjahr (80%).

Klinik

Myome können Unterbauchschmerzen, besonders ausgeprägt bei zentraler (Kolliquations-)Nekrose verursachen. Daneben können Menometrorrhagien auftreten, die durch eine lokalisiert eingeschränkte Kontraktionsfähigkeit der Uteruswand bedingt sind. Bei entsprechender Größe ist das Myom durch die Bauchdecke tastbar und kann mit einer Bauchumfangszunahme einhergehen. Häufig sind allerdings keine oder nur sehr diskrete Symptome zu registrieren. Das Wachstum des Myoms ist hormonabhängig (Östrogen).

Lokalisation

Die meisten Myome sind am Korpus bzw. Fundus uteri lokalisiert. Nur 8% entwickeln sich im Bereich des Gebärmutterhalses. Nach ihrer Lagebeziehung zur Uteruswand sind Myome als intramural/transmural (54%), subserös/gestielt (40%), submukös (5%) oder intraligamentär (>1%) zu beschreiben.

Sonographie

Sonographisch zeigen Myome ein variables Erscheinungsbild. Besonders durch ihr multiples Auftreten kommt es zur generellen Formveränderung und Vergrößerung des Uterus (Kartoffelsack). Isoliert betrachtet erscheinen sie als glatte, runde bis ovale, solide Raumforderung mit echoarmen homogenen, konzentrisch angeordneten Binnenechos. Echoreiche Areale mit dorsaler Schallauslöschung entstehen durch Verkalkungen im Muskelgewebe. Dopplersonographisch lässt sich im Bereich der Myomkapsel eine vermehrte Vaskularisation mit hohem Flusswiderstand (RI 0,59 im Durchschnitt) nachweisen. Der Stiel subserös pendulierender Myome lässt sich sowohl im B-Bild als auch farbdopplersonographisch darstellen. An weiterführender Diagnostik steht die Hydrosonographie oder die Hystero- bzw. Laparoskopie zur Verfügung.

Differenzialdiagnose

Differenzialdiagnostisch sind, besonders bei der subserösen bzw. gestielten Form von Myomen, solide Adnextumoren abzugrenzen. Zystische Adnextumoren kommen als differenzialdiagnostische Alternative bei zentral nekrotisierendem Zerfall der Myome in Frage. Raumforderungen an der Gebärmutter, die mit Myomen verwechselt werden können, sind primäre oder sekundäre Uterusmalignome (Korpus-, Zervixkarzinom, Sarkom, Lymphom) oder Polypen des Endometriums (submuköse Lokalisation).

V

◨ Abb. 105.4.
Grobknolliges intraligamentäres Myom (wie in Abb. 3)
im Powerdoppler: Es zeigt sich eine für Myome typische, ausgeprägte Vaskularisation

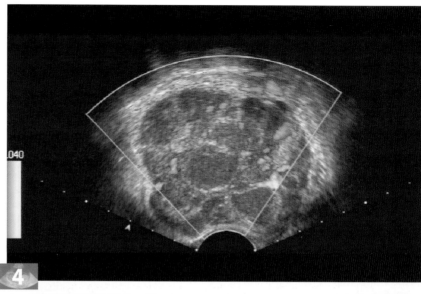

◨ Abb. 105.5.
Transmurales Myom mit zentraler Kolliquationsnekrose: Die Erweichung kommt als diffuses echoarmes Zentralmuster zur Darstellung

◨ Abb. 105.6.
Operationspräparate:
4 Myome nach Enukleation,
5–20 cm groß

◨ Abb. 105.7.
Vorderwandmyom in graviditate: Ventral der Fruchthöhle mit dem transversal angeschnittenen kindlichen Abdomen findet sich eine echoarme knotige Verdickung des Myometriums der Uterusvorderwand

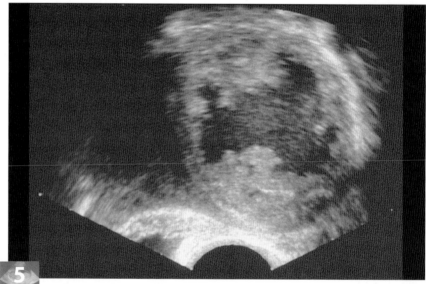

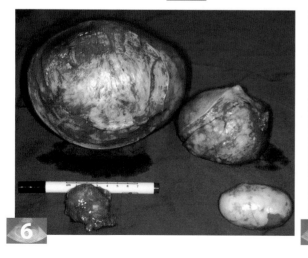

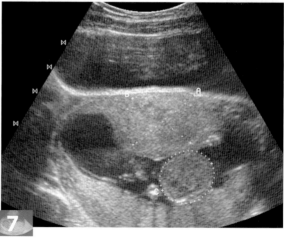

Komplikationen

Potenzielle Komplikationen gutartiger Uterusgeschwülste sind die Stieldrehung (selten) und Schmerzen bzw. Fieber, besonders bei nekrotisierender Ernährungsstörung. Trotz Therapie wohnt Myomen ein hohes Rezidivrisiko inne. Eine maligne Degeneration kommt in nur 0,1–0,5% der Fälle vor. Schnelles Wachstum kann ein Indiz sarkomatöser Entartung (sehr selten) sein.

Myom in der Schwangerschaft

In der Schwangerschaft ist bei der Mehrzahl der Myome (60–80%) keine Wachstumstendenz erkennbar. Eine Größenzunahme um etwa 30%, andererseits aber auch eine Größenreduktion ist in graviditate (vorwiegend im 1. und 2. Trimenon) möglich. Am häufigsten ist die Schwangerschaft durch Myomschmerzen (Ernährungsstörung) kompliziert. Daneben treten als Folge eines Uterus myomatosus Konzeptions- und Nidationsprobleme bzw. eine Häufung von Frühaborten (15%) auf. Komplikationen (vorzeitiger Blasensprung, Blutung, vorzeitige Plazentalösung) während der Schwangerschaft kommen besonders bei subplazentarer Lokalisation gehäuft vor. Eine Frühgeburt ist bei stärkerer Organveränderung in 15% zu erwarten. Eine fetale Mangelentwicklung ist nicht gehäuft. Allerdings sind je nach Lokalisation kindliche Lageanomalien oder mechanische Geburtshemmnisse zu erwarten.

Procedere

Bei Beschwerdefreiheit und sonographisch insuspektem Befund kann die Kontrolle in jährlichem Abstand erfolgen.

Therapie

Medikamentös ist durch die Behandlung mit GnRH-Analoga (Verminderung der Vaskularisationswerte zur Therapiekontrolle) eine Größenreduktion von Myomen zu erzielen. Operativ sind je nach Lokalisation, Größe und Anzahl organerhaltende Myomenukleationen möglich:

- bei intrakavitären Myomen: Resektionshysteroskopie,
- bei subserösen oder intramuralen Myomen: Laparoskopie oder Laparatomie.

Ist ein Organerhalt nicht möglich, stellt die Hysterektomie die maximale Behandlungsform dar.

V

◨ Abb. 106.1.
Normal durchbluteter
Uterus

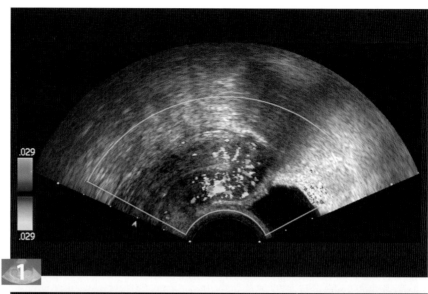

◨ Abb. 106.2.
Hypervaskularisierter
Uterus im Sinne einer
Adenomyosis uteri

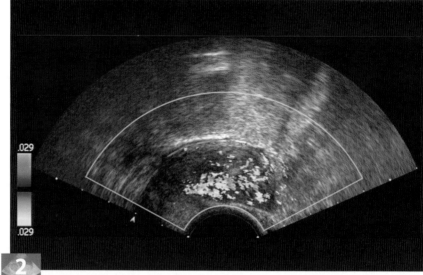

◨ Abb. 106.3.
Antevertierter, anteflektier-
ter Uterus. Farbdoppler-
sonographisch deutliche
Hypervaskularisation:
Sonographisch vereinbar mit
Adenomyosis uteri

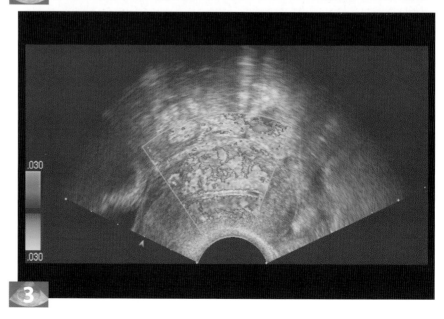

106 Adenomyosis uteri

Unter einer Adenomyosis uteri (Endometriosis genitalis interna) ist die Verschleppung von Gebärmutterschleimhautdrüsen und endometrialem Stroma in das Myometrium zu verstehen. Die Adenomyosis uteri gehört zu den häufigsten Ursachen für eine Dysmenorrhoe. Betroffen sind zumeist Frauen zwischen der 3. und 5. Lebensdekade. Mehrgebärende sind häufiger betroffen.

Pathologie

Makroskopisch imponieren kleinste, rötlich erscheinende Knötchen, welche den Endometriumsinseln entsprechen. Diese Inseln nehmen am Monatszyklus teil und führen histologisch zu einer leiomyomatösen Hyperplasie der Uteruswand. Vergleichbar zu anderen Endometrioseherden können die Endometriumsinseln des Myometriums auch Blutungsreste enthalten.

Ätiologie

Die Ursache der Endometriosis genitalis interna ist bisher nicht schlüssig erklärt. Diskutiert wird die retrograde Menstruation und Implantation oder eine metaplastische Umwandlung von Zölomepithel.

Klinik

- Dysmenorrhö (während und auch nach der Menstruation),
- Menorrhagie,
- Unterbauchschmerzen seit der letzten Geburt,
- Uterus druckdolent (Dyspareunie, vaginale Untersuchung schmerzhaft).

Sonographie

 1–3

Die Adenomyosis lässt die Gebärmutterwand inhomogen und durch eine Myometriumsverdickung asymmetrisch erscheinen. Subendometrial und/oder myometrial finden sich echoleere Zysten mit einem Durchmesser von 2–4 mm. Sonographisch weist ein echoarmer Saum (Halo) an der Endometrium-Myometrium-Grenze auf die Diagnose hin. Farbdopplersonographisch fällt im Myometrium eine ausgeprägte perifokale Hypervaskularisation auf.

Differenzialdiagnose

Myom, Zysten, Korpuskarzinom, Endometriosis genitalis externa, Endometriosis extragenitalis.

Weiterführende Diagnostik

Obwohl die Sonographie die Untersuchungsmethode der Wahl darstellt, ist eine alternative Bildgebung durch die CT oder MRT möglich. Die Endometriosis genitalis interna wird allerdings in ihrer Frequenz zahlenmäßig erheblich unterdiagnostiziert.

Therapie

Als konservative Therapie ist eine Hormonbehandlung (Östrogene, Gestagene, GnRH-Analoga, Danazol) der Operation als fortgeschrittener Behandlungsvariante (Hysterektomie) gegenüberzustellen.

V

◙ Abb. 107.1.
a Uterus arcuatus,
b Uterus bicornis unicollis,
c Uterus duplex bicornis,
d Uterus didelphys,
e Uterus subseptus,
f Uterus septum,
g Uterus septus cum vagina septa,
h Uterus unicornis

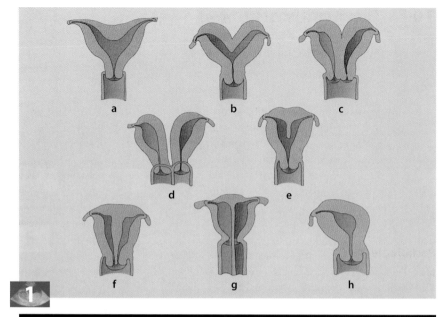

◙ Abb. 107.2.
Uterus bicornis:
2 echoarme Rundstrukturen mit echoarmem Zentralreflex entsprechend den 2 Uterushörnern mit zentralen Endometriumreflexen im Querschnitt

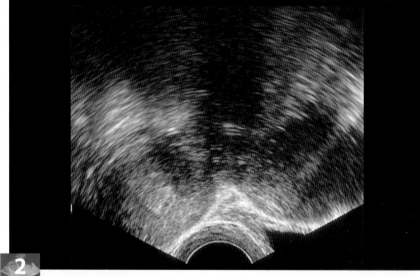

◙ Abb. 107.3.
Uterus und Beckenniere:
Mit einem Uterus bicornis oder duplex leicht zu verwechseln ist dieses Bild eines Uterus neben einer Beckenniere im Querschnitt von transabdominal

1 Harnblase
2 Uterus
3 Beckenniere

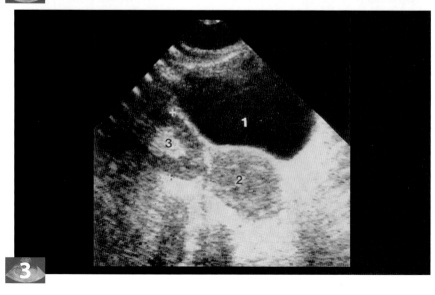

107 Uterusfehlbildungen

Bei den Uterusfehlbildungen handelt es sich um Hemmungsfehlbildungen. Die auslösenden Ursachen sind nicht bekannt. Zugrunde liegt je nach dem Zeitpunkt der Entwicklungsstörung in der Embryogenese entweder die unvollständige Vereinigung oder Öffnung der Müller-Gänge.

Epidemiologie

Uterine Fehlbildungen treten mit einer Häufigkeit von 1–2% auf und sind mit einer erhöhten Inzidenz primärer Infertilität und rezidivierenden Aborten assoziiert.

Einteilung

Die Anlage des inneren weiblichen Genitale lässt sich in 3 Schritte gliedern. Störungen während dieser Entwicklungsstadien führen zu unterschiedlich ausgeprägten Fehlbildungen:

 Zwischen der 6. und 9. SSW entstehen die Müller-Gänge und ordnen sich parallel bis zum Sinus urogenitalis an. Zeitgleich werden die ableitenden Harnwege angelegt. Eine Störung in dieser Entwicklungsphase hat die verschiedenen Formen der Uterusaplasie zur Folge. Neben der kompletten Aplasie sind auch das unvollständige Fehlen (Mayer-Rokitansky-Küster-Hauser-Syndrom), der Uterus unicornis (vollständige Aplasie eines Uterushorns) oder der Uterus pseudounicornis (inkomplette Aplasie eines Uterushorns) möglich.

 Zwischen der 10. und 12. SSW fusionieren die kaudalen Anteile der Müller-Gänge, die Trennwand löst sich auf und dadurch erfolgt die Vereinigung der Uterushörner. Störungen in diesem Entwicklungsstadium resultieren in den verschiedenen Formen der Doppelanlagen:
  – dem Uterus didelphys (2 getrennte nebeneinanderliegende Uteri),
  – dem Uterus duplex bicornis (2 Uterushörner mit auffälliger Zervixbreite durch 2 nebeneinanderliegende Zervixhöhlen),
  – dem Uterus bicornis unicollis,
  – dem Uterus bicollis mit fehlender Durchgängigkeit eines Kollums oder
  – dem Uterus bicollis mit Mündung in eine verschlossene Hemivagina.

 Zwischen der 13. und 17. SSW erfolgt im letzten Schritt die Resorption der bindegewebigen Trennwand der Uterushörner. Störungen zu diesem Zeitpunkt der Entwicklung führen zu verschieden ausgeprägten Septierungen des Cavum und der Zervix uteri:
  – dem Uterus septus oder subseptus,
  – dem Uterus arcuatus,
  – dem Uterus bicervicalis oder
  – dem Uterus communicans.

◘ Abb. 107.4.
Uterus bicornis im MRT-Bild

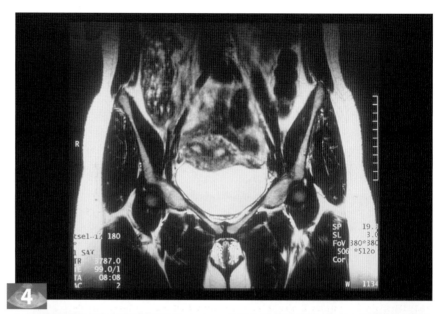

◘ Abb. 107.5.
Gravider uterus subseptus:
links im Bild der fetale Schädel,
rechts die Plazenta, getrennt
durch ein myometranes
Septum

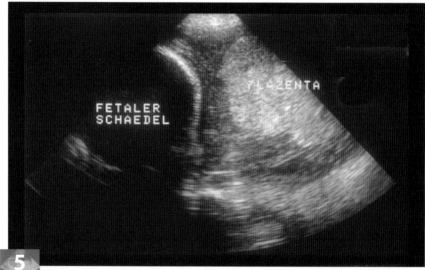

◘ Abb. 107.6.
Operationspräparat:
exstirpierter Uterus duplex

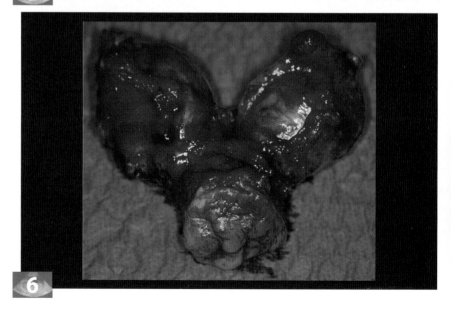

Sonographie

Sonographische Merkmale sind eine auffällige Uteruskontur, ein breites Korpus oder eine breite Cervix uteri. Zwei getrennte Endometriumstreifen weisen direkt auf die Doppelbildung hin. Bei Septierungen sind die trennenden Schichten auszumessen. Eine exakte Abklärung bzw. Differenzierung der Anatomie kann u.U. schwierig sein. Unabdingbar ist die gleichzeitige gynäkologische Untersuchung mit Spiegeleinstellung. Indirekte Hinweise sind auch Lageanomalien bzw. einseitige Aplasien der Nieren oder Auffälligkeiten der Ureteren.

Assoziierte Anomalien

Vor allem bei den embryologisch früh entstandenen uterinen Fehlbildungen muss an assoziierte Anomalien der ableitenden Harnwege gedacht werden. Bei Uterus bicornis finden sich diese in 30–35%. Septierungen des Uterus sind dagegen nicht gehäuft mit urogenitalen Fehlbildungen vergesellschaft. Selten finden sich Beckennieren und je nach Fehlanlage auch ein Scheidenseptum.

Weiterführende Diagnostik

Zur genaueren Diagnostik ist eine Hydrosonographie, Hysterosalpingographie (HSG) oder Kernspintomographie geeignet. Invasiv können diagnostische Hysteroskopien oder Laparoskopien indiziert sein. Leistungsfähige High-end-Ultraschallgeräte mit der Möglichkeit der dreidimensionalen Darstellung stellen allerdings die Grundlage der maßgeblichen Untersuchungsoption beim Verdacht auf Uterusfehlbildung dar.

Komplikationen

Neben der Sterilitätsproblematik treten im Falle einer Schwangerschaft gehäuft intrauterine Wachstumsstörungen und Lageanomalien der Feten auf. Die Okklusion des Abflusses des Menstrualbluts aus (Teilen der) Uterushöhle kann bei der jungen Patientin zur ausgeprägten Hämatometra mit der entsprechenden Schmerzsymptomatik führen.

◘ Abb. 108.1.
Kollumkarzinom im Längs-
schnitt: Aufgetriebene Cervix
uteri (Corpus uteri im Bild
rechts)

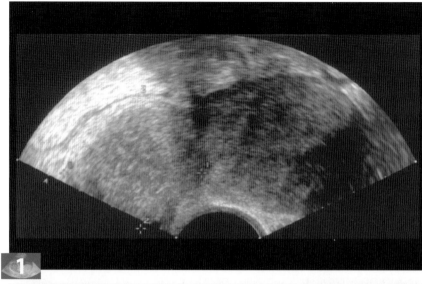

◘ Abb. 108.2.
Kollumkarzinom im Trans-
versalschnitt: typisch tonnenförmig aufgetriebene Cervix
uteri. Der intrazervikale Endometriumreflex ist aufgehoben
bzw. stellt sich hoch aufgebaut,
inhomogen und unregelmäßig
begrenzt dar

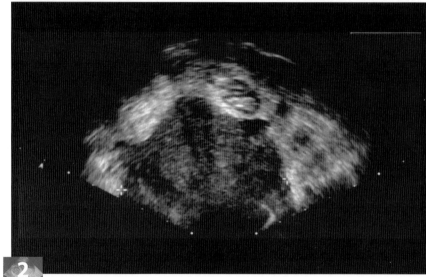

◘ Abb. 108.3.
Kollumkarzinom im Farb-
doppler, Querschnitt:
gleicher Fall wie in Abb. 108.1

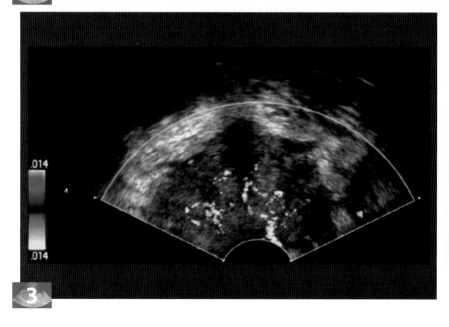

108 Kollumkarzinom

Karzinome des Collum uteri sind weltweit das zweithäufigste Karzinom bei Frauen. In den vergangenen 20 Jahren ist vorwiegend durch Screeningmaßnahmen zur Früherkennung ein kontinuierlicher Rückgang der Inzidenzraten (Deutschland 13–15/100.000) zu beobachten.

Epidemiologie

Das Kollumkarzinom (3% aller weiblichen Malignome) ist für 20% aller Genitalkarzinome verantwortlich. Histologisch handelt es sich überwiegend um (nicht verhornende) Plattenepithelkarzinome (90%). Die Altersverteilung betroffener Patientinnen weist einen Häufigkeitsgipfel bei 45 Jahren auf. Das Zervixkarzinom entsteht meist aus dem Carcinoma in situ. Für das Carcinoma in situ liegt das Häufigkeitsmaximum 10 Jahre früher (35. Lebensjahr). Die Karzinogenese ist ein multifaktorieller Prozess, bei dem humane Papillomviren eine zentrale Rolle spielen.

Klinik

Klinisch verursacht das Kollumkarzinom häufig keine oder nur diskrete Symptome. Symptomatische Patientinnen klagen über dünnen Fluor, irreguläre (prämenopausale) Blutungen, Kohabitationsbeschwerden, Kontaktblutungen, Unterbauchschmerzen, Dysurie, Stuhlunregelmäßigkeiten oder, bei fortgeschrittenem Krankheitsstadium bzw. entsprechender Organgröße und/oder Aszites, über Bauchumfangszunahme. Die Postmenopausenblutung ist das Kardinalsymptom der älteren Frau.

Sonographie

Die klobige, tonnenförmige Auftreibung und Vergrößerung des Gebärmutterhalses lässt sich an einer unregelmäßigen Begrenzung, einer uneinheitlichen, meist erhöhten Echogenität dieses Areals, und unscharfer Begrenzung zur Restzervix bzw. Korpus, evtl. mit zentral echoleerem Areal (Tumorhöhle), erkennen. Eine zapfenförmige Einsprossung hin zum Myometrium ist möglich. Die sonographische Beurteilung der Parametrien (Infiltration) ist schwierig. Dopplersonographisch ist ein ausgeprägt irreguläres Vaskularisationsmuster und ein verminderter Flusswiderstand (postmenopausal: RI 0,5 vs. RI 0,79, prämenopausal: RI 0,43 vs. 0,48) in den Tumorgefäßen nachweisbar.

Differenzialdiagnose

Bei vaginaler Hämorrhagie sind variable alternative Blutungsquellen (Zervixpolyp, Korpuspolyp, intrazervikales regressiv verändertes Myom, vaginale Blutung, dysfunktionelle Blutung) möglich. Des weiteren sind an uterinen Neoplasien ein Sarkom, Lymphom oder ein Korpuskarzinom, das Blasenkarzinom aber auch das Rektumkarzinom abzugrenzen. Seltene Differenzialdiagnosen sind eine (Blasen-)Endometriose, Parametritis oder Adnextumoren.

◘ Abb. 108.4.
**Kollumkarzinom im Farb-
doppler, Transversalschnitt:**
Intrazervikal im Bereich der
aufgetriebenen Schleimhaut
zeigt sich eine deutliche qualitative Hypervaskularisation

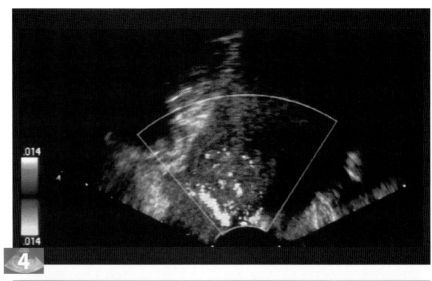

◘ Abb. 108.5.
**Kollumkarzinom im Spek-
traldoppler:** suspekt niedriger
Flusswiderstand im Bereich der
tonnenförmig aufgetriebenen
Zervix (RI 0,31)

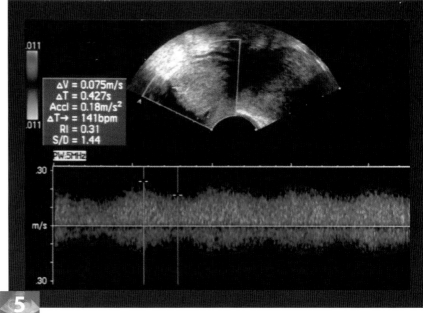

Weiterführende Diagnostik

Frühstadien sind nicht durch Sonographie, sondern durch ein zytologisches Screening (Vorsorgeuntersuchung) und ggf. Probeexzision zu erfassen. Eine alternative Bildgebung inklusive der Darstellung aller Nachbarorgane ist durch eine CT oder MRT möglich. Die diagnostische Treffsicherheit ist hoch und bei 80–90% anzusiedeln.

Komplikationen

An Komplikationen sind eine starke (Hb-wirksame) Blutung, der tumorbedingte Verschluss der Cervix uteri und dadurch eine Hämatometra/Pyometra oder bei großem Tumor ein sekundärer Stau des ableitenden Harnwegsystems möglich.

Therapie

Chirurgisch ist die Wertheim-Operation die Therapie der Wahl. Daneben bzw. alternativ steht eine Strahlenbehandlung bzw. Chemotherapie zur Verfügung.

V

◘ Abb. 109.1.
Suspektes Endometrium:
Das Endometrium erscheint
inhomogen echoreich, un-
scharf und unregelmäßig kon-
turiert und kaum mehr vom
Myometrium abgrenzbar
(Histologie: Korpuskarzinom)

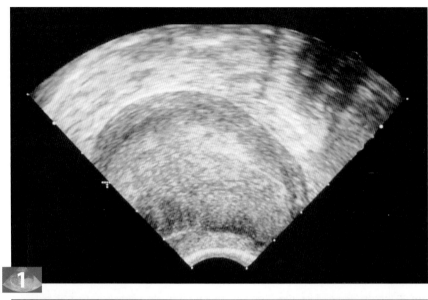

◘ Abb. 109.2.
**Suspektes Endometrium
im Farbdoppler:** Intrakavitär
im Bereich des suspekten
Endometriums zeigt sich eine
deutliche qualitative Hypervaskularisation

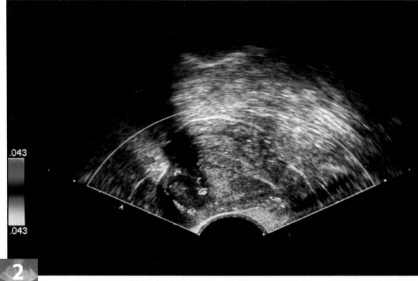

◘ Abb. 109.3.
Verdacht auf Korpuspolyp:
Im Fundus uteri stellt sich eine
echoreiche Rundstruktur dar.
Der umgebende echoarme
Randschatten deutet auf evtl.
beginnende Serometra hin

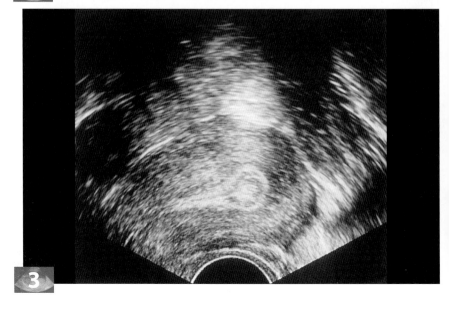

109 Endometriumkarzinom

Die Häufigkeit des Karzinoms der Gebärmutter-schleimhaut, früher deutlich seltener als das Karzinom des Gebärmutterhalses, wurde in den vergangenen Jahren nicht wesentlich reduziert; das Verhältnis hat sich von 1:15 (1920) auf 2:1 verändert. Betroffen sind überwiegend Frauen im Klimakterium bzw. in der Postmenopause.

Epidemiologie

Das Endometriumkarzinom (5% aller weiblichen Malignome) ist für ein Viertel aller Genitalkarzinome verantwortlich. Histologisch handelt es sich überwiegend um Adenokarzinome (60%). Die Altersverteilung betroffener Patientinnen weist einen Häufigkeitsgipfel im 6. Dezennium auf. Nur 5% der Patientinnen sind jünger als 40 Jahre. Das Risiko, an einem Endometriumkarzinom zu erkranken, ist durch Diabetes mellitus, Adipositas, arterielle Hypertonie und langfristige exogene Östrogenzufuhr gesteigert.

Klinik

Klinisch verursacht das Endometriumkarzinom häufig keine Symptome. Frühstadien, vor allem bei prämeno-pausalen Patientinnen sind so kaum zu erfassen. Symptomatische Patientinnen klagen über irreguläre (prämenopausale) Blutungen, Unterbauchschmerzen, Dysurie, Stuhlunregelmäßigkeiten oder, bei fortgeschrittenem Krankheitsstadium bzw. entsprechender Organgröße und/oder Aszites, über Bauchumfangszunahme. Die Postmenopausenblutung ist das Kardinalsymptom der älteren Frau.

Sonographie

Vaginalsonographisch kann eine auffällige Endometriumstruktur den diagnostischen Weg weisen. Die Gebärmutterschleimhaut erscheint inhomogen strukturiert (großzystisch) und unscharf begrenzt. Ein Endometriumreflex dicker als 8–12 mm ist bei einer postmenopausalen (nicht hormonbehandelten) Patientin als suspekt anzusehen. Polypoide Wachstumsformen wirken sich im Sonogramm als echoreiche und/oder echoarme inhomogene intrakavitäre Raumforderung aus. Die Gebärmutterhöhle kann von einem echoleeren Saum an Flüssigkeit (Hämatometra) erfüllt sein. Im fortgeschrittenen Stadium erfolgt die zapfenförmige Einsprossung hin zum Myometrium evtl. mit zentral echoleerem Zerfallsareal. Daneben ist eine generelle Auftreibung und Vergrößerung des Uterus möglich. Die sonographische Beurteilung der Infiltrationstiefe liefert bisher keine befriedigenden Ergebnisse. Die Wertigkeit einer farbdopplersonographisch nachweisbaren, vermehrten Vaskularisation ist bei vermindertem Flusswiderstand – RI 0,4 – (postmenopausal, keine Hormonverabreichung) als Zusatzbefund nicht unumstritten. Prämenopausal sind die Werte so uneinheitlich, dass eine sichere Zuordnung nicht möglich ist.

◙ Abb. 109.4.
Suspekte Serometra mit Verdacht auf Korpuspolyp: Die echoreiche, exophytisch ins Cavum uteri wachsende Raumforderung lässt sich bei umgebender Serometra besonders deutlich abgrenzen

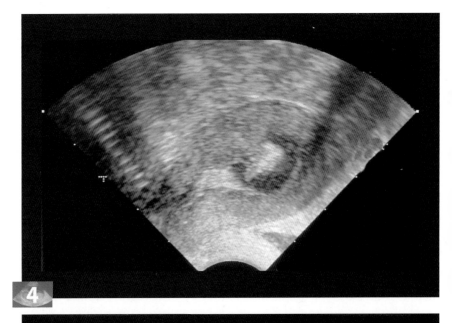

◙ Abb. 109.5.
Suspektes Endometrium mit Serometra und Verdacht auf Korpuspolyp im Farbdoppler: Neben einer Serometra sowie einer echoreichen Struktur (Polyp) zeigt sich im unscharf abgrenzbaren Endometrium eine deutliche qualitative Hypervaskularisation

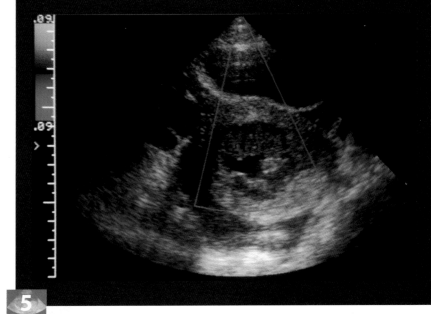

◙ Abb. 109.6.
Hysteroskopisches Bild eines Endometriumkarzinoms: multiple exophytisch wachsende Schleimhautauftreibungen, makroskopisch deutliche Gefäßzeichnung

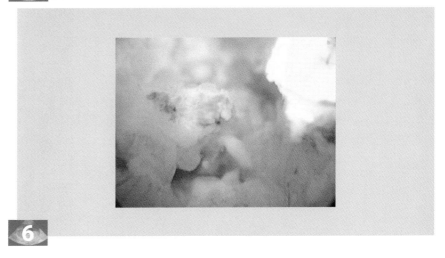

Differenzialdiagnose

Bei der postmenopausalen Patientin sind Blutungen variabler Genese z. B. Endometriumhyperplasie, Myom oder Corpuspolyp, prämenopausal z. B. eine glandulär-zystische oder adenomatöse Hyperplasie, ein Myom, das Kollumkarzinom, Sarkom, Lymphom oder eine Blasenmole abzugrenzen. Ein sonographisch hochaufgebautes Endometrium ist differenzialdiagnostisch durch die Verabreichung von Antiöstrogenen (Tamoxifen) möglich.

Weiterführende Diagnostik

Zur besseren Kontrastierung intrakavitärer Prozesse eignet sich die Hydrosonographie. Die invasivere Methode der Hysteroskopie ermöglicht in Kombination mit einer Abrasio fracta die direkte Inspektion und histologische

Klärung. Eine alternative Bildgebung inklusive der Darstellung aller Nachbarorgane ist durch eine Computertomographie oder Kernspintomographie möglich. Die Verdachtsdiagnose Korpuskarzinom kann sich in 60–85% auch aus dem zytologischen Abstrich ergeben.

Komplikationen

An Komplikationen sind eine starke (Hb-wirksame) Blutung, der tumorbedingte Verschluss des Cavum uteri und dadurch eine Hämatometra/Pyometra oder bei großem Tumor ein sekundärer Stau des ableitenden Harnwegsystems möglich.

Therapie

Chirurgisch ist eine radikale Hysterektomie mit beiden Adnexen die Therapie der Wahl. Eine hormonelle Nachbehandlung erfolgt mit Gestagenen. Bei Inoperabilität ist eine Strahlenbehandlung indiziert.

Ovar

V

◙ Abb. 110.1.
Einfache Ovarialzysten:
intraovarielle echoleere,
glatt begrenzte Zysten

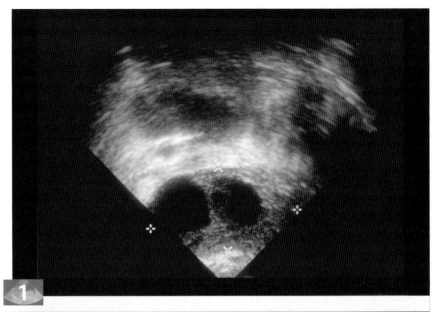

◙ Abb. 110.2.
Eingeblutete Ovarialzyste:
glatt begrenzte Zyste mit echoarmen Binnenstrukturen entsprechend Fibrinsträngen und
-septen

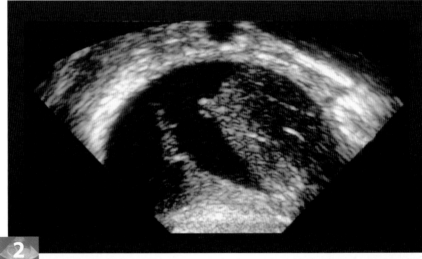

◙ Abb. 110.3.
Komplexe Ovarialzyste:
nach außen glatt begrenzte
Zyste mit Septierung, echoleeren Arealen entsprechend
serösem Zysteninhalt und
zarten inhomogenen Binnenechos entsprechend möglicher
Einblutung bzw. Resorptions-
prozessen

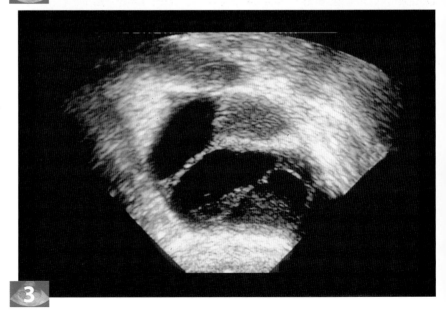

110 Ovarialzyste

Ovarialzysten sind der häufigste auffällige sonographische Befund bei der geschlechtsreifen Frau.
Das Spektrum zystischer Befunde am Eierstock
reicht dabei von der einfachen Follikelzyste bis hin
zum Ovarialkarzinom.

Einfache Ovarialzyste

Einfache, oft hormonell bedingte (funktionelle) Ovarialzysten stellen sich sonographisch einkammrig, glattwan-
dig und echoleer dar. Dorsal findet sich aufgrund des serösen Zysteninhalts meist eine Schallverstärkung. Oft handelt es sich hierbei um Follikelzysten, ein Corpus luteum
oder Retentionszysten. Einblutungen können zum Bild
einer komplexen Zyste führen und die Differenzialdiagnostik erschweren.

Farbdopplersonographisch findet sich typischerweise
ein Hypervaskularisationswall, der die Zystenwand umgibt (»**ring of fire**«). Von Eierstockszysten sind nach dem
sonographischen Erscheinungsbild Paraovarialzysten,
(Pseudo-)Peritonealzysten, Zystome oder eine Hydrosal-
pinx differenzialdiagnostisch oft nur schwer zu unterscheiden.

Polyzystisches Ovar

Bei dem endokrinen Krankheitsbild der polyzystischen
Ovarien (»polycystic ovary syndrome«/PCO-Syndrom)
finden sich sonographisch vergrößerte Ovarien, deren
eher echoreiches Stroma von multiplen kleineren
(>10 mm) echoleeren Zysten, die sich ringförmig oder
»perlschnurartig« vorwiegend peripher aufreihen, durchsetzt ist. Eine typische zyklusabhängige Follikelreifung
ist bei diesen Patientinnen meist nicht zu beobachten.
Bei Patientinnen mit Kinderwunsch ist die Diagnose allerdings rein sonographisch nicht nach einer einmaligen
Untersuchung ohne endokrinologische Abklärung zu-
stellen.

Endometriosezyste (s. auch Kap. 111)

Bis zu 15% aller Frauen im geschlechtsfähigen Alter sind
von Endometriose betroffen. Das klinische wie auch sonographische Erscheinungsbild ist sehr variabel und
reicht von rein zystischen bis hin zu gemischten oder
vorwiegend solide imponierenden Befunden. Ovarielle
Endometriosezysten weisen meist einen dicken Randwall
auf. Typischerweise ist die Zyste von echoarmen homogenen Binnenechos vollständig ausgefüllt. Das Echomuster
im Inneren der Zyste ist allerdings variabel (Chamäleon
der Ovarialzysten) und nur 10–20% aller Endometriosezysten bieten diesen klassischen Ultraschallbefund (s.
Abb. ◘ 111.1–6). Differenzialdiagnostisch kommt eine eingeblutete Zyste, ein Tuboovarialabszess, eine Dermoid-
zyste, ein Corpus luteum, ein Zystom, eine ektope Schwangerschaft oder andere gut- und bösartige Neubildungen
des Eierstocks in Betracht.

Dermoidzyste

Dermoidzysten kommen in 10% aller Ovarialtumoren vor.
Es handelt sich dabei um gutartige, zystische Raumforderungen des Ovars, die Abkömmlinge aller drei Keimblätter enthalten. In 1–2% ist eine maligne Entartung zu erwarten. Aufgrund ihres hohen spezifischen Gewichts neigen diese Zysten zu Komplikationen (Stieldrehung in
3–16%). Sonographisch findet sich ein zystischer Adnextumor mit dicker echoreicher Wand. Im Inneren sind neben zystischen echoleeren oder echoarmen Arealen solide sehr echoreiche Bezirke teils bizarrer Form, welche
einer Talgansammlung mit Epidermis, Knochen oder
Knorpel entsprechen, anzutreffen (s. Abb. ◘ 98.5). Häufiger als bei anderen Adnexprozessen ist das Dermoid
hinsichtlich der Lage im kleinen Becken vor dem Uterus
anzutreffen.

Die möglichen Differenzialdiagnosen sind das Ovarialkarzinom das Corpus luteum, das Zystom, die Endometriosezyste, der Tuboovarialabszess oder gefüllte Darmschlingen.

◻ Abb. 110.4.
**Ovarialzyste mit Spiegel-
bildung:** Entsprechend der
liegenden Position der Patientin zeigt sich die Spiegelbildung dieses Tuboovarial-
abszesses senkrecht im Bild.
Links zellreiches Exsudat
(Blut, Pus), rechts an der Oberfläche seröses Exsudat

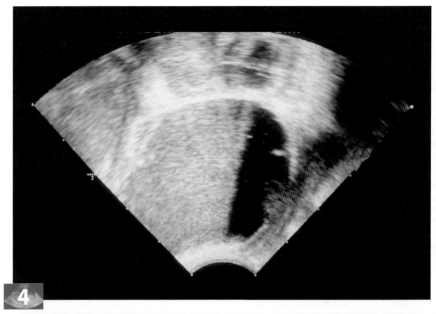

◻ Abb. 110.5.
Polyzystisches Ovar:
Typische perlschnurartige
Anordnung der kleinen,
oberflächlich gelegenen
Follikelzysten

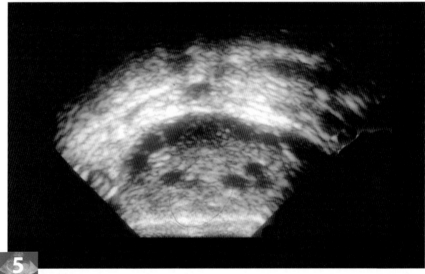

◻ Abb. 110.6.
Suspekte Ovarialzyste:
6 cm große, echoleere, glatt
begrenzte Ovarialzyste mit
echodichter papillärer Rand-
struktur (*Markierung*) (Histologie: LMP-Tumor)

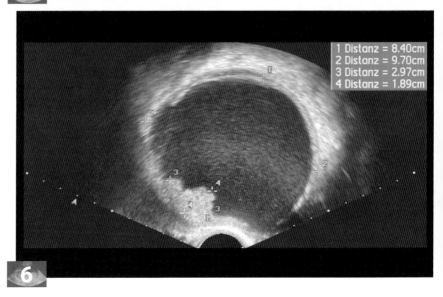

1 Distanz = 8.40cm
2 Distanz = 9.70cm
3 Distanz = 2.97cm
4 Distanz = 1.89cm

Zystadenom/Zystom

Zystadenome sind benigne Ovarialzysten epithelialen Ursprungs, die entweder seröses oder muzinöses Sekret bilden. Selten verbirgt sich hinter einem Zystadenom ein LMP-Tumor (»low malignancy potential«), weshalb unter sonographischer Kontrolle länger persistierende Zystadenome mit Wachstumstendenz chirurgisch abgeklärt werden sollten.

— Seröse Zystadenome sind sonographisch kaum von einfachen Ovarialzysten zu unterscheiden. Im Gegensatz zu einfachen Ovarialzysten sind sie allerdings oft größer (>5 cm) und persistierend. Als Differenzialdiagnose kommt eine große Follikelzyste in Betracht.

— Muzinöse Zystadenome sind im Gegensatz zu den serösen Tumoren häufig mehrkammrig und groß. Sie bestehen meist aus unterschiedlich großen Zysten (sonographisch als Septierung beschrieben), die je nach Inhalt eine unterschiedliche Binnenstruktur aufweisen können. Zystennieren sind von sehr ausgedehnten Befunden abzugrenzen. Eine sichere Aussage bezüglich der Dignität (Dopplersonographie als additives Instrument) ist sonographisch oft schwierig.

Ovarialfibrom

Das seltene Ovarialfibrom ist ebenfalls ein gutartiger Adnextumor epithelialen Ursprungs. Sonomorphologisch zeigt sich ein solider, glatt begrenzter Adnextumor mit auffällig echoarmer, homogener Binnenstruktur. Eine Sonderform von Ovarialfibromen kommt als **Meigs-Syndrom** vor: beidseitige Fibrome der Eierstöcke sind von Aszites und Hydrothorax begleitet. Vom Ovarialfibrom sind sonographisch ein gestieltes oder intraligamentäres Myom, ein vorwiegend solides Dermoid und gefüllte Darmschlingen abzugrenzen.

Entzündlicher Befund im Adnexbereich

Diese erscheinen sonographisch als zystisch-solide Tumoren. Gegebenenfalls kann eine Spiegelbildung beobachtet werden. Aufgrund des ähnlichen sonographischen Befundes ist eine Abgrenzung von einer Neoplasie häufig schwierig. Klinik, Labor und Verlauf sind neben dem sonographischen Befund wegweisend.

◘ Abb. 111.1.
Endometriosezyste: Klassisches Bild einer »Schokoladenzyste« mit glatter Begrenzung und homogen echoarmen Binnenechos (»Schneegestöber«)

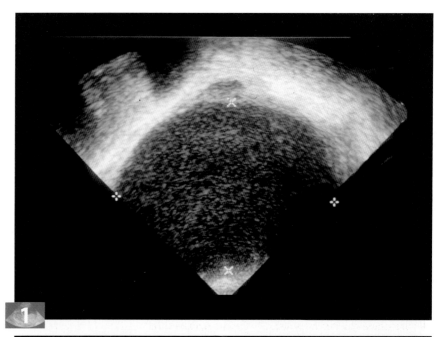

◘ Abb. 111.2.
Endometriosezyste: s. Abb. 1 Zyste mit den gleichmäßig verteilten Binnenechos (»Schneegestöber«). In dem schallkopffernen Zystenanteil methodenimmanent ausgelöscht (= echoleerer Bezirk)

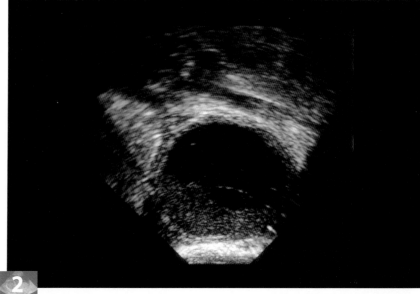

◘ Abb. 111.3.
Endometriosezyste: imitiert das Bild einer komplexen Zyste mit Septierung und papillären Randstrukturen

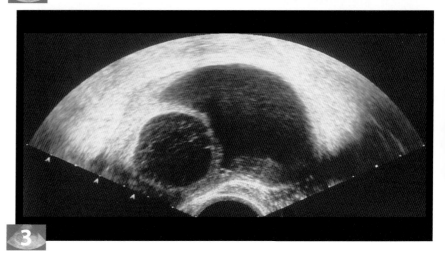

111   Endometriose

Als Endometriose wird das Vorkommen von Endometriumzellen außerhalb der Endometriumschicht im Cavum uteri bezeichnet.

Epidemiologie

Es wird eine Erkrankungsinzidenz zwischen 2–15% aller Frauen in Deutschland angenommen. Die Erkrankung ist trotz chirurgischer und/oder hormonaler Therapie mit einem hohen Rezidivrisiko (bis zu 30%) behaftet.

Lokalisation

Die häufigste Lokalisation von Endometrioseherden ist im Adnexbereich und Douglas-Raum zu suchen. Prinzipiell wird unterschieden zwischen der **Endometriosis uteri interna** (Adenomyosis uteri mit Befall des Myometriums, s. Kap. 106), der Endometriosis tubae (Befall der Eileiter), der Endometriosis genitalis externa (Befall im Genitalbereich, vor allem der Ovarien oder des Douglas-Raums), und der Endometriosis extragenitalis (selten, mit Befall von Dünn- oder Dickdarm, Blase, Lunge, Haut oder Extremitäten).

Sonographie

1–6

Vaginalsonographisch stellt sich die klassische Endometriosezyste des Ovars (Schokoladenzyste) im Adnexbereich oder Douglas-Raum als glatt begrenzte, einkammrige zystische Raumforderung mit typischerweise echoreicher Randstruktur dar. Echoarme Binnenechos, die homogen erscheinen und evtl. eine Fluktuation auf Druck erkennen lassen, sind pathognomonisch. Dieses typische Ultraschallmuster ist nur in einem Teil der zystischen Endometrioseherde am Ovar nachweisbar. Von glatten echoleeren Ovarialzysten bis hin zu komplexen Zysten, die, bedingt durch regressive Veränderungen, ein karzinomähnliches Erscheinungsbild aufweisen, kann die Endometriosezyste ein sehr variables Erscheinungsbild annehmen. Eine Adenomyosis ist bei diffus vergrößertem Uterus mit einem echoarmen aufgelockerten (endo)myometralen Ultraschallmuster verbunden. Peritoneale Endometrioseherde sind der sonographischen Diagnostik nur in Ausnahmefällen zugänglich.

◨ Abb. 111.4.
Endometriosezyste:
Bild einer zystisch-soliden
suspekten Adnexzyste

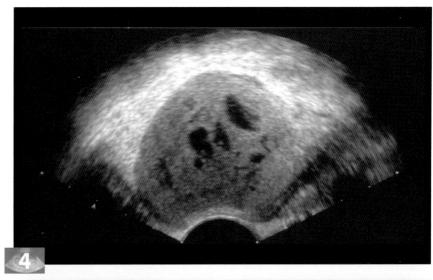

◨ Abb. 111.5.
Endometriosezyste:
Bild eines komplexen zystisch-
soliden Adnexprozesses

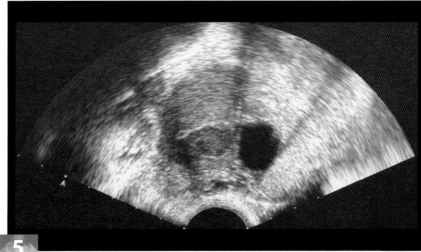

◨ Abb. 111.6.
**Endometriosezyste mit
Spektraldopplermessung:**
Vaskularisation der Zyste
in Abb. 5 mit für benigne
Prozesse typisch hohem
Flusswiderstand

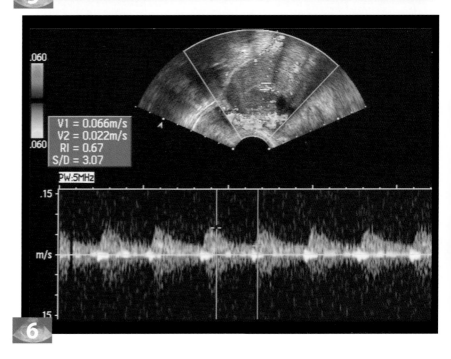

Weiterführende Diagnostik

Die Diagnose der Endometriose ist selten ausschließlich sonographisch zu stellen. Typischerweise steht die klinische Symptomatik mit zyklusabhängigen Unterbauchbeschwerden und/oder Dyspareunie im Vordergrund. Zur differenzialdiagnostischen Abgrenzung eines unklaren Adnexbefundes kann auch die serologische Bestimmung des CA 12–5 in Betracht gezogen werden. Dieser unspezifische Tumormarker ist allerdings auch bei Endometriose ggf. leicht erhöht.

Differenzialdiagnose

Differenzialdiagnostisch kommen funktionelle Zysten, Zystome mit oder ohne Einblutung oder Dermoidzysten in Betracht. Darüber hinaus muss an Myome, aber auch an sämtliche anderen Adnextumoren, inklusive eines Ovarialkarzinoms gedacht werden. Gerade die Endometriose mit regressiven Veränderungen im Inneren imitiert als komplexe Zyste häufig das Echomuster eines Malignoms.

Therapie

Die Behandlung der symptomatischen Endometriose erfolgt entweder hormonell (Gestagene, Testosteron-Analoga wie Danazol, orale Antikonzeptiva, GnRH-Analoga) oder operativ. Wenn möglich wird dabei laparoskopisch vorgegangen. Bei ausgedehnter Blasen- oder Darmbeteiligung kann auch ein großer interdisziplinärer Eingriff nötig werden. Bei Kinderwunsch (Endometriose als Sterilitätsursache) sollte möglichst bald postoperativ eine Schwangerschaft angestrebt werden. Dadurch bessert sich häufig auch die Symptomatik.

V

■ Abb. 112.1.
Tuboovarialabszess in der Transabdominalsonographie: Hydro-/Pyosalpinx mit Spiegelbildung als unregelmäßig konturierte zystische Raumforderung im Adnexbereich

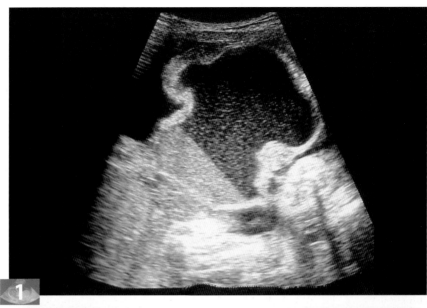

■ Abb. 112.2.
Ovarialzyste mit Spiegelbildung: Entsprechend der liegenden Position der Patientin zeigt sich die Spiegelbildung dieses Tuboovarialabszesses senkrecht im Bild. Links zellreiches Exsudat (Blut, Pus), rechts an der Oberfläche seröses Exsudat

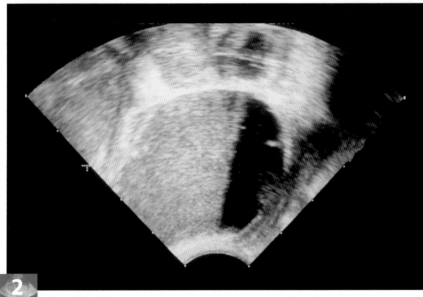

112 Entzündliche Prozesse im Adnexbereich

Das Spektrum der entzündlichen Adnexprozesse umfasst neben der **PID** (»pelvic inflammatory disease«) mit aszendierendem Infektionsweg (v. a. Chlamydieninfektion) auch die **STD** (»sexually transmitted disease«) mit genitalem Erkrankungsbild (Gonorrhöe, Syphilis, bakterielle Vaginose und Chlamydieninfektion).

Epidemiologie

Die PID ist die häufigste gynäkologische Infektionserkrankung der nicht-schwangeren Frau (1:100 Frauen bis zum 39. Lebensjahr), wobei 70% jünger als 25 Jahre sind. Meist liegt eine kanalikulär aszendierende, polymikrobiell verursachte Entzündung (bakterielle Vaginose, Zervizitis, Endometritis, Salpingitis, Adnexitis) vor. Der hämatogene Infektionsweg ist bei einer Genitaltuberkulose und im Sinne einer »hämatogenen Metastasierung« bei einer Sepsis möglich.

Risikofaktoren

Promiskuität, IUP-Trägerinnen, Geburt/Wochenbett, transzervikale operative Eingriffe (Abrasio, IUP-Einlage, Chromopertubation, Abruptio).

Akutes Stadium

- *Klinik*: Bei der akuten Entzündung finden sich Unterleibsschmerzen, Fieber, peritoneale Reizung und eine Erhöhung der laborchemischen Infektionsparameter.
- *Palpation*: Bei der vaginalen Untersuchung ist der **Portioschiebeschmerz** gemeinsam mit purulentem Fluor pathognomonisch. Ein Tastbefund im Sinne einer Raumforderung ist in diesem Stadium (noch) nicht zu erheben.
- *Laborchemisch* ist eine Erhöhung der Entzündungsparameter (Leukozyten, CRP) nachweisbar.
- *Sonographie*: Freie Flüssigkeit im Douglas-Raum, sonst kein sonographischer Befund.

Subakutes Stadium

- *Klinik*: Nach Abklingen des akuten Stadiums finden sich mäßige Druckschmerzen im Adnexbereich, subfebrile Temperaturen, keine peritoneale Reizung, evtl. noch bestehende Erhöhung der Infektionsparameter (Laborwerte).
- *Palpation*: Bei der vaginalen Untersuchung kann eine Raumforderung im Adnexbereich tastbar sein.

- *Sonographie*: Das typische Bild eines Tuboovarialabszesses ist ein zystisch-solider Konglomerattumor im Adnexbereich, evtl. mit Spiegelbildung (bildet sich bei vaginaler Ultraschallanwendung im Bild senkrecht ab). Eine begleitende Hydro- oder Pyosalpinx stellt sich als multi-

zystische Raumforderungen mit tubulärer Wandstruktur im Bereich der Eileiter bzw. paraovariell dar. Dopplersonographisch lässt sich eine ausgeprägte Vaskularisation des Entzündungsgebiets nachweisen.

Chronisches Stadium

- *Klinik*: Nach Abklingen des subakuten Stadiums findet sich lediglich eine geringe Druckempfindlichkeit des Adnexbereichs, keine erhöhten Temperaturen oder laborchemische Infektionsparameter.
- *Palpation*: Bei der vaginalen Untersuchung tastet sich evtl. noch ein Resttumor.
- *Sonographie*: Die Ovarien sind z. T. noch vergrößert und inhomogen multizystisch verändert. Daneben sind persistente Flüssigkeitsansammlungen in den Eileitern und glatte, echoleere Zysten im Douglas-Raum oder Adnexbereich (Pseudoperitonealzysten) Zeichen der abgelaufenen Entzündungsreaktion.

Differenzialdiagnose

Differenzialdiagnostisch müssen klinisch und laborchemisch die Appendizitis (Druckschmerz im rechten Unter-, Mittelbauch – McBurney, Loslassschmerz, gastrointestinale Symptome, rekto-axilläre Temperaturdifferenz), Extrauteringravidität (positiver Schwangerschaftstest), Endometriose, benigne/maligne Ovarialtumoren (Stieldrehung, Zystenruptur, Einblutung), Nierenkolik (Harnstau, Harnleiterstein, Zystitis/Pyelonephritis) und andere chirurgisch-urologische Erkrankungen ausgeschlossen werden.

Prognose

Die längerfristige Gefahr einer PID besteht in dem erhöhten Risiko eines chronischen Eileiterschadens. Eine Tubargravidität bzw. das mit über 50% angegebene Risiko einer sekundären Sterilität droht in der Folge. Bei Kinderwunsch muss diesen Patientinnen häufig zur In-vitro-Fertilisation geraten werden.

Therapie

Nach eindeutiger Diagnosestellung und eventueller operativer Diagnostik/Therapie per Laparoskopie erfolgt neben der Hospitalisierung und allgemeiner Therapiemaßnahmen die antibiotische Therapie (mindestens 4 Tage intravenös, nach 2 Tagen Fieberfreiheit mindestens 10 Tage oral).

Mögliche Schemata: Cephalosporin + Tetrazyklin oder Metronidazol; Gyrasehemmer + Metronidazol; Aminoglykosid + Clindamycin. Daneben müssen mögliche Ursachen (IUP) behoben werden. Spezifische Infektionen werden entsprechend des Keimspektrums behandelt.

V

◘ **Abb. 113.1.**
Tubargravidität: ca. 0,5 cm
groß, intakte Fruchthöhle mit
Dottersackanlage im Adnexbereich (*Markierung*)

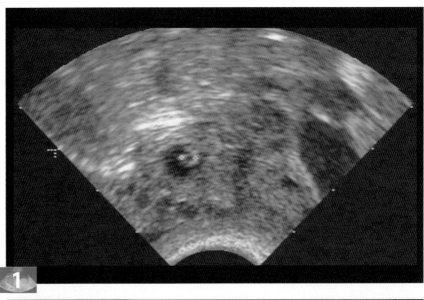

◘ **Abb. 113.2.**
Hämatosalpinx mit Spiegel-
bildung bei Extrauterin-
gravidität: Tube zweifach angeschnitten, dadurch doppelte
Spiegelbildung erkennbar.
Nebenbefund im Adnexbereich
bei der in Abb. 1 dargestellten
EUG

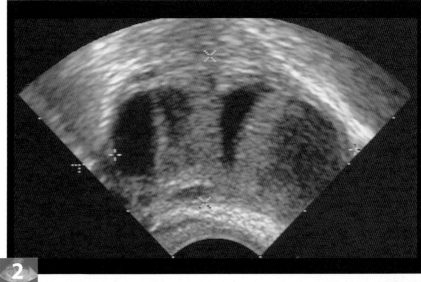

◘ **Abb. 113.3.**
Hämatosalpinx bei Extraute-
ringravidität

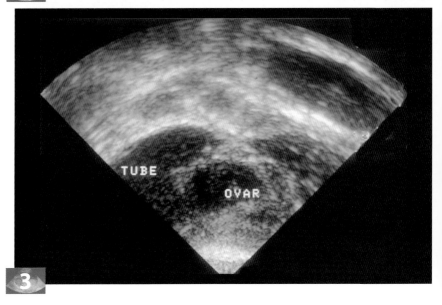

113   Extrauteringravidität

Ektope Gravidität, Eileiter-/Bauchhöhlenschwangerschaft (**EUG**); Nidation und Weiterentwicklung einer befruchteten Eizelle/Frucht außerhalb des Corpus uteri: Die überwiegende Anzahl (>95%) davon ist im Eileiter lokalisiert.

Epidemiologie

Rund 0,3–3% aller Schwangerschaften implantieren sich außerhalb der Gebärmutter (Extrauteringravidität/EUG). In den vergangenen Jahren ist eine Häufigkeitssteigerung zu registrieren.

Klinik

Bei klinischen Schwangerschaftszeichen und/oder positivem laborchemischen Schwangerschaftstest (steigende β-HCG-Werte) lässt sich intrauterin kein adäquater Gestationssack nachweisen.

▬ *Tubarabort:* Hämatosalpinx durch Absterben und teilweise Ablösung des Throphoblasten (im ampullären Tubenanteil). Blutung aus dem Tubenostium. Die Symptomatik entwickelt sich protrahiert und in verschiedenen Stadien (symptomlos, symptomarm, peritonealer Schock).

▬ *Tubarruptur:* Ruptur des isthmischen Tubenabschnitts mit perakut auftretenden heftigsten abdominellen Beschwerden und der initialen Gefahr des akuten Blutungsschocks.

Durch die Früherkennung mittels Vaginalsonographie kann das maternale Risiko deutlich gesenkt werden und oftmals bessere Chancen für eine medikamentöse oder organerhaltende operative Intervention erzielt werden.

Sonographie

 1–5

Vaginalsonographisch ist eine EUG in 80–95% erfassbar und eine korrekte Seitenzuordnung möglich. Der Uterus erscheint vergrößert. Das Endometrium ist hochaufgebaut. Eine intrakavitäre Fruchthöhle ist jedoch nicht vorhanden. 95% der EUG sind im Eileiter lokalisiert. Hier ist vorwiegend der ampulläre (seltener der isthmische) Anteil der Tube betroffen. Im Douglas-Raum findet sich in 26–95% freie Flüssigkeit (Blut). In einem Fünftel der Fälle ist intrauterin ein dezentraler Pseudogestationssack (<20 mm, fehlender echoreicher Randsaum) darstellbar. Dieser entspricht dezidual umgewandeltem Endometrium. Im Adnexbereich kann eine zystische oder solide imponierende Raumforderung nachweisbar sein. Gegebenenfalls sind eine Fruchthöhle, ein Dottersack (allerdings kleiner als bei der intrauterinen Gravidität) oder sogar ein Embryo mit oder ohne Herzaktion (»stehende EUG«) vorhanden. Zum Nachweis der Herzaktion erweist sich die Farbdopplersonographie als hilfreich. Ein choriales (zirkuläres) Hypervaskularisationsmuster des Gestationssacks ermöglicht die differenzialdiagnostische Abgrenzung zu zystischen Adnexbefunden.

◘ Abb. 113.4.
**Stehende Extrauteringravi-
dität:** als Rundherd im Adnexbereich darstellbare Fruchthöhle mit Embryonalstruktur
und Dottersack. Positive Herzaktion

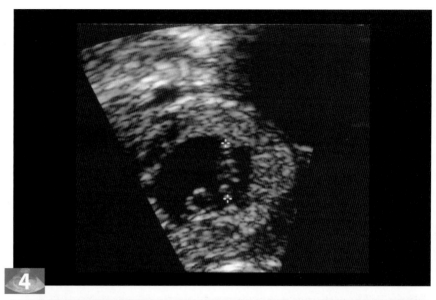

◘ Abb. 113.5.
**Gravidität im Tubenwinkel,
interstitielle Gravidität:** Links
bis mittig im uterinen Querschnitt der Endometriumreflex,
rechts deutlich vaskularisiertes
Trophoblastengewebe mit intakter Fruchthöhle und Fruchtanlage

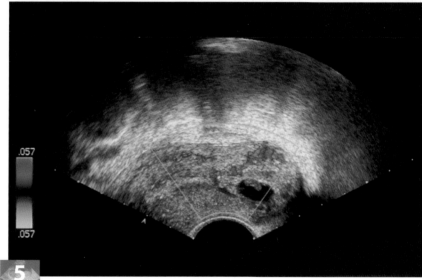

Zwischen der 6. und 7. SSW können 50% der vitalen, jedoch nur 25% der nichtvitalen EUG (vs. 98% intrauterin intakter Graviditäten bzw. 50% gestörter Schwangerschaften) entdeckt werden. In der 5. SSW steht eine vaginalsonographische Entdeckungsrate von 76% intakter IUG 21% vitaler EUG gegenüber.

Seltene Lokalisationen ektoper Schwangerschaften sind die intramurale (interstitielle) oder die ovarielle Gravidität. Wegen der variablen Symptomatik und Lokalisation bereitet die Implantation einer Fruchtanlage am Peritoneum besondere diagnostische Schwierigkeiten. Im Uterus, aber außerhalb des Cavum uteri gelegen, macht die zervikale Schwangerschaft 0,1% aller ektopen Graviditäten aus. Als Sonderform stellt das gleichzeitige Vorkommen einer Extra- und Intrauteringravidität (Gemini) eine Rarität (1:30.000 Graviditäten) dar.

Differenzialdiagnose

Differenzialdiagnostisch ist ein zystischer Adnextumor, vorwiegend das (rupturierte) Corpus luteum, ein Tuboovarialabszess und Flüssigkeitsansammlungen im Eileiter (Hydro-, Pyo-, Hämatosalpinx) von einer EUG abzugrenzen. Daneben ist eine schmerzhafte IUG, ein Überstimulationssyndrom (nach Sterilitätsbehandlung) oder eine Appendizitis auszuschließen.

Weiterführende Diagnostik

Die β-HCG-Verlaufsbestimmungen ergeben Werte, die im Verhältnis zu einer intrauterinen Gravidität gleichen Gestationsalters etwas niedriger sind. Ab β-HCG Werten von 800–1.000 U/l ist eine Fruchthöhle (6. SSW) sonographisch darstellbar.

Wiederholungsrisiko

Das Risiko des Auftretens einer EUG wird durch eine bereits vorangehende außerhalb des Uterus lokalisierte Gravidität, den Zustand nach (rezidivierenden) Adnexitiden sowie durch Intrauterinpessar und den Zustand nach Tubenchirurgie bzw. Sterilitätsbehandlung erhöht.

Therapie

Die Behandlung des Tubaraborts erfolgt medikamentös durch Methotrexat, Prostaglandin, Glukose oder KCl-Lösung (7,45%) oder operativ durch laparoskopische Salpingotomie bzw. Keilexzision.

Ziel der Therapie ist die Organerhaltung. Eine Salpingektomie/Adnexektomie wird endoskopisch oder per laparotomiam nur selten erforderlich.

Eine Tubarruptur (**akutes Abdomen, Lebensgefahr**) erfordert dagegen rasches Handeln und die großzügige Indikationsstellung zu Laparotomie. Bei asymptomatischer Patientin und unklarem Sitz der Schwangerschaft (niedriges Gestationsalter) ist ein expektatives Vorgehen bei engmaschiger Kontrolle (zweitägig) bis zur sicheren Diagnose möglich.

◘ Abb. 114.1.
Frühes Ovarialkarzinom:
nur minimal zystisch-solide
vergrößertes Ovar (Histologie:
Ovarialkarzinom FIGO IA)

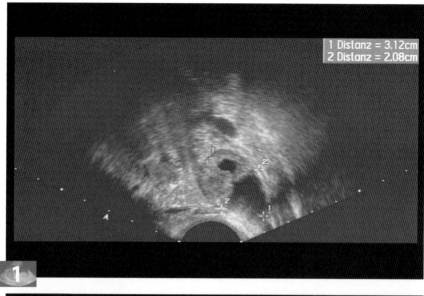

◘ Abb. 114.2.
**Frühes Ovarialkarzinom
im Farbdoppler:** deutliche
Vaskularisation im soliden
Anteil des Ovars

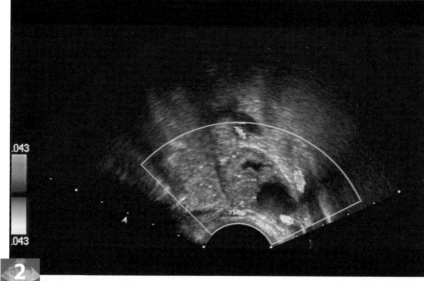

◘ Abb. 114.3.
**Zystisch-solides Ovarialkar-
zinom:** diffus zystisch-solider
Adnexprozess mit inhomogenen Binnenstrukturen und
unregelmäßiger Begrenzung

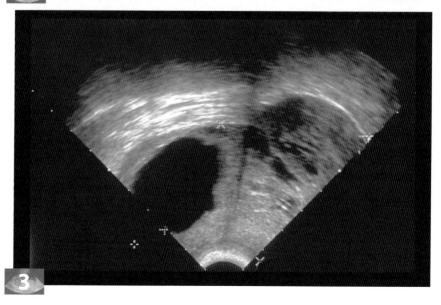

114   Ovarialkarzinom

Das Ovarialkarzinom ist das dritthäufigste Genital-malignom der Frau (20%) und jede 70. Frau wird im Laufe ihres Lebens von der Erkrankung betroffen. Die Gesamt-Fünfjahresüberlebensrate liegt bei 20–40%.

Diese schlechte Prognose ist vor allem dadurch bedingt, dass die Diagnose in 70% der Fälle erst in den Stadien FIGO III und IV gestellt wird. Das Ver-hältnis benigner zu maligner Adnextumoren liegt bei Frauen die jünger als 50 Jahre sind, bei 8:1, bei Frauen über 50 Jahre bei 1:1.

Klassifikation

Histologisch handelt es sich bei der Mehrzahl der Ovari-alkarzinome um epitheliale Tumoren (65–75%), daneben finden sich in 15% maligne Keimzelltumoren, in 4% ma-ligne Tumoren des gonadalen Stromas (4%) und in selte-nen Fällen Lipidzelltumoren oder Gonadoblastome.

Nach dem Ausbreitungsgrad der Tumorerkrankung sind entsprechend der FIGO- bzw. der TNM-Klassifika-tion 4 Stadien zu unterscheiden:

Stadium I (T1)	Karzinom auf die Ovarien begrenzt
Stadium II (T2)	Ausdehnung der Erkrankung über das Ovar hinaus, aber auf das kleine Becken begrenzt
Stadium III (T3 und/oder N1)	Intraperitoneale Metastasierung außerhalb des kleinen Beckens und/oder Lymphknotenbefall
Stadium IV (M1)	Fernmetastasen (Pleura, Leber-parenchym etc.)

Klinik

Das Ovarialkarzinom wird typischerweise erst im Spät-stadium der Erkrankung klinisch auffällig. Aufgrund der peritonealen Tumoraussaat kann es zur Aszitesbildung kommen. Alternativ können Symptome des metastati-schen Befalls anderer Organsysteme (Pleuraergüsse, Ikte-rus) zur Diagnose Anlass geben. Bei der gynäkologischen Untersuchung kann eine palpatorisch derbe Resistenz im Unterleib auffallen, die sonographisch weiter differenziert werden muss.

Sonographie

1–6

Die Dignität einer ovariellen Raumforderung kann an-hand sonomorphologischer Kriterien eingeschätzt werden:

	Insuspekt	Suspekt
Tumorgröße		
Prämenopausal	<5 cm	>5 cm
Postmenopausal	<3 cm	>3 cm
Binnenstruktur	Zystisch	Zystisch-solide
Papilläre Randstrukturen	Nicht vorhanden	Vorhanden
Septierung	Nicht vorhanden	Vorhanden, >3 mm
Lokalisation	Unilateral	Bilateral
Freie Flüssigkeit	Nicht vorhanden	Vorhanden

Eine uniloukuläre Adnexzyste ohne Septierung oder pa-pilläre Randstrukturen, die kleiner ist 5 cm bei der prämenopausalen bzw. 3 cm bei der postmenopausa-len Patientin ist nicht unmittelbar einer operativen Klärung zuzuführen. Als Kontrollintervall sind 6–8 Wo-chen einzuhalten. Jegliche ultrasonographisch fassba-re Wachstumsdynamik (Größe, Veränderung von Rand-struktur, Septierung, das Auftreten freier Flüssigkeit oder das bilaterale Vorkommen) muss ernst genom-men und histologisch untersucht werden. Auch bei Persistenz des Befundes ohne Größenzunahme in der Postmenopause sollte nach hinreichender Kontrolle eine operative Klärung folgen, zumal etwa 1% aller Ovarialkarzinome sonographisch als glatte, persistie-rende Zysten imponieren.

Die Dopplersonographie kann Zusatzinformatio-nen liefern. Zahlreiche, unregelmäßig angeordnete oder zentral-papilläre Gefäße sowie ein RI<0,40 (orien-tierender Richtwert, kein klar definierter Grenzwert) sind als suspekte Kriterien einzustufen.

V

◘ Abb. 114.4.
Zystisch-solides Ovarial-karzinom im Farbdoppler: Prozess wie in Abb. 3 mit exophytisch papillärer Binnen-struktur und farbdoppler-sonographisch deutlicher Vas-kularisation im soliden Anteil

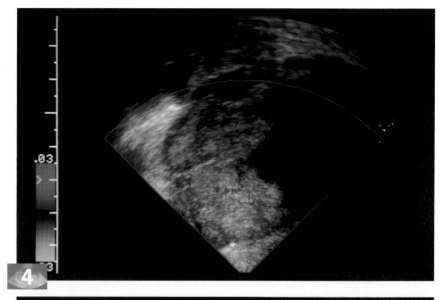

◘ Abb. 114.5.
Solides Ovarialkarzinom mit Farbdoppler: vorwiegend solider Prozess mit ausgepräg-ter zentraler Vaskularisation mit ungeordneter Gefäßarchi-tektur

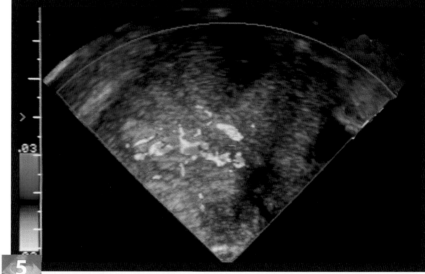

◘ Abb. 114.6.
Vaskularisation im Spektral-doppler: septiertes Ovarialkar-zinom mit malignitätsweisend niedrigem Flusswiderstand im vaskularisierten Septum

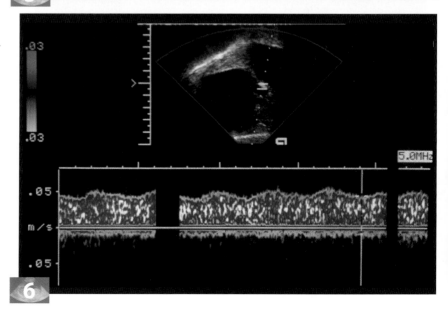

Differenzialdiagnose

Differenzialdiagnostisch muss bei suspekten sonomorphologischen und dopplersonographischen Befunden an benigne Ovarialtumoren mit hoher metabolischer Aktivität, an ein Corpus luteum oder ein periovulatorisches Ovar, (post-)entzündliche Veränderungen (Konglomerattumoren) oder eine Extrauterinschwangerschaft gedacht werden.

Weiterführende Diagnostik

Bei einem fraglichen oder suspekten sonographischen Befund kann der Tumormarker CA 12-5 bestimmt werden. Für den Serummarker wird eine Sensitivität von 80–90% und eine Spezifität von 60% angenommen. Des weiteren kann die zytologische Befundung von Aszitespunktat erfolgen. Das Spektrum der Bildgebung wird durch die Computertomographie oder die Kernspintomographie ergänzt.

Therapie

Auch bei geringem Verdacht auf Malignität muss eine histologische Sicherung angestrebt werden. Die Entscheidung über den primären operativen Zugang (Laparoskopie vs. Laparotomie) ist maßgeblich vom Grad des Verdachts auf Malignität (Sonographie) abhängig. Die weitere Therapie erfolgt entsprechend der Histologie und des Stadiums der Erkrankung.

◘ Abb. 115.1.
Meckel-Divertikel: Zwischen den Markierungen gelegener subumbilikaler mehrzystischer Mittelbauchtumor mit echoarmen und echoleeren Anteilen und glatter echoreicher Wand, hervorgerufen durch ein flüssigkeitsgefülltes Meckel-Divertikel (DD Appendizitis bei hochgeschlagener Appendix)

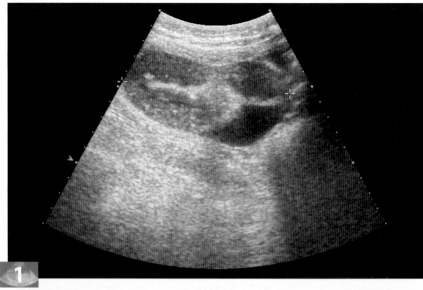

◘ Abb. 115.2.
Levatorhernie durch ein markig weiches echoarmes und bis zum unteren Nierenpol reichendes retroperitoneales Myom. Glatt begrenzter 25 cm langer Tumor mit homogenen Binnenechos

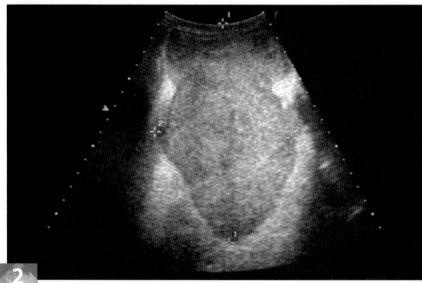

◘ Abb. 115.3.
Spektraldopplersonographischer Nachweis der Vaskularisation des retroperitonealen Myoms (gleicher Befund wie in der vorangehenden Abbildung)

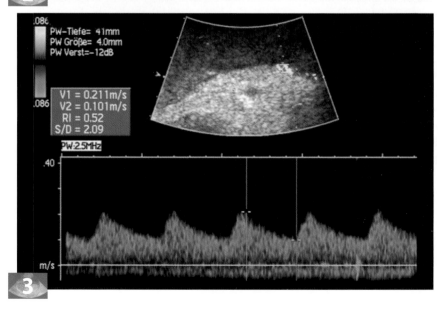

115 Nicht-gynäkologische Unterbauchtumoren

Die häufigsten Unterbauchtumoren der Frau gehen vom Uterus oder von den Adnexen aus. Dennoch kann eine unklare Formation im kleinen Becken auch anderen Ursprungs sein. Die häufigsten Differenzialdiagnosen sind ätiologisch entweder urologisch, gastrointestinal oder retroperitoneal, und pathophysiologisch entweder kongenital, entzündlich-infektiologisch, tumorös-neoplastisch oder iatrogen.

Urologische Prozesse

Kongenitale Anomalien wie Beckennieren oder Megaureteren können im Vaginal- oder Abdominalultraschalluntersuchung als unklare zystische oder solide gynäkologische Prozesse fehlinterpretiert werden. Bei der Beckenniere ist auf die typische Sonomorphologie des Kelchsystems zu achten, ein Megaureter lässt sich im Flankenschnitt bis zu den Nieren verfolgen.

Veränderungen der Blasenwand: Entzündliche Prozesse wie interstitielle Zystitiden, Schistosomiasis oder TBC können als diffuse oder fokale Verdickungen in Erscheinung treten. Daneben sind Blasenwandtumoren wie Adenome, Karzinome, Endometrioseherde, selten Metastasen oder per continuitatem Infiltrationen durch maligne Tumoren anderer Primärlokalisation möglich. Bei einem unklaren soliden intravasalen Befund kann differenzialdiagnostisch – vor allem bei Zystitis oder nach iatrogener Manipulation – auch an ein Koagel gedacht werden. Postoperativ kann eine Ureterdilatation durch eine iatrogene Läsion des Harnleiters oder einen Narbenstrang entstehen.

Gastrointestinale Prozesse

Gastrointestinale kongenitale Anomalien führen selten zum Bild eines unklaren Unterbauchtumors. Eine Ausnahme stellt das entzündlich veränderte Meckel-Divertikel dar. Ebenso kann ein perityphilischer Abszess als Komplikation einer Appendizitis, oder auch eine Divertikulitis

klinisch oder sonographisch schwer von einem Tuboovarialabszess zu differenzieren sein. Schließlich sind bei unklaren soliden Raumforderungen im Unter- oder Mittelbauch auch Adenome oder Karzinome von Appendix, Zökum oder Rektum auszuschließen.

Retroperitoneale Prozesse

Alle retroperitonealen Prozesse können entweder entzündlich, tumorös-neoplastisch oder iatrogener Ursache sein. Im kleinen Becken finden sich postoperativ häufig Lymphzysten oder Hämatome, selten metastatisch oder durch Lymphombefall vergrößerte Lymphknoten. Ebenso selten finden sich retroperitoneale Tumoren, die z.B. bei der Neurofibromatose auch im kleinen Becken auftreten.

Iatrogene Prozesse

Postoperativ sind je nach Art der Operation Hämatome bzw. Lymphozelen als Komplikation im kleinen Becken möglich. Sonographisch ist die Nachblutung als unregelmäßig konturierte Raumforderung inhomoger Echogenität z.B. am Scheidenabschluss nach Hysterektomie zu erkennen. Differenzialdiagnostisch ist das Fehlen der Vaskularisation im Inneren (Farbdopplersonographie) zur Abgrenzung von soliden Neoplasien zu verwerten. Lymphozelen imponieren ähnlich wie Ovarial- oder Paraovarialzysten. Postoperative oder postentzündliche Verwachsungen der Darmschlingen, des großen Netzes und der Bauch-/Beckenwand sind im gesamten Abdomen, aber auch im kleinen Becken möglich und sonographisch darstellbar (s. Kap. 116).

Weiterführende Diagnostik

Ergänzende bildgebende Verfahren sind CT oder MRT. Invasive Untersuchungen zur Abklärung der Befunde sind Laparoskopie, Zystoskopie und Rekto-/Koloskopie. Die Mitbetreuung durch die entsprechende Fachdisziplin ist bei unklaren sonographischen Befunden indiziert.

◨ Abb. 115.4.
Nebenmilz: Kranial dem Fundus uteri anliegende, glatt begrenzte Raumforderung mit homgenen echoarmen Binnenechos. Farbdopplersonographisch lässt sich die ausgeprägte Vaskularisation der an einem langen Stiel aus dem Oberbauch bis in das kleine Beckenherabreichende Nebenmilz darstellen

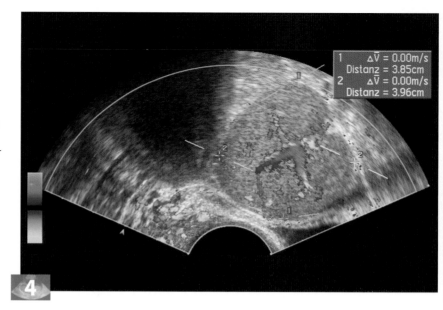

Abdomen

V

◨ Abb. 116.1.
Schematische Darstellung
der 9 Standardschallkopf-
positionen zur abdominalen
Adhäsionsultraschallunter-
suchung

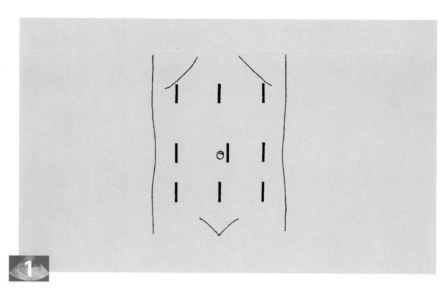

116 Adhäsionsultraschall

Zur Einschätzung intraabdomineller Adhäsionen erfolgt eine sonographische Beurteilung der Verschieblichkeit von Abdominalorganen gegenüber der Bauchdecke. Chirurgisch relevante Adhäsionen können mittels der beschriebenen Methode mit einer Treffsicherheit von bis zu 90% nachgewiesen werden.

Sonographie

Es werden 9 abdominelle Longitudinalschnitte in Ober-, Mittel- und Unterbauch jeweils in der rechten und linken Medioklavikularlinie sowie der medianen Sagittallinie durchgeführt. Die kraniale Begrenzung der Schnittebenen liegt bei maximaler Exspiration rechts subkostal, median am Leberunterrand bzw. ist definiert über gut darstellbare Darmschlingen oder deren Gasreflexe.

— **Darmperistaltik:** Die Darmperistaltik wird bei flacher Atmung beobachtet und als fehlend, gering, mäßig oder lebhaft eingestuft. Ist eine Veränderung der dem parietalen Peritoneum anliegenden Darmwand infolge von Darmperistaltik nachweisbar?

— **Verschieblichkeit:** Die kraniokaudalen Verschieblichkeit von Leber, Netz, Magen und Darm gegenüber der Bauchdecke wird bei maximal forcierter Atmung (Zwerchfellatmung, langsame Inspiration) beobachtet und möglichst genau vermessen.

— **Vorgehen bei mangelnder Kooperationsfähigkeit:** Eine sonometrische Einschätzung einer zentrifugalen Gleitbewegung von Darm und Netz erfolgt bei tiefer Impression der Bauchdecke durch dosierte Kompression mit dem Schallkopf.

Klassifizierung

Grad der Einschränkung	Kraniokaudale Verschiebung Ober-, Mittelbauch [cm]	Kraniokaudale Verschiebung Unterbauch [cm]	Grad der Adhäsion
Frei	>4	>3	0
Gering	3<×<4	2<×<3	I
Mittel	1,5<×<3	1<×<2	II
Hoch	0<×<1,5	0<×<1	III

Aussagekraft der Klassifizierung

Grad	Morphologisches Korrelat
0	Keine Adhäsionen
I	Netz: filiform, mäßig kribriform fixiert; Darm: nur punktuell beteiligt
II	Netz: stark kribriform, gering flächig fixiert; Darm: häufig beteiligt, mehrfach punktuell oder eine solitäre Schlinge fixiert
III	Netz: breitflächig fixiert; Darm: breitflächig oder multiple Schlingen fixiert

Therapie

Ab einem Adhäsionsgrad II kann eine chirurgische Intervention indiziert sein.

Sonographische Beurteilung von Adhäsionen im kleinen Becken

Identisches Vorgehen wie transabdominal mit der Vaginalsonde. Aktive (Atemverschieblichkeit) und passive (abdominelle Palpation) Bewegung der Darmschlingen und Organe im kleinen Becken.

■ Abb. 117.1.
**Subkutanes Bauchdecken-
hämatom:** Schallkopfnah die
echoarme Sukutis (Haut nicht
dargestellt). Oberhalb der echoreichen Faszienschicht der
Bauchdecke echoarme läng-
liche, scharf begrenzte Raumforderung durch das bereits
verflüssigte Hämatom

■ Abb. 117.2.
**Subkutanes/subfasziales
Bauchdeckenhämatom
4 Tage nach Sectio:** echo-
leere/echoarme Raumforde-
rung im Unterhautfettgewebe
und subfaszial bei kommuni-
zierendem Bauchdecken-
hämatom. Die echoreiche
Faszienschicht (analog der
vorangehenden Abb.) ist unterhalb des Hämatoms nicht
darstellbar

■ Abb. 117.3.
**Narbenhernie bei Z. n. Längs-
schnittlaparotomie:** im
Bereich der Narbe Defekt der
echoreichen Faszie. In die Sub-
kutis herniiert eine echoreiche
Darmschlinge mit bilateralem
Randschatten

■ Abb. 117.4.
Bauchwandnarbenhernie:
Longitudinalschnitt des Befundes aus der vorangehenden
Abbildung. Durch Luft in der
inkarzerierten Darmschlinge
(echoreich) dorsale Schallauslöschung

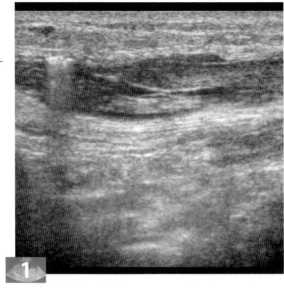

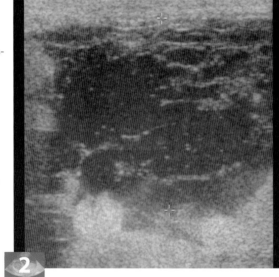

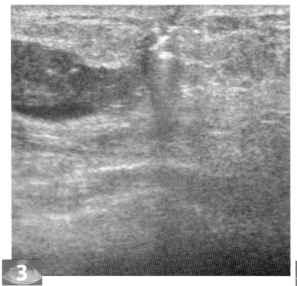

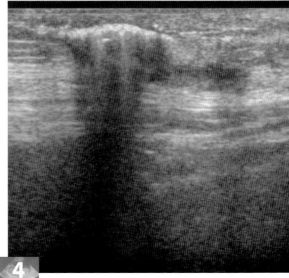

117   Bauchdeckenbeurteilung

Im Anschluss an Laparotomien oder Laparoskopien kann es zu in der Bauchdecke gelegenen Hämatom- oder Abszessbildungen kommen. Diese können sonographisch diagnostiziert, in Lage und Größe beurteilt und, in Abhängigkeit vom klinischen Bild, im Verlauf kontrolliert werden. Daneben werden aus gynäkologischer Sicht sekundäre Tumoren oder selten eine Bauchwandendometriose zum Anlass einer sonographischen Abklärung.

Sonographie

`1–4`

Sonographisch sind die einzelnen Schichten der Bauchwand gut voneinander abzugrenzen. Die Haut (echoreich) kommt unmittelbar unter dem Schallkopf zu liegen. Die Subkutis stellt sich in variabler Dicke als echoarme Schicht über der echoreichen Faszie dar. Die darunter liegende Bauchwandmuskulatur (echoarm) und das Peritoneum stellen die Grenze zum Bauchraum und den durch Palpation verschieblichen Darmschlingen bzw. übrigen intraabdominellen Organe dar.

Wird ein Bauchdeckenprozess sonographisch untersucht, sind seine Lage, Größe und Struktur zu beurteilen:

Lokalisation: Beurteilt wird zunächst, ob der Befund in der Bauchdecke oder in der Bauchhöhle lokalisiert ist. Abgegrenzte intraabdominelle Raumforderungen sind bei Atembewegungen gegen die Bauchdecke verschieblich. Eine intraabdominelle Blutung (freie Flüssigkeit im Abdomen) ist hiervon zu unterscheiden. Bauchdeckenbefunde sind nach ihrer **Schichtzugehörigkeit** in subkutane (epifaszial) oder subfasziale Prozesse einzuteilen. Der Befund ist in allen 3 Raumebenen auszumessen. Dies ist präoperativ und bei konservativem Vorgehen für das Monitoring des Befundes von Bedeutung. Die sonographischen Kriterien – Form, Begrenzung, Echomuster, Echogenität und dorsales Schallverhalten – helfen neben dem klinischen Bild (Rötung, Schmerz, Fieber, Leukozytose, CRP-Erhöhung), bei der Eingrenzung der Diagnose.

▼

Eine exakte Lokalisation, Strukturdarstellung und Größenbeurteilung sind bei der Indikationsstellung und Durchführung eines operativen Vorgehens (z. B. Hämatom: Spreizung in Lokalanästhesie bzw. Revision in Vollnarkose) hilfreich.

Hämatom

- *Form:* vielfältig, häufig oval,
- *Begrenzung:* unregelmäßig, unscharf,
- *Echomuster:* bei frischen Befunden homogen, bei zunehmender Organisation inhomogener,
- *Echogehalt:* bei frischen Befunden echoleer/echoarm, bei zunehmender Organisation echoreicher,
- *dorsales Schallverhalten:* Verstärkung bei frischen, flüssigen Hämatomen, Abschwächung bei älteren Hämatomen.

Abszess

- *Form:* vielfältig, häufig rundlich-oval,
- *Begrenzung:* glatt, scharf,
- *Echomuster:* meist inhomogen,
- *Echogehalt:* echoarm, evtl. Spiegelbildung,
- *dorsales Schallverhalten:* dorsale Schallverstärkung.

Differenzialdiagnose

Bauchwandhernie, perityphilitischer Abszess, postoperative Lymphzyste.

Weiterführende Diagnostik

Ist bei sonographisch eingeschränkter Beurteilung (z. B. adipöse Patientin) keine hinreichende Klärung der Lage und der Ausdehnung des Befundes möglich, so kann ggf. eine kernspintomographische oder computertomographische Darstellung des Befundes weiterführen.

Therapie

Kleinere sub- und epifasziale Hämatome können, soweit sie klinisch nicht entzündlich imponieren, der resorptiven Behandlung zugeführt werden. Größere, klinisch auffällige Befunde müssen drainiert werden. Beim klinischen oder laborchemischen Verdacht auf eine Abszedierung ist die chirurgische Öffnung indiziert.

Abb. 118.1.
Unauffällige Nierensono-
graphie: echoarmes Paren-
chymmuster, echoreicher
Reflex des Nierenbeckenkelchsystems

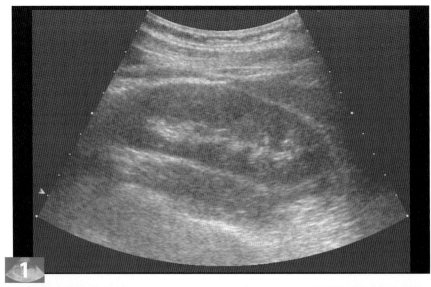

Abb. 118.2.
Harnstau Grad 0–I:
Im Nierenbecken ist eine an-
gedeutete Dilatation (echoleer)
des Hohlraumsystems dar-
stellbar

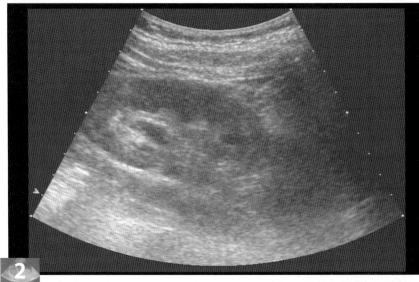

Abb. 118.3.
Harnstau Grad II: Ureter und
Nierenbeckenkelchsystem
sind deutlich dilatiert, das
Nierenparenchym (noch) nicht
verschmälert

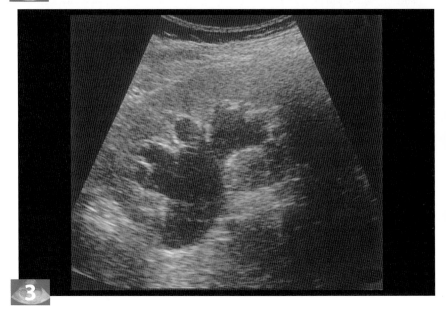

118 Nierensonographie

Die Nierensonographie gehört zwar nicht originär in den Bereich des gynäkologischen Ultraschalls, ist jedoch bei differenzialdiagnostischen Betrachtungen diverser frauenärztlicher Erkrankungen von großer Bedeutung.

Gynäkologische Tumoren können ebenso wie der schwangere Uterus zu Harnstau führen. Nach gynäkologischen Eingriffen mit dem Risiko einer Ureterläsion erhält die postoperative Beurteilung der ableitenden Harnwege neben ihren klinisch-operativen Konsequenzen auch forensische Bedeutung.

Anatomie

Die Nieren liegen retroperitoneal. Dorsal der Nieren inseriert der M. psoas und der M. quadratus lumborum. Kranial befindet sich in Höhe der 11. bis 12. Rippe das Zwerchfell. Ventral auf der rechten Seite liegt der rechte Leberlappen, links ventral die Milz. Die Nieren haben einen Längsdurchmesser von 90–120 mm und eine Breite von etwa 60 mm, wobei die rechte Niere gewöhnlich größer als die linke ist. Die Nierenbecken (sonographisch im Zentrum des Organs darzustellen) sind in der Regel weniger als 15 mm weit.

Sonographie

Die Untersuchung der Nieren erfolgt am besten morgens bei der nüchternen Patientin in Bauch- oder Rückenlage. Die Beurteilung eines Harnstaus kann auch bei der stehenden Patientin erfolgen. Die Außenkontur des Nierenparenchyms erscheint glatt. Perirenal ist besonders bei adipösen Patientinnen die Capsula adiposa als echoreicher Saum darzustellen. Das Nierengewebe (Rinde und Markpyramiden) stellt sich dagegen relativ echoarm dar. Die Echogenität des Parenchyms ist etwas geringer als das der Leber. Der Durchmesser bei der jungen Frau beträgt 15–20 mm. Das Nierenparenchym wird im Alter jedoch dünner. Im Zentrum der Niere erscheint der Sinus renalis mit Kelchen, Hohlsystem, Lymphgefäßen sowie den Hauptästen der A. und V. renalis echoreich (zentrales Reflexband). Bei der praktischen Durchführung der Untersuchung lässt sich das Tiefertreten der Nieren bei tiefer Inspiration vorteilhaft nutzen. Wichtig ist stets der Seitenvergleich und die Vermessung pathologischer Befunde in allen Raumebenen.

Harnstau

Zu unterscheiden ist ein unilaterales (Konkrement, Striktur, Ureterläsion, Beckentumor) und ein bilaterales (parametraner Tumor bei Genitaltumoren oder Morbus Ormond) Auftreten gestauter ableitender Harnwege. Als Ursachen kommen prävesikale, vesikale und postvesikale Abflussstörungen in Betracht. Nach dem Ausprägungsgrad der Erweiterung des Nierenbeckenkelchsystems lässt sich eine Harnstaugraduierung von I–III vornehmen. Eine Erweiterung des Nierenbeckens von bis zu 15 mm entspricht hierbei einem Harnstau 1. Grades. Sind zusätzlich die Kelchhälse um mehr als 15 mm erweitert, so liegt ein Harnstau 2. Grades vor. Ein Harnstau 3. Grades liegt vor, wenn das Nierenbeckenkelchsystem durch Erweiterung verplumpt ist und die Nierenparenchymdicke weniger als 10 mm beträgt.

Mit dem Ausprägungsgrad des Harnstaus wächst die Gefahr einer aszendierenden Infektion (Urosepsis).

Nierenzyste

Die Nierenzyste ist der häufigste Nierenparenchymbefund und stellt sich sonographisch als glatt begrenzte, echoleere, homogene Raumforderung mit dorsaler Schallverstärkung dar. Sind Binnenechos darstellbar, ist differenzialdiagnostisch an ein Malignom zu denken.

Nierenstein

Sonographisch als echoreiches, scharf begrenztes, homogenes Konkrement mit dorsaler Schallauslöschung darstellbar. Die Diagnose erfolgt allerdings meist sekundär durch die Darstellung einer Abflussbehinderung.

Nierentumor

Sonographisch erscheinen Nierentumoren als inhomogene Veränderung der homogenen, echoarmen renalen Parenchymstruktur, mit unregelmäßiger Außenkontur, inhomogenen Binnenechos und einem bilateralen Randschatten (fakultativ) oder einer dorsalen Schallauslöschung.

Weiterführende Diagnostik

Im Falle eines pathologischen Befundes oder einer differenzialdiagnostischen Unklarheit kann eine Kontrastmitteldarstellung der ableitenden Harnwege (Ausscheidungsurogramm), eine CT oder MRT des Abdomens (inklusive des Retroperitonealraums), eine Angiographie oder eine MAG3-Clearance durchgeführt werden.

Therapie

Wird ein höhergradiger Harnstau (= Grad II–III) diagnostiziert, so ist zum Schutz des ableitenden Harnwegssystems oder zur Vermeidung einer Funktionseinbuße der Niere, die Anlage einer Ureterschiene (Urologie) zu erwägen. Bei höhergradigem Harnstau während der Schwangerschaft (3. Trimenon) ist alternativ die (frühzeitige) Entbindung das Behandlungsverfahren der Wahl.

Teil VI Mammasonographie

VI

◘ Abb. 119.1.
Mammasonographie:
Sonographisch normales
Brustdrüsengewebe mit echoarmen Drüsenläppchen, unter-
teilt durch die dazwischen
liegenden echoreichen Binde-
gewebssepten (Cooper-Ligamente)

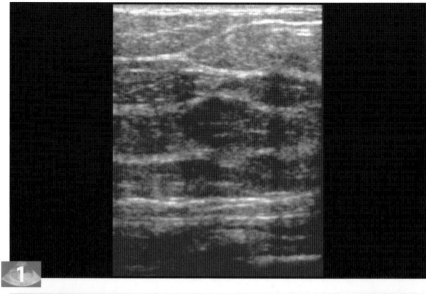

◘ Abb. 119.2.
Mammazyste: echoleere
Binnenstruktur mit glatter Begrenzung, dorsaler Schallverstärkung und bilateralen Randschatten

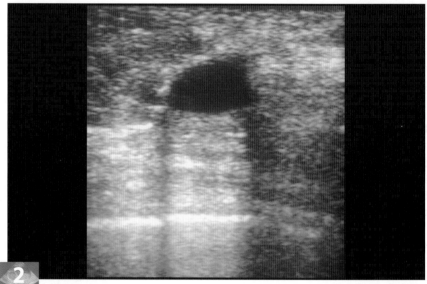

◘ Abb. 119.3.
Fibroadenom: typische
querovale, homogen echoarme
Rundstruktur mit glatter
Begrenzung und bilateralen
Randschatten

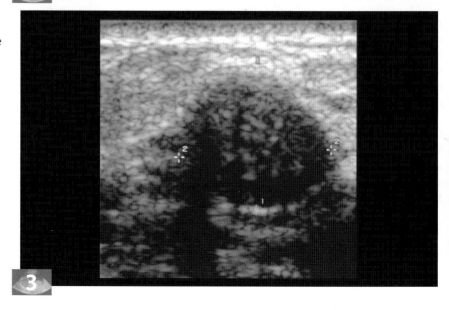

119   Mammasonographie

Das Mammakarzinom ist die häufigste Tumorerkrankung der Frau. Jährlich werden in Deutschland mehr als 40.000 Mammakarzinome neu diagnostiziert, in den letzten 20 Jahren wird eine steigende Tendenz beobachtet. In dem Kollektiv der postmenopausalen Patientinnen kann durch Mammographiescreening eine Mortalitätsreduktion um etwa 30% erreicht werden.

Bei der prämenopausalen Patientin mit echoreichem Brustgewebe ist die Mammographie allerdings weniger sensitiv und damit die Sonographie ggf. aussagekräftiger. Vor allem in diesem Kollektiv kann die Mammasonographie auch in der Karzinomdiagnostik wertvoll sein. Neben dem Mammakarzinom zählen vor allem Mammazysten, Fibroadenome (20% aller Erkrankungen der Mamma) und entzündliche Prozesse zu den mammasonographisch gut differenzierbaren Befunden.

Klinik

Der typische klinische Hinweis auf einen Mammatumor ist der Tastbefund, seltener auch kutane Reaktionen wie Hyperämie, »peau d'orange« sowie Mamillensekretion oder Brustschmerzen.

Die sonographische Untersuchung der Brust ist indiziert bei jedem palpablen Tumor, vor allem bei mammographisch dichter Brust, bei mammographisch unklaren Befunden, zum präoperativen Multizentrizitätsausschluß, zur Nachsorge nach Ablatio, Chemo- oder Strahlentherapie, nach Prothesenimplantation, zur Therapiekontrolle neoplastischer, inflammatorischer Brusterkrankungen, bei Mastodynie und Mastopathie, Karzinophobie oder schmerzhafter Mammographie. Eine Mammographieuntersuchung kann die Mammasonographie allerdings nicht ersetzen.

Besonders geeignet ist die Methode zur Diskrimination zwischen zystischen und soliden Befunden und zur Verlaufskontrolle »insuspekter« Raumforderungen. Als additives Verfahren zur Mammographie wird die Untersuchung vor allem bei Patientinnen mit familiärem Mammakarzinom empfohlen.

Sonographie

Zur Untersuchung werden hochauflösende Linearschallköpfe zwischen 7,5–15 MHz empfohlen. Die Patientin wird mit hinter dem Kopf verschränkten Armen in Rückenlage gelagert und die gesamte Brust systematisch mittels radiär- oder mäanderförmiger Schallkopfführung untersucht. Der streuungsbedingte retromamilläre Schallschatten kann durch Kippen des Schallkopfes bei der Beurteilung des Retromamillärgewebes vermieden werden. Es sollten stets beide Mammae und Axillae untersucht werden.

Normalbefunde

Das normale Echomuster der Brust entspricht einem großporigen Schwamm mit echoarmen Drüsenläppchen und echoreichem Bindegewebe (Cooper-Ligamente).

Altersspezifische Texturveränderungen

Bei jungen Patientinnen besteht die Brust fast ausschließlich aus Drüsengewebe (15–20 Lobi) mit nur wenig Fett und Bindegewebe. Dadurch entsteht ein homogenes Schallbild, in dem die unterschiedlichen Gewebe sonographisch kaum voneinander zu unterscheiden sind. Auch in der Schwangerschaft wird das Bindegewebe der Brust fast gänzlich vom Parenchym verdrängt, zusätzlich fallen erweiterte echoleere zentrale Milchgänge auf. Im Senium tritt der gegenteilige Effekt ein, die atrophierten Drüsenläppchen werden durch Bindegewebe ersetzt und es kommt zur Verdickung der Cooper-Ligamente und Darstellung der Milchgänge. Insgesamt ist eine Echogenitätsvermehrung festzustellen. Typisch ist das wabenartige Bild der Involution.

VI

◘ Abb. 119.4.
Mammakarzinom: suspekter Rundherd mit unregelmäßiger Begrenzung, inhomogenen Binnenechos, Septenabbruch und dorsaler Schallauslöschung

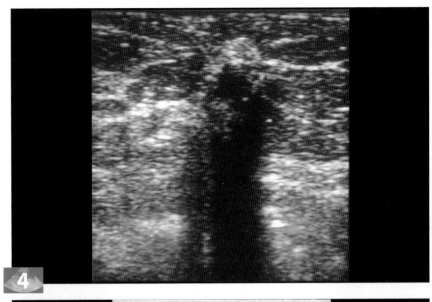

◘ Abb. 119.5.
Mammakarzinom: suspekter Rundherd mit ebenfalls unregelmäßiger Begrenzung, inhomogenen Binnenechos und bizarrer dorsaler Schallauslöschung

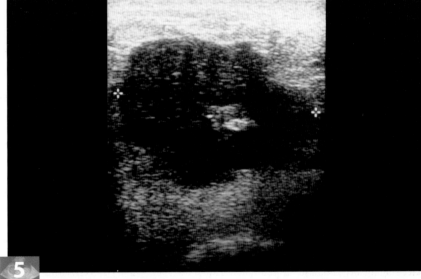

◘ Abb. 119.6.
Mammakarzinom im Power-doppler: suspekter Rundherd mit deutlicher zentraler und peripherer Hypervaskularisation

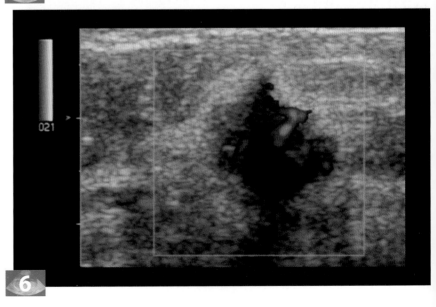

Dignitätskriterien

4–6

Verschiedene typische Malignitätskriterien werden beschrieben, die aber nicht einzeln, sondern immer im Gesamtbild gewertet werden können. Als typische Malignitätskriterien gelten:

- **Begrenzung:** unregelmäßig, bizarr, breit
- **Tumorachse:** vertikal
- **Umgebungsarchitektur:** Unterbrechung der Umgebungsstruktur (Cooper-Ligamente)
- **Komprimierbarkeit:** nicht komprimierbar
- **Verschieblichkeit:** nicht verschieblich zur Unterlage bzw. zur Haut
- **laterale Randschatten:** breit und einseitig (schmal und beidseits bei benignen Befunden)
- **dorsales Schallverhalten:** Auslöschung bei soliden Befunden, indifferentes Phänomen (Schallverstärkung bei zystischen Strukturen)
- **Binnenechos:** ungeordnetes Echomuster und Hyperreflexie
- **Dopplersonographie:** allgemeine Hypervaskularisation mit hoher V$max_{syst.}$ und hohen Gefäßwiderstandsindizes
- **Axilla:** vergrößerte Lymphknoten; Konglomerate; Hypervaskularisation

Benigne Befunde

2–3

Einige benigne Befunde sind durch ein charakteristisches sonomorphologisches Bild gekennzeichnet:

- **Mammazyste:** echoleerer Rundherd mit glatter Wandstruktur, bilateraler Schallauslöschung und zentraler dorsaler Schallverstärkung sowie gewebeverdrängender Ausdehnung (Cooper-Ligamente),
- **Fibroadenom:** homogene echoarme, solide Raumforderung mit regelmäßiger und glatter Randstruktur, typischerweise längsoval bis rund und gewebeverdrängend wachsend. Neben den versorgenden Gefäßen ist keine Hypervaskularisation darstellbar.

- **Mastopathie:** sonographisch äußerst inhomogenes Bild mit dichtem echoreichen Binnengewebe, diffus durchsetzt von echoarmen (bei der fibrozystischen Mastopathie auch echoleeren) Arealen. Bizarre dorsale Schallphänomene und unregelmäßige Begrenzungen der echoarmen Areale können die Differenzialdiagnose zu malignen Befunden erschweren. Häufig bilaterales Auftreten.
- **Brustentzündung, Abszess:** Die Mastitis verändert das sonographische Bild des normalen Brustdrüsengewebes nur wenig durch eine Gewebeauflockerung, verbunden mit Duktektasie unterschiedlichen Ausprägungsgrades. Der Mammaabszess dagegen weist mit einer glatten, echoleeren/echoarmen Höhle, die von einer echoreichen Abszesskapsel umgeben ist, ein charakteristisches Bild (Blickdiagnose) auf (s. Abb. 100.3).

Differenzialdiagnose

Bei einem sonographischen Herd innerhalb der Brust sind invasiv-duktale/lobuläre Karzinome (sonographisch ähnliches Bild), medulläre Karzinome (sonographisch häufig ähnlich wie das Bild eines Fibroadenoms), Fibroadenome (1–2% maligne Entartung), Lipome, Papillome, Mastopathie (häufig inhomogenes, unruhiges sonographisches Bild), Mastitis (puerperalis/non-puerperalis), Abszesse, Narben, Granulome, akzessorisches Brustdrüsengewebe (Lobus axillaris) und Lymphknoten voneinander abzugrenzen.

Weiterführende Diagnostik

Neben den rein sonographischen stehen auch interventionelle Möglichkeiten zur Diagnostik von Brustbefunden zur Verfügung: Aspirationszytologie, präoperative Ultraschalllokalisation sowie sonographisch gesteuerte Stanzbiopsie bzw. Punktion. Der Einsatz der 3D-Sonographie in der Mammadiagnostik hat sich bislang noch nicht klinisch bewährt.

VI

◨ Abb. 120.1.
Lymphknotensonographie:
Unauffällige Sonoanatomie
eines axillären Lymphknotens.
Echoarme Rinde und echo-
reiches, exzentrisch gelegenes
Mark

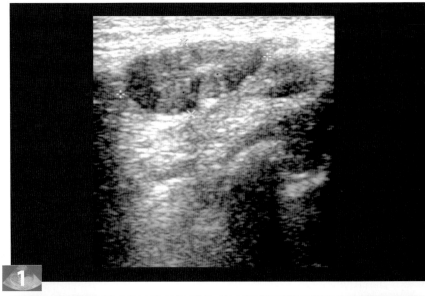

◨ Abb. 120.2.
Kleiner Lymphknoten:
Die Rindenregion erscheint
echoleer, Mark exzentrisch
gelegen und echoreich

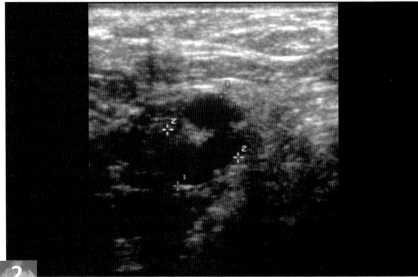

◨ Abb. 120.3.
Farbdopplersonographische
Darstellung des zentralen,
den Lymphknoten versorgen-
den Gefäßes im Bereich des
Lymphknotenhilus

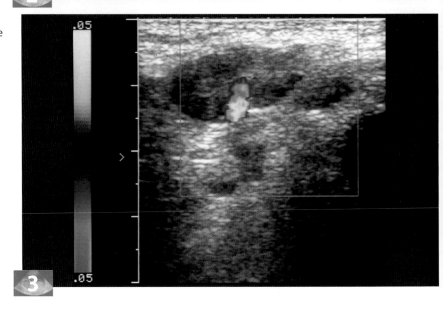

120 Axillasonographie

Die Axillasonographie schließt sich immer der Mammasonographie an. Zudem ist sie indiziert zur näheren Diagnostik bei palpablen Befunden im Rahmen der Krebsvor- oder Nachsorge, bei Infektionsverdacht, als Therapiekontrolle unter antibiotischer oder Chemotherapie, bei familiärer Mammakarzinombelastung oder Karzinophobie.

Ein präoperatives sonographisches Lymphknotenstaging bei Mammakarzinomverdacht erscheint im Moment jedoch noch ohne ausreichende diagnostische Verlässlichkeit, um von therapeutischem Nutzen zu sein.

Sonographie

Wie bei der Mammasonographie wird der Arm eleviert und die Axilla systematisch in 2 Ebenen (mäanderförmig längs und quer) durchmustert. Als mediane Leitschiene gilt der laterale Rand des M. pectoralis major, als laterale Leitschiene der Rand des M. latissimus dorsi und als kraniale Begrenzung die großen Axillargefäße.

Normalbefund

Sonographisch stellt sich die Schichtung in der normalen Axilla wie folgt dar:

- **Haut:** echoreich unterhalb des Schallkopfs
- **Fettgewebe:** echoarm mit hellen, verzweigten Septen
- **Fascia axillaris:** dünnes echoreiches Band, A. und V. axillaris
- **Muskeln:** echoarme, glatt begrenzte Flächen
- **Humeruskopf, Processus coracoideus:** echoreiche, glatte Flächen, dorsale Schallauslöschung

Üblicherweise ist mindestens ein Lymphknoten pro Axilla darstellbar. Ein normaler Lymphknoten stellt sich sonomorphologisch oval, glatt begrenzt, peripher echoarm mit echoreichem Binnenecho auf Höhe des Hilus dar.

VI

◨ Abb. 120.4.
Vergrößerter Lymphknoten:
Deutliche Vergrößerung eines
Lymphknotens mit verwa-
schener Begrenzung der Mark-
Rinden-Region

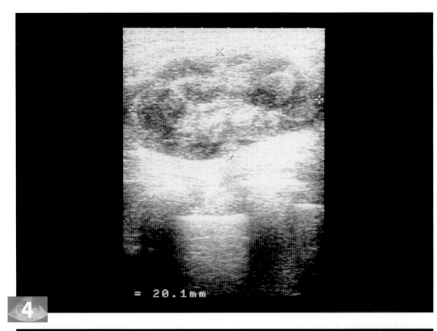

◨ Abb. 120.5.
Ausgeprägte Hypervaskula-
risation im Lymphknoten:
Farbdopplerdopplersonogra-
phische Darstellung der Gefäßarchitektur

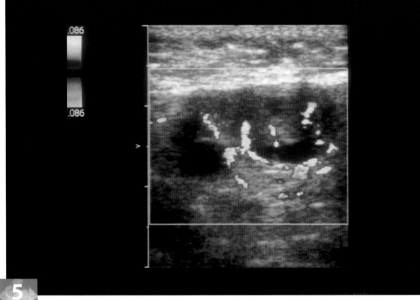

Dignitätskriterien

2–5

Es existieren keine absolut zuverlässigen Malignitätskriterien der axillären Lymphknotenbeurteilung. Allgemein gilt eine runde Form mit Vergrößerung >2 cm, die Aufhebung der Mark-Rinden-Architektur oder exzentrische Rindenhypertrophie (≥3 mm), verbackene oder multiple Lymphknoten (fehlende Verschieblichkeit), und der dopplersonographische Nachweis diffuser oder peripherer betonter Vaskularisation als verdächtig.

Problematisch ist der Nachweis eines suspekten Lymphknotens ohne korrelierenden Herdbefund in der ipsilateralen Mamma. In diesem Fall ist die engmaschige Kontrolle von Axillabefund und Mammae notwendig.

Zum präoperativen Staging bei Mammakarzinomverdacht (hierbei ist die Sonographie der Mammographie überlegen) kann ein erfahrener Untersucher in ca. 75% der Fälle den Lymphknotenstatus korrekt bestimmen.

	Spezifität [%]	Sensitivität [%]
Sonographie	92–100	68–90
Mammographie	68–95	20–70
Klinik	75–96	25–42
Szintigraphie	60–90	50–85
Computertomographie	75	50

Differenzialdiagnose

Differenzialdiagnostisch muss bei der Darstellung eines Rundherdes in der Axilla auch an lipomatöse Atrophie, follikuläre Hyperplasie und entzündliche Veränderung des Lymphknotens gedacht werden. Bei entzündlich-reaktiv veränderten Lymphknoten wird eine Abflachung des Knotens mit Längs-/Quer Quotient von mehr als 2 beschrieben.

Teil VII Urogynäkologie

VII

☐ Abb. 121.1.
Auswertungssystem des Perineuralultraschallbildes
[D_x Abstand zwischen kranio-ventralem Urethraabgang und y-Achse, Dy Abstand zwischen kranioventralem Urethraab-gang und x-Achse (zentrale Symphysenlinie), MI Meatus urethrae internus, β retrovesi-kaler Winkel]. (Nach Schär, Arbeitsgemeinschaft Urogynäkologie 1996)

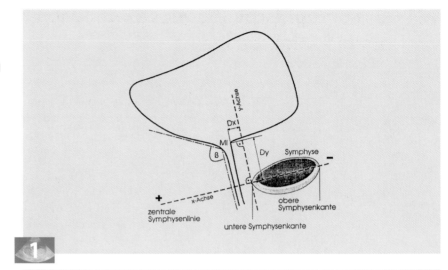

☐ Abb. 121.2.
Schematisches und erwarte-tes Verhalten der Messwerte D_x, D_y und Winkel β im Press-versuch beim Fehlen eines Deszensus, bei der Urethrozys-tozele und bei der Zystozele

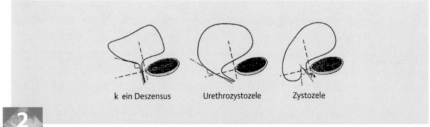

☐ Abb. 121.3.
Blasen-Scheiden-Fistel: rechts im Bild echoleer die Harnblase, links echoarm das retrograd gefüllte hintere Scheidendrittel, dazwischen der Fistelgang

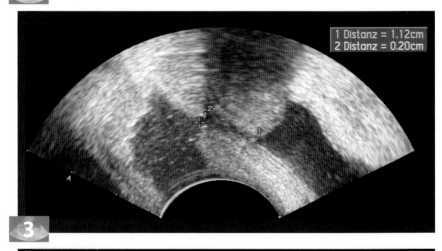

☐ Abb. 121.4.
Blasen-Scheiden-Fistel mit farbdopplersonographisch rot markiertem Fluss am Fistel-ausgang (Vagina)

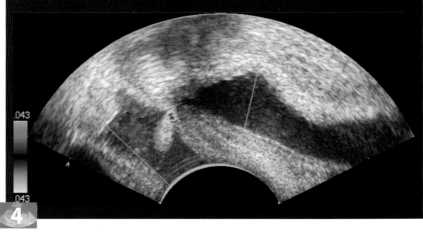

121 Sonographische Diagnostik bei Deszensus und Harninkontinenz

Die Vorteile der Anwendung der Sonographie liegen auch bei der Harninkontinenzdiagnostik in ihrer einfachen und preiswerten Durchführbarkeit, ihrer hohen und reproduzierbaren Aussagekraft – insbesondere bei der Beurteilung dynamischer Abläufe – bei insgesamt geringer Belastung für die Patientin.

Die Introitus- und die Perinealsonographie bieten zu Fragen der Harninkontinenz gute Abbildungsmöglichkeiten insbesondere einer Urethrozystozele. Dabei lässt sich eine gute Korrelation zwischen sonographisch und klinisch ermitteltem Prolapsgrad feststellen. Zur Diagnose eines Lateraldefekts ist die Sonographie dagegen weniger geeignet. Auch die Beurteilung einer Enterozele oder Rektozele gelingt meist nur unzureichend. Hinsichtlich der Stressinkontinenz ist bereits klinisch festzustellen, dass keine strenge Korrelation zwischen dem Ausprägungsgrad des Deszensus (rotatorisch oder vertikal) und gleichzeitigem Urinverlust durch Stressinkontinenz besteht.

Sonographie

Von Bedeutung sind im Wesentlichen die Perineal- und die Introitussonographie. Bei der Perinealsonographie wird eine Curved-array-Ultraschallsonde perineal (5 MHz) aufgesetzt. Bei der Introitussonographie wird eine Sektorvaginalultraschallsonde (5–7,5 MHz) unmittelbar dorsokaudal des Meatus urethrae externus platziert. In einer sagittalen Darstellung lassen sich mit beiden Verfahren Urethra, Blase, Symphyse und Vagina, evtl. auch Uterus und Rektum darstellen. Die Blasenfüllung sollte entsprechend den Empfehlungen der Arbeitsgemeinschaft Urogynäkologie 300 ml betragen.

Die Untersuchung erfolgt in der Regel an der liegenden Patientin, wobei die urethrovesikale Anatomie in Ruhe, beim Pressen und bei der Beckenbodenkontraktion beurteilt wird. In den verschiedenen Funktionszuständen werden folgende Parameter vermessen und beurteilt:

- Position des Meatus urethrae internus in Bezug zur Symphyse (Koordinatensystem),
- retrovesikaler Winkel β (erfordert die gerätetechnische Möglichkeit zur Winkelmessung),
- Trichterbildung des Blasenhalses mit Verkürzung der proximalen Urethra.

Um untersuchungsbedingte Veränderungen möglichst gering zu halten, sollte der Auflagedruck der Ultraschallsonde minimiert werden. Die Ultraschallanatomie kann während des Untersuchungsablaufs der Patientin in einfachen Worten erklärt werden. Somit bietet die Sonographie nicht zuletzt die Möglichkeit, der Patientin eindrucksvoll den Effekt eines erfolgversprechenden Beckenbodentrainings zu demonstrieren.

VII

◘ Abb. 122.1.
Normaler M. sphincter ani
externus [*R* rechts, *L* links,
IAS M. sphincter ani internus
(echoarm), *EAS* M. sphincter
ani externus (echoreich),
post posterior, *sm* Submukosa
(echoreich), *V* Vagina]

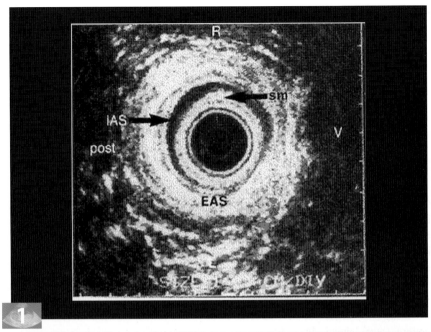

◘ Abb. 122.2.
Defekt des M. ani sphincter
externus (*Markierung*)

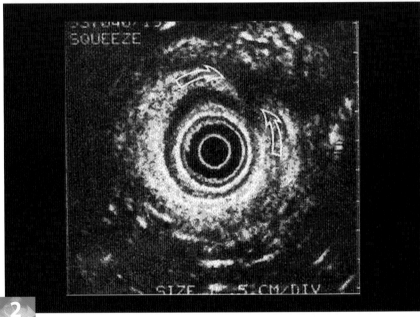

122   Anorektale Inkontinenz und anale Endosonographie

Der anorektale Verschlussmechanismus kann aufgrund einer Traumatisierung im Rahmen von Schwangerschaft und Geburt morphologisch wie auch funktionell in Mitleidenschaft gezogen werden.

Anatomische Grundlagen

Der Verschluss des Analkanals basiert auf einer funktionell intakten Sphinktermuskulatur. Sie besteht im wesentlichen aus M. sphincter ani internus, M. sphincter ani externus und M. puborectalis. Der autonom innervierte **M. sphincter ani internus** ist aufgrund eigener myogener Aktivität für 50–85% des Sphinkterdauertonus verantwortlich; **M. sphincter ani externus** und **Corpus cavernosum recti** leisten das Übrige. Lokalisiert ist der M. sphincter ani internus zwischen analer Mukosa und dem äußeren Schließmuskel. Dabei überragt er den äußeren Schließmuskel nach kranial um mehr als 1 cm und erreicht so eine Gesamtlänge von etwa 3 cm. Der äußere anale Sphinkter und der Puborektalisanteil des M. levator ani bilden einen Komplex willkürlich innervierter (N. pudendus) quergestreifter Skelettmuskulatur. Sie besitzen einen konstanten Muskeltonus, welcher direkt proportional zum Füllungszustand des Rektum ist (Reflexbogen). Der **M. puborectalis** entspringt zwischenkelig vom Schambein beidseits der Schambeinfuge, verläuft beidseits der Vagina, um sich hinter dem Rektum in einer U-förmigen Schlinge zu vereinen. In kontrahiertem Zustand drückt der Muskel den Analkanal zusammen, indem er das gesamte Sphinkterorgan nach perineal gegen das Centrum tendineum zieht. Zudem entsteht so der sog. **anorektale Winkel** (etwa 90°) zwischen distalem Rektum und Analkanal. Der äußere Schließmuskel umgibt den inneren wie eine Manschette. Vorn sind seine Fasern im Centrum tendineum verankert, nach hinten am Lig. anococcygeum. Funktionell vermag er den Analkanal mit willkürlichem Tonus zu einem sagittal gerichteten Spalt zu verengen.

Ätiologie der anorektalen Inkontinenz

Es lassen sich geburtshilfliche von nichtgeburtshilflichen Ursachen abgrenzten. Bei den **geburtshilflichen Ursachen** werden direkte Verletzungen der Sphinktermuskulatur von Verletzungen der Innervation des Beckenbodens (vor allem N. pudendus) unterschieden. Bei manifester anorektaler Inkontinenz liegt in der Regel eine Kombination von beidem vor. Risse des äußeren und/oder inneren analen Schließmuskels sind für etwa 90% aller anorektalen Inkontinenzbeschwerden zumindest mitverantwortlich. Das makroskopisch nicht erkennbare (okkulte) muskuläre Trauma nach vaginaler Geburt ist ein viel häufigeres Ereignis als die relativ geringe Anzahl klinisch manifester Sphinkterrupturen vermuten lassen. Mittels analer Endosonographie konnte gezeigt werden, dass postpartal neu aufgetretene und persistierende Sphinkterdefekte bei bis zu 35% aller vaginal entbundenen Erstgebärenden bestehen. Die Läsion kann im M. sphincter ani internus und externus lokalisiert sein. Das Vorhandensein einer muskulären Läsion ist dabei mit Symptomen analer oder fäkaler Inkontinenz assoziiert. **Risikofaktoren** für die Entstehung einer okkulten und sonographisch diagnostizierbaren Sphinkterläsion sind **vaginal-operative Geburten** und **Episiotomien**.

VII

■ Abb. 122.3.
**Normaler M. sphincter ani
internus** [*R* rechts, *L* links,
IAS M. sphincter ani internus
(echoarm), *EAS* M. sphincter
ani externus (echoreich),
post posterior, *V* Vagina]

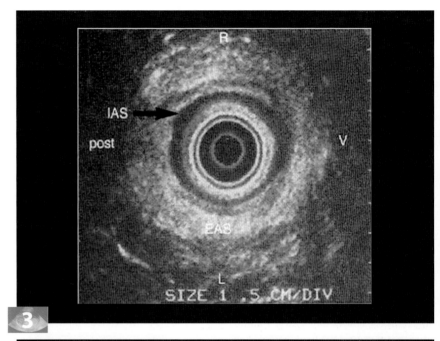

■ Abb. 122.4.
**Defekt des M. sphincter
ani internus** (*Markierung*)

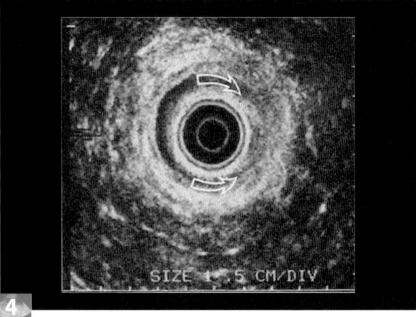

Diagnostik der anorektalen Inkontinenz

Vor jeder Therapie ist eine ausführliche anorektale Diagnostik erforderlich. Am Anfang stehen Fragen nach anorektalen Kontinenzeinbußen. Dabei sollten differenzierende Fragen zu Stuhlhäufigkeit, Konsistenz, Stuhlschmieren, Feinkontinenz (Diskriminierungsvermögen), Drangbeschwerden (verkürzte Warnungsperiode), Inkontinenz für Winde, flüssigen Stuhl, festen Stuhl, zum Pflegebedarf und zum jeweiligen Leidensdruck erfolgen.

— *Inspektion:* Nach einer Läsion des äußeren Sphinkters fehlt typischerweise im anterioren Bereich die radiäre Fältelung um den Anus, welche normalerweise durch die subkutanen Anteile des äußeren Schließmuskels bedingt ist. Fordert man die Patientin zur Kontraktion der Sphinktermuskulatur auf, lässt sich bei intaktem äußerem Schließmuskel die zirkuläre Kontraktion des äußeren Schließmuskels, sowie eine sich anschließende Retraktion des Anus nach innen erkennen. Eine Pudendusneuropathie lässt sich bei Vorliegen des sog. »descending perineum syndrom« vermuten. Dabei ergibt sich beim Pressen eine deutliche Ausbeulung des Beckenbodens und des Dammes über das Niveau der Sitzbeinhöcker. Folge einer neuropathisch bedingten Schwächung des äußeren Schließmuskels kann dann die sog. »idiopathische anorektale Inkontinenz« sein.

— *Rektale Palpation:* Sie vermittelt Information über den Sphinktertonus in Ruhe und bei Willkürkontraktion, sowie über das eventuelle Vorliegen einer Rektozele.

— *Apparative Diagnostik:* Sie umfasst im wesentlichen die Analmanometrie und die Analsonographie. Im Einzelfall ist eine dynamische MRT hilfreich. Elektrophysiologische Untersuchungen wie die Messung der Pudendusnervenleitgeschwindigkeit oder ein Sphinkter-EMG sind nur selten indiziert, etwa bei Verdacht auf Denervationsschäden und nach Versagen operativer Sphinkterrekonstruktionen.

Technik der Endoanalsonographie

Mittels einer 360°-Rektalsonde (7,5–10 MHz) gelingt die zirkuläre Darstellung der Sphinktermuskulatur. Proximal bildet sich die nach vorn geöffnete Schlinge des M. puborectalis ab, welche sich bei weiterem Durchzug des Schallkopfs nach kaudal zum echoreichen und zirkulären M. sphincter ani externus vereinigt. Der M. sphincter ani internus kommt dagegen echoarm zur Darstellung.

— **Pathologische Befunde:** Bei einem Sphinkterriss des M. sphincter ani externus lässt sich ein echoarmer Defekt nachweisen, bei einem Sphinkterriss des M. sphincter ani internus dagegen ein echoreicher Defekt.

Teil VIII Reproduktionsmedizin

◨ Abb. 123.1.
Sonographische Biometrie des Endometriums:
Zervixlänge, Cavumlänge und Endometriumdicke

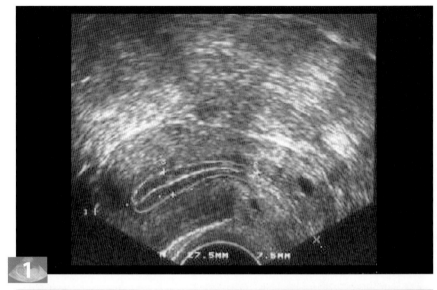

◨ Abb. 123.2.
Follikulometrie: genaue Biometrie der Follikelgröße

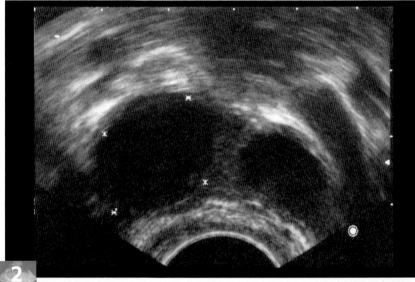

◨ Abb. 123.3.
Follikulometrie: wie Abb. 2

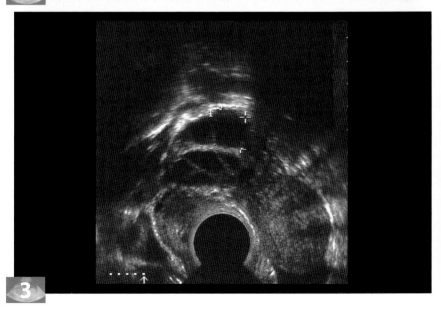

123   Ultraschalldiagnostik in der Reproduktionsmedizin

Im Rahmen der Behandlung von Sterilitätspatientinnen hat die Ultraschalluntersuchung einen hohen Stellenwert in der Kontrolle und Überwachung von natürlichen oder hormonell unterstützten Zyklen.

Sinn des Monitoring ist es, den Nachweis einer Ovulation zu erbringen, die ovarielle Antwort bezüglich Größe und Anzahl der Follikel und die Möglichkeit einer Schwangerschaft zu beurteilen. Von großer Bedeutung ist es auch, anhand der Zahl herangereifter Follikel das Risiko von Mehrlingsgraviditäten einzuschätzen. Bei hohem Risiko ist ggf. von einer Konzeption (Karenz) abzuraten.

Sonographie

Es wird eine transvaginale Ultrasonographie durchgeführt. Gegenstand der Untersuchung sind
- Endometriumstruktur und Höhe des Endometriums, gemessen an der doppelten Dicke,
- beide Ovarien mit sämtlichen sichtbaren Follikel, die größer als 10 mm im Durchmesser sind. Diese werden in Zahl und Größe dokumentiert,
- mögliche ovarielle Zysten,
- Douglas-Raum mit evtl. freier Flüssigkeit,
- Größe, Form, Lage des Uterus und Auffälligkeiten.

Im Einzelnen variiert das Monitoring je nach Art des Zyklus, Gabe von Hormonpräparaten und dem Zweck der Behandlung.

Monitoring im Spontanzyklus
- Erstuntersuchung am 12. Tag des Zyklus, bei Zyklen <28 Tagen ab 10. Tag,
- der Leitfollikel (größter Follikel) sollte mindestens 18 mm im Durchmesser sein,
- Endometriumhöhe mindestens 8 mm,
- Korrelation mit E2 und LH-Wert-Messungen.

Monitoring im Clomifenstimulationszyklus
- Ultraschall am 12. Tag des Zyklus,
- es dürfen maximal 3 Follikel größer als 14 mm heranreifen (*Cave*: Mehrlingsrisiko); andernfalls Abbruch des Zyklus,
- bei einem Leitfollikel von 18 mm erfolgt die Ovulationsinduktion medikamentös.

Monitoring mit hormoneller Stimulation zum Zwecke der künstlichen Befruchtung (IVF, ICSI, TESE):
- Ultraschall am 3. Tag zum Ausschluss von ovariellen Zysten,
- Ultraschall am 8. Tag mit Dokumentation aller Follikel,
- Ultraschall jeden Tag oder alle 2 Tage mit Hormonwertbestimmungen,
- Ovulationsinduktion ab einer Leitfollikelgröße von 18 mm,
- Punktion 36 h nach Ovulationsinduktion.

Die Ultraschalluntersuchung in der Reproduktionsmedizin umfasst weiterhin die Erkennung und Verlaufskontrolle des ovariellen Überstimulationssyndroms nach hormoneller Stimulation und die Überwachung der durch reproduktionsmedizinische Verfahren herbeigeführten Schwangerschaften im Frühstadium,

◻ Abb. 123.4.
Ovarielle Überstimulation
Grad I–II: zystisch vergrößer-
tes Ovar ohne signifikante
Aszitesbildung

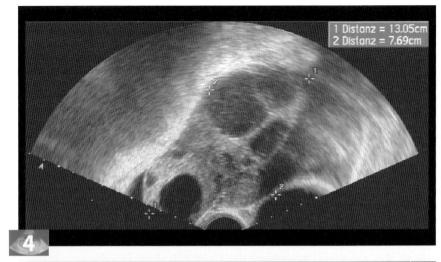

VIII

◻ Abb. 123.5.
Ovarielle Überstimulation
Grad II: zystisch vergrößerte
Ovarien beidseits und Aszites-
bildung

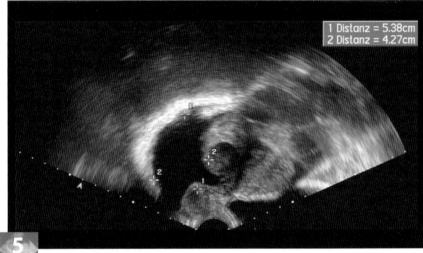

Ovarielles Überstimulationssyndrom

Das ovarielle Überstimulationssyndrom (OHSS) stellt eine Komplikation der hormonellen Stimulationstherapie zum Zwecke der Polyovulation im Rahmen der IVF/ICSI-Behandlung dar. Die Verabreichung von exogenem hCG (humanes Choriongonadotropin) zur Ovulationsinduktion oder die endogene Produktion von hCG in den ersten Wochen der Gravidität führen durch eine Permeabilitätssteigerung der Kapillaren zu Flüssigkeitsverschiebungen in den extravasalen Raum.

Klinik

Leitsymptome sind der gespannte Bauch, Gewichtszunahme und gelegentlich Atemnot. Je nach Ausprägungsgrad des OHSS stehen auch Unterbauchschmerzen im Vordergrund.

Laborchemische Veränderungen

Leukozytose, CRP-Erhöhung, Hämokonzentration mit Hämatokritwerten über 45%, exzessiv erhöhte Östradiolwerte vor der Ovulationsinduktion.

Stadieneinteilung des OHSS (nach Golan 1989)

- **Grad I:** Unwohlsein, gespanntes Abdomen, Vergrößerung der Ovarien (>5–12 cm) mit multiplen Luteinzysten
- **Grad II:** wie Grad I, zusätzlich Aszites
- **Grad III:** wie Grad II, zusätzlich Dyspnoe, evtl. Pleuraergüsse, eingeschränkte Leber- oder Nierenfunktion, Hämokonzentration

Sonographie

- *Grad I:* beidseits (massiv) vergrößerte, multizystische, hypervaskularisierte Ovarien (>5–12 cm) mit Luteinzysten
- *Grad II:* zusätzlich Aszites
- *Grad III:* massiver Aszites, evtl. Pleuraerguss

Therapie

Zur symptomatischen Behandlung dient der Einsatz einer Thromboseprophylaxe, die Flüssigkeitsbilanzierung mit evtl. notwendigem Elektrolytausgleich bzw. die Verabreichung von Plasmaexpandern, Humanalbumin und/ oder Diuretika. Je nach der Schmerzintensität kommen Analgetika zum Einsatz. Eine transabdominale Aszitespunktion ist nur in sehr seltenen Fällen erforderlich. Eine kausale Therapie ist nicht möglich. Die (stationäre) Behandlungsnotwendigkeit des OHSS wächst mit dem Ausprägungsgrad der Überstimulationssymptome. In allen Fällen kommt es allerdings zur spontanen Rückbbildung.

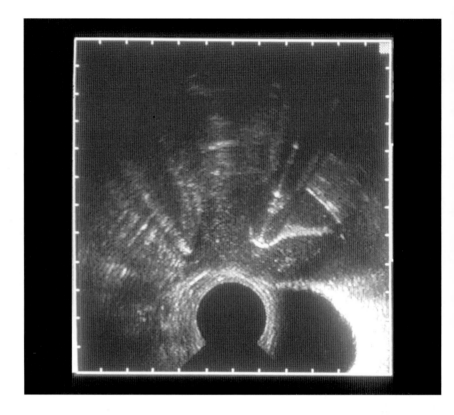

■ Abb. 124.1.
**Hysterosalpingokontrast-
sonographie:** Transversalschnitt des Uterus mit Kontrastmittel gefülltem Cavum.
Dorsale streifenförmige
Schallauslöschung. Abfluss
der Kontrastmittelpartikel
(echoreich) in den linken
Eileiter (im Bild *rechts*)

124　Hysterosalpingokontrastsonographie

Die Darstellung der Eileiterdurchgängigkeit spielt in der Abklärung der ungewollten Kinderlosigkeit eine zentrale Rolle. Die sonographische Beurteilung der Tubendurchgängigkeit stellt dabei im Spektrum der vorhandenen diagnostischen Möglichkeiten eine wesentliche nichtinvasive Bereicherung dar.

Indikation

Die Ursache ungewollter Kinderlosigkeit ist in 45% aller betroffenen Paare (etwa 1,5 Mio. Paare in Deutschland) auf Seiten der Frau zu suchen. In einem Drittel dieser Fälle ist eine Tubenpathologie mit einem proximalen oder distalen Verschluss der Eileiter ursächlich. Die Hysterosalpingokontrastsonographie (**HyCoSy**) dient der nicht-operativen Tubendurchgängigkeitsprüfung. Ihr Vorteil gegenüber alternativen Methoden (Hysterosalpingographie, Salpingoskopie, Chromopertubation) liegt in der geringen Invasivität, der Vermeidung von Strahlenexposition, der Einsparung von jodhaltigem Kontrastmittel bzw. dem Verzicht auf einen operativen Eingriff in Intubationsnarkose.

Sonographie

Ohne die Verabreichung von Kontrastmittel sind bei einer transvaginalen wie auch transabdominalen Ultraschalluntersuchung der Uterus und die Ovarien darstellbar. Zur exakten Differenzierung von Raumforderungen im Cavum uteri kann Kochsalzlösung dienen, die über einen Katheter retrograd appliziert eine gute Darstellung von Auffälligkeiten im Cavum uteri ermöglicht:

- *Endometriumanteile (ohne Krankheitswert):* flottierende, dünne echoarme/echoreiche Streifen,
- *Adhäsionsstränge:* starre, von der Vorderwand zur Hinterwand ziehende dünne echoarme/echoreiche Streifen,
- *Endometriumpolypen:* runde, schmal oder breitbasig der Myometriumwand aufsitzende Strukturen (endometriales Echomuster),
- *submuköse oder intrakavitäre Myome:* runde, breitbasig ins Myometrium reichende Strukturen (myometranes Echomuster),
- *Fehlbildungen (Synechien):* mangelnde Entfaltung des Cavum uteri.

Die Eileiter sind nur im Falle pathologischer Veränderungen, die meist mit Flüssigkeitsansammlungen einhergehen (Hydro-, Hämato- oder Pyosalpinx, Extrauteringravidität), darstellbar (s. Kap. 113; Veränderungen von Ovarien und Eileiter). Eine Verbesserung der Darstellungsqualität von Tubenstrukturen (Verschlüssen) wird durch die Hysterosalpingokontrastsonographie ermöglicht. Unter Verwendung einer Galaktosesuspension als Kontrastmittel (Echovist), welche unmittelbar vor der Untersuchung aus wässriger Trägerlösung und einem Granulat aus Galaktosemikropartikeln hergestellt wird, kann die diagnostische Problematik der Untersuchung der Eileiterdurchgängigkeit überwunden werden. Durch Luftadsorption der Galaktosemikropartikel an ihrer Oberfläche entsteht eine milchige Suspension, die durch den Luftgehalt echogen und damit kontrastgebend wird. Mit Hilfe eines transzervikalen Katheters wird das Cavum uteri aufgefüllt. Dieses erfolgt in der ersten Zyklushälfte, falls kein Hinweis auf eine akute PID besteht (Nativ: RG I–II). Im Regelfall ist keine Anästhesie oder Analgesie erforderlich. Zunächst wird das Cavum evtl. nach Applikation von Kochsalzlösung exakt dargestellt. Uterusfehlbildungen und submuköse Myome können so diagnostiziert werden. Nach Applikation von 10–15 ml Kontrastmittel stellen sich die einzelnen Tubenanteile von kornual nach ampullär nacheinander dar. Bei freier Tubenpassage sammelt sich das Kontrastmittel im Douglas-Raum an. Rund 24 h nach der Applikation ist die Galaktosesuspension vollständig resorbiert und wieder ausgeschieden. Mit einer Sensitivität von 92% gilt HyCoSy als diagnostisch sichere, wenig invasive Methode zur Beurteilung der Tubendurchgängigkeit. Als Kontraindikation ist lediglich eine hereditäre Galaktosämie sowie akute vaginale oder zervikale Infektion zu sehen. Als Nebenwirkungen des diagnostischen Eingriffs sind passagere Unterbauchschmerzen sowie vasovagale Kreislaufreaktionen möglich.

Weiterführende Diagnostik

 Hysterosalpingographie (HSG). Hierbei handelt es sich um ein radiologisches Verfahren mit intrauteriner Applikation von jodhaltigem Kontrastmittel. In 15–40% der Fälle ist die falsch-positive Diagnose eines proximalen Tubenverschlusses und andererseits in 20–60% der Patientinnen das Übersehen von Tubenverschlüssen zu erwarten. Spezifischer ist die selektive HSG, mit Applikation von Kontrastmittel direkt in die Tubenostien. In jedem Fall geht diese Untersuchung mit einer relativ hohen Strahlenbelastung (5fach höher als bei einer Beckenübersichtsaufnahme) und Kontrastmittelexposition einher.

Laparoskopische Chromopertubation. Durch ein retrogrades Durchspülen der Eileiter mit Blaulösung (Methylenblau) von der Gebärmutterhöhle aus gelingt die Darstellung der Tubendurchgängigkeit unter laparoskopischer Sicht. Vorteilhaft wirkt sich bei dieser Art der Diagnostik die Möglichkeit aus, andere fertilitätseinschränkende Pathologien im kleinen Becken mitzubeurteilen oder zu therapieren (Myome, Adhäsionen). Die Chromopertubation ist eine sichere Art der Eileiterdiagnostik mit dem Nachteil der Invasivität.

Therapie

Eine sonographisch nachgewiesene Cavumpathologie ist der Abtragung mittels Kürettage oder Resektionshysteroskopie zugänglich. Aus der Diagnose einer Tubenpathologie resultiert die Indikationsstellung bzw. Auswahl der Methode der Kinderwunschbehandlung (plastische Eileiterchirurgie, IVF, ICSI).

Anhang

Wachstumskurven

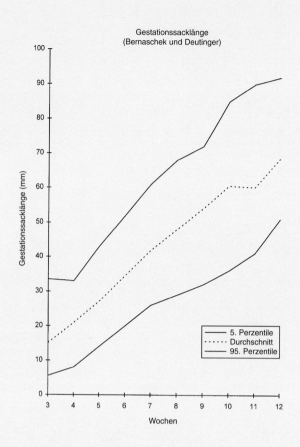

Gestationssacklänge
(Bernaschek und Deutinger)

Schwangerschaftsdauer Wochen	5. Perzentile (mm)	Durchschnitt (mm)	95. Perzentile (mm)
3	5.5	15.10	34
4	8	20.94	33
5	14	27.09	43
6	20	34.54	52
7	26	41.92	61
8	29	48.00	68
9	32	54.03	72
10	36	60.53	85
11	41	60.12	90
12	51	68.60	92

Schwangerschaftsalter versus mittlere Gestationssackgröße
(transversal gemessen) (Holländer)

Durchschnittlicher Gestationssackdurch- messer (mm)	Schwangerschaftsalter (Wochen
8	5.56
9	5.70
10	5.84
11	5.98
12	6.14
13	6.28
14	6.42
15	6.56
16	6.70
17	6.84
18	6.98
19	7.14
20	7.28
21	7.42
22	7.42
23	7.56
24	7.70
25	7.84
26	7.98
27	8.14
28	8.28
29	8.42
30	8.56
31	8.70
32	8.84
33	8.98
34	9.14
35	9.28
36	9.42
37	9.56
38	9.70
39	9.84
40	9.98
41	10.14

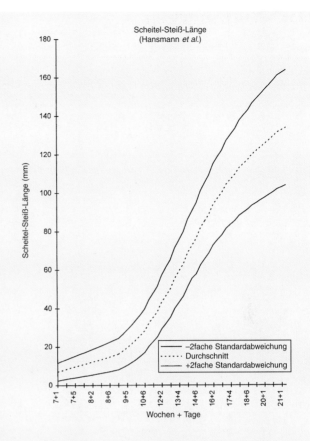

Scheitel-Steiß-Länge
(Hansmann et al.)

Scheitel-Steiß-Länge
(Hansmann et al.)

Wochen + Tage	−2fache Stanardab- weichung	Durch- schnitt (mm)	+2fache Stanardab- weichung	Wochen + Tage	−2fache Stanardab- weichung	Durch- schnitt (mm)	+2fache Stanardab- weichung
7+1	2.3	6.9	11.5	13+2	40.0	55.6	71.3
7+2	2.8	7.6	12.5	13+4	43.2	59.4	75.5
7+3	3.2	8.3	13.4	13+6	46.4	63.1	79.8
7+4	3.6	9.0	14.3	14+2	51.3	68.8	86.3
7+5	3.9	9.6	15.2	14+4	55.6	72.6	90.6
7+6	4.3	10.2	16.1	14+6	57.8	76.3	94.8
7+7	4.7	10.8	16.9	15+2	62.5	81.8	101.1
8+1	5.0	11.4	17.8	15+4	65.6	85.4	105.2
8+2	5.4	12.1	18.7	15+6	68.6	88.9	109.2
8+3	5.8	12.7	19.6	16+2	72.8	93.9	115.0
8+4	6.2	13.3	20.5	16+4	76.5	97.1	118.7
8+5	6.6	14.0	21.4	16+6	78.0	100.1	122.2
8+6	7.0	14.7	22.4	17+2	81.5	104.4	127.3
8+7	7.5	15.4	23.4	17+4	83.6	107.0	130.4
9+1	8.0	16.2	24.4	17+6	85.6	109.5	133.4
9+3	9.1	17.8	26.5	18+2	88.3	113.0	137.7
9+5	10.3	19.6	28.8	18+4	89.9	115.1	140.4
9+7	11.7	21.5	31.2	18+6	91.5	117.2	142.9
10+2	13.3	23.6	33.9	19+2	93.5	120.0	146.5
10+4	15.1	25.9	36.6	19+4	94.8	121.9	148.9
10+6	17.0	28.3	39.6	19+6	96.2	123.7	151.2
11+2	20.3	32.4	44.4	20+1	97.5	125.5	153.6
11+4	22.7	35.3	47.9	20+3	98.9	127.4	156.0
11+6	25.2	38.3	51.4	20+5	100.3	129.4	158.5
12+2	29.3	43.2	57.1	20+7	102.0	131.6	161.2
12+4	32.2	46.6	61.3	21+1	102.9	132.8	162.6
12+6	35.3	50.2	65.1	21+2	104.0	134.0	164.1

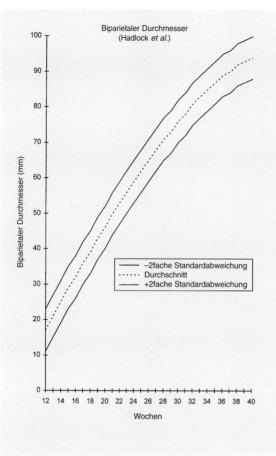

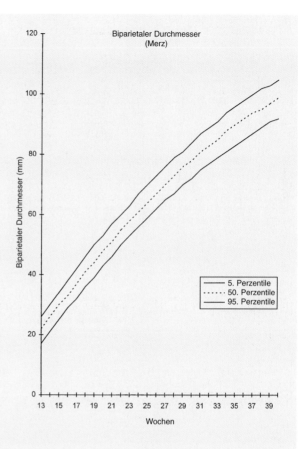

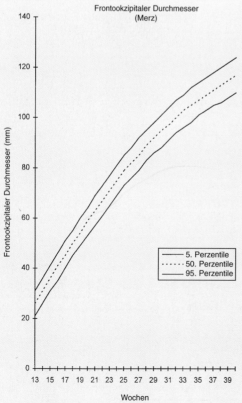

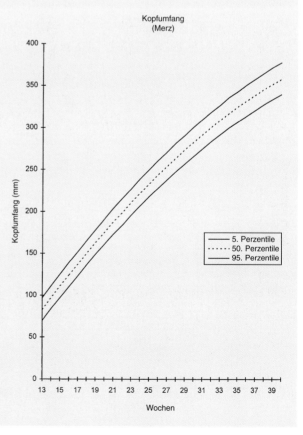

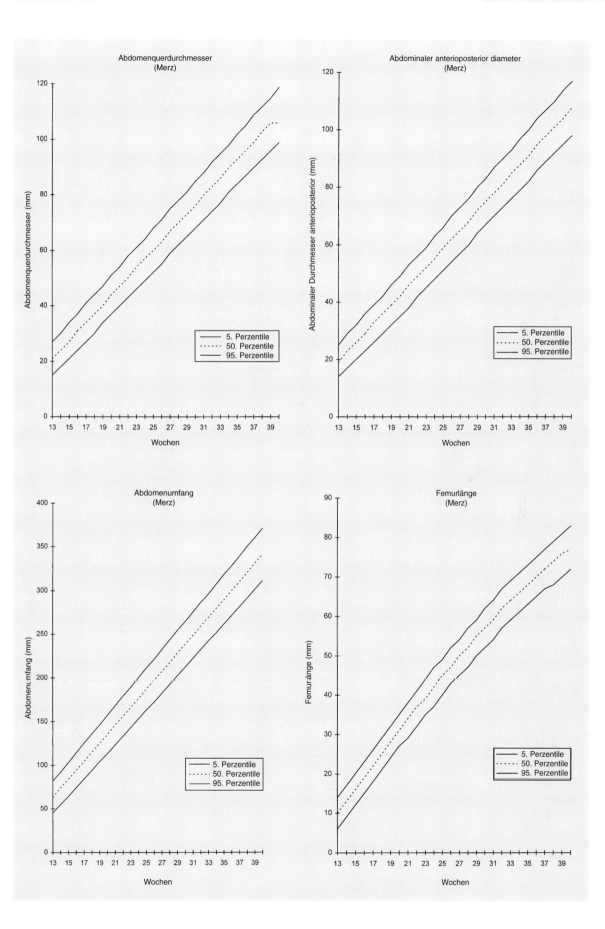

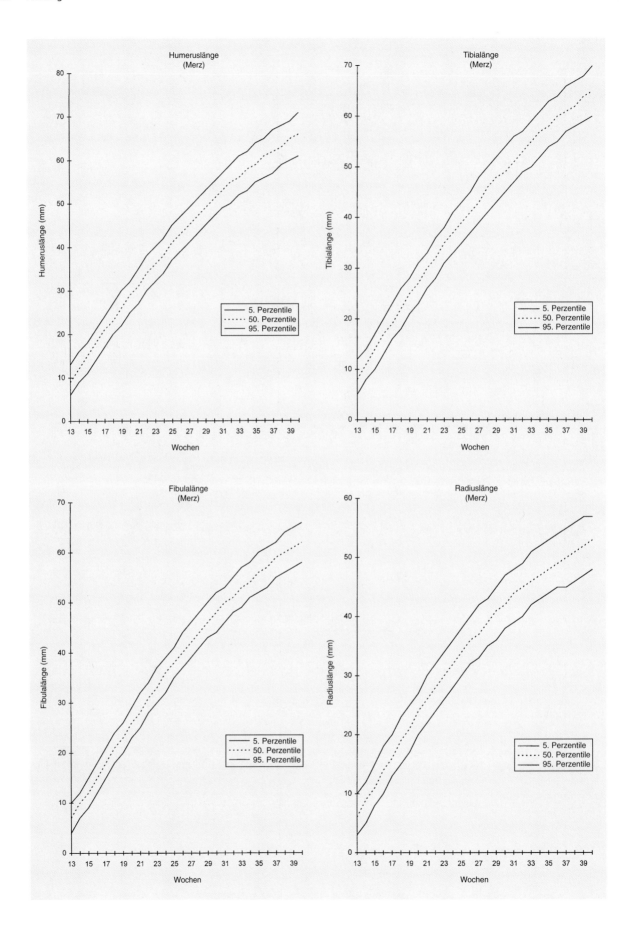

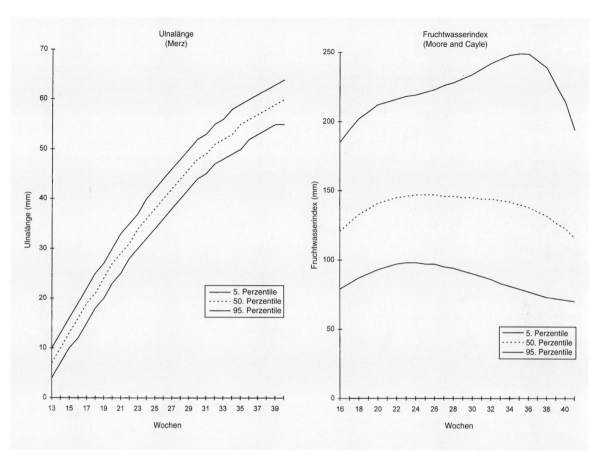

Ulnalänge
(Merz)

Fruchtwasserindex
(Moore and Cayle)

Sachverzeichnis

O

P

U

V

▼ Sonographische Leitbefunde	▼ Mögliche Diagnose(n) [a]
Symmetrische intrauterine Wachstums-retardierung (alle Biometriewerte gleichmäßig betroffen, etwa 20% aller wachstums-retardierten Feten)	Genetisch determiniert (kleine Eltern): physiologischer SGA-Fetus (»small for gestational age«) Exogene Noxe (intrauterine Infektionskrankheit, Alkohol, Strahlenbelastung) Aneuploidie
Asymmetrische intrauterine Wachstums-retardierung (am Rumpf beginnende Wachstumsabflachung, etwa 80% aller wachstumsretardierten Feten)	Plazentainsuffizienz (z.B. durch Nikotinabusus, Hypertonie/Präeklampsie, juveniler Diabetes mellitus/Gestationsdiabetes, mütterliche Anämie, starke körperliche/psychische Belastung)
Polyhydramnion	Mütterlicher juveniler Diabetes mellitus/Gestationsdiabetes Gastrointestinale Obstruktion (z.B. bei Ösophagusatresie, Duodenalatresie mit Double-bubble-Phänomen) Zwerchfellhernie CCAML Akzeptor bei fetofetalem Transfusionssyndrom Intrauterine Infektionskrankheit Nichtimmunologischer Hydrops fetalis Fetale Anämie Fetale Schluckstörung Syndromales Krankheitsbild Skelettdysplasie Aneuploidie
Oligohydramnion/Ahydramnion	Vorzeitiger Blasensprung Urogenitale Fehlbildung (Nierendysplasie, -aplasie, obstruktive Uropathie, Prune-belly-Syndrom) Plazentainsuffizienz (u.a. durch Nikotinabusus, Hypertonie/Präeklampsie, juvenile Diabetes mellitus/Gestationsdiabetes, mütterliche Anämie, starke körperliche/psychische Belastung) Donor bei fetofetalem Transfusionssyndrom Intrauterine Infektionserkrankung Syndromales Krankheitsbild Skelettdysplasie Aneuploidie
Verdickte Plazenta (Vakuolen)	Aneuploidie
Singuläre Nabelschnurarterie	Herzvitium Urogenitale Fehlbildung (Nieren) Aneuploidie
Vergrößerte Nackentransparenz (12.-14. SSW)	Aneuploidie (Trisomie 21, Monosomie X0), Urogenitale Fehlbildung Herzvitium Syndromales Krankheitsbild Skelettdysplasie Mütterliche Infektionskrankheit Fetofetales Transfusionssyndrom
Plexus chorioideus-Zyste	Trisomie 18, selten Trisomie 21
Erweiterte Liquorräume	Anlagestörung des ZNS (u.a. Balkenagenesie, Aneurysma der Vena Galeni) Liquorabflussstörung Intrauterine Infektionskrankheit: Meningitis/Enzephalitis (z.B. Toxoplasmose, CMV) Spina bifida Intrakranielle Hämorrhagie Intrazerebraler Tumor Aneuploidie
Erweiterte Cisterna magna	Dandy-Walker-Malformation Arnold-Chiari-Malformation Zerebrale (zerebelläre) Atrophie
Banana sign (Formveränderung des Cerbellum)	Spina bifida
Lemon sign (Formveränderung der Schädelkontur)	Spina bifida
Echoreicher intrakardialer Fokus	Aneuploidie (Trisomie 21)
Fetale Tachykardie	Mütterliche Infektionskrankheit (Fieber) Mütterliche Medikamenteneinnahme (ß-Sympathomimetikum) Mütterliche Schilddrüsenfunktionsstörung Fetale Anämie (u.a. Blutung immunologisch bedingte Anämie, Infektanämie) Tachykarde Rhythmusstörung: mit oder ohne anatomisches Herzvitium Unausgereiftes kardiales Reizleitungssystem (II. und III. Trimenon)

[a] Bei den genannten Diagnosen muss stets unterschieden werden, ob es sich um isolierte Veränderungen oder um den Bestandteil komplexer Störungen handelt.